U0337210

中医四大名著

温病条辨

线装书局

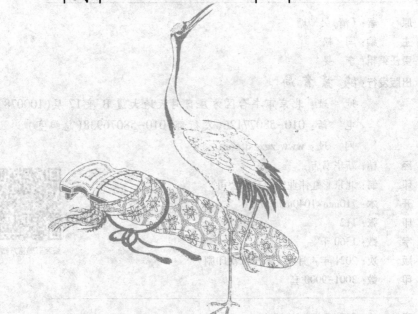

图书在版编目（CIP）数据

温病条辨/（清）吴瑭著.—北京：线装

书局，2012.12（2021.4）

（中医四大名著/闫松主编）

ISBN 978-7-5120-0602-7

Ⅰ.①温…　Ⅱ.①吴…　Ⅲ.①《温病条辨》　Ⅳ.

①R254.2

中国版本图书馆 CIP 数据核字（2012）第 202281 号

温病条辨

原　　著：（清）吴　瑭

主　　编：闫　松

责任编辑：李　旻

出版发行：**线装書局**

地　　址：北京市丰台区方庄日月天地大厦 B 座 17 层（100078）

电　　话：010-58077126（发行部）010-58076938（总编室）

网　　址：www.zgxzsj.com

经　　销：新华书店

印　　制：北京彩虹伟业印刷有限公司

开　　本：710mm×1040mm　1/16

印　　张：112

字　　数：1360 千字

版　　次：2021 年 4 月第 1 版第 2 次印刷

印　　数：3001-9000 套

定　　价：598.00 元（全四卷）

线装书局官方微信

《温病条辨》

　　《温病条辨》是清代著名医家吴瑭经过多年的努力,采辑历代医家的著述,结合他自己的临床经验编写而成的一本温病学专著,是我国传统医学四大经典著作之一。全书以三焦为纲,病名为目,共计 265 条,208 方。以三焦理论阐明温病发生发展的三个阶段及生理病理间的关系,以"始上焦,终下焦"概括温病传变的规律,同时提出了"治上焦如羽、治中焦如衡、治下焦如权"的温病不同阶段的治疗原则,从而建立了一整套理法方药齐备的三焦辨证纲领,完善了温病学的理论体系。该书具有很高的理论价值和实践意义,对临床具有重大的指导作用。刊行后一直受到后世的推崇和重视,被誉为"温病之津梁",是学习和研究祖国医学,特别是研究温热病所不可少的参考书。

目　　录

国学经典文库

中医四大名著

温病条辨·目录

图文珍藏版

国学经典文库

中医四大名著

温病条辨·目录

图文珍藏版

3

第一篇 《温病条辨》综述

第一章 《温病条辨》简介

清代吴瑭所著的《温病条辨》刊刻于公元 1813 年,是一部理、法、方、药自成体系的温病学专著。该书问世迄今已将近 200 年,因为它对温病的辨证论治在理论上和实践上都有重大指导意义,所以一经刊行,就传遍大江南北,被广大医家所称誉、效法,至今越来越引起人们的重视,被看作是学习和研究温病学的重要文献。但是因为它的体例独特,内容纵横交织,初学者往往难以掌握要领,所以在这一讲里,对这部书及其作者的学术思想进行简要评介,以供大家参考。

一、《温病条辨》的作者及成书的时代背景

《温病条辨》的作者吴瑭,字配珩,号鞠通,江苏淮阴人,生于公元 1758~1836(清代乾隆至道光)年间。在他 19 岁时,由于父亲病故,他"愧恨难名,哀痛欲绝,以为父病不知医,尚复何颜立于天地间",于是就立志攻读医书。读到张仲景所著的《伤寒杂病论》,深受张氏思想的启迪,于是他就"慨然弃举子业,专事方术"。四年之后,他的侄子患温病,请了不少医生诊治,多是用辛温发散的药物,最终因治不得法而夭亡。吴鞠通当时因为初学医,所以"未敢妄赞一词,然于是证,亦未得其要领"。由此,就更激励他深入研究关于温病辨证论治的问题。又过了三年,他来到北京,在检校《四库全书》的过程中,看到了明末吴又可所著的《温疫论》。他认为吴又可"议论宏阔,实有发前人所未发",然而"细察其法,亦不免支离驳杂,大抵功过两不相掩,盖用心良苦,而学术未精也。"于是他"又遍考晋、唐以来诸贤议论",认为"非不珠璧琳琅",但"求一美备者,盖不得"。对于晋、唐以来,直至当时温病学说未能得到大发展的原因,他认为:"其故皆由不能脱却《伤寒论》蓝本。"也就是说,是由于未能摆脱《伤寒论》的框框所致。他赞赏王履、吴又可大胆突破《伤寒论》的束缚,在温病学说的发展上所做出的努力,但是也指出了他们的不足之处。他说:"至王安道,始能脱却伤寒,辨证温病,惜其论之未详,立法未备。吴又可力为

卸却伤寒,单论温病,惜其立论不精,立法不纯,又不可从。"他非常拥戴叶天士,认为叶氏"持论平和,立法精细"。但是也指出了他的缺憾:"然叶氏吴人,所治多南方证,又立论甚简,但有医案散见于杂证之中,人多忽之而不深究。"从他这些话中可以看出,在吴鞠通所处的时代,经过历代医学家的努力,温病学说已经逐渐脱离《伤寒论》的框框而向前发展,但是当时并没有一部系统研究温病学的专著,温病学说也还未被广大医家所接受。叶天士在温病学方面的卫气营血辨证理论和丰富的实践经验,还没有得到推广,当时医界的多数人还是沿袭伤寒法治疗温病,因此用药杂乱,收效甚微,这也就促使吴鞠通下定了发愤著书的决心。他说:"癸丑岁(公元1793年),都

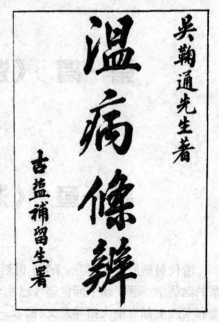

《温病条辨》书影

下温疫大行。诸友强起瑭治之,大抵已成坏病,幸存括数十人,其死于世俗者,不可胜数。呜呼!生民何辜,不死于病,而死于医,是有医不若无医也,学医不精,不若不学医也。因有志采辑历代名贤著述,去其驳杂,取其精微,间附己意,以及考验,合成一书,名曰《温病条辨》。"这部书完成于公元1798年,初刻于公元1813年。可以说,吴鞠通是由于对当时医界沿袭伤寒法治疗温病之时弊的不满而潜心攻读历代名家著作,吸取前人经验,结合自己的读书体会和丰富的临床经验,经过数十年的努力,才写成了《温病条辨》这部温病学专著的。从某种意义上来讲,可以说它是一部愤世之作,也是一部温病学的集大成之书。

吴鞠通平生著作除了《温病条辨》外,现在所能见到的还有《吴鞠通医案》《医医病书》。从他这些著作中可以看出,他在中医学理论上有相当高深的造诣,临床经验也非常丰富。他对《黄帝内经》《伤寒论》等经典著作都做过深入的研究,而且有很多独到的精辟见解,对后世诸多名家的著作也涉猎极广,他既能吸取前人的长处加以发挥,又不盲从,对前人错误观点的批评有很多地方是切中要害的。关于吴鞠通的治学态度和为人品格,他的友人曾经有所评述。汪廷珍说他:"怀救世之心,秉超悟之哲,嗜学不厌,研理务精,抗志以稀古人,虚心而师百氏"(《温病条辨·汪序》)。征保说他:"近师承于叶氏,而远追踪乎仲景。其临证也,虽遇危疾,不避嫌怨。其处方也,一遵《内经》,效法仲祖。其用药也,随其证而轻重之,而功若桴鼓"(《温病条辨·征序》)。这些评价,虽然难免有溢美之词,但是与吴鞠通著作的内容对照来看,确实也反映出了他学识渊博,学有所宗,临床经验丰富和性情刚直,不

人云亦云的品格。

吴鞠通之所以能著成《温病条辨》这部在温病学发展史上占有重要地位的著作，除了他本人的勤奋努力之外，与他所生活的时代也有着密切的关系。吴氏生活于清代中期的乾隆、嘉庆、道光年间，他一生中的大部分时间是处于清朝的鼎盛时期，即所谓"康乾盛世"。这个时期，清帝国的政权相对稳定，比较重视发展文化，人民的生活也较为安定，这就为文人、学者读书学习，致力于研究工作和著书立说提供了有利条件，因此《古今图书集成》《四库全书》等卷帙浩繁的丛书相继问世。吴鞠通也正是在这种背景下才有机会"来游京师，检校《四库全书》"，能够从中看到历代医家的著述，这不能不说对开阔他的视野，奠定他进一步深造的基础起到了重要的作用。在中医学的学术上，自金、元、明代直至清初，经过刘完素、王履、吴又可、喻嘉言、叶天士等医学家的不断深入研究和倡导，温病学说在理论上和实践上已经逐步脱离《伤寒论》的束缚而有自成体系的趋势。特别是叶天士《温热论》的问世，对《温病条辨》的成书有着重大的指导意义，正如吴氏自己在《温病条辨·凡例》中所说："瑭故历取诸贤精妙，考之《内经》，参以心得，为是编之作。诸贤如木工钻眼，已至九分，瑭特透此一分，做圆满会耳。"另外，从《温病条辨》和《吴鞠通医案》中也可以看出，吴氏一生经历过多次瘟疫的流行，亲自治疗过大量的温病患者，因此他有机会在临床观察中深入研究温病的发生发展情况，总结温病的辨证论治规律，这也为他著书立说提供了可靠的实践依据。

由以上所讲可以看出，吴鞠通是一位勤奋学习，刻苦钻研，勇于在实践中探索的伟大医学家。他在当时有利的社会条件下，继承了前人的理论和临床经验，但又不落窠臼，能结合自己的丰富实践经验而有所创见。他花费了数十年的精力，终于著成了《温病条辨》这部集温病学之大成的专著，从而丰富了中医学伟大宝库的内容，给后人留下了珍贵的财富。

二、《温病条辨》的体例及编写特点

1.《温病条辨》的体例——全书分为七卷

（1）卷首·原病篇（引经十九条）

"历引经文为纲，分注为目，原温病之始"。也就是说，在这一卷中，吴氏引用了《黄帝内经》中与温病有关的内容加以注释，说明中医对温病的认识是发端于《黄帝内经》的。

（2）卷一·上焦篇（法五十八条，方四十六首）

"凡一切温病之属上焦者系之"。这句话是说，"上焦篇"的内容，是讲述温邪侵袭上焦各脏腑的病证及其治法。

（3）卷二·中焦篇（法一百零二条，方八十八首，外附三方）

"凡温病之属中焦者系之"。这句话是说,"中焦篇"的内容,是讲述温邪侵入中焦各脏腑的病证及其治法。

14)卷三·下焦篇(法七十八条,方六十四首,图一首)

"凡温病之属下焦者系之"。这句话是说,"下焦篇"的内容,是讲述温邪侵入下焦各脏腑的病证及其治法。

三焦篇共二百三十八法,一百九十八方。

(5)卷四·杂说

"杂说、救逆、病后调治"。在"卷四"中,收入了吴氏的一些论文及讲述救逆法、病后调理的短文18篇。

(6)卷五·解产难

"专论产后调治与产后惊风"。在"卷五"中,收入了吴氏论述产后调治与产后惊风等短文17篇。

(7)卷六·解儿难

专论"小儿急、慢惊风、痘证"。在"卷六"中,收入了吴氏论述小儿急、慢惊风与痘证的短文24篇。

"卷四""卷五""卷六"共收入短文59篇。这些论文并不全是专论温病的,可以说是《温病条辨》这部书的附篇。

(以上引文见《温病条辨》目录与凡例)

2.《温病条辨》的编写特点

(1)效仿《伤寒论》作法

《温病条辨》仿照《伤寒论》的体例,以条文分证,使读者便于记诵,所以名为"条辨"。又在条文后自己加了分注及按语,使读者一目了然,便于理解,并避免后人妄注,曲解原意。

(2)"往往义详于前而略于后,详于后而略于前"

《温病条辨》的写作特点是三焦篇中内容互相交叉、重复的问题,有的放在前面重点讲,有的放在后面重点讲,以避免重复,阅读时必须前后互相参照,才能全面深入地理解。

(3)全书的主要内容在三焦篇

《温病条辨》的结构特点是以三焦为纲,病名为目,把六经辨证和卫气营血辨证穿插于三焦各病之中。下面把这四者在书中的作用分别一一简要讲解。

①三焦辨证在《温病条辨》中的作用 书中的三焦篇以三焦辨证为"纲",纵贯全文,其作用是以三焦来划分病变部位:上焦——心、肺病变,中焦——脾、胃、大肠病变,下焦——肝、肾病变,从而按温病侵袭人体的部位分为上焦温病、中焦温病、下焦温病三类不同的证候群。每一类证候群中,都包含了多种不同的证候,三类证候群之间,又有由上至下、由浅入深传变的内在联系,正如吴氏在"中焦篇"第一条

分注中所说:"上焦病不治,则传中焦,胃与脾也。中焦病不治,即传下焦,肝与肾也。始上焦,终下焦。"

关于三焦温病的治则,吴氏在"卷四·杂说·治病法论"中说:"治上焦如羽,非轻不举;治中焦如衡,非平不安;治下焦如权,非重不沉。"这就明确地指出了:病在上焦,用轻宣的药物治疗,以举邪外出;病在中焦,治法虽有多种,但总的原则不外祛除邪气,调整脏腑升降功能的平衡;病在下焦,肝血肾精受损,往往见虚风内动之证,治疗要用质重潜镇的药物,以息虚风。这段文字虽然简洁,却指出了三焦温病的治疗原则,为临床提供了重要的理论依据。

②病名分类在《温病条辨》中的作用 在三焦篇中,吴氏以病名为"目",把各种温病分门论述,实质上是依据各种温病的病因有别,治法有异,把它们按照病变的性质归纳为温热病和湿热病两大类。凡是由温热邪气致病的,都属温热病的范畴;凡是由湿热邪气致病的,都属湿热病范畴。

书中把风温、温热(《温病条辨》中的"温热",实际上就是现在所说的春温)、温疫、温毒、冬温五个病并列为一门。这五个病的病因都属温热邪气,所以它们都属温热病的范畴。

暑温、伏暑列为一门,病因有暑热邪气和暑湿邪气两种,暑热邪气属于温热性质,暑湿邪气属于湿热性质。因为病因有暑热与暑湿的不同,临床表现及治法也都有所区别。感受暑热邪气而发病的称为暑热病,属温热病范畴;感受暑湿邪气而发病的称为暑湿病,属湿热病范畴。吴氏在"上焦篇"第三十五条中说:"暑兼湿、热。偏于暑之热者为暑温,多手太阴证而宜清;偏于暑之湿者为湿温,多足太阴证而宜温;湿热平等者,两解之。各宜分晓,不可混也。"吴氏这段话的用意在于强调暑病应该分为暑热与暑湿两类,二者不可混同。在"上焦篇"中,暑温与伏暑虽然分为两门,但吴氏在伏暑病名下加了按语,他说"按:暑温、伏暑,名虽异而病实同,治法须前后互参,故中、下焦篇不另立一门。"

湿温为一门,病因是湿热邪气,属湿热病范畴。三焦篇中都载有寒湿病,"上焦篇"与湿温同列为一门,中、下焦篇另列一门,实际上寒湿病不属于温病的范畴,但是它与湿温病都有湿邪为患,临床表现也有疑似之处,所以附入篇中与湿温对照,以示鉴别。正如吴氏在"上焦篇"第四十九条分注中所说:"载寒湿,所以互证湿温也……以见湿寒、湿温不可混也。"另外,"中焦篇"与"下焦篇"湿温门中都有"疟痢疸痹附",这四种病虽然不是湿温病,但因为多是感受湿热邪气而致病,也属温病的范畴,所以在湿温门后附带提出,又因为前人对这四种病的论述较多,所以书中不做系统地详述。

温疟为一门,大多属温热病范畴,其中肺疟属湿热病范畴,因为温疟主要是上焦证候,所以仅在"上焦篇"中列为一门,中、下焦篇不再列出。

秋燥为一门,论述温燥病的辨证论治。温燥的病因是燥热邪气,属温热病范畴。"上焦篇"中附有"补秋燥胜气论",是讲凉燥为病的,实际上不属温病范畴,但可以与温燥病对照分析。

上述内容可以归纳为下面的简表。

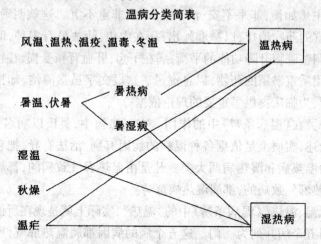

温病分类简表

风温、温热、温疫、温毒、冬温 ———— 温热病

暑温、伏暑 —— 暑热病

暑湿病

湿温

秋燥

温疟 —————— 湿热病

由表中可以看出,吴鞠通把温病按病名分类的用意,是在于强调每个病种各自的临床特点,也就是个性。把这些病种按病变的性质归纳为温热病和湿热病两大类,又是为了突出这两大类温病各自所包含的几种温病的共同特点,也就是共性,也可以说是为了执简驭繁。

③六经辨证在《温病条辨》中的作用 在三焦篇各病证中,多处提到六经辨证,其作用是以六经统括其所联系的脏腑,作为病变所在脏腑的定位诊断。如:太阴温病——指病变在上焦手太阴肺或中焦足太阴脾;少阴温病——指病变在上焦手少阴心或下焦足少阴肾;厥阴温病——指病变在上焦手厥阴心包或下焦足厥阴肝;阳明温病——指病变在中焦足阳明胃或手阳明大肠。

④卫气营血辨证在《温病条辨》中的作用在三焦篇各病证中,也常常穿插卫气营血辨证,其作用是以卫、气、营、血来标明邪气由表入里、由浅入深的传变层次,用来划分病变浅深轻重的四个不同阶段。卫分证,标志邪气在表,邪浅病轻;气分证,标志邪气入里,正邪相争激烈,多见里热炽盛;营分证、血分证,标志邪气深入,消耗血中津液,或耗血动血,病势危重。卫分证与气分证属功能活动障碍的阶段;营分证与血分证属营养物质损伤的阶段。由书中可以明显看出,卫气营血辨证主要是用于辨温热病,而在湿热病中就较少提及。

总而言之,《温病条辨》中的三焦辨证,是用来划分病变部位,把温病分为三类不同的证候群,并标示出温病由上至下转变的内在联系。病名分类的目的,是根据病变的性质,把多种不同名称的温病分为温热病与湿热病两大类别,以便于执简驭繁,这是一种由杂返约的分类方法。六经辨证,是用来判定病变所在的脏腑经络。可以说,三焦辨证是粗线条、大范畴的定位诊断,而六经辨证则是细线条、具体脏腑经络的定位诊断。卫气营血辨证，是用来划分病变浅深轻重的四个不同阶段。三焦辨证、病名分类、六经辨证、卫气营血辨证四者相互结合，构成了一个完整、独特的分类辨证体系，为临床治疗提供了可靠的依据，这正是《温病条辨》这部著作编排结构的主要特点。但是，吴鞠通对这四者交错运用的各自作用和内在联系却未做说明，另外书中虽然有以卫气营血辨证辨温热病，以三焦辨证辨湿热病的倾向，但也没有明确提出，这些都不能不说是书中存在的缺点。对这样纵横交错的分类辨证体系，纷繁庞杂的内容，如果不反复研讨，深入探究，是很难掌握其学术特点的，所以不少初学者往往致力于背诵条文，结果多是虽能全篇背诵，但所获知识凌乱纷杂，仅局限于一证一方之得，而对其学术体系却未必能够得出完整的概念。因而不少人对这部著作做出编排混乱的评论，这种说法虽然有失公正，但却也不无道理。

三、《温病条辨》的主要内容及其学术思想的核心

《温病条辨》一书的主要内容在三焦篇。在三焦篇中，吴鞠通把各种温病按病变性质分为温热病和湿热病两大类别，分别论述它们的辨证论治，在这里把它的主要内容及学术思想的核心简要地加以概括讲评。

1.温热病

纵观三焦篇有关温热病的全部内容，上、中、下三焦的证候类型虽然繁多，但自始至终以温热邪气损伤阴液为主要特点，因此治疗上处方用药始终以泄热存阴为目的。

（1）上焦篇

第三条说："太阴之为病，脉不缓不紧而动数，或两寸独大，尺肤热，头痛，微恶风寒，身热，自汗，口渴，或不渴而咳，午后热甚者，名曰温病。"本条讲述了太阴温病初起邪袭肺卫的临床特点，并从脉象上与伤寒初起做出鉴别诊断。它是上焦"太阴温病"卫分证的提纲，是"上焦篇"第一条所说的三焦温病"始于上焦，在手太阴"的具体证候，是感邪即发的新感温病的发端。在后面的条文中，吴鞠通分别论述了上焦温热病各证候的辨证论治，可以归纳为：

温热病初起，温热邪气侵袭手太阴卫分，导致卫外失司，肺失宣降，治疗用辛凉轻宣法以清解表热，宣畅肺气。其中以卫外失司而致发热、微恶风寒为主症者，用辛凉平剂银翘散；以肺失宣降而致但咳为主症者，用辛凉轻剂桑菊饮。温燥犯肺，以燥热伤津为主要特点者，治疗用宣表润燥法，方用桑杏汤。

太阴卫分热邪未解，内传太阴气分，邪气盛而正气不衰，正邪相争，人体功能活动亢奋，以壮热、汗出、口渴、脉浮洪为主症者，治以辛寒清气，泄热保津，达热出表，方用辛凉重剂白虎汤。如果热邪耗气伤津，热邪仍盛而津气已伤，就要清热与扶正

并施,方用白虎加人参汤。如果持续高热,大汗不止,导致津气欲脱,治疗要补气生津,敛阴固脱,方用生脉散。其余各方,如清燥救肺汤、栀子豉汤、普济消毒饮去升麻柴胡黄芩黄连方、翘荷汤等,都属清泄气热的方剂。如果气分热邪已解而津液损伤,或发热,或咳,或渴者,应当以甘寒清热生津为法,方如沙参麦冬汤、雪梨浆、五汁饮。总的来说,气分证候类型虽多,组方虽各有不同,但是都不外乎以清泄气热为法。

热邪深入手少阴营分,消灼血中津液,热邪盛而营阴伤,以身热夜甚、躁扰不寐、舌红绛为主症者,治疗用清营养阴,透热转气法,方用清营汤。如果见卫营同病,卫有邪阻,营有热逼,使血液瘀于皮肤表面的血络中而发疹者,治疗要清透卫营与凉营养阴并施,用银翘散去豆豉加细生地丹皮大青叶倍元参方。如果见气营两燔,治疗要清气与凉营并施,用玉女煎去牛膝熟地加细生地元参方。热邪内陷手厥阴心包,灼液成痰,痰蒙热扰,以神昏谵语、舌蹇、肢厥为主症者,治疗要清营养阴,豁痰开窍,方用清宫汤或安宫牛黄丸、紫雪丹、至宝丹。

热邪深入血分,灼伤血络,迫血妄行,往往导致血不循经,溢出脉外而见各部位出血,治疗要凉血散血,方用犀角地黄汤。如果见血从上溢,口、鼻出血,用犀角地黄汤合银翘散。如果是气血两燔,血溢脉外,瘀于皮下而发斑,治疗要清气凉血化斑,方用化斑汤。

综观"上焦篇"温热病的条文,可以看出,尽管病情有浅深轻重的区别,温热邪气有在卫分、气分、营分、血分的不同,治疗方法有清解表热、清泄气热、清营透热、清热凉血之分,但是因为都属无形之热,所以总的来说,治疗原则可以统称为清法,清热即可以保津。如果津液耗损较重,可以在清热之中加入甘寒生津之品。

清法,是"上焦篇"论述的重点。

(2)中焦篇

第一条说:"面目俱赤,语声重浊,呼吸俱粗,大便闭,小便涩,舌苔老黄,甚则黑有芒刺,但恶热,不恶寒,日晡益甚者,传至中焦,阳明温病也。脉浮洪躁甚者,白虎汤主之;脉沉数有力,甚则脉体反小而实者,大承气汤主之⋯⋯"本条紧接"上焦篇",引出"中焦篇"的证候,是承上启下之文,是中焦阳明温病的提纲,论述了上焦太阴气分热邪不解,传至中焦阳明气分的证治。《灵枢·经脉》说:"肺手太阴之脉,起于中焦,下络大肠,还循胃口。"可见,手太阴肺与足阳明胃,经脉相联,所以上焦太阴气分的无形热邪不解,势必顺传中焦,导致足阳明胃无形热盛。论其治疗,仍须清泄气热,因为白虎汤中的主要药物石膏、知母既清肺热,又清胃热,所以仍然要用白虎汤。由此可见,白虎汤是两解太阴、阳明气分无形热邪,泄热保津的重要方剂。阳明为多气多血之经,所以阳明病多属里实热证,临床见一派高热之象,但因为又有邪在足阳明胃与在手阳明大肠的区别,所以证治又大不相同。如果肺胃高热不解,大汗不止,津液大伤,导致大肠燥热,传道失司,热邪与糟粕相炼成实而形成有形热结,再用白虎汤清热,就无异于扬汤止沸,必须用大承气汤釜底抽薪,急下存阴。从临床表现来看,阳明温病虽然有相同症状,但是又有无形热盛与有形热结的不同反映,本条从脉象加以区别,实际上是以脉象论病机。无形热盛,里热蒸腾,气血涌越,所以"脉浮洪躁甚",治疗用白虎汤清泄气热;有形热结,燥屎内壅,气机阻滞,气血内闭,所以"脉沉数有力,甚则脉体反小而实",治疗用大承气汤攻下热结。至于有形热结的证候还应当见腹满痛拒按等症状,以大承气汤之方测其证就可以知道,所以条文中省略未述。简而言之,把本条内容与"上焦篇"联系起来分析,可以概括为:上焦手太阴气分无形热盛用白虎汤→中焦足阳明胃的气分无形热盛仍然用白虎汤一中焦手阳明大肠的气分有形热结用大承气汤。

"中焦篇"其余各条,大致可以归纳为三种类型。

一种类型是,阳明气分无形热盛波及到其他方面,但还未形成腑实证,治疗也用清法,方剂如:减味竹叶石膏汤、黄连黄芩汤、冬地三黄汤、小陷胸加枳实汤等。如果中焦气分无形热邪深入营分、血分而引起气营两燔或气血两燔,治法同"上焦篇",仍然用清气凉营法或清气凉血法。

另一种类型是,阳明腑实,有形热结,治疗用下法,这部分内容是"中焦篇"论述的重点。书中根据有形热结的轻重缓急程度,分别论述了苦寒急下的大承气汤、小承气汤、调胃承气汤三个方剂的运用。在这个基础上,又根据有形热结的各种兼症、变症的不同情况,讲述了六个新组制的通下方剂的具体运用。一是下后邪气未尽,阴液耗损,邪气复聚,又成腑实,用护胃承气汤滋阴清热通下。一是应当用下法而未及时攻下,迁延时日,以致实邪未去而气阴大伤,用新加黄龙汤攻补兼施。一是阳明腑实又兼痰热壅肺,肺与大肠同病,用宣白承气汤宣肺化痰与通腑泄热并施。一是阳明腑实又兼小肠热盛,大、小肠同病,用导赤承气汤清泄小肠与攻下热结并施。一是阳明腑实兼痰热蒙蔽心包,用牛黄承气汤清心豁痰开窍与攻下热结并施。一是阴津亏损,液枯肠燥,"无水舟停",先用增液汤滋阴润下,如无效,再用增液承气汤滋阴与攻下并施。以上六个方剂是吴鞠通在《伤寒论》三承气汤的基础上,针对温病的不同情况,对下法的灵活运用,也是对《伤寒论》下法的发展。书中另外还讲述了阳明腑实兼痰热结胸证用承气合小陷胸汤治疗,攻下与清化并施。阳明热结发黄证用茵陈蒿汤治疗,以通利大、小便,泄热降火。这类方剂也属下法的范畴。

再一种类型是,使用攻下法之后,阳明有形热结已去而无形热邪仍存,或津液未复的善后治疗。方剂如:白虎汤、白虎加人参汤、银翘汤、清燥汤、栀子豉汤、益胃汤、雪梨浆、玉竹麦门冬汤、牛乳饮等。如果见下后疹续出,是腑实已去,气血宣畅,已被逼入营分的热邪外达的反映,治疗要清透与凉营养阴并施,方用银翘散去豆豉加细生地大青叶元参丹皮汤。

综观"中焦篇"温热病的条文,可以看出,温热邪气在中焦气分,属无形热盛的,用清泄气热法以清热保津;属有形热结的,用下法以急下存阴。

下法,是"中焦篇"论述的重点。

（3）下焦篇

第一条说:"风温、温热、温疫、温毒、冬温,邪在阳明久羁,或已下,或未下,身热,面赤,口干舌燥,甚则齿黑,唇裂,脉沉实者,仍可下之;脉虚大,手足心热甚于手足背者,加减复脉汤主之。"本条紧接"中焦篇",引出"下焦篇"的证候,是承上启下之文,是下焦温病的提纲,论述了中焦阳明气分有形热结之证不解,深入下焦,吸灼真阴,土燥水竭,导致肝血肾精大亏,真阴耗损的证治。中焦阳明气分有形热结证与下焦真阴耗损证,二者虽然都有燥热与阴伤的表现,但是虚实却判然有别,本条是以热型与脉象作为鉴别的标准。中焦阳明气分有形热结的腑实证,是以燥热为主,症见高热而"脉沉实",无论是否用过下法,都必须用下法以急下存阴。而下焦真阴耗损证,则症见"脉虚大,手足心热甚于手足背"。脉虚大,是指轻取浮大而重按空虚,是因真阴亏损而致心阴虚,脉中津液不足,阴不敛阳,阳气虚浮所致,手足心热甚于手足背也是阴虚内热的表现,所以必须用加减复脉汤以滋阴复脉,兼清虚热。这个方剂是"下焦篇"的首方,篇中有7条都是讲这个方剂的适应证。篇中的救逆汤、一甲复脉汤、二甲复脉汤、三甲复脉汤、大定风珠等方,都是由这个方剂加减化裁而来的,所以统称"复脉辈"。"下焦篇"还有小定风珠方,也属同类方剂。这类方剂都是由大队滋补之品组成,纯属滋阴法,必须以真阴耗损为主症者才可以使用,如果热邪仍盛者切不可滥用,以防闭门留寇,正如吴氏在第十七条中所说:"壮火尚盛者,不得用定风珠、复脉。"以上证候与方剂是"下焦篇"论述的重点。

"下焦篇"其余各条,大致可以归纳为三种类型。

一种类型是,真阴耗损而热邪犹存,治疗要清热与滋阴并施,方剂如:黄连阿胶汤、青蒿鳖甲汤、竹叶玉女煎、连梅汤等。

另一种类型是,热邪深入下焦与血互结,形成瘀血停蓄的证候,这类证候多属实证,治疗要泄热逐瘀,方剂如:犀角地黄汤、桃仁承气汤、抵当汤、加减桃仁承气汤等。

再一种类型是,下焦温热病治疗后,邪气退而未尽,或邪气已退但阴液已伤,或阳气已伤,或气阴两伤各种证候的善后调理法,方剂如:桃花汤、桃花粥、护阳和阴汤、加减复脉汤仍用参方、半夏汤、桂枝汤、小建中汤、五汁饮、牛乳饮、益胃汤、三才汤、专翕大生膏等。

综观"下焦篇"温热病的条文,可以看出,论述的重点是温热邪气深入下焦肝肾,导致真阴耗损,治疗用滋阴法。

滋阴法,是"下焦篇"论述的重点。

总而言之,《温病条辨》三焦篇中所讲述的温热病,沿上、中、下三焦传变,按卫、气、营、血四个阶段由浅入深发展,在传变发展过程中,始终体现着温热伤阴这一特点。在治疗上,上焦用清法,清热以保津;中焦无形热盛仍然用清法,有形热结用下法,急下以存阴;下焦以滋阴法为主。三焦温热病的治疗,都以泄热存阴为原则,可以说,泄热存阴是吴鞠通辨治温热病学术思想的核心。

温热病传变发展的一般规律与治疗原则可以归纳为下面的简表。

温热病传变规徨与治疗原则简表

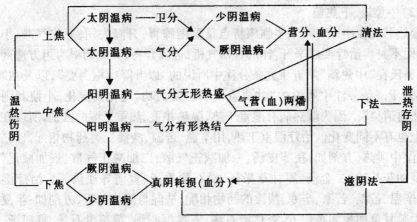

另外,吴鞠通对温热病的治疗禁忌也很重视,他主要强调三个方面:

一是忌辛温发汗,他在"上焦篇"第四条银翘散方论中说:"温病忌汗,汗之不惟不解,反生它患。"在"上焦篇"第十六条中也说:"太阴温病,不可发汗。"

一是忌淡渗利尿,他在"中焦篇"第三十条中说:"温病小便不利,淡渗不可与也,忌五苓、八正辈。"

一是慎用苦寒药,他在"中焦篇"第三十一条中说:"温病燥热,欲解燥者,先滋其干,不可纯用苦寒也,服之反燥甚。"

这些方面也充分体现了吴氏治疗温热病处处注意保护津液的学术思想。

2.湿热病

在三焦篇中,吴鞠通把暑温、伏暑中属于暑湿病的证候与湿温病一同归入湿热病范畴。因为其病因是湿热邪气,湿热熏蒸,弥漫表里,初起卫分与气分的界限并不明显,在湿热未化燥的阶段,一般又不入营分、血分,往往始终留连气分,所以用卫气营血辨证很难标示湿热病的发展传变规律。湿是重浊之邪,有自上流下的特性,三焦辨证恰恰能清楚地标明湿热邪气由上至下的传变途径,所以书中论述湿热病很少用卫气营血辨证,而是以三焦辨证为纲领。综观三焦篇中湿热病的内容,始终突出湿邪弥漫,阻滞气机这一特点,治疗上则强调祛除湿浊,宣畅气机,湿去则热不独存。

(1)上焦篇

第四十三条说:"头痛,恶寒,身重疼痛,舌白,不渴,脉弦细而濡,面色淡黄,胸闷,不饥,午后身热,状若阴虚,病难速已,名曰湿温……三仁汤主之。"本条讲述了湿热邪气在上焦的临床表现及治法。湿邪困阻上焦,肺气失宣,表气不畅,则头痛、恶寒、身重疼痛。湿阻脾胃,升降失司,所以见胸闷、不饥。临床见症虽多,但都是因为湿邪困阻,肺气失宣所致,所以治疗采用轻宣肺气,化湿泄浊法。正如吴氏在本条分注中所说:"惟以三仁汤轻开上焦肺气。盖肺主一身之气,气化则湿亦化也。"其他如新加香薷饮、银翘散去牛蒡子元参加杏仁滑石方等,也都属这类方剂。

如果属热重于湿者,则以清热为主,兼以祛湿,方剂如白虎加苍术汤。

(2)中焦篇、下焦篇

湿热邪气在中、下焦,主要临床特点是湿困脾胃,升降失司,三焦气滞,小便不利,大便不爽。治疗要以辛开苦降,宣畅气机,健脾开胃,淡渗利湿为组方遣药的原则,即吴氏在"中焦篇"第五十九条分注中所说的"以升降中枢为要",以及在"中焦篇"第六十三条分注中所说的"共成宣气利小便之功,气化则湿化,小便利则火腑通而热自清矣"。因为湿热病有湿重于热、湿热并重、热重于湿的区别,所以在药物配伍上也有不同变化。治疗湿重于热,用辛温、苦温、淡渗三类药物相配,以祛湿为主,从湿中泄热,方剂如:茯苓皮汤、一加减正气散、二加减正气散、三加减正气散、小半夏加茯苓汤、二金汤、厚朴草果汤、滑石藿香汤、宣清导浊汤等。治疗湿热并重,用辛温、苦温、苦寒、辛寒、淡渗的药物相配,祛湿与清热并重,方剂如:半夏泻心汤去干姜甘草加枳实杏仁方、杏仁滑石汤、人参泻心汤、黄芩滑石汤、宣痹汤、薏苡竹叶散、加减木防己汤、茵陈五苓散、草果知母汤等。治疗热重于湿,以清热为主,佐以祛湿之品,方剂如:栀子柏皮汤、茵陈蒿汤、三石汤、杏仁石膏汤、加味白头翁汤等。

总而言之,《温病条辨》三焦篇中所讲述的湿热病,在沿三焦传变发展的过程中,始终体现着湿邪弥漫,阻滞气机这一特点。在治疗上,上焦用轻宣肺气,化湿泄浊法;中焦用辛开苦降,宣畅气机,健脾开胃法;下焦用淡渗利湿法。三焦湿热病的治疗,都以祛除湿浊,宣畅气机为原则。吴氏对上、中、下三焦湿热病的治法,可以用开上、畅中、渗下六个字来概括,也可以说,这是吴鞠通辨治湿热病学术思想的核心。另外,因为湿热邪气有弥漫三焦的特点,所以治上焦要兼顾中、下焦,治中焦要兼顾上、下焦,治下焦也要兼顾上、中焦。综合剖析书中治疗湿热病各方剂的配伍,可以明显看出处处兼顾三焦的特点,而且以用杏仁、滑石、通草三味药相配,通利三焦水道为用药特长。

湿热病传变发展的一般规律与治疗原则可以归纳为下面的简表。

湿热病传变规律与治疗原则简表

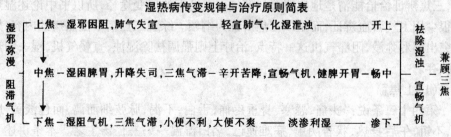

另外,吴鞠通对湿热病的治疗禁忌也很重视,他在"上焦篇"第四十三条中明确地提出了治疗湿温的三禁:

一是忌辛温大发汗,以防鼓动湿邪,内蒙心包,上蒙清窍,他说:"汗之则神昏耳聋,甚则目瞑不欲言。"

一是忌苦寒峻下,以防损伤脾阳,他说:"下之则洞泄。"

一是忌滋腻壅补,以防阴柔敛邪助湿,他说:"润之则病深不解。"

综上所述,《温病条辨》以三焦为纲,标明了多种温病的各类证候,以条文形式论述了各类证候的辨证论治,并在条文后自加分注、按语、方论,以分析病机及方药配伍原则。书中理、法、方、药条分缕析,是一部在理论上和临床实践上都有重大指导意义的温病学著作,它在中医学的发展史上占有重要的地位。

第二章　温病学概论

学习温病学,首先要掌握温病的概念、特点与病因,在这个基础上,还要掌握温病的发病、病机与分类。因为温病与伤寒都属于外感发热性疾病,所以在掌握了温病的有关知识的前提下,还必须掌握温病与伤寒的关系。以上这些问题,在《温病条辨》中虽然有所涉及,但是散在于书中的各篇、各门、各条文中,初学者一般难以得到系统的知识,所以在这一讲里加以归纳、补充,以便于大家学习、掌握。

一、温病的概念

温病是外感四时温热邪气所引起的,以发热为主要临床特征的多种急性热病的总称。

在这里,应当注意温病的概念中包括四个方面。一是温病属外感病,其致病是由外界邪气所引起,这就把温病与内伤杂病区别开来。二是温病与四时(四季)关系非常密切,不同的季节,气候各异,就导致了一年四季中温病的病种不同。三是温病的致病因素总的来说是温热邪气,简单地说,也就是热邪,这就把温病与伤寒区别开来。温病与伤寒同为外感发热性疾病,但病因不同,一热、一寒,所导致的病种、证候、发展趋势都不同,其治法当然也不相同。四是温病的主要临床特征是感受热邪之后,有明显的急性发热过程。

从以上所述可以看出,温病并非单指某一种疾病,而是具有上述特征的一类疾病的总称。它主要包括西医学所说的多种感染性疾病,其中当然也就包括多种急性传染病,如流行性感冒、肺炎、流行性脑脊髓膜炎、流行性乙型脑炎、急性黄疸型肝炎、痢疾等。还有某些急性热病,如中暑等,虽然不是感染性疾病,但因其符合温病的特征,也属于温病的范畴。

温病学,就是专门研究温病的病因病机、发展变化规律以及辨证论治的一门学科。

二、温病的特点

温病虽然包括多种疾病,其证候类型复杂多变,临床表现多种多样,每一个病证都有其个性,但是由于同属温病,所以它们又具有共同的特点,也就是温病的共性,概括地说有五个方面。

1.外感温热邪气而发病

温病是外感性疾患,其病种虽多,但总体来说都是由于外感温热邪气而发病。

2.具有特殊的临床表现

温病是外感温热邪气而发病,因此它具有既不同于内伤杂病,又不同于伤寒的临床表现。简而言之,温热病主要表现为起病急、传变快、变化多、热象偏重、易伤津液等特点,湿热病多表现为身热不扬、脾胃运化功能障碍、水液代谢失常、病势缠绵难愈等特点。

3.具有明显的季节性、地域性

温病的发生与季节密切相关,如春季温暖多风,易发生温热病;长夏季节气温高而多雨,则多发湿热病。

我国地域广阔,各地自然环境及气候特点不同,因而所发生的温病病种也具有地域特点,如江南水乡气温偏高而水域广阔,所以多见湿热病。

4.大多具有传染性、流行性

温病是外感时令之邪而为患,邪气自口、鼻、皮毛侵袭人体,在大多数情况下,病者可以通过呼吸或接触而由口、鼻传染他人,某些温病,如温疫,甚至可以造成大面积流行,但是也有些温病并不传染他人,所以说,温病大多具有传染性、流行性,但并不是所有的温病都必然传染。

5.发展变化有独特的规律性

温病发展变化的一般规律是:由表入里、由浅入深、由轻转重、因实致虚、由功能失常到实质损伤。其最终结果,或邪气渐退而向愈,或邪盛正衰而导致死亡。

三、温病的病因

温病的病因,笼统地说是温邪,或称热邪。温与热,同属阳邪,温为热之渐,热为温之甚,可以说,二者之间只有程度轻重的差别而无本质的不同,所以常称为温邪或热邪,或合称温热邪气。由于一年四季气候特点的不同,如春季温暖而多风、夏季暑热盛、长夏热而多湿、秋季(初秋)气温偏高而干燥,所以不同季节的热邪侵犯人体往往与其季节的主气相兼夹而呈多样性。温病的病因可以归纳为以下七种。

1.风热邪气

风为春季之主气。春季温暖而多风,所以风热邪气为病多见于春季,其所导致的温病称为风温。如果冬季气候反常,应寒而反温,也可以产生风热邪气,其所导致的温病称为冬温。风温与冬温发病季节虽然不同,但病因相同,所以临床表现与辨治都相同。

风热为阳邪,其性开泄。感受风热邪气而发生的风温病,一般来说先伤及肺卫,初起多见发热,微恶风寒,咳嗽,舌边尖红,脉浮数等临床表现。风性善行而数变,因此风热为患往往变化迅速,很容易由肺卫内陷心包而出现神昏肢厥之变。

2.暑热邪气

暑为夏季之主气。暑为热之极,独见于夏季,所以暑邪为病只发生于夏季,其所导致的温病称为暑温。

暑为阳邪,其性开泄、升散。暑热邪气为患,多发病急骤,见高热恶热,汗出,口渴,脉洪数等热盛征象,进而耗损津液,甚至损及肝血肾精,而致亡阴脱液的重证。暑邪易耗气伤津,所以暑热为患又容易导致津气两伤,甚至成虚脱危证。

夏季不仅气候炎热,而且雨水较多,热蒸湿动,湿热弥漫,所以暑邪为患又往往夹有湿浊而发生暑湿病,其属湿热病范畴,多见热重于湿的类型,也称为暑热夹湿。应当指出,夏季虽然多湿,暑邪虽易夹湿,但并不等于暑必夹湿,所以暑邪为患有不夹湿与夹湿的区别,二者病变性质不同,临床表现与治法也都大不相同。

暑温病根据其夹湿与否,分为暑热病与暑湿病两种类型,暑邪不夹湿而为患,称为暑热病,属温热病范畴;暑邪夹湿而为患,称为暑湿病,属湿热病范畴。

夏季感受暑热或暑湿邪气而发生的温病,除暑温病外,还有冒暑、暑咳、中暑、暑厥、暑秽等。

3.湿热邪气

湿为长夏之主气。长夏气温高而多雨,自然界湿热弥漫,这个季节人体最易感受湿热邪气而为患,其所导致的温病称为湿温。

湿为阴邪,热为阳邪。热与湿合,如油入面,热蕴湿中,难解难分,湿遏则热伏,热蒸则湿动,所以湿热病初起往往以湿邪为患的特点更为突出,多表现为湿重于热。因为湿性重浊黏腻,阻滞气机,易困脾胃,所以湿热病过程中多见身热不扬,头身困重,神志呆痴,胸脘痞闷,纳呆不饥,大便溏滞,舌苔白腻,脉濡等临床表现。

4.燥热邪气

燥为秋季之主气。早秋季节,天气晴朗,秋阳曝晒,气温高而干燥,人体易感受燥热邪气而为患,其所导致的温病称为温燥,属温热病范畴。而深秋季节,西风萧瑟,气候清凉,人体易感受凉燥邪气而为患,其所导致的疾病称为凉燥,因其无热邪,所以不属温病范畴。秋季因燥邪而致病者,均称为"秋燥",但因为有燥邪与热邪相合或与寒凉之邪相合的区别,所以病种有温燥与凉燥之分,二者证治不同,应当加以区分。

燥热邪气易伤津液,病变初起多先侵袭于肺,消耗肺津而见口、鼻、唇、咽、皮肤干燥,干咳无痰,小便短少,舌苔干燥等津液损伤的临床表现。燥热邪气为患一般以损伤肺、胃、大肠津液为主,如辨治及时,一般易于痊愈,不至于出现危重证候。

5.伏寒化温

寒为冬季之主气。外感寒邪为患,一般是导致伤寒病,可见寒邪并非温病的病因。但是有的发于春季的温病,初起没有明显的表征阶段,而是开始即以里热证为主,与春季外感风热邪气所致的风温病初起先见表证,然后再由表入里的临床表现大相径庭,因此就把这种温病命名为春温。春季气候并不炎热,为什么春温病初起就见里热炽盛呢? 追究其原因,古代一些医学家认为,这类病变并非感受春季的风热邪气为患,而是冬季感受了寒邪,如果人体阳气不虚或属阴虚火旺体质,邪气就伏于体内,郁而化热,至春季气候温暖,人体腠理疏松,体内所伏的郁热就自内而向外发。因为热邪是自里而发,所以初起即见里热证,这种发病类型,称为伏邪自发。如果由于春季又感受时令之邪而引动体内的伏热,初起可以见表里同病,但以里热为主,这种发病类型,称为新感诱发。在伏邪自发型中,如果人体属阳盛体质,则病发于气分,初起见气分里实热证;如果人体属阴虚火旺体质,则发于营分,初起见营分虚实夹杂证。在新感诱发型中,如果人体属阳盛体质,则初起见卫气同病;如果人体属阴虚火旺体质,则初起见卫营同病。

由上面所讲述的内容可知,寒邪并非温病的直接致病因素,但如果冬季感受寒邪伏于体内,郁而化热,转化成温热邪气,至春季而发,也可以导致温病,而导致温病发生的直接病因,还是温热邪气。这种病因的产生,就称为"伏寒化温",由此而产生的理论,称为"伏气温病"或"伏邪温病"学说。追本溯源,这种学说的理论基础是导源于《素问·生气通天论》所说的"冬伤于寒,春必病温"的论点。

6.温热毒邪

温热毒邪也称为温毒邪气,或简称温毒,这种邪气所导致的温病称为温毒。可见,"温毒"一词有两种含义,一是指病因,一是指病种。温毒为病,除具有一般温病的特征之外,还具有两个特点:一是局部红、肿、热、痛,甚或溃烂;一是具有传染性。也正是由于这两个特点,才称其为"毒",以示与一般温病的区别,可以说,温毒是具有"毒"的临床特点的一类温病,究其属性,多属温热病范畴。还应当说明的是,温毒并非一个具体病名,而是具有温毒特点的一类温病的总称,它包括的病种较多,临床常见的有痄腮(流行性腮腺炎)、大头瘟(颜面丹毒)、烂喉痧痧(猩红热)等。

7.疫疠邪气

疫疠邪气又称为"疠气""戾气",是一类具有强烈传染性的致病因素,其所导致的温病,统称为温疫。疫,就是传染之意,温疫与一般温病的不同点,就在于传染性的强弱。一般把不传染或传染性不强的病种称为温病;而把发病急骤,病情严重,传染性强烈,甚至造成大流行的一类温病加一"疫"字,称为温疫,可见温疫就是温病中传染性极强的一种类型,因其起病急骤,病势暴戾,所以将其病因称为"疠气""戾气"。究其性质,也不外乎温热性疠气与湿热性疠气两类,因此温疫也有温热病与湿热病之分。温疫并非一个具体病名,而是具有强烈传染性,甚至造成大流行的一类温病的总称,它包括的病种较多,如传染性极强,造成大流行的重型流感、疫痢、霍乱、鼠疫等。

中医温病学病因学说的产生,是从长期的临床实践中总结出来的,是对各种温病的临床表现进行综合归纳,运用中医学理论进行分析而推究出的致病因素,这种通过分析证候而探求病因的方法,称为"辨证求因"或"审证求因"。从现代的观点来看,温病包括多种感染性疾病,其中也包括多种传染病,其发病大多数是由病原微生物感染所致。由于历史条件所限,古代医学家还不可能直接观察到病原微生物,因而对温病的病因以外感立论,从六淫、温毒、疠气方面去认识,从而不断完善、提高,发展成完整而严密的辨证论治理论体系,成为中医学伟大宝库中的一个重要组成部分,有效地指导着临床实践。

自然界存在着风热、暑热、湿热、燥热、寒(伏寒化温)、温毒、疠气等温病的致病因素,但这些病因是否一定会引起发病?在同样的环境条件下,为什么有人发病,而又有人不发病?温病发病的机制如何?温病的种类有哪些?对这些病种如何划分才更有利于指导临床实践?这就涉及下面所要讲的温病的发病、温病的病机与温病的分类。

四、温病的发病

温病的致病因素侵入人体的途径是口、鼻、皮毛这些人体与外界相通的体表器官、组织。邪气是否能通过这些途径侵入人体而发病,一旦侵入人体之后会发生哪种类型的温病,就涉及发病因素与发病类型的问题。

1.发病因素

温病的发病因素可以概括为体质因素、自然环境因素、社会因素三个方面。

(1)体质因素

体质因素是指人体正气的充盛与否,抗邪能力的强弱,这是温病发病与否的决定性因素。《素问遗篇·刺法论》说:"正气存内,邪不可干",明确指出了人体正气充盛,对外界致病因素的防御能力强,抗邪有力,则邪气难以干扰、侵犯人体。一般来说,在正气充盛的情况下,邪气就不容易侵犯人体,也就不会发生温病。

(2)自然环境因素

自然环境是人类生存的依托,生存环境的优劣,直接影响着人类的生活质量,也与温病的发生与否密切相关。如环境优美,气候变化正常,就不容易发生温病;而环境恶劣,气候变化反常,或空气污染,或暴寒暴热,或干旱淫雨,就极易导致温病发生甚至流行。

自然界一年四季的气候有别,不同地区的气候特点各异,也都直接影响着温病的发生和病种的不同。如:夏季炎热多雨或江南水乡炎热潮湿,就容易发生湿热病;干旱季节或干旱地区就容易发生温热病。

(3)社会因素

社会因素包括社会制度、社会的发达程度和科学技术水平等诸多方面,它对温病的发生也有着直接影响。古人说:"大乱之后,必有大疫";"大灾之后,必有大疫"。这就指出,如果连年战乱或发生水旱灾荒,而社会保障制度又不完善,科学技术水平落后,对战后、灾后疾病的防治措施不力,就必然引起温疫的流行。反之,如果预防措施及时、得当,则可以控制其发展,使其不致造成大流行。

2.发病类型

温病的发病类型是指温病发生后,病变初起所表现出的证候类型。温病的种类虽多,但发病初起的临床证候,不外先见表证和初起即见里热证两种类型。一般来说,初起先见表证者,称为新感温病;初起即见里热证者,称为伏气温病,或称为伏邪温病。

(1)新感温病

感而即发的温病,称为新感温病。也就是说,感受邪气当时就发病,因为邪气首先侵犯体表,所以新感温病的临床特点是初起先见发热、微恶风寒、脉浮数等表证症状,继而再由表入里,由浅入深。因其初起有一个明显的表证过程,病位浅而病势轻,对人体损害尚轻浅,如能及时采取措施,治疗也较容易,所以预后较好,常见病种如风温、湿温、温燥、冬温等。

(2)伏气温病

伏而后发的温病,称为伏气温病。因为伏气温病的发病特点与其发病季节的主气,也就是气候特点不相符,比如春温发于春季而初起即见里热炽盛证,伏暑发于秋、冬而初起即见暑热或暑湿内蕴之证,所以古代一些医学家就认为,这类温病是感受邪气的当时并不发病,邪气伏于体内,过一段时间后伏邪自发,或伏邪由新感诱发。因其以伏邪为主而发病,因此,伏气温病的临床特点是初起即见高热,口渴,心烦,舌苔黄,脉数等里热证症状,或者虽然兼见表证而呈表里同病,但仍以里热为主,表证时间短暂。因其热邪伏于里,未发病之先已有伤阴趋势,发病之后,热势鸱张,继续伤阴,所以伏气温病往往来势迅猛,阴伤较甚,病情深重,常见病种如春温、伏暑等。

应当说明的是,暑温虽然属新感温病,但是病变初起往往不见表证而直接见里热证,叶天士所说的"夏暑发自阳明"就是指此而言。造成暑温这种发病特点的原因有二:一是夏季气候炎热,人体的生理功能处于腠理开泄状态,使邪气有可入之隙;一是暑为热极之邪,致病力强,易于侵入体内。以上两种原因,就导致暑邪伤人直入于里而初起就见里热证。因为暑温病的这种发病特点是由夏季炎热的气候特点所决定的,发病与季节的主气相符,所以它虽然初起就见里热证,但仍属新感温病的范畴。

了解新感温病与伏气温病的学说,主要是在于解释初起先见表证与初起即见里热证这两种温病发病类型的不同。从临床治疗来讲,不论是新感温病还是伏气温病,都必须按温病的辨证纲领辨治,而不必拘于新感与伏气之别。

五、温病的病机

温病病变的机制,总括来说是各种温病的致病因素侵袭人体后,正邪相争,从而扰乱了人体的正常生理功能,导致人体动态平衡的破坏,出现脏腑功能失常,气血阴阳失调的病理性改变。由于致病因素有别,侵袭人体后所造成的病种各异,每个病种的病变机制及临床表现也就有所不同,这些内容将在温病的辨治中再具体介绍。

六、温病的分类

温病的种类繁多,临床表现各异,因而辨治也就有所不同。在临床中,为了执简驭繁,更便于对各种温病进行诊断、鉴别诊断及辨证论治,就有必要按某些共性对其进行分类。温病的分类方法一般有三种:一是按病名分类;一是按发病类型分类;一是按病变性质分类。

1.按病名分类

由于四时气候不同,致病因素有别,发生于不同季节的温病其临床表现及发展变化规律也有所差异。古代温病学家以发病季节为主,把各种温病再加以"温"字的前提下,分别命以不同名称,作为对温病进行分类的一种方法。这些名称中,有以季节命名的,如春温、冬温;有以季节的主气,也就是气候特点命名的,如风温、暑温、湿温;有以季节与其主气结合命名的,如秋燥;也有以病变特点及流行特点命名的,如温毒、温疫;还有以其伏而后发命名的,如伏暑。下面将几种常见温病病名的概念及其特点分别进行简要讲述。

(1)风温

风温,是发生于春季的新感温病。它是因感受风热邪气而致病,初起先见发热,微恶风寒,头痛,咳嗽,口微渴,无汗或少汗,舌边尖红苔薄白,脉浮数等肺卫表证的临床表现。继而由表入里,深入发展,可以传入肺、胃、大肠气分;也可以逆传心包,深入营分。如西医学中的流行性感冒、急性支气管炎、支气管肺炎、大叶性肺炎等。

(2)春温

春温,是发生于春季的伏气温病。因其初起就以里热为主,与春季的主气不相符,古人认为是冬季感寒,伏寒化温,春季自内而发或由新感诱发,初起就以里热证为主,或发于气分,或发于营分。进一步发展可致神昏、动风、出血,甚至耗损真阴而致亡阴脱液,来势凶险,病情严重。如西医学中的重型流感、流行性脑脊髓膜炎等。

(3)暑温

暑温，是发生于夏季(夏至到处暑期间)的新感温病。因为夏季或炎热干旱，酷暑炎炎，或炎热多雨，湿热熏蒸，所以暑温又有暑热病与暑湿病之分。

暑热病：是感受暑热邪气引起的，以里热证为主的暑温病，属温热病范畴。

暑湿病：是感受暑湿邪气引起的，以里湿热证为主而且多见热重于湿的暑温病，属湿热病范畴。

在暑温病中，无论是暑热病还是暑湿病，都发病急骤，病情较重，多见窍闭神昏、动风、出血之证。如果暑温病出现动风证候，又称为"暑风"或"暑痫"。暑温病出现咳血、衄血、吐血的证候，又称为"暑瘵"。如西医学中的流行性乙型脑炎、钩端螺旋体病等。

由于夏季气候或干旱炎热，或湿热熏蒸，所以发生的温病病种较多，除暑温外，还有一些其他暑病，择其常见者简介如下：

①冒暑、暑咳　冒暑，是夏季偶然感受暑热或暑湿邪气引起的病变，其病变部位在口、鼻、皮毛与肺，病位浅而病情轻，一般仅见发热恶寒、头晕等临床表现，如以咳嗽见症为主者，又称为暑咳。如西医学中的夏季感冒或上呼吸道感染。

②中暑、暑厥　夏季在烈日或高温下作业，暑热邪气卒中人体而致高热、突然昏倒、不省人事者，称为中暑，如果中暑而又见四肢厥逆者，称为暑厥。如西医学中的中暑、中暑合并休克。

③暑秽　暑湿秽浊之气卒中人体而致发热，头痛，烦躁，胸脘痞闷，甚则神昏的病证，是中暑的另一种类型。

(4)湿温

湿温，是发生于长夏季节的新感温病。它是因感受湿热邪气而致病，初起见恶寒发热，身热不扬，身重，脘痞，舌苔白腻，脉濡等临床表现，以脾胃为病变中心部位，导致水液代谢失常，病程长，缠绵难愈。如西医学中的伤寒、副伤寒及其他沙门菌属感染的疾病、钩端螺旋体病、急性期血吸虫病等。

(5)温燥

温燥，是发生于秋季的新感温病。它是因感受燥热邪气而致病，初起先见肺卫表证，并有燥伤肺津的特点，进而可伤及胃肠津液，一般病势轻浅，病程短而易于痊愈。如西医学中的上呼吸道感染、急性支气管炎、支气管肺炎等。

(6)伏暑

伏暑，是发生于秋，冬季节的伏气温病。因其初起即见暑热病或暑湿病的临床表现，与秋、冬季节的主气不相符，古人认为是夏季感受暑热邪气或暑湿邪气，当时不发病，邪气内伏，至秋、冬季节由时令之邪所诱发，所以称之为"伏暑"，初起多见表里同病，或见卫气同病，或见卫营同病。进而发展为暑热或暑湿里证，多深入营、血分，导致窍闭神昏的重证，起病急骤，病势深重且缠绵难愈。如西医学中发于秋、冬季节的流行性感冒、流行性乙型脑炎、钩端螺旋体病、伤寒、流行性出血热等。

(7)冬温

冬温,是发生于冬季的新感温病。它是冬季气候反常,应寒反温,人体感受风热邪气而致病,其病变及证治与风温相同。

(8)温毒

温毒,是感受温热毒邪而引起的,具有传染性的新感温病,除一般温病见症外,又有局部红、肿、热、痛,甚或溃烂的特点。温毒是一类温病的总称,它包括痄腮(流行性腮腺炎)、大头瘟(颜面丹毒)、烂喉痧痧(猩红热)等病种。

(9)温疫

温疫,是感受疫疠邪气所引起的,具有强烈传染性,易造成大流行的新感温病。温疫是一类温病的总称,它包括传染性极强,易造成大流行的重型流感、疫痢、霍乱、鼠疫等病种。

除上述病名外,温病的其他病名也很多,如疟疾、痢疾、黄疸、湿热痹等。

关于温病的病名,历代温病学家的说法不尽相同,对每一个病名的界定也不完全一致,因而就难免有一病数名,或名同而病异的混乱现象。应该说,温病的每个病名,一般能涵盖该病的发生发展规律,对临床治疗有参考作用,它在历史上曾经起过积极作用,作为温病的一种分类方法,也有一定的意义,但总起来看,病名分类这种分类法,没能更好地突出"证候"的概念。温病虽然种类繁多,名称各异,但从病变性质来看,不外温热病与湿热病两大类,依此归类,则对温病临床辨证论治更具指导意义,因此本讲座仅将温病的病名作为一般的概括介绍,而其辨治方法,则按温热病与湿热病分类。

2.按发病类型分类

所谓按发病类型分类,就是根据温病有感而即发,初起先见表证者,有邪气伏而后发,初起即以里热证为主者的不同临床特征,将温病分为新感温病与伏气温病两类。这种分类方法,旨在说明温病初起的发病类型,"证候"的概念也不够突出。新感温病与伏气温病虽然初起发病类型不同,究其病变性质也不外乎温热病与湿热病两类。

把按发病类型分类与按病名分类这两种分类方法联系起来看,属新感温病的有风温、暑温、湿温、温燥、冬温、温毒、温疫等;属伏气温病的有春温、伏暑等。

3.按病变性质分类

温病的名称虽多,发病的类型虽有不同,但从其致病因素及其临床表现来看,其病变性质不外温热病与湿热病两大类。因感受温热邪气而发病,具有起病急、传变快、变化多、热象偏重、易伤津液等特点的称为温热病;因感受湿热邪气而发病,具有身热不扬、脾胃运化功能障碍、水液代谢失常、病势缠绵难愈等特点的称为湿热病。

把按病变性质分类与按病名分类的两种分类方法联系起来看,属温热病的有风温、春温、暑温中的暑热病、秋燥中的温燥、冬温、温毒、因温热性疠气而致病的温疫等;属湿热病的有暑温中的暑湿病、湿温、伏暑、因湿热性疠气而致病的温疫等。

温病的三种分类方法及其相互关系可以归纳为下面的简表。

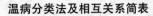

温病分类法及相互关系简表

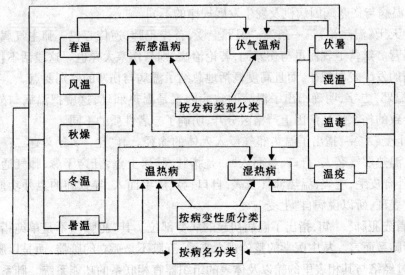

从表中可以看出，在三种分类法中，以按病变性质分类的方法最能概括温病的全貌，最能反映出不同温病的性质及临床特点，而且更能突出"证候"的概念，便于掌握两类不同性质温病的发生发展规律，从而执简驭繁地对温病进行辨证论治。

七、温病与伤寒

温病与伤寒都属外感病的范畴，但是因为感受邪气的性质不同，二者又有很大区别，因此搞清伤寒与温病之间的关系，对于学习、掌握温病学是非常必要的。

伤寒，在中医历代文献中有广义与狭义两个概念。广义伤寒，是一切外感热病的总称，它既包括外感寒邪而发病的伤寒，也包括外感热邪而发病的温病，因此温病与广义伤寒是隶属关系，温病隶属于广义伤寒，如《素问·热论》所说的"今夫热病者，皆伤寒之类也"，显然是将温病包括在广义伤寒之中。《难经·五十八难》所说的"伤寒有五：有中风、有伤寒、有湿温、有热病、有温病"中的"伤寒有五"，其"伤寒"是指广义伤寒，是一切外感热病的总称，而"有伤寒"的"伤寒"，是与中风、湿温、热病、温病平列的狭义伤寒，它只是外感热病中的一个种类。这句话中"有温病"所指的"温病"，虽然与现代所讲的温病概念有所不同，但从文中可以明显看出，狭义伤寒与温病是平列关系。

对温病与伤寒的不同之处论述最为深刻的古代学者，应当首推清代的著名医学家叶天士。他以高度概括的语言，精辟地分析了温病与伤寒病因、病机、发生发展规律、对人体损伤的机制、发展趋势的不同，从而奠定了温病学的理论基础，把温病从伤寒的范畴分化出来,形成了独立的温病学体系。下面就从四个方面对温病与伤寒的不同进行分析。

1.温病与伤寒病因病机及发生发展规律的不同

叶天士《温热论》第一条说:"温邪上受,首先犯肺,逆传心包。肺主气属卫;心主血属营。辨营卫气血虽与伤寒同,若论治法,则与伤寒大异也。"这段话不仅论述了温病的发生发展规律,而且高度概括地总结了温病与伤寒的鉴别要点。

"温邪"二字,明确指出了温病的致病因素是温热邪气,这就把温病与外感寒邪所导致的伤寒病从病因上严格区分开,明确了二者性质的不同。

"上受"二字,指出了温热邪气侵入人体的途径。其"上"字含义有二:一是指口、鼻,温热邪气袭人,自口、鼻而入;一是指肺,肺居上焦,开窍于鼻,肺气通于口、鼻,且外合皮毛,主表,温热邪气袭表,自口、鼻、皮毛而入,导致肺的卫外功能失常而发生表证,所以说病自"上受"。

"首先犯肺"一句,指出了温病初起的病变部位。其"犯肺",不是单纯指肺脏,而是指肺系而言。从中医学的整体观念来看,五脏不是孤立的脏器,而是以脏为中心,通过经络与其相表里的腑以及体表的组织器官相联系的功能系统。肺系,就是以肺脏为中心,通过手太阴肺经与体表的口、鼻、皮毛相联系的一个系统。温热邪气侵袭人体,首先导致肺系病变,所以说"首先犯肺"。

"逆传心包"一句,指出了温病的发展规律。"逆传",是与"顺传"相对而言,也就是说,如果温热邪气既不从肺系外解,又不顺传中焦阳明胃肠,就往往出现逆传心包的险证。因为肺与心包同居胸中,所以肺系的温热邪气最易灼液成痰而蒙蔽心包。如果人体心气、心阴素亏,或温热邪气猖獗,或误用辛温发散药物而耗伤心气,心阴,则可导致邪气由肺系直接传入心包。其传变形式有两种:一是太阴卫分温热邪气不经太阴气分而直接传入心包,由卫分直接传入营分;一是太阴气分温热邪气不顺传阳明气分而直接传入心包营分。因为二者都来势迅猛,病情凶险,所以称为"逆传",因其内逼心包,直犯心主,所以又称为"热陷心包"。上述温病发生发展规律可以归纳为下面的简表。

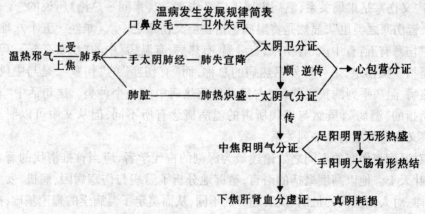

温病发生发展规律简表

综上所述,温病是外感温热邪气而发病。温热为阳邪,主升散开泄,其性上行,其侵袭人体,始从上受,由口、鼻、皮毛而入,先侵袭手太阴肺系,进而深入发展,或顺传阳明胃肠,或逆传心包,终至肝肾,损伤真阴。

伤寒是外感寒邪而发病。寒为阴邪,主收引凝滞,其性下行,其侵袭人体,始从下受,先犯皮毛,袭于足太阳膀胱经,进而深入发展,传入阳明胃肠,终至三阴脾肾肝,损伤阳气。因为寒邪重在伤人阳气,所以无灼液成痰逆传心包之变。

温病与伤寒,病因有温邪与寒邪之分;发病初期有温邪上受于手经与寒邪下受于足经之别;其传变规律有温病顺传阳明胃肠或逆传心包,终至三阴而伤阴与伤寒三阳传变终至三阴而伤阳之异。所以叶天士在本条最后强调指出:"辨营卫气血虽与伤寒同,若论治法,则与伤寒大异也。"

2.温病与伤寒对人体损伤的机制及证治的不同

叶天士指出,温病"辨营卫气血虽与伤寒同,若论治法,则与伤寒大异也。"既然温病与伤寒同是导致人体营卫气血的损伤,而二者治法却又"大异",可见二者所损伤的虽然都是营卫气血,但其损伤的机制却大有不同,所以其证治也大相径庭。下面以伤寒的太阳病为例,将其与温病做一比较,以见二者对人体营卫气血损伤的机制与证治的差异。

(1)辨营

营,即营阴,是指血中津液。寒邪伤营,是导致营阴凝滞;温热邪气伤营,是灼伤营阴。可见,二者虽然都是伤营,但损伤的机制却不相同。

①伤寒寒伤营证候及治法所谓寒伤营,是指太阳伤寒证候,其病机是寒邪束表,卫阳被郁,营阴凝滞,所以症见:恶寒重,发热轻,无汗而喘,头项强痛,周身疼痛,舌苔薄白,脉浮紧。其头项强痛、周身疼痛、脉紧,都是寒邪凝滞营阴的表现,所以称为"寒伤营",这就如同水液遇寒而冻结。因其病变关键在于寒邪凝滞营阴,所以治疗应当辛温发汗,散寒解表,代表方剂如《伤寒论》的麻黄汤。

②温病营分证候及治法温病营分证候的病机是温热邪气深入血脉之中,灼伤营阴,所以症见:身热夜甚,口反不甚渴,或竟不渴,心烦躁扰不寐,甚或时有谵狂,舌红绛无苔,脉细数。这些症状都是热邪耗伤血中津液的表现,所以称为"营热阴伤",这就如同水受热而蒸发。因其病变关键在于温热邪气耗伤营阴,所以治疗应当清营养阴,透热转气,代表方剂如《温病条辨》的清营汤。

(2)辨卫

卫,是指卫外功能。风寒邪气与风热邪气伤卫,都可以导致卫外失司,但因为邪气有寒、热之别,其损伤机制就必然有所不同。

①伤寒风伤卫证候及治法 所谓风伤卫,是指太阳中风证候,其病机是风邪外袭,卫外不固,营阴外泄,营卫不和,所以症见:发热,恶风,汗出,头痛,鼻鸣,干呕,舌苔薄白,脉浮缓。因其病变关键在于风邪外袭,卫外不固,所以称为"风伤卫",又因其风邪夹寒,所以治疗应当用辛温之剂以解肌祛风,调和营卫,代表方剂如《伤寒论》的桂枝汤。

②温病卫分证候及治法　温病卫分证候的病机是风热邪气外袭,卫外失司,肺失宣降,所以症见:发热,微恶风寒,无汗或少汗,头痛,咳嗽,口微渴,舌边尖红苔薄白,脉浮数。因其病变关键在于风热邪气外袭,所以治疗应当用辛凉轻剂以疏风透热,代表方剂如《温病条辨》的银翘散。

(3)辨气

气,是指脏腑功能。在伤寒太阳病中,寒邪引起的气分证是气化不利,水液停蓄;在温病中,温热邪气引起的气分证是脏腑功能亢奋,里热炽盛。二者虽然都是导致脏腑功能失常,但损伤的机制不同。

①伤寒气分证候及治法　伤寒太阳病的气分证候称为太阳蓄水证,其病机是太阳经证不解,风寒邪气循经入腑,导致膀胱气化功能障碍,所以症见:发热,恶风,汗出,烦渴,水入则吐,小便不利,脉浮。因其病变关键在于气化不利,以致水蓄膀胱,所以称为病在"气分",治疗应当外疏内利,通阳化气行水,代表方剂如《伤寒论》的五苓散。

②温病气分证候及治法　温病气分证候的病机是温热邪气入里,导致脏腑功能失常,其证候虽因所在脏腑不同而各异,但其共同特点是邪气盛而正气不衰,正邪激争,功能亢奋,呈现一派里热炽盛之象,所以症见:高热恶热,心烦,口渴,舌红苔黄,脉数有力。因其病变关键在于里热炽盛,所以治疗应当清泄热邪,代表方剂如《温病条辨》的白虎汤。

(4)辨血

血,是指血液。伤寒以蓄血证候为主,而温病则以动血与耗血证候为多。因为二者邪气性质有异,所以对血的损伤机制也有所不同。

①伤寒血分证候及治法　伤寒太阳病的血分证候,称为太阳蓄血证,其病机是太阳表邪化热入里,循经深入下焦,热入血络,耗伤血中津液,致使血液黏聚成瘀,瘀血与热邪互相搏结于少腹,所以症见:少腹急结或硬满,精神如狂或发狂,小便自利,舌紫暗或有瘀斑,脉沉涩。因其病变关键在于瘀血与热邪相互搏结,所以称为病在"血分",治疗应当泄热逐瘀,代表方剂如《伤寒论》的桃核承气汤、抵当汤。

②温病血分证候及治法　温病过程中热邪深入下焦,也可以导致蓄血证候,其治法与伤寒也大体相同,但温病是热邪为患,其对血液危害严重,所以温病血分证的范围远较伤寒为广。温病的血分证,大致可以分为动血与耗血两大类。动血,是指热邪鼓动血液而造成的出血证候,其病机是热邪灼伤血络,迫血妄行,致使血不循经,溢出脉外而导致人体各部位出血,所以症见:身热,躁扰昏狂,或吐血,或衄血,或便血,或尿血,或妇女非时经血,量多色紫,或发斑,斑色紫黑,舌紫绛而干,脉数。因其病变关键在于热邪动血,所以治疗应当凉血散血,代表方剂如《温病条辨》的犀角地黄汤。耗血,是指热邪耗伤血液而造成的阴血耗损证候,其病机是热邪耗伤血液,甚则耗损肝血肾精而导致真阴耗损,所以症见:低热,五心烦热,口干舌燥,心悸、神倦,甚则神昏、瘛疭,耳聋,舌强,舌红绛少苔,脉虚大或迟缓结代。因其病变关键在于热邪耗血伤阴,所以治疗应当滋阴养血以清虚热,代表方剂如《温

病条辨》的加减复脉汤、大定风珠等。

3.温病与伤寒由表入里传变的机制及发展趋势的不同

叶天士《温热论》第二条说："盖伤寒之邪留恋在表,然后化热入里,温邪则热变最速。"这句话概括地指出了温病与伤寒由表入里传变的机制不同,也提示了二者发展趋势的不同。

（1）伤寒由表入里传变的机制及其发展趋势

伤寒初起,寒邪束表,腠理闭塞,使卫阳被郁不得外达,临床以恶寒为主症,必待卫阳之气郁极而发,正气奋起驱邪,才出现正邪交争而发热。因为寒邪留恋,所以这段时间持续较长,《伤寒论》所说的"太阳病,或已发热,或未发热,必恶寒……"就指出了伤寒初起,寒邪留恋在表的这一特点。如果表寒不解,而且人体阳气充盛,经过一段较长时间,阳气勃发,正邪激争,寒邪才能逐渐化热入里而传入阳明,这就是叶天士所说的"盖伤寒之邪留恋在表,然后化热入里"。从其发展趋势来看,伤寒的寒邪化热入里传入阳明的过程,也就是阳气和寒邪交争的过程,在这段过程中,寒邪化热要大量消耗阳气,可以说,伤寒能由太阳表寒证发展为阳明里实热证,是以阳气的耗伤为代价的。如果患者素体阳虚,阳气无力与寒邪抗争,伤寒是不会出现阳明病的,其发展趋势一般是太阳表寒入里而成为太阴虚寒证,通常所谓"实则阳明,虚则太阴"即指此而言。由此可见,伤寒传入阳明,尽管由于人体阳气充盛,表现为里实热证,但是已经潜伏着阳气被寒邪所伤的危机,在阳明阶段又呈现持续高热,热邪继续耗气伤津,阳气已耗而再耗,其结局往往是阳气大伤,导致三阴虚寒,亡阳厥逆之证。

（2）温病由表入里传变的机制及其发展趋势

温病初起,温热邪气袭表,腠理开泄,卫阳当即奋起驱邪,正邪交争,临床以发热为主症而兼微恶风寒,而且因热邪耗伤津液而见口微渴。如果表证不解,热邪就很快直接由表入里,或顺传阳明胃肠气分,或逆传心包营分而转为里热证。因其邪气性质本为温热,不需经过转化,所以由表热转为里热的传变过程迅速而为时短暂,这就是叶天士所说的"温邪则热变最速。"从其发展趋势来看,温病是温热邪气直接由表入里,热邪在卫分的表证阶段就已经耗伤津液,入里之后,无论是顺传阳明胃肠气分,还是逆传心包营分,都在继续伤津耗气,津液已伤而再伤,其结局往往是津枯液涸,进而深入肝肾,消灼真阴而导致真阴耗损,亡阴脱液之证。

温病与伤寒由表入里传变的机制及发展趋势的不同可以归纳为下面的简表。

温病与伤寒由表入里传变的机制及发展趋势简表

4.湿热病与伤寒病因病机及传变规律的不同

上述内容重点论述了温病中的温热病与伤寒的不同,而温病中的湿热病与伤寒也同样存在着很大差异。叶天士《温热论》第三条说:"……湿与温合,蒸郁而蒙蔽于上,清窍为之壅塞,浊邪害清也。其病有类伤寒,其验之法,伤寒多有变证;温(湿)热虽久,在一经不移,以此为辨。"这段话重点论述了湿热病与伤寒的不同。句中的"湿与温合",就是指湿邪与温热两种邪气相合导致湿热病而言。湿热病初起,往往以湿邪为主,湿遏热伏,热蕴湿中,湿热郁蒸,上蒙清窍,就是叶天士所说的"蒸郁而蒙蔽于上,清窍为之壅塞",同时还导致肺气不宣,脾失健运。湿为阴邪,重浊黏滞,湿热病初起,由于湿阻气机,卫气不宣,往往见恶寒发热、身热不扬、头身沉重疼痛,其证候与伤寒初起颇为相似,但伤寒初起是以头身疼痛为主,并无沉重感,其舌苔薄白而脉象浮紧,而湿热病初起则以头身沉重困顿为主,同时兼有疼痛,其舌苔腻而脉濡。

对湿热病与伤寒的不同,叶天士特别强调从二者的传变情况去进行辨析,以此作为鉴别要点。伤寒初起,寒邪侵袭足太阳膀胱经,虽然留恋在表,而一旦发生传变,则形式多种多样,或为少阳病,或为阳明病,或为三阴病,或为合病、并病等,而且在其传变过程中,证候又有表寒、里实热、里虚寒、寒热错杂等多种变化。湿热病初起,多见表里同病,邪气一旦入里,则往往以脾胃,特别是脾为病变中心。因脾主运化水湿,湿越滞则脾越困,而脾越困则湿越滞,互为因果而形成恶性循环,缠绵日久,难解难移,就如叶天士所说的"温(湿)热虽久,在一经不移"。文中的"温"字,应是"湿"字之误。

总起来看,在外感病的伤寒病、温热病、湿热病三种类型中,由于邪气的性质及特点不同,其病证的传变及变化情况也就大有差异。温热为阳邪,升散开泄,易伤津耗气,所以温热病传变最快,而且变化多端;寒为阴邪,收引凝滞,易伤阳气,所以伤寒病传变较慢,然而一旦发生传变之后,则又多有变化;湿为阴邪,重浊黏滞,易遏伤阳气,阻滞气机,热为阳邪,湿与热合,胶结难解,所以湿热病传变最慢,病程长,缠绵难愈,而且变化较少。

第三章 温热病的辨证纲领与治疗原则

我们知道，《温病条辨》的结构特点是以三焦为纲，病名为目，把六经辨证和卫气营血辨证穿插于三焦各病之中的辨证论治体系。书中的三焦辨证，是用来划分病变部位，把温病分为上焦温病、中焦温病、下焦温病三类不同的证候群，并标示出温病由上至下传变的内在联系。病名分类的目的，是根据病变的性质，把多种不同名称的温病分为温热病与湿热病两大类别。六经辨证，是用来判定病变所在的脏腑经络，从而补充三焦辨证的不足，二者相结合，对具体病证做出明确的定位诊断。卫气营血辨证的作用，是用来划分病变浅深轻重的四个不同阶段。细读《温病条辨》一书，可以明显地看出，书中的温热病是在三焦辨证与六经辨证相结合做出定位诊断的基础上，以卫气营血四个阶段来分别辨治的。也就是说，在《温病条辨》中，是以卫气营血辨证作为温热病的辨证纲领的。

一、温热病的辨证纲领——卫气管血辨证

卫气管血辨证是清代著名温病学家叶天士所创立的温病辨证纲领。叶氏按温病发展过程中对人体损伤的部位与机制的不同，把温病划分为卫、气、营、血四个阶段，全面地揭示了温病由表入里、由浅入深、由轻转重、因实致虚、由功能失常到实质损伤的传变规律。叶氏虽然在《温热论》中提出了卫气营血辨证的理论体系，但在文章中对卫、气、营、血四个阶段的各种证候并未做详细讲述，所以吴鞠通说他："立论甚简，但有医案散见于杂证之中，人多忽之而不深究。"吴氏在叶天士卫气营血辨证理论的指导下，撷取叶氏《临证指南医案》中有关温病验案的精华，结合自己的丰富实践经验，在《温病条辨》三焦篇中，列出了卫、气、营、血四个阶段的各种具体证候，使卫气

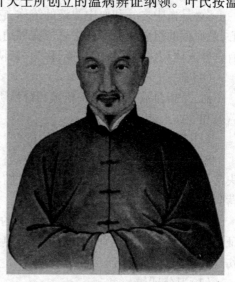

清代温病学家叶天士

营血辨证更为具体化，使后人更容易学习掌握。卫气营血辨证，是依据温热邪气对

人体卫、气、营、血的损伤而产生的各种证候而创立的辨证纲领,它是以卫、气、营、血的生理概念为基础,以生理功能失常所产生的病理变化为依据而构建的辨证体系。所以,要掌握卫气营血辨证的内容,必须首先掌握卫、气、营、血的生理概念,在此基础上,再进一步掌握卫气营血证候的病机与证候特点、卫气营血证候的传变规律及其相互关系。

1.卫气营血的生理概念

卫气营血都是构成人体和维持人生命活动的基本物质,卫与气、营与血之间,卫气与营血之间在生理上都有着密切联系,下面简要地讲述它们各自的概念和相互关系。

(1)卫

卫,是指卫气,它是循行于人体周身,内而胸腹、肓膜、外而肌肉、皮毛,对人体各部位起温煦和保卫作用,主司腠理、毛孔的开合,从而调节体温并抵御外邪侵袭的阳气。可以说,卫气的生理功能就是人体一身之气对人体温煦、保卫功能的具体体现。

(2)气

气,是指人体的一身之气,它由受之于父母与生俱来的先天之气、饮食物中的水谷之气和自然界的清气三者相互结合而生成,它提供各脏腑活动的动力而产生脏腑功能。可以说,气就是正气、阳气,又称为真气、原气或真元之气,它是人体生命活动的动力,它的生理功能也就是全身各脏腑功能活动的外在反映。

(3)营

营,是血中之气和血中津液的统称,它来源于水谷精微,运行于经脉之中,通于心,是血液的组成成分。血中之气有推动血液运行的功能,称为"营气";血中津液有营养人体和化生血液的功能,称为"营阴"。

(4)血

血,是指血液,它由水谷精微和肾精所化生,循经脉运行于周身,其生理功能是营养和滋润人体。

2.卫气营血证候的病机与证候特点

温热邪气侵袭人体而发生的温热病,一般初起先侵犯体表,导致人体卫外功能失常;进而邪气入里,侵犯脏腑,导致脏腑功能失常;再深入发展,则热入血脉,灼伤营阴,进而耗血动血,损伤血液。

按照卫气营血辨证,可以把温热病的发展过程分为卫分证候、气分证候、营分证候、血分证候四大类别,也就是说,温热病的发展过程可以划分为温热邪气伤卫、伤气、伤营、伤血四个阶段。

(1)卫分证候

卫分证候,简称卫分证,是温热邪气由口、鼻、皮毛侵袭肺系,导致人体卫外功能失常,卫外失司的阶段,因为病在表,所以它是温热病的初期,也称初起阶段。其证候特点是:发热,微恶风寒,头痛,咳嗽,口微渴,无汗或少汗,舌边尖红苔薄白,脉浮数。

（2）气分证候

气分证候，简称气分证，是温热邪气入里，侵犯脏腑，导致脏腑功能失常的阶段。气分证初起，脏腑功能往往呈现亢奋状态，称为气分实证；气分证后期，由于高热耗伤正气，有时可呈现脏腑功能衰竭状态，称为气分虚证。

气分实证：温热邪气入里，则正气奋起驱邪，正邪相争于里，使脏腑功能处于亢奋状态。因为邪气所犯脏腑不同，或在肺、或在胃、或在肠、或在胆……，所以气分证范围相当广泛，证候类型也多种多样，但因为都属邪气盛而正气不衰，所以都称为气分实证，临床见一派热象，它是温热病发展的中期阶段。因为正邪相争激烈，所以也称为极期阶段。其共同的证候特点是：高热，不恶寒，反恶热，口渴饮冷，尿少而黄，舌红苔黄，脉数有力。

气分虚证：在气分实证过程中，如果高热持续不退，耗气伤津，可以导致津气欲脱，甚至亡阳厥逆，因其属正气大伤，脏腑功能衰竭，所以称为气分虚证。其证候特点是：身热骤退，大汗不止，气短神疲，脉微欲绝，甚或冷汗淋漓，四肢厥逆。

（3）营分证候

营分证候，简称营分证，是温热邪气深入血脉，灼伤营阴，导致血中津液亏损以及心神被扰的阶段，它是温热病的中、后期阶段。其证候特点是：身热夜甚，口反不甚渴，或竟不渴，心烦躁扰不寐，甚或时有谵狂，或见斑点隐隐，舌红绛无苔，脉细数。

（4）血分证候

血分证候，简称血分证，是温热邪气深入血脉，损伤血液，导致动血或耗血的阶段，它是温热病的后期阶段。

动血：是指温热邪气深入血脉，灼伤血络，迫血妄行，导致血不循经，溢出脉外而见局部或全身各部位出血以及心神被扰的证候，因其热邪炽盛，所以称为血分实证。其证候特点是：身热，躁扰昏狂，或吐血，或衄血，或便血，或尿血，或妇女非时经血，量多色紫，或发斑，斑色紫黑，舌绛紫而干，脉数。

耗血：是指热邪耗伤血液，甚则耗损肝血肾精而导致真阴被损，甚至亡阴脱液的证候，因其阴血大伤，所以称为血分虚证。其证候特点是：低热，五心烦热，口干舌燥，心悸，神倦，甚则神昏，瘛疭，耳聋，舌强，质红绛无苔，脉虚大或迟缓结代。

3.卫气营血证候的传变规律及其相互关系

由以上所讲述的内容可以看出，温热病的传变规律一般来说是按卫分证候→气分证候→营分证候→血分证候的顺序依次递传，逐步深入发展。反之，则病势逐步转轻。

卫分证候是温热邪气袭表，导致人体卫外功能失常的阶段，邪浅病轻；气分证候是温热邪气入里，导致脏腑功能失常的阶段，较之卫分证候邪深病重。二者虽然有浅深轻重的区别，但都属功能失常的病变，并无质的不同，因此说，卫分证是气分证的轻浅阶段，也有人说"卫为气之表"，二者可以统称为气病。营分证候是温热邪气深入血脉,灼伤营阴,导致血中津液耗损,心神被扰的阶段;血分证候是温热邪气深入血脉,鼓动血液而导致出血,或消耗血液而导致真阴耗损的阶段,较之营分证候更为深重。二者虽然有浅深轻重的区别,但都属血液被耗的实质性的损伤,并无质的不同,因此说,营分证是血分证的轻浅阶段,也有人说"营为血之表",二者可以统称为血病。可以说,由卫分到气分是邪气深入,病情加重的量变过程,由营分到血分,也是邪气深入,病情加重的量变过程,而由卫、气到营、血,则不仅标志着病势更加深重,而且是由功能失常到实质损伤的质变过程。叶天士《温热论》第八条所说的"大凡看法,卫之后方言气,营之后方言血"这句话,就是明确地指出了卫、气与营、血之间的这种相互关系。所以说,卫气营血辨证就是标明温热邪气侵袭人体后,由表入里、由浅入深、由轻转重、因实致虚、由功能失常到实质损伤这个发展传变过程的辨证纲领。其关键在于辨明温热邪气对人体功能活动与营养物质——也就是气与血的损伤过程,所以说卫气营血辨证的核心是气血辨证。

应当说明的是,由于人体禀赋的差异,邪气性质、邪气轻重的不同,治疗的及时和恰当与否,卫气营血传变的规律也不是固定不变的。如果体壮邪轻,治疗及时、得法,则邪气可从卫分、气分而解,未必深入营分、血分;体虚邪重,或治疗不及时、不得法,则邪气可以由卫分而逆传入营;还有初起就发于气分或发于营分者;有初起就见卫气同病或卫营同病者;有气分证未罢而营热已起的气营两燔者;有气分高热直入血分而呈气血两燔者。

卫气营血证候的传变规律及其临床表现虽然多种多样,错综复杂,但是又万变不离其宗,只要掌握了卫、气、营、血四个阶段各自的病机及其证候特点,就能抓住辨证关键,进行及时而准确的治疗。可见,卫气营血辨证对温热病的临床辨治具有重大指导意义。总的来说,其临床意义可以概括为三个方面:一是概括了温热病发展传变过程四个阶段中的四类证候群;二是揭示了温热病发展传变的一般规律;三是标明了温热病各阶段病位的浅深、病情的轻重、正邪的盛衰。上述三者互相联系,为临床论治及判断预后提供了可靠的依据。

二、温热病的治疗原则

因为温热病是外感温热邪气为患,所以总的治疗原则是以寒凉药物清泄热邪,就是《素问·至真要大论》所说的"热者寒之""治热以寒"。在这个大前提下,再针对病变所在的部位以及卫气营血的不同阶段,选用相应的寒凉药物进行治疗。

关于三焦各部位的治疗,吴鞠通提出了"治上焦如羽,非轻不举;治中焦如衡,非平不安;治下焦如权,非重不沉"的治疗原则。这就是说,治疗上焦温病,要用质地轻扬的药物以透泄表邪,举邪外出;治疗中焦温病,要调整脾胃的升降功能,使其恢复平衡;治疗下焦温病,要用重镇沉降的药物以滋阴潜阳。

关于卫气营血各阶段的治疗,叶天士在《温热论》中有具体论述。对卫分证候的治疗,叶天士说"在表,初用辛凉轻剂",又说"在卫汗之可也"。就是说,治疗卫分证应当选用辛凉轻扬的药物,清透在表之风热,使邪气得除,营卫通达而病解汗出。对气分证候的治疗,他说"到气才可清气"。就是说,治疗气分证应当选用寒凉清热的药物以清泄热邪,临床一般以辛寒药物为主。对营分证候的治疗,他说要"凉血清热",又说:"入营犹可透热转气"。就是说,治疗营分证应当选用清营凉血药物,再配伍清宣气分热邪之品以清透营分热邪,使之透出气分而解。对血分证候的治疗,他说"直须凉血散血"。就是说,治疗血分证应当选用凉血散血药物以凉血散瘀。

治疗温热病除了掌握卫、气、营、血四个阶段的治法外,还应当注意到,温热邪气易伤津液,可以说,在温热病过程中,自始至终都存在着热邪伤阴的问题,因此治疗温热病在泄热的同时,也要时时考虑到存阴,也就是保津、生津、养阴。由于热邪伤阴与内伤杂病的阴虚不同,所以用药应当选甘寒、酸寒、咸寒之品,使之润而不腻,补中有清。总之,温热病的特点是热邪伤阴,其治疗应当着眼于泄热存阴,泄热是手段,而存阴才是根本目的,即如前人所说:"存得一分阴液,便有一分生机。"

在温热病的治疗中,除了按卫、气、营、血四个阶段辨证论治外,还应当注意治疗禁忌,如忌辛温发汗、忌淡渗利尿、慎用苦寒药等,这些内容在第一章中已经讲过,这里不再重复。

第二篇 《温病条辨》各论

自序

【原文】 夫立德立功立言①,圣贤②事也,瑭何人斯③,敢以自任?缘瑭十九岁时,父病年余,至于不起,瑭愧恨难名④,哀痛欲绝,以为父病不知医,尚复何颜立天地间,遂购方书,伏读于苦块⑤之余。至张长沙⑥"外逐荣势,内忘身命"之论,因慨然⑦弃举子业⑧,专事方术。越四载,犹子⑨巧官病温。初起喉痹⑩,外科吹以冰硼散⑪,喉遂闭,又遍延诸时医治之,大抵⑫不越⑬双解散⑭、人参败毒散⑮之外,其于温病治法,茫乎未之闻也,后至发黄而死。瑭以初学,未敢妄赞⑯一词,然于是证,亦未得其要领。盖张长沙悲宗族之死,作《玉函经》⑰,为后世医学之祖。奈《玉函》中之《卒病论》⑱,亡于兵火,后世学者,无从仿效,遂至各起异说,得不偿失。又越三载,来游京师,检校《四库全书》,得明季吴又可《温疫论》⑲,观其议论宏阔,实有发前人所未发,遂专心学步⑳焉。细察其法,亦不免支离驳杂㉑,大抵功过两不相掩。盖用心良苦,而学术未精也。又遍考晋唐以来诸贤议论,非不珠璧琳琅,求一美备者,盖不可得,其何以传信于来兹!瑭进与病谋㉒,退与心谋㉔,十阅㉕春秋,然后有得,然未敢轻治一人。癸丑㉖岁,都下温疫大行,诸友强起㉗瑭治之,大抵已成坏病,幸存活数十人,其死于世俗之手者,不可胜数。呜呼!生民何辜,不死于病而死于医。是有医不若无医也,学医不精不若不学医也。因有志采辑历代名贤著述,去其驳杂,取其精微,间附己意,以及考验,合成一书,名曰《温病条辨》。然未敢轻易落笔,又历六年,至于戊午㉘,吾乡汪瑟庵先生促瑭曰:来岁㉙己未㉚湿土㉛正化㉜,二气㉝由温厉大行,子盍㉞速成是书,或者有益于民生乎!瑭愧不敏,未敢自信,恐以救人之心,获欺人之罪,转相仿效,至于无穷,罪何自赎哉?然是书不出,其得失终未可见,因不揣固陋,黾勉㉟成章,就正海内名贤,指其疵谬,历为驳正,将万世赖之无穷期也。

【注释】 ①立德立功立言:树立道德规范,建立功业,创立学说。②圣贤:指有教养的伟大人物。③斯:语气词。④名:用语言表达。⑤苦块:苦。用草编的盖东西的器具。苦块是"寝苦枕块"的简称。古人在父母亡故居丧守孝期间,以草垫为席，土块为枕。所以用苫块代表居父母之丧。⑥张长沙：即东汉名医张机，字仲景，因传说他曾任长沙太守，所以后世用长沙代表其名号。⑦慨然：情绪感慨激昂的样子。⑧举子业：准备参加科举考试。⑨犹子：即侄子。⑩喉痹：病名。具有咽喉红肿，吞咽困难，呼吸不畅的病证。⑪冰硼散：《外科正宗》方。由冰片、朱砂、玄明粉、硼砂组成。治疗咽喉口齿多种疾病。⑫大抵：大致。大都，大多数。⑬不越：不超出。⑭双解散：《宣明论》方。即用益元散、防风通圣散各等分，治疗多种内外病邪所致的疾病。⑮人参败毒散：《太平惠民和剂局方》方。由柴胡、甘草、桔梗、人参、川芎、茯苓、枳壳、前胡、羌活、独活、薄荷、生姜等组成，治疗外邪初犯肌表诸证。⑯妄赞：无根据的乱加评论。⑰《玉函经》：即《金匮玉函经》，为《伤寒论》经王叔和整理的版本。⑱《卒病论》：即张仲景所著的《伤寒杂病论》，包括了后世所传的《伤寒论》和《金匮要略》。⑲《温疫论》：明末温病学家吴有性，字又可，江苏苏州吴江县人的温病学名著。⑳学步：虚心学习。㉑支离驳杂：散乱混杂之意。㉒来兹：来年，泛指后世。㉓与病谋：在临床实践上下功夫。㉔与心谋：在理论学习上下功夫。㉕阅：经历。㉖癸丑：公元1793年[乾隆五十八年]。㉗强起：竭力要求。㉘戊午：公元1798年[嘉庆三年]。㉙来岁：来年即明年。㉚己未：年号，为太乙天符之年。即天气、运气、岁支三者属土。㉛湿土：己为天干纪年法，未为地支纪年法，十天干配十二地支纪年法，排列六十，故六十年为一周期。己未为太阴湿土司天年。㉜正化：五运六气学说术语，说明其气数迟早多少及其正常变化的规律。当其位为正，非其位者为邪。已未年为太阴湿土司天，为正化，主有余。㉝二气：五运六气学说术语。即二之气，主六气之第二气，己未为太阴湿土司天，二之气为少阴君火司天。㉞盍：何不。㉟黾勉：努力、勉力

【译文】　施行德政，建立功勋，著书立说，是具有超凡智慧的人所做的事。我吴瑭是何等样人，怎敢担起这一重任呢？因为我19岁时，父亲生病一年多，最终没有能治好，我感到非常痛苦和惭愧。作为儿子，却不懂医术，还有什么颜面活在世界上呢？所以就买了医书，在守孝期间用心攻读。读到张仲景在《伤寒杂病论》序文中说，他立志不追逐名利而要为广大群众解除病痛时，毅然放弃追求功名，一心一意钻研医学。过了4年，我侄子巧官得了一种温热病，初起时咽喉肿痛，一个外科医生用冰硼散外吹治疗，用后咽喉反而闭塞不通，以后又请许多医生治疗，都不外是双解散、人参败毒散之类。而他们对这种温热病的治疗都茫然无知，最后巧官全身发黄而死。这时我因才开始学医，所以不敢妄加评论，对于巧官的病也不太知道。当年张仲景因感叹家族中许多人患病而死，编著了《玉函经》，被尊称为医学之祖。怎奈这部《玉函经》中的《伤寒杂病论》在后世毁于兵火而失传，所以后人就无法效法他的方法。以致后世产生了各种不同的学说，能用的却得少而失多。又过了3年，我游学京都而得以阅读《四库全书》，看到明末吴又可著的《温疫论》。其发表的议论宏大广阔，其中有许多是前人没有阐发过的，于是就很专心地学习。进一步细致学习后，发现其中所论及的治法难免有杂乱、不系统的地方。所以这本书既有所长，又有所不足。这是因为他虽有良好的出发点，但是在学术上还不够精

深。我又广泛阅读自晋唐以来历代医家的著作,他们的议论不能不说都非常宝贵,如同珠玉琳琅满目,但要求得一个较完满者却非常难,这些议论又怎么能令人信服而传于后世呢?我一方面诊治疾病,另一方面在心中揣摩,经历10年后,才有了一些心得,但仍然不敢轻易地为人治病。到癸丑年(1793年)时,京都出现了温疫大流行,许多朋友都动员我去治病。而这时所治的患者大多已是危重病证,所幸经我治疗救活了几十个人。但是被社会上医生治死的却是不知其数。啊!广大民众太不幸了,不是病不能治而死,而是死在庸医之手,所以有这些医生还不如没医生,学医而不精通,那还不如不学医。因而我立志采集历代名医的著作,删除了其中杂乱无用之处,而吸取了其中的精华,同时又附上了我的见解及治病的经验,编成了一本书,取名为《温病条辨》。但当初一直未敢轻易着手开始写。又经过了6年,到了戊午年(1798年),我的同乡汪瑟庵先生来催促我说:"明年是己未年,属湿土之年,二气之中有温疫大流行,你为何不快点写好此书?相信这本书一定对广大民众有莫大的益处啊!"我仍然自愧才学浅薄,缺少自信心,担心自己虽然怀有救人目的,但反而获得害民的罪名,如果书中谬误转相流传,以致贻害无穷,这样我的罪过就无法弥补了。但是如果这本书不问世,那么其中的功和过自己也无法知道。所以我还是不顾自己才学不足,尽力把这本书写完了。这样就可以向海内有识之士请教,指出不足,纠正错误,将会对后世发挥无穷无尽的作用。

淮阴吴瑭自序

凡例

【原文】　一、是书仿仲景《伤寒论》作法，文尚简要，便于记诵。又恐简则不明，一切议论，悉于分注注明，俾纲举目张，一见了然，并免后人妄注，致失本文奥义。

二、是书虽为温病而设，实可羽翼伤寒。若真能识得伤寒，断不至疑麻桂之法不可用；若真能识得温病，断不致以辛温治伤寒之法治温病。伤寒自以仲景为祖，参考诸家注述可也；温病当于是书中之辨似处究心焉。

三、晋唐以来诸名家，其识见学问工夫，未易窥测，瑭岂敢轻率毁谤乎？奈温病一证，诸贤悉未能透过此关，多所弥缝补救，皆未得其本真，心虽疑虑，未敢直断明确，其故皆由不能脱却《伤寒论》蓝本，其心以为推戴仲景，不知反晦仲景之法。至王安道始能脱却伤寒，辨证温病，惜其立论之未详，立法未备。吴又可力为卸却伤寒，单论温病，惜其立论不精，立法不纯，又不可从。惟叶天士持论平和，立法精细，然叶氏吴人，所治多南方证，又立论甚简，但有医案散见于杂证之中，人多忽之而不深究。瑭故历取诸贤精妙，考之《内经》，参以心得，为是编之作。诸贤如木工钻眼，已至九分，瑭特透此一分，作圆满会耳，非敢谓高过前贤也。至于驳证处，不得不下直言，恐误来学。礼云："事师无犯无隐"，瑭谨遵之。

四、是书分为五卷：首卷历引经文为纲，分注为目，原温病之始；二卷为上焦篇，凡一切温病之属上焦者系之；三卷为中焦篇，凡温病之属中焦者系之；四卷为下焦篇，凡温病之属下焦者系之；五卷杂说、救逆、病后调治，俾阅者心目了然，胸有成局，不致临证混淆，有治上犯中、治中犯下之弊。末附一卷，专论产后调治与产后惊风、小儿急慢惊风、痘证，缘世医每于此证，惑于邪说，随手杀人，毫无依据故也。

五、经谓先夏至为病温，后夏至为病暑，可见暑亦温之类，暑自温而来，故将暑温、湿温并收入温病论内。然治法不能尽与温病相同，故上焦篇内第四条，谓温毒、暑温、湿温不在此例。

六、是书之出，实出于不得已。因世之医温病者，毫无尺度，人之死于温病者，不可胜纪。无论先达后学，有能择其弊窦，补其未备，瑭将感之如师资之恩。

七、是书原为济病者之苦，医医士之病，非为获利而然，有能翻版传播者听之，务望校对真确。

八、《伤寒论》六经由表入里、由浅入深，须横看。本论论三焦由上及下，亦由浅入深，须竖看，与《伤寒论》为对待文字，有一纵一横之妙。学者诚能合二书而细心体察，自无难识之证，虽不及内伤，而万病诊法，实不出此一纵一横之外。

九、方中所定分量，宜多宜少，不过大概而已，尚须临证者自行斟酌。盖药必中病而后可,病重药轻,见病不愈,反生疑惑;若病轻药重,伤及无辜,又系医者之大戒。古人治病,胸有定见,目无全牛①,故于攻伐之剂,每用多备少服法;于调补之剂,病轻者日再服,重者日三服,甚则日三夜一服。后人治病,多系捉风捕影,往往病东药西,败事甚多;因拘于约方之说,每用药多者二三钱,少则三五分为率,遂成痼疾。吾见大江南北,用甘草必三五分。夫甘草之性最为和平,有国老之称,坐镇有余,施为不足,设不假之以重权,乌能为功? 即此一端,殊属可笑! 医并甘草而不能用,尚望其用他药哉? 不能用甘草之医,尚足以言医哉? 又见北方儿科于小儿痘证②,自一二朝用大黄,日加一二钱,甚至三五钱,加至十三四朝,成数两之多,其势必咬牙寒战,灰白塌陷,犹曰此毒未净也,仍须下之,有是理乎? 经曰:"大毒治病,十衰其六;中毒治病,十衰其七;小毒治病,十衰其八;无毒治病,十衰其九,食养尽之,勿使过剂。"医者全在善测病情,宜多宜少,胸有确见,然后依经训约之,庶无过差也。

十、此书须前后互参,往往义详于前而略于后,详于后而略于前。再,法有定而病无定。如温病之不兼湿者,忌刚喜柔;愈后胃阳不复,或因前医过用苦寒,致伤胃阳,亦间有少用刚者;温病之兼湿者,忌柔喜刚;湿退热存之际,乌得不用柔哉? 全在临证者善察病情,毫无差忒也。

十一、是书原为温病而设。如疟、痢、疸、痹,多因暑温、湿温而成,不得不附见数条,以粗立规模,其详不及备载,以有前人之法可据,故不详论。是书所详论者,论前人之未备者也。

十二、是书着眼处全在认证无差,用药先后缓急得宜,不求识证之真,而妄议药之可否,不可与言医也。

十三、古人有方即有法,故取携自如,无投不利。后世之失,一失于测证无方,识证不真,再失于有方无法。本论于各方条下,必注明系《内经》何法,俾学者知先识证,而后有治病之法,先知有治病之法,而后择用何方。有法同而方异者,有方似同而法异者,稍有不真,即不见效,不可不详察之。

十四、大匠诲人,必以规矩,学者亦必以规矩,是书有鉴于唐宋以来,人自为规,而不合乎大中至正之规,以至后学宗张者非刘,宗朱者非李③,未识医道之全体,故远追《玉函经》,补前人之未备,尤必详立规矩,使学者有阶可升,至神明变化出乎规矩之外,而仍不离乎规矩之中,所谓从心所欲不逾矩。是所望于后之达士贤人,补其不逮,诚不敢自谓尽善又尽美也。

【注释】 ①目无全牛:出自《庄子·养生主》。意为技术纯熟的杀牛人在动刀时看到的只是牛的皮骨间隙,而不是整头牛,形容技术十分熟练。②痘证:此处指天花。③学宗张者非刘,宗朱者非李:此处的张、刘、朱、李指金元时期代表不同学派的四大医家:张子和、刘河间、朱丹溪、李东垣。

【译文】 一、本书模仿张仲景《伤寒论》的写法,文字力求简明扼要,以便于记忆背诵。但又恐怕文字过于简单而表述不明,所以又把需要阐述的内容在自注中加以说明。使纲举目张,能一目了然,同时也可避免后人胡乱进行注释,有失本书的原意。

二、本书虽是针对温病而作，但实际上其内容也包括伤寒在内，对《伤寒论》起到补充作用。如果能真的识别伤寒，就绝不至于不敢用麻黄汤、桂枝汤等；另一方面，如能真的识别温病，也决不会用治疗伤寒的辛温方药来治疗温病。治疗伤寒当然以张仲景的《伤寒论》为法则，再参考后世各家的注释就可以了；对于温病则应在本书中加以认真探求和研究。

三、晋唐以来各有名的医家，他们的学术思想是很难全部掌握的，我怎么可以轻率地予以指责呢？怎奈对于温病，历代医家都未能研究透彻，大多数人只是作了一些修正补充，但都未能说明其本质。有的医家虽有所疑问，但都不敢直截了当地说。这是因为他们都不能从《伤寒论》的蓝本中跳出来。他们的内心是为了维护张仲景学说，但却反而使张仲景的学术变得模糊不清。直到明代王安道方能从《伤寒论》的圈子里跳出来，但可惜的是他对温病的论述并不详细，也没有制定相应的完整治法。明末的吴又可力图摆脱《伤寒论》的框框而专门论述，但他的理论还不大精细，治法较杂乱，所以也不能完全按照他的论述。只有叶天士关于温病的论述较平允，制定治法较精细。但叶氏是苏州地区的人，所治的也多是南方常见的病，加上理论较简略，治疗温病的病案也混在杂证中，因而往往较被忽略而不能深入研究。我收集了各名家论述温病的精华，参考了《内经》等，再加上个人心得，编写了这本书。本书好比是木匠在木板上钻眼，以前的各名家已经钻到了9分，而我在这基础上再钻透了1分，使本书圆满地完成而已，所以不敢说比前人高明。至于书中对前人有一些纠正和补充，是恐怕贻误以后学医的人，不得不直言不讳。《礼记》说："应尊重老师但也不要隐瞒他的过失之处"，我就是遵照了这一点。

四、本书分为5卷：卷首引用《内经》的原文为纲，在每条原文下分别作注释为目，以阐明温病最早的理论；第1卷是上焦篇，温病所有在上焦的内容都收于本篇；第2卷是中焦篇，温病所有在中焦的内容都收于本篇；第3卷是下焦篇，温病所有在下焦的内容都收于本篇；第4卷是杂说，包括了救治逆证、病后调理等内容，使读者一目了然，心中明白，胸有成竹，不至于临证时混淆不清，避免把上焦的病证当作中焦病证来治，或把中焦的病证当作下焦病证来治的弊病。本书后附有1卷（分为第5卷和第6卷），专门论述妇女产后调治，产后惊风，小儿急、慢惊风，痘证等。社会上一些医生对这些病证经常听信了一些错误论述，必然会误人性命，这是在诊治上没有任何根据而胡乱医治所造成的缘故。

五、《内经》说"先夏至日者为病温，后夏至日者为病暑"，可见暑病也属温病的一类，所以把暑温、湿温都收入有关温病的论述内。但治法毕竟不完全与温病同，所以在上焦篇第4条中说：温毒、暑温、湿温不在此列。

六、我编写本书，实在是出于不得已。因为社会上的医生治疗温病时没有一点依据，用药没有一点准绳，所以因治疗不当而死于温病的人数不可胜数。无论何人如能指出书中错误，或补充缺漏，我将把他作为自己的老师而感激不尽。

七、我写这本书本来是为了解除患者的病痛，也是为了纠正社会上医生的各种错误，并非是为获私利。所以如果有人翻版印刷而广为传播的，我是赞成的，但务必认真校对无误，不要出现差错。

八、《伤寒论》中六经辨证由表入里、由浅到深，要从横的角度来看；本书是以三焦辨证从上向下传变，也是由浅到深，是从竖的角度来看的。因此与《伤寒论》的内容可互为补充，两者有一纵一横的妙处。读者能把两者的内容细心体会，自然就不会有什么难以识别的病证。本书虽不是论及内伤杂病的，但所有疾病的诊治，实在也不会出于这一纵一横之外。

九、书中各方剂的剂量，应根据病情确定用量的多少。总之，药物剂量以能治好病为度。如病重而药轻，用药后病未痊愈就会产生怀疑。如病轻而药重，就会损害人体正气，这也是医生应切切牢记的。古代医生治病，心中有较成熟的看法，如同高明的杀牛人在杀牛时看到的不是整头牛，而只是牛的皮骨间隙，因此使用攻邪方药时，常采取备药多而每次少用的方法；而用调补方药，对病情较轻者，1日服2次，病情重者1日服3次。甚至日间服3次，夜里服1次。后世医生治病往往捕风捉影，用药不能切合病情，多会导致治疗的失败。也有拘泥于成方剂量的规定，用量多则6~10克，少则0.9~1.5克，势必使病越发难治。我看到长江南北的医生，甘草都只用0.9~1.5克。以甘草而言，性质最为平和，称为"国老"。但主要作用是调和坐镇，要指望它起重要治疗作用就力量不足了，剂量不大怎么能取效呢？就这一个例子就很可笑了。一个连甘草都不会用的医生，还能希望他用其他药物吗？不会用甘草的医生，还能和他讨论医学吗？又见北方的儿科医生治疗小儿天花，从病的第一二日就用大黄，每日加3~6克，甚至加9~15克，这样加到第十三四日，所用大黄多达几十克。患儿往往就会咬牙、寒战，痘粒色灰白而塌陷。到这时医生还说毒邪没有除尽，仍要攻下。有这个道理吗？《内经》中说："使用很峻烈的药，只要病情好转到六成就可以；使用较峻烈的药物，病情只要好转到七成；使用性质不太峻烈的药物，病情只要好转到八成；用没有毒性的药物，也只要用到九成。然后用食物调养到痊愈，用药不可过度。"所以医生全在于善于诊察病情，预测药量宜多用或少用，胸中有数，然后按《内经》的原则掌握使用，这样就不会有什么差错了。

十、应把本书的内容前后参照，往往在书的前面已详细讨论过的内容，在书的后面再提及时就较为简略；反之，如在书的后面有详细的论述，前面就只简略提一下。另外，治法是比较固定的，但病证却是变化不定的。如不兼夹湿邪的温病，治疗时忌用刚烈温燥方药，而当用寒凉柔润的方药。对病愈后胃阳没有完全恢复，或在以前的治疗中，被医生过多使用了苦寒药物而损伤胃阳的一类病证，有时也有用温药以助胃阳。而在治疗兼夹有湿邪的温病时，用药就忌寒凉柔润方药而需用适当的刚燥方药；但如湿邪已退而仅存热邪时，又怎能不用寒凉柔润方药呢？全在于临证时医生善于诊察病情，这样才不致出错。

十一、本书本来是专为温病而写的，但有一些病证，如疟疾、痢疾、黄疸、痹证等，因很多是在暑温、湿温等病之后发生的，所以不得不附上若干条文，作一大体论述，但详细的证治内容没有全部列出来，因前人对这些病证的治法可作依据，不必再详尽论述了。在这本书中详细论述的，主要是前人没有讨论过的问题。

十二、本书主要着眼点在于认证不要有差错，使用药物要做到先后、轻重、缓急安排得当。如不能正确辨识病证，只是乱议药能用不能用，就不能同他们讨论医学。

十三、古人有方就包含法在内，所以能运用自如，用后都能取效。后世医生的过失在于：一是辨识病证不清，不能开处方；二是虽开了处方而没有什么法度。本书凡是有方剂的条文下面，都注明是采用了《内经》中什么治法，使学习者知道先要辨识病证，然后制定恰当的治法，先确立了治法，然后选择合适的处方。有治法相同而用方不同的，也有用方相似而实际上治法不同的。使用时稍有偏差，就不会见效，所以不可不做详细的辨察。

十四、高明的匠师教弟子，必然先定好规矩，学习的人也必须要遵循这些规矩。我编写本书是因为看到唐宋以来历代的医生都是各自作规矩，但不符合大中至正的规矩，所以后来的学医者，如遵照张子和就非议刘河间，而遵照了朱丹溪就非议李东垣，都不能认识医学理论的全部面貌，所以我从最早的《玉函经》开始进行探索，补充前人所未能论述的内容，尤其是对各种病证的证治都详细地立了规矩，从而使后世的学习者有阶梯可以攀升，能够变化无穷而不被以前的规矩所约束，但仍然是在规矩之中，所谓能随心所欲而不逾越规矩。我希望后世的高明人士能补充本书的不足，实在不敢说本书已是尽善尽美。

卷首 原病篇

【题解】 本篇吴鞠通引用《内经》中论述温病病因、临床表现、治法禁忌、预防预后等方面的原文,并进行了较为深入的阐发,特别是主要讨论了温病发生的原因,所以名为"原病篇"。吴鞠通认为温病的发生与运气,即自然界气候变化对人体造成的影响有密切关系,与此同时,他也强调了人体正气,特别是阴精在温病发病中的重要内在作用,也就是从内外两个因素阐述了温病的发生原因。另外还对温病与伤寒、温病与暑病、伤暑与伤寒、病风与病痹等病证进行了区别和辨析;对温病的脉诊做了一定的介绍,对热病的死证和禁忌做了较深入的分析;对阴阳交,五脏热病的证候表现、产生机理、处理原则也予以具体的阐述;对于热病愈后的遗留症状和饮食禁忌加以说明。再次强调了预防温病发生的重点是增强人体的正气。在温病未发生之前应"治未病"。

《温病条辨·原病篇》共选引了《内经》有关温热、暑病的十九条经文,因此,又称"引经十九条"。这十九条经文分别从《素问》的"六元正纪大论""阴阳应象大论""金匮真言论""热论""刺志论""生气通天论""刺热""评热病论""刺法论""玉版论要""平人气象论"等十一篇中和《灵枢》中"论疾诊尺""热病"二篇中引出。所引十九条经文全面地、集中地反映了《内经》对温病病因、病机、证候、诊断、治疗及预防等方面的知识。吴鞠通精心选引并逐条加以详注,且置于卷首,作为全书的理论基础,意在说明温病学是渊源于《内经》的,是有根据的。因此,弄通经文及吴注,对学习全书将起着提纲絜领的作用。

第一条

【原文】《六元正纪大论》曰:辰戌之岁,初之气,民厉温病。卯酉之岁,二之气,厉大至,民善暴死;终之气,其病温。寅申之岁,初之气,温病乃起。丑未之岁,二之气,温厉大行,远近咸若。子午之岁,五之气,其病温。己亥之岁,终之气,其病温厉。

叙气运,原温病之始也。每岁之温,有早暮微盛不等,司天在泉,主气客气①,相加临而然也。细考《素问》注自知,兹不多赘。

按:吴又可谓温病非伤寒,温病多而伤寒少,甚通。谓非其时而有其气,未免有顾此失彼之诮②。盖时和岁稔③,天气以宁,民气以和,虽当盛之岁亦微;至于凶荒兵火之后,虽应微之岁亦盛,理数自然之道,无足怪者。

　　【注释】　①司天在泉，主气客气：中医运气学说的名词术语。详参《内经》有关注释本。②诮：音俏。责备。③稔：音忍。庄稼成熟。

　　【译文】　《六元正纪大论》说：辰戌年，大寒到惊蛰这一"初之气"阶段，易发各种疫病和温病。卯酉年，春分到立夏这一"二之气"阶段，多发疫病，人们易暴病而亡；小雪到小寒这一"终之气"阶段，较易发生温病。寅申年，在"初之气"阶段，也较易发生温病；而在丑未年"二之气"阶段，易发生温疫流行，不论远近，都可以发病。子午年，秋分到立冬这一"五之气"阶段，也易发生温病。到己亥年"终之气"阶段，多发生温病和疫病。

　　这是通过论述运气来探求温病的发生原因。每年温病的发生，有早、迟和病情轻、重的不同，这是因为每年的司天、在泉、主气、客气的循环和配合不同的缘故。可以参阅《素问》及其各注家，自能明白，这里就不做详细讨论。

　　按：吴又可提出温病不是伤寒，温病多见而伤寒较少，这些都是对的。如果把温病的发生归结于某个季节出现了不是这一季节的气候，所谓"非其时又有其气"，难免被人指责为顾此失彼。如气候正常，风调雨顺，人们安居乐业，虽然该年温热之气盛行，但发病也会轻微。如饥荒或战乱之年，虽然温热之气轻微，也会盛行温病。这是一个自然的规律，不足为怪。

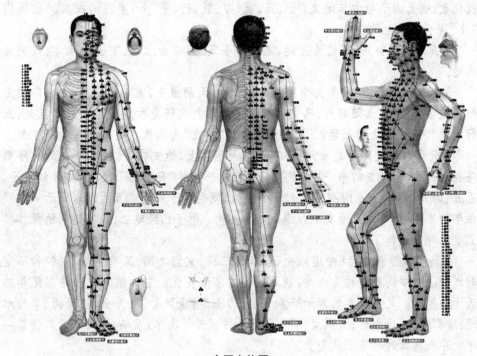

中医穴位图

　　【解析】　中医五运六气学说是中医学术体系中重要的组成部分，其中包含了天文、历法、气象、物候、医学等多学科的学术内涵，是天人合一思想的体现，对疾病预测与临床治疗均具有指导意义。当前五运六气学说的研究重点是要突出方法学的建立。五运六气是一种动态的复杂系统变化，要掌握五运六气因子间的相互关系，灵活、辨证地分析多因素的综合作用和动态变化，并进行正确的预测。要运用最先进的多学科技术数据和技术手段，深入研究和探讨，更好地揭示五运六气的科学内涵。要通过对五运六气的研究，进一步拓宽中医基础理论的深度，更有效地指导中医临床诊治水准。

古人在几千年之前已经运用"五运六气"这样的思维模式。如对六十年为一甲子的岁运，进行周期性的轮转式揣测。这是一种伟大的科学探索精神，并非凭空想象，而是立足于观测天象、黄道坐标与一年四季、二十四节气的相关变化，结合天文、历法、宇宙星座之间的天体运行说，将人体的生长衰老病死，特别是有关疾病的发生发展规律，放置于"天—地—人"的大宇宙中去揣度奇恒，预测未来发病气运、岁次，显示了中国古代科技的杰出成就。但我们目前所具有的科技手段距离彻底弄清它的有关基本概念和原本的内涵，还相差甚远。

1.五运即是木、火、土、金、水五物的运行，六气即是太阳寒水、厥阴风木、少阴君火、少阳相火、太阴湿土、阳明燥金六气的变化。五行之所以能运转，是由于与十天干(甲、乙、丙、丁、戊、己、庚、辛、壬、癸)的阴阳"干"配合而发生的。六气之所以能化生，也是由于与十二地支(子、丑、寅、卯、辰、巳、午、未、申、酉、戌、亥)的阴阳"支"配合而发生的。

2.五运的配合是：甲己为土运，乙庚为金运，丙辛为水运，丁壬为木运，戊癸为火运。

3.六气的配合是：子午为少阴君火，丑未为太阴湿土，寅申为少阳相火，卯酉为阳明燥金，辰戌为太阳寒水，巳亥为厥阴风木。我们研究和掌握运气的要点是：五行配十"天干"称之谓五运，三阴三阳配十二"地支"为六气。这是最基本的内核。

4.天干与地支配合起来，叫作甲子。天干在上，地支在下，按各干支的次序顺序相加；从天干地支的第一字"甲""子"到末一个字"癸""亥"相互配合(如甲子、乙丑、丙寅、丁卯……)，刚刚是六十个整数，便是甲子一周。五运配以天干来推测每年的岁运，六气配以地支来推测每年的岁气。甲子已经建立，推算运气的操作模式也就可以运作了。

5.运可以分作大运(中运)、主运、客运三种，它们之间，又有主岁、主时和不定时之分。主岁的五运称为大运，统司一年的节气变化。它的推算方法是以纪年的天干为依据。凡是纪年的天干逢到甲、己为土运；逢到乙、庚为金运；逢丙、辛为水运；逢到丁、壬为木运；逢到戊、癸为火运。按照五行次序，五年一转，它可以推算一年之中气候太过和不及的变化。

为了进一步了解五运六气的运转概念，我们以子午年为例，列表和图于下。

子午年运气表

六气		初之气	二之气	三之气	四之气	五之气	终之气
子午年	客气	太阳寒水	厥阴风木	少阴君火	太阴湿土	少阳相火	阳明燥金
	顺逆	↓顺（生）	↓顺（生）	↓顺（从）	↓顺（求）	↓逆（克）	↓顺（生）
	主气	厥阴风木	少阴君火	少阳相火	太阴湿土	阳明燥金	太阳寒水

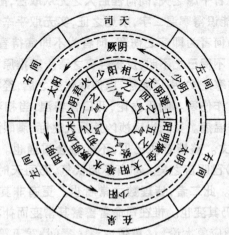

6.五运六气学说是以朴素的唯物论为依据,古人运用直觉观象天体五运六气,探索气候变化与疾病发生的内在规律,企图把握住人与天地相感应的整体观。即五行—五脏—五季的相关性圆道周期率,构筑成五运,三阴三阳与风寒暑湿燥火六气组合成十天干与十二地支的配对纪年法;六十年为一甲子的一大周期气候变化规律。

五运六气的运作推算目是预测一年四季气候的太过与不及,顺时与反常,生化与制约诸个方面。温病疫疠之气的感染亦不外乎这几个方面,掌握运气的盛衰生克,就掌握了运气学说的精华部分。"五运六气"预测传染性疫病流行模式,是中医学所保存下来的宝贵遗产。

第二条

【原文】 《阴阳应象大论》①曰:喜怒不节,寒暑过度,生乃不固②。故重阴必阳,重阳必阴。故曰:冬伤于寒,春必病温。

上节统言司天之病,此下专言人受病之故。

细考宋元以来诸名家,皆不知温病伤寒之辨。如庞安常之《卒病论》③、朱肱之《活人书》、韩祗和之《微旨》、王实之《证治》、刘守真之《伤寒医鉴》《伤寒直格》、张子和之《伤寒心镜》等书，非以治伤寒之法治温病，即将温暑认作伤寒，而疑麻桂之法不可用，遂别立防风通圣、双解通圣、九味羌活等汤，甚至于辛温药中加苦寒。王安道《溯洄集》中辨之最详，兹不再辨。论温病之最详者，莫过张景岳、吴又可、喻嘉言三家。时医所宗者，三家为多，请略陈之：按张景岳、喻嘉言皆著讲寒字，并未理会本文上有"故曰"二字，上文有"重阴必阳，重阳必阴"二句，张氏立论出方，悉与伤寒混，谓温病即伤寒，袭前人之旧，全无实得，固无足论。喻氏立论，虽有分析，中篇亦混入伤寒少阴、厥阴证，出方亦不能外辛温发表、辛热温里，为害实甚。以苦心力学之士，尚不免智者千虑之失，尚何怪后人之无从取法，随手杀人哉！甚矣，学问之难也！吴又可实能识得寒温二字，所见之证，实无取乎辛温、辛热、甘温。又不明伏气为病之理，以为何者为即病之伤寒，何者为不即病待春而发之温病，遂直断温热之原非风寒所中，不责己之不明，反责经言之谬。瑭推原三子之偏，各自有说：张氏混引经文，将论伤寒之文，引证温热，以伤寒化热之后，经亦称热病故也。张氏不能分析，遂将温病认作伤寒。喻氏立论，开口言春温，当初春之际，所见之病，多有寒证，遂将伤寒认作温病。吴氏当崇祯凶荒兵火之际，满眼温疫，遂直辟经文"冬伤于寒，春必病温"之文。盖皆各执己见，不能融会贯通也。瑭按伏气为病，如春温、冬咳、温疟，《内经》已明言之矣。亦有不因伏气，乃司天时令现行之气，如前列《六元正纪》所云是也。此二者，皆理数之常者也。更有非其时而有其气，如又可所云戾气，间亦有之，乃其变也。惟在司命者善察其常变而补救之。

【注释】①《阴阳应象大论》：《黄帝内经·素问》第五篇。②喜怒不节，寒暑过度，生乃不固：杨上善云："内外伤已，生得坚固不道夭者，未之有也。"王冰云："《灵枢经》曰：'智者之养生也，必顺四时而适寒暑，和喜怒而安居处。'然喜怒不恒，寒暑过度，天真之气，何可长久。"③《卒病论》：指张仲景所著的《伤寒杂病论》，包括了后世所传的《伤寒论》和《金匮要略》。查庞安常著有《伤寒总病论》，此处将《卒病论》说成庞氏所著疑有误。

【译文】《阴阳应象大论》说：人们如果不能节制喜怒等情绪，或不注意适应寒暑变化，健康和生命就得不到保障。凡是阴发展到了极点就必然向阳转化，而阳发展到了极点也必然向阴转化，即所谓"重阴必阳，重阳必阴"。就疾病而言，冬天感受了寒邪，春天就会发生温病。

前一节是概括性地论述五运六气所引起的疾病，而以下则专门讨论人发生温病的原因。

详细地考证自宋元以来许多著名医家的论述，都没有明确提出温病和伤寒的辨别。如庞安常的《伤寒总病论》、朱肱的《活人书》、韩祗和的《伤寒微旨论》、王实的《证治》、刘守真的《伤寒医鉴》和《伤寒直格》、张子和的《伤寒心镜》等书，不是用治伤寒的方法来治温病，就是把温病、暑病误认为伤寒，但又怀疑麻黄汤、桂枝汤等辛温之方不能用，于是就另外创立了防风通圣散、双解通圣散、九味羌活汤等方剂。甚至有的在温药中加入苦寒药，这些问题，在王安道《医经溯洄集》中有详细地辨析和论述，就不再讨论了。对温病论述得最详细的，莫过于张景岳、吴又可、喻嘉言三位医家。社会上的医生所遵循的是这三家的论述较多，因而有必要稍为具体加以分析：张景岳、喻嘉言在论述温病时，都是重点强调了"寒"字，并没有注意到原文中的"故曰"二字，而且在"故曰"的前面还有"重阴必阳，重阳必阴"两句话，张景岳对此未做仔细推敲，将温病与伤寒混在一起，说温病就是伤寒，因袭前人的陈旧学说，完全没有自己的创新发挥，对此不必多加评论。至于喻嘉言对温病的论述，虽然有所分析和阐发，但在中篇里把伤寒的少阴病证、厥阴病证混入其中，所制订的方剂也不外是辛温解表、辛热温里等治伤寒的方子，用以治疗温病为害甚大。刻苦钻研、学有成就的医学名家，也不免有智者千虑，必有一失的地方，所以难怪后世许多医生在治病时没有正确的治法可以遵循，以致断送了无数患者的性命。难啊，做学问是多么不容易啊！吴又可是一位真正能分辨清楚伤寒和温病的医家，他治疗温病已不再采用辛温、辛热、甘温等方药。但他却不明白伏气致病的道理，因而对所谓感受寒邪立即发病就是伤寒，感受寒邪后没有即时发病而等待春天再发病为温病的理论未能搞清楚，就直接断言温热病的原因不是感受风寒，不检讨自己对《内经》伏气理论没搞明白，反而批评《内经》的学说有错误。我推想上述三位先生对温病认识不全面，各自有其原因：张景岳是误引《内经》原文，把论伤寒的经文用来论证温热病，这是等于《内经》中把伤寒在化热后的病也称为热病之故。因而张氏不能正确分析，就把温病当作伤寒了。喻嘉言对春温论述较多，当初春的时候，所见到的病证大多为感受寒邪而病的寒证，所以他就把伤寒误认作温病了。吴又可所处的时代为崇祯年间灾荒战乱之际，到处流行温疫，据此，他就坚决不同意《内经》中关于"冬伤于寒，春必病温"的说法。这些都是各自抱有片面看法，没有把温病理论融会贯通所造成的。我认为，温病的发生有的是伏气所引起，如春温、冬咳、温疟等病，在《内经》中已有明确的论述。也有不是因为伏气引起的，而是由司天时令之气引起发病的，如前一条原文《六元正纪大论》中论述的就是这种情况，以上的两种原因都是常见到的。另外，还有因感受了不是当令的时气，或者吴又可所说的戾气而发病的，这种情况有时可以发生，但不是常而是变。作为一个掌管病人生命的医生，应该善于明察温病发生的一般规律和特殊情况（即常和变），采取相应的救治方法。

【解析】 中医温病学对疾病发生原因的看法，是建立在外因的气候反常——过亢或不及和情志失调对人体脏腑、气血造成损害的整体观上。特别重视阴平阳秘的整体系统调节，承乃制，亢则害。同时对内因的喜怒失衡的七情系统，即情志心态的平和、安乐，给予高度重视。它提出了温病"七情——气候"相关发病说。

"冬伤于寒，春必病温"是六淫外因致病说的一个经典依据，为后人提出春温的病因病机埋下了伏笔，同时也成了后世温病诸家对伤寒与温病的发病原因、病因学说纷争的"端始"。假如把"冬伤于寒"之"寒"作为一个外感的致病因子——"寒邪"的话，那么这个"寒邪"怎么到了春天转变成春温呢？春温与伤寒是属于两个

温病条辨·各论

图文珍藏版

不同属性的外感热病。春温是外感温热病邪而发病的温热类温病之一，因此冬伤于寒，至春变为温病，在病因发生学上是讲不通的。

第二种观点是"郁而化热"之说。认为该病是冬季感受寒邪，隐伏体内的某一部位(如少阳膜原、少阴肾脏)郁久而化热，适至春天阳气发动而发泄；或由春季当令的时邪风寒或风热引动隐伏之伏邪而外发。其初期发病证型有三：一是气分郁热型，二是表寒里热型，三是卫营同病型。以上三型均以里热证为主。凡见表证，无论是风寒、风热都属于外感，是当令时邪引动的一个发病诱因。

对照西医学感染性疾病的发病说，温病的病因学说内不存在微生物、病原体等结构性致病因子，它是一种以属性为主体的思辩式病因观，建立在临床证候群审证求因，因果之因之间。由于温病学认知模式的方法论是非主客对立的还原论，也不把温热病邪作为一个纯粹的病原客体去分析，更不是建立在实验论证基础上，是一种主客交浑合一，内省式思辩的审证求因认知方法论。一切都是为了临床辨证治疗有效而设，有效即有理，所以春温的温热病邪是难以证实，亦难以证伪的一种临床有效性治疗的病因假说。审证求因只不过是辨证施治中的一个中介推理环节。审证辨治第一，对因治疗第二，则是温病治疗学的特色与原则。

第三条

【原文】 《金匮真言论》①曰：夫精者，身之本也，故藏于精者。春不病温。

《易》②曰：履霜坚冰至。圣人恒示戒于早，必谨于微。《记》③曰：凡事豫④则立。《经》曰：上工不治已病治未病，圣人不治已乱治未乱。此一节当与《月令》⑤参看，与上条冬伤于寒互看。盖谓冬伤寒则春病温，惟藏精者足以避之。故《素问》首章《上古天真论》即言男女阴精之所以生，所以长，所以枯之理；次章紧接《四气调神大论》，示人春养生以为夏奉长之地，夏养长以为秋奉收之地，秋养收以为冬奉藏之地，冬养藏以为春奉生之地。盖能藏精者，一切病患皆可却，岂独温病为然哉！《金匮》谓五脏元真通畅，人即安和是也。何喻氏不明此理，将冬伤于寒作一大扇文字，将不藏精又作一大扇文字，将不藏精而伤于寒，又总作一大扇文字，勉强割裂《伤寒论》原文以实之，未免有过虑则凿之弊。不藏精三字须活看，不专主房劳说，一切人事之能摇动其精者皆是。即冬日天气应寒而阳不潜藏，如春日之发泄，甚至桃李反花之类亦是。

【注释】 ①《金匮真言论》：《素问》篇名。②《易》：指《易经》。③《记》：即《礼记.中庸(第二十章)》。④豫：事先有所准备。⑤《月令》：为《礼记》中的一个篇名，记述每年十二个月的时令和有关事物。

【译文】 《金匮真言论》说：人体的精是生命和健康的根本，所以能够保藏好精，春天就不会患温病。

《易经》里说：当路上出现了霜，河里结坚冰的严冬也就快来临了。这是古代的圣贤经常告诫人们凡事应及早发现和准备,对于细微之处也必须谨慎对待,以防微杜渐。《礼记》中说:凡是在事先有所准备的就容易成功。《内经》也说:高明的医生不仅是治疗已经发生的疾病,而是要防止疾病的发生,这就好比圣明的人不是只治理已经发生的动乱,而是应防止动乱的发生。这一节的内容应当与《礼记·月令》篇互相参看,也要与上一条冬伤于寒的论述相互参照。所说的冬天伤于寒则春天就会患温病,如能保养好阴精就可以完全避免患温病。因而在《素问》的第一章《上古天真论》中就论述了男女阴精是如何生成、如何生长、如何枯竭的道理;第二章《四气调神大论》紧接着教示人养生的方法,即如果春季能养好"生",就可以为夏季的"长"打好基础;如夏季能养好"长",就可以为秋季的"收"打好基础;如秋季能养好"收",就可以为冬季的"藏"打好基础;如果冬季能养好"藏",又可以为春季的"生"打好基础。凡是能保藏好精的人,任何疾病都不易发生,岂仅仅是不发生温病呢?这即是《金匮》所说的五脏元真之气通畅,人体就会平安健康。怎奈何喻嘉言没有搞清这个道理,他把冬感寒邪而发病作了一大篇文章,把不能藏精而发病又作一大篇文章,把既不藏精又冬伤于寒再总的作了一大篇文章,同时又把《伤寒论》的原文勉强割裂后放在其中作为引证。这样似乎考虑得十分周到,其实反而有过于刻板之弊病。对于《内经》中的"不藏精"这三个字应当灵活地去认识,不能认为是专指性生活过度而造成不藏精,凡是所有能耗伤人体精气的行为都属于不藏精,如冬天气候应该寒冷,但若阳气不能正常地潜藏,却像春天那样的发泄导致气候温暖,甚至使桃、李等树木提前开花,这些现象都属于"不藏精"之类。

【解析】 人生三宝精、气、神,损耗三宝不成形。精是人身最精微的原始质料。精作为真阴,由血与津液的精华所化生。神气、血脉皆生于精。精又指男精女血(天癸)交合生殖之精。精充则生命力强健.四肢轻捷,作强有劲,元神之府的脑力反应灵敏,能够适应气候反常的变化,抵御外邪的侵袭。精不足则生命过程的能量减弱,御邪的正气减退,病邪即由此乘虚而入。精之所以如此至重,因其具有保持机体阴平阳秘最根本的属性。"精者,身之本也"。

"精"不仅仅指男女生育之"精",它有更广泛的多元结构。凡是能生发神气血脉,增强活力,轻劲四肢,适应寒暑,抵御外邪者皆。冬令阳气闭藏于内,精气蛰伏不泄,所以冬天不要做过度的消耗活动,更不可扰动潜伏的阳气,也要节制性生活的频率,遵循四季养生的原则,注意精气的导引保养,适当进行体育锻炼,生活有序,饮食有节,就能使精气充足。虽有六淫之邪侵入,亦不过伤于风寒一类的外感表证,不会导致冬伤于寒邪,伏藏于人体,不即时而发,至春天罹发春温里热证的伏气温病重证。这说明春温的外因发病说,必须以内因精气的亏耗为第一条件。能够遵循时令节气规律,善于保养精气的人,虽身处不良外环境中,也能抵御病邪而不受病。

第四条

【原文】《热论篇》曰：凡病伤寒而成温者，先夏至日者为病温，后夏至日者为病暑，暑当与汗出，勿止。

温者，暑之渐①也。先夏至，春候也。春气温，阳气发越，阴精不足以承之，故为病温。后夏至，温盛为热，热盛则湿动，热与湿搏而为暑也。勿考，禁止之词。勿止暑之汗，即治暑之法也。

【注释】①渐：逐步。

【译文】《热论篇》说：凡是感受了寒邪而发为温病的，在夏至以前发病的称为温病，在夏至以后发病的称为暑病。暑邪可与汗一起外达，对这种出汗不要用止汗法。

温病发生于暑病之前。夏至以前属春季，春季气候较温暖，阳气升发外泄，如人体精气较虚，就容易患温病。夏至以后天气进一步变热，同时，因天气炎热而造成湿气的上蒸，热与湿相互结合而成暑邪。《内经》提出的"勿"是禁止用语，即强调切勿去止暑病的出汗，这是治疗暑病的一个大法。

【解析】本条的论述说明：①温病在《黄帝内经》时代仍属于广义伤寒的范畴内；②温病是属于伏气温病；③温热病的病因是外感寒邪，潜伏于人体的某一个部位内，适至夏日之前，春天发病或迫至夏至日之后暑期外发。以夏至这一特定的时令为中介，发于夏至前的称之温病，发于夏至后的为暑病。由于夏至节后阳热较盛，邪伏时间亦长，且长夏中易兼雨湿，湿热相搏而成暑，因此病情较重。至于"暑当与汗出勿止"一句，不仅说明了暑病的特征，并且指出了治疗上的注意点。由于暑为亢热之邪，最容易耗气。气伤则汗外泄，汗为津液所化。而暑邪伤人，必须以自汗为标。如果无汗，则是暑邪闭郁，无以外达出路。在治疗上应顺其外达，采取微汗法为宜。

第五条

【原文】《刺志论》①曰：气盛身寒②，得之伤寒③；气虚身热④，得之伤暑。

此伤寒暑之辨也。经语分明如此，奈何世人悉以治寒法治温暑哉！

【注释】①《刺志论》：《素问》篇名。②气盛身寒：寒邪中人，寒伤形，正气御邪，故气盛。身寒乃恶寒发热之证。③伤寒：冒暑也。④气虚身热：暑邪中人，暑最能伤气，故气虚。暑为阳邪，故初则发热恶热。

【译文】《刺志论》说：人体之气盛实而身体恶寒的，可能是感受了寒邪而得的伤寒；如人体之气虚弱而身体发热的，可能是感受了暑邪而得了暑病。

这是对感受寒邪的伤寒与感受暑邪的暑病的辨别要点。《内经》原文论述得是如此明白清楚,怎奈何现在社会上的医生怎么都是用治疗伤寒的方法来治温病和暑病呢?

【解析】 本条阐述了外感寒邪与暑热病邪的特殊属性所导致的两种不同证型的病机。外感寒邪,自足太阳膀胱经所辖肌肤而侵入即是伤寒。寒伤形,头项强几几,伤寒必身发热而恶寒无汗,此为太阳表实证。治拟辛温发汗解表,以麻黄汤为代表方。外感暑热病邪,从上焦手太阴肺经,口鼻侵入。由于暑为亢热之邪,伤人极速,在卫分逗留时期很短促。所以叶天士说:"夏暑发自阳明"。暑伤气,热盛汗泄,气随汗脱,易致津气两伤。治拟急用辛凉滋阴,以王氏清暑益气汤为宜。

第六条

【原文】 《生气通天论》①曰:因于暑,汗,烦则喘喝②,静则多言。

暑中有火,性急而疏泄,故令人自汗。火与心同气相求,故善烦(烦从火从页,谓心气不宁,而面若火烁也)。烦则喘喝者,火克金故喘,郁遏③胸中清廓之气,故欲喝而呻之。其或邪不外张而内藏于心,则静;心主言,暑邪在心,虽静亦欲自言不休也。

【注释】 ①《生气通天论》:《素问》篇名。②喝:呼吸困难时发出的声音。③郁遏:壅郁遏制。

【译文】 《生气通天论》说:感受暑邪而发病的病证表现是,汗出较多,烦躁不安而气喘喝喝有声,有时则静卧嗜睡或自言自语谵语多言。

暑热之中含有火的特性,其致病急骤,传变较快,易造成人体肌腠疏松津气外泄,所以容易使人出较多的汗。火热与心属性相同,因而火热易入心,经常引起心烦(烦字由火和页二字合成,是指心气不得安宁,面部有火气上烁)。烦而气喘喝喝的原因是火热之邪克犯肺金,肺气受伤之故,再加火热郁遏胸中清阳之气,肺气不能宣降,故而气喘喉中喝喝有声如呻吟一般。暑热如果不能外达内藏在心,病人则会静卧嗜睡,由于心主语言,当暑邪在心时,虽然神态安静但会自言自语,乱语不休。

【解析】 暑为亢热之邪,为夏令的火热之气。暑性酷烈,最易伤气耗液。卫气伤则肌表疏泄,腠理失固而自汗出。同时火气刑金,肺受热灼,因此发生喘息气粗,喝喝有声。汗为心之液,汗大出则心液受伤。又火热之邪与心相召,凡气阴两虚的病人,最易扰动神明,所以发生烦躁。由于"心主语言",暑邪内遏日久,势必扰乱心神。故虽在不烦躁的时候,也会出现自言自语的情况。

第七条

【原文】 《论疾诊尺篇》①曰:尺肤②热甚,脉盛躁者,病温也;其脉盛而滑者,病且出也。

此节以下，诊温病之法。

《经》之辨温病分明如是，何世人悉谓伤寒，而悉以伤寒足三阴经温法治之哉！张景岳作《类经》，割裂经文，蒙混成章，由未细心绅绎③也。尺肤热甚，火烁精也；脉盛躁，精被火煎沸也；脉盛而滑，邪机向外也。

【注释】 ①《论疾诊尺篇》：《灵枢经》篇名。②尺肤：指前臂内侧肘关节至腕关节间的皮肤。③绅绎：引出头绪之意，此处为分析阐述。

【译文】 《论疾诊尺篇》说：如肘部至腕部这一部分皮肤的热度较高，脉象盛大而又躁疾快速，是患了温病的表现。如果脉象盛大而滑利的，是病邪外出的迹象。

从这一节开始，讨论温病的诊断方法。

在《内经》中对温病的辨别是如此的清楚明白，为什么现今的医生还是把温病当作伤寒，并且都用治疗伤寒足太阴经、足少阴经、足厥阴经三阴病证的各种温热方药来治疗温病呢？张景岳编著《类经》，是，一把《内经》的原文割裂拼凑而成，用以蒙混读者，他对《内经》原文并没有认真细心地进行分析阐述。尺肤部发热较甚，是火热之气烁耗阴精所致；脉象盛大而数疾的，是由于阴精被火热之气煎熬沸腾；脉象盛大而滑利，是病邪有向外透达的迹象。

【解析】 肌肤为人身最外层，六淫时令之病，皆由此侵入，所以不单是指伏温内发，而外感诸病，亦可以从肌肤来进行诊察，特别是尺肤。尺肤的寒热，往往能反映出一定的病象，而寸口脉象与尺肤的变化，常有其一致性。因为它们都依赖于脾胃的精气所灌注、濡养。在诊脉同时兼诊尺肤，则可以互相印证。把尺肤灼热的情况与脉搏进行对照，便可以了解病情的浅深和出入。尺肤灼热，脉搏盛大数疾，这表明阳邪有余，阴精被烁的证候；如果尺肤仍然灼热，脉搏盛大滑数而不躁动，则是温邪外出的趋势。因脉盛大虽属阳热盛，但滑主血旺，说明正气尚强，足以祛除病邪，所以说"病且出"。

第八条

【原文】 《热病篇》曰：热病三日，而气口①静人迎②躁者，取之诸阳五十九刺，以泻其热而出其汗，实其阴以补其不足者。身热甚，阴阳皆静者，勿刺也；其可刺者，急取之，不汗出则泄。所谓勿刺者，有死征也。热病七日八日动喘而弦③者，急刺之。汗且自出，浅刺手大指间。热病七日八日脉微小，病者溲血，口中干，一日半而死，脉代④者，一日死。热病已得汗出而脉尚躁，喘，且复热，勿刺肤，喘甚者死。热病七日八日脉不躁，躁不散数，后三日中有汗，三日不汗，四日死；未曾汗者，勿腠刺之。热病不知所痛，耳聋不能自收，口干，阳热甚，阴颇有寒者，热在骨髓，死不可治。热病已得汗而脉尚躁盛，此阴脉之极也，死。其得汗而脉静者生。热病者，脉尚躁盛而不得汗者，此阳脉之极也，死。（阳脉之极，虽云死征，较前阴阳俱静有差，此证犹可大剂急急救阴，亦有活者。盖已得汗而阳脉躁甚，邪强正弱，正尚能与邪争。若留得一分正气，便有一分生理，只在留之得法耳。至阴阳俱静，邪气深入下焦阴分，正无捍邪之意，直听邪之所为，不死何待）。脉盛躁，得汗静者生，热病不可刺者有九：一曰汗不出，大颧发赤，哕⑤者死。二曰泄而腹满甚者死。三曰目不明，热不已者死。四曰老人、婴儿，热而腹满者死。五曰汗大出，呕，下血者死。六曰舌本烂，热不已者死。七曰咳而衄，汗不出，出不至足者死。八曰髓热者死。九曰热而痉者死，腰折、瘛疭⑥、齿噤齘⑦也。凡此九者不可刺也。太阳之脉色荣颧骨，热病也。与厥阴脉争见者，死期不过三日。少阳之脉色荣颊前，热病也。与少阴脉争见者，死期不过三日。

此节历叙热病之死征，以禁人之刺，盖刺则必死也。然刺固不可，亦间有可药而愈者。盖刺法能泄能通，开热邪之闭结最速，至于益阴以留阳，实刺法之所短，而汤药之所长也。

热痛三日而气口静人迎脉躁者，邪机尚浅.在上焦，故取之诸阳以泄其阳邪，阳气通则汗随之。实其阴以补其不足者，阳盛则阴衰，泻阳则阴得安其位，故曰实其阴，泻阳之有余，即所以补阴之不足，故曰补其不足也。（实其阴以补其不足，此一句，实治温热之吃紧大纲。盖热病未有不耗阴者，其耗之未尽则生，尽则阳无留恋，必脱而死也。真能体味此理，思过半矣。此论中治法，实从此处入手。）

身热甚而脉之阴阳皆静，脉证不应，阳证阴脉，故曰勿刺。

热病七八日，动喘而弦，喘为肺气实，弦为风火鼓荡，故浅刺手大指间，以泄肺热，肺之热痹开则汗出。大指间，肺之少商穴也。

热证七八日，脉微小者，邪气深入下焦血分，逼血从小便出，故溲血；肾精告竭，阴液不得上潮，故口中干；脉至微小，不惟阴精竭，阳气亦从而竭矣，死象自明。倘脉实者可治，法详于后。

热病已得汗，脉尚躁而喘，故知其复热也；热不为汗衰，火热克金故喘。金受火克，肺之化源欲绝，故死。间有可治，法详于后。

热病不知所痛，正衰不与邪争也；耳聋，阴伤精欲脱也；不能自收，真气惫也；口干热甚，阳邪独盛也；阴颇有寒，此寒字作虚字讲，谓下焦阴分颇有虚寒之证，以阴精亏损之人，真气败散之象已见，而邪热不退，未有不乘其空虚而入者，故曰热在骨髓，死不治也。其有阴衰阳盛而真气未至溃败者，犹有治法，详见于后。

热病已得汗而脉尚躁盛，此阴虚之极，故曰死。然虽不可刺，犹可以药沃之得法，亦有生者，法详于后。

脉躁盛不得汗，此阳盛之极也。阳盛而至于极，阴无容留之地，故亦曰死。然用药开之得法，犹可生。法详于后。

汗不出而颧赤，邪盛不得解也；哕，脾阴病也。阴阳齐病，治阳碍阴，治阴碍阳，故曰死也。泄而腹满甚，脾阴病重也，亦系阴阳皆病。目不明，精散而气脱也。经曰:精散视岐,又曰:气脱者目不明。热犹未已,仍烁其精而伤其气,不死得乎!老人、婴儿,一则孤阳已衰,一则稚阳未足,既得温热之阳病,又加腹满之阴病,不必至于满甚,而已有死道焉。汗不出,为邪阳盛,呕为正阳衰;下血者,热邪深入不得外出,必逼迫阴络之血下注,亦为阴阳两伤也。舌本烂,肾脉、胆脉、心脉皆循喉咙系舌本,阳邪深入,则一阴一阳之火结于血分,肾水不得上济,热退犹可生,热仍不止,故曰死也。咳而衄,邪闭肺络,上行清道,汗出邪泄可生,不然则化源绝矣!髓热者,邪入至深至于肾部也。热而痉,邪入至深至于肝部也。以上九条,虽皆不可刺,后文亦间立治法,亦有可生者。太阳之脉色荣颧骨为热病者,按手太阳之脉,由目内眦斜络于颧,而与足太阳交,是颧者两太阳交处也。太阳属水,水受火沸,故色荣赤为热病也。与厥阴脉争见,厥阴,木也,水受火之反克,金不来生木反生火,水无容足之地,故死速也。少阳之脉色荣颊前为热病者,按手少阳之脉,出耳前,过客主人⑧前(足少阳穴),交颊至目锐眦而交足少阳,是颊前两少阳交处也。少阳属相火,火色现于二经交会之处,故为热病也。与少阴脉争见,少阴属君火,二火相炽,水难为受,故亦不出三日而死也。

【注释】 ①气口:即在手腕部的诊脉处,又称寸口。②人迎:也是古代医生诊脉的一个部位,即在喉结旁两侧颈总动脉的搏动处。③动喘而弦:有几种解释;有的认为动和弦是脉象表现,喘为气息喘急。有的认为是指稍活动就气喘不已,并见弦脉。本书中取后者。④代:脉象的一种。为脉缓弱而出现有规则的间歇。⑤哕:呕吐,或指呃逆。⑥瘛疭:瘛为肢体挛急,疭为肢体纵伸,瘛疭即为肢体抽搐。⑦龂:上下牙摩擦、切齿。⑧客主人:穴位名,属足少阳经。

【译文】 《热病篇》说:热病到了第 3 日,诊气口脉较为安静而人迎脉躁疾不宁,可选用 59 个阳经穴位针刺,使患者出汗而泄出阳分的邪热,同时要补阴经的穴位,以补充阴分的不足。如身热很盛,但阴阳各脉反而都较平静,这是邪盛而正虚甚,不能针刺。对于可以进行针刺的病证,应尽快施治,如针刺后仍没有汗出,就要用泄热的其他治法。上面所说的不能用针刺的病证,是由于有正不胜邪的危象。热病到了第七八日,如稍动就气喘,脉弦的,应立即针刺,通过出汗而使邪热外泄。可选用手大指间的穴位。如热病到了第七八日时,脉微小,患者尿血,口中干燥,病情非常危险,在 1 日半内就可能死亡,如再出现代脉,在 1 日内就可能死亡。热病患者已经出汗而脉仍然躁疾不宁,并伴有喘急,身热再度炽盛的,不能再针刺肌肤。如出现严重的气喘,患者多会死亡。热病到第七八日时,脉已不躁疾,或虽躁疾而不散大不数的,在以后的 3 日内应有汗出,如 3 日内没有汗出,可能会在 4 日内死亡。如果患者一直没有出汗,不能再针刺腠理。热病患者如不能说清自己的病痛,加上耳聋,四肢弛缓,口中干,说明阳热极盛而阴液也严重耗伤,邪热已深入骨髓,往往造成患者难以救治而死亡。如果热病患者已经出过汗,但脉象仍然躁疾而盛大,称为"阴脉之极",这是患者阴液虚极的缘故,每可导致死亡。如果患者在发汗后脉象平静,这种情况预后较好,不至于造成死亡。另一方面,如果热病患者的脉象躁疾而盛大，但一直不能出汗的，称为"阳脉之极"，这是阳热盛极的表现，预后也不好，每可导致死亡。（虽然出现了"阳脉之极"是一种死证，但比较前面所说的身热很盛而阴阳各处的脉象都很平静的那种情况有所不同。对于这种病证，还可以试用大剂量的养阴药，以很快地补充耗伤的阴液，或许还有能救活的。这里所出现的是已经出了汗而阳脉仍然躁疾，这是邪气强盛而正气虚弱的反映，但同时也表明正气尚能与病邪进行抗争，所以说还有救治的可能。对于患者来说，如能留得一分正气，就有一分生存的希望，问题是在于要有正确的保留正气的方法。而病情发展到阴阳诸脉都已平静无力，表明病邪已深入到下焦，肝肾的阴液都已枯竭，正气已没有与病邪抗争的能力，只能听凭病邪肆虐，到这个程度患者难道还会不死吗？）如脉躁疾盛大，出汗后脉转平静的，是一种好的现象。治疗热病时，以下9种情况不能针刺：一是热盛不能出汗，颧部发红而呃逆，易致死亡。二是腹泻而腹极胀者，易致死亡。三是视物不明，身热不退的，易致死亡。四是老人、婴儿身热而腹部胀满较甚的，易致死亡。五是出现大汗，呕吐，大便下血的，易致死亡。六是舌根溃烂，发热不止的，易致死亡。七是咳嗽并衄血，不出汗，或虽出汗而足不出汗的，易致死亡。八是发热如从骨髓中出一般，易致死亡。九是发热而痉厥，见腰背反张、手足抽搐、咬牙啮齿的，易致死亡。凡以上所说的9种情况，病情十分危重，不宜用针刺治疗。太阳病证见到颧部发红，是热病，但如与厥阴病证同时出现，3日之内可能死亡。热病中少阳病证也可见到颊部发红，但如与少阴病证同时出现，3日之内也可能死亡。

这一节主要论述热病的各种"死证"，都是禁用针刺的，如用针刺，就会加速患者的死亡。但不能针刺，还可以使用药物治疗。这是因为针刺能够泄热和疏通，开通闭结热邪的作用迅速，但在补充阴液以保留阳气方面，却是针刺的短处，而是汤药的长处。

热病第3日，气口脉平静而人迎脉躁疾，表明病邪较浅在，多属上焦病变，所以取各阳经的穴位来泄阳分的邪热，阳气宣通就会出汗而邪热随之外解。所谓充实其阴经以补阴液不足，是因为邪热亢盛就必然耗损阴液，如邪热外泄，就可以保护阴液不受损伤，即起到了补阴液的作用。也就是祛除阳热之邪，即是补充了阴液不足，所以《内经》中说针刺也能补充阴液的不足。（"实其阴以补其不足"这句话，实在是治疗温热病最要紧的大纲。凡是热病没有不耗伤阴液的，如阴液尚未消耗尽，还不致丧失生命；如阴液已耗尽，则阳气没有依附之地，必然外脱而导致死亡。倘若真的能明白这一道理，对温病的证治基本上就掌握了一半。本书中所论述的治法，其实就是从这里入手的。）

热病患者如身热较甚而脉象却平静，这是脉与证不相符合，阳证中出现阴脉，预后不好，所以用针刺治疗。

热病到第七八日，稍活动就喘、脉弦。喘为肺气闭实，弦脉提示风与火热之邪相互结合，鼓荡为患。以上所说取大指间的穴位，是指手少阴肺经的少商穴，浅刺少商穴可宣通肺气,闭塞于肺的邪热外泄,可使汗孔开泄而出汗。

热病到第七八日,脉见微小,提示了病邪深入到下焦血分,可能迫血妄行而引起尿血。邪入下焦会耗竭肾阴,肾阴不能上润口腔,所以就会口干。脉象已微小,表明不仅肾阴耗竭,阳气也衰竭,病已垂危。如果脉象还比较有力,还可以救治,具体的方法后面将要论及。

如热病已出了汗,脉仍然躁疾而气喘,可知还会再次发热,而且这种发热不会因出汗而减退。火热易克金所以导致肺气壅塞而喘。如火热克金而导致肺的化源欲绝,易导致死亡。对这种病证有时还有救治方法,具体内容将在后面论及。

如果患者自己都不知病痛所在,提示正气已经虚衰欲竭而无力与病邪抗争。阴液大伤导致精气将脱可引起耳聋。四肢弛缓而不能活动,提示真气已非常虚衰。口干而热势较甚,表明了该病证阳热极盛。《内经》原文所说的"阴颇有寒"中的"寒"字,应作"虚"字来理解,是指出该病证属下焦虚衰,阴精极度虚少,真气已出现了溃败的现象。这时邪热还未退,必乘虚直入,所以说热邪深入到骨髓,会难以救治而导致死亡。如果阴液已伤而阳热亢盛,但真气还没有到完全溃败的地步,那还有救治之法,具体方法将在后面论及。

如已出汗而脉仍然躁疾盛大,是阴液虚极,所以说易致死亡。然而虽然不可针刺,还可以用药物来补充阴液,也有能治愈的,具体方法将在后面论及。

如脉躁盛而不能出汗,这是阳热极盛的表现。阳热极盛就可以导致阴液难以存在,所以也易导致死亡。但如用药治疗使阳热开泄,也是有生存可能的。具体方法将在后面论及。

如不能出汗、颧部发红,提示邪热盛而不能外解,同时又呃逆,为脾阴有病,属阴阳俱病。此时如用清热药治阳热之邪,对脾阴不利,而用柔润药治脾阴,对阳热又不利,所以也易致死亡。如腹泻而腹部胀满很严重,提示脾阴病变甚重,也是一种阴阳俱病的病证。如视物不明,提示阴精耗散而正气外脱。《内经》中说:精气耗散会出现复视。又说:正气外脱就会视物不清。这时邪热未退还在耗烁着精气和正气,怎么会不死呢?老人和婴儿,前者是精将竭而孤阳也大衰,后者是稚阳未充,他们患邪热亢盛的阳病后,再加上腹部胀满这种阴病,即使腹胀不太严重,也是容易导致死亡的病证。患者不能出汗是因阳热盛于内,而呕吐则是脾阳衰在里。大便下血,是因为热邪深入在内而不能外出,必然会逼迫肠道的血络而使血液下注造成便血,这也是阴阳都受伤的表现。在热病中出现舌根溃烂,是因为肾脉、胆脉、心脉等都上行循喉咙而系于舌根,阳热之邪深入,会影响到少阴心肾和少阳胆这"一阴一阳"经脉的火邪结于血分。这时肾脏阴精不能向上传送,如邪热能退,还不至于危及生命,如邪热仍然亢盛,就会导致死亡。如出现咳嗽和衄血,是因邪热闭阻于肺络,邪热迫血上出于呼吸道。这类病证,如能出汗使邪热外泄,还有可能治好,不然的话,就会导致化源欲绝。邪热从骨髓发出,是因病邪深入到肾造成的。发热而又有痉厥,是因邪热深入到肝所致。上面所说的9种情况,虽然都不能针刺,但本书对有些病证仍然列出治法,其中有的还是可以治好的。手足太阳两条经脉经过的颧骨部位发红是热病的表现,手太阳经脉从眼睑内角斜向经过颧部,与足太阳经脉相交,所以颧部是手足两太阳经脉的交会处,太阳属于水,水在火的作用下就会沸腾,所以颧部发红是热病的表现。而厥阴属木,水可受到火的反克,如肺金不能生水,水少则火更旺,又进一步耗伤水液,导致阴液耗竭,所以易致死亡。手少阳的经脉从耳前经过足少阳经的客主人穴,交会于频部,并到眼外角而交于足少阳经脉,这是频前手足两少阳经的交会之处。少阳属于相火,火的红色出现在两条经脉交会的频处,也是热病的重要表现。少阴属于君火,热病中如频部见红色,表明少阴君火与少阳相火两火相互交结炽烈,会严重地耗伤阴液,所以一般不出 3 日就会死亡。

【解析】 以上 11 条有关热病的证治,及"死证"的论述,皆见于《灵枢·热论》,反映了《黄帝内经》成书以前,中医诊治热病的不同证候、病机认识、治法和预后,以及在整体上的宏观把握、对证处理。

凡临床见热病,属于实热证,正气足以抵御外邪时,多选用泻法。针刺、艾灸、发汗、放血仍是泻法的主要治疗手段。具体选用 59 穴中有关三阳经,可以发汗的腧穴。同时已非常敏锐地看到虚证——津液亏损的阴分已伤病证,禁用针刺、发汗、放血法,而应该选用"补"的针刺法。对死证的看法,是立足于临床对热病的观象察色,尤其重视脉象切诊。以脉象的顺逆,正邪分争,津液、阴分盛衰等以判断生死,在当时历史背景下是符合临床实际的。对热病以耗伤阴液为"死候"的病机认识是先治"未病"的学术观点,是温病治疗学的最高成就,与西医学的体液补充,水电解质平衡的调节治疗大法基本吻合。

当然对条文中关于"死候",还需"活"看。"死"证的内涵是宽泛的概念,难治、危证是其主要内涵。从整体上看,热论篇中有关热病的论述均隶属于广义伤寒时代,证候群的类证尚简略。证治以针刺为主,汤剂尚未对证应用。针法与艾灸仍以泻法、发汗、放血法为主体。针刺以补为用是比较困难的技艺,适至清代温病巨匠叶天士尚且说针刺难以施补法。明清两代外感病的主流证治法几乎很少用针刺,从而汤剂清解、清补从整体上取代针刺无疑是巨大的进步。

第九条

【原文】 《评热病论》①:帝曰:有病温者,汗出辄复热,而脉躁疾,不为汗衰,狂言不能食。病名为何?岐伯曰:病名阴阳交②,交者死也。人所以汗出者,皆生于谷,谷生于精③。今邪气交争于骨肉而得汗者,是邪却而精胜也。精胜则当能食而不复热。复热者,邪气也,汗者,精气也。今汗出而辄复热者,邪气胜也④。不能食者,精无俾⑤也。病而留者,其寿可立而倾⑥也。且夫《热论》曰:汗出而脉尚躁盛者死。今脉不与汗相应,此不胜其病也。其死明矣!狂言者,是失志⑦,失志者死。

今见三死,不见一生,虽愈必死也。

此节语意自明,《经》谓必死之证,谁敢谓生?然药之得法,有可生之理,前所谓针药各异用也,详见后。

【注释】 ①《评热病论》:《素问》篇名。②阴阳交:即阳邪交入阴分,消耗阴气的病理改变,故名阴阳交。是指热病出汗后,仍发热,脉躁疾,发热和脉象不因出汗而和缓,反有狂言、不能食的症状。③谷生于精:谷气化为精,精气胜乃为汗。④邪气胜也:《素问》原文为"是邪胜也"。⑤俾:使,依借的意思。精气不足以使其食。⑥倾:倒塌或尽之意。⑦失志:肾藏志,肾精伤则志先死。

【译文】 《评热病论》:黄帝说:有的温病患者,汗出后热稍退又很快热势上升,其脉象躁疾,病情没有因为汗出而得以衰减,同时又有语言狂乱,不能进食等症状,这是什么病呢?岐伯回答说:这种病名叫阴阳交,阴阳交病危重难治。人体之所以出汗,依赖于水谷,水谷入胃化生为精气,当邪气与精气交争于骨肉之处就会有汗液排出,这是邪气退却而精气战胜病邪的反映。如果精气战胜了病邪,应当能进饮食而不再发热,再次发热是邪气存在,汗出是精气的表现,现在汗出之后再次发热,是病邪战胜精气的征象。不进食使人体精气得不到补充,出现这种情况,提示病邪久留不去,病人的寿命就不会很长了。况且在《灵枢·热论》中说:热病汗出而脉象躁急盛大,这是死证。现在脉象与出汗不相应和,是精气衰竭,不能战胜病邪,导致死亡是很明白的。语言狂乱是神志失常的表现,易导致死亡。现在出现了三种易导致死亡的证候,而无一线生机,虽然有时暂时减轻,但最终还是要死亡的。

这一节所说的意思已很明白了,《内经》中所说的必死之证,还有谁敢说能够治愈呢?然而用药得法,还是有可以治愈的希望的。前面所说到的针刺和药物作用各不相同,详细论述在后面还要提到。

【解析】 1.温病汗出具有双重性:汗法对证,可见到发汗清解之后,一身汗出脉静缓和,体表转凉,高热退去,不出现反复是为顺证。

2.假如汗出以后,脉搏躁动不安,又出现发热,病情不因汗出而有所减退,说明临床辨证不对头,方证不符,需要重新审证求因,辨证识机,推倒重来。

3.如果汗后,邪热非但不退,反而发展到言语狂乱,饮食不进的严重阶段。所谓阴阳交,即指热邪(阳邪)深入阴分,精气消烁,而热邪不退,意味着阴阳错乱,邪正持续交争,说明热病出现了危候。叶天士指出:"阴液外泄,阳邪内陷"正切中病机之肯綮。

4.条文中有关"死症"的判断,我们应以"活"看,古人说的这种死症,其深层的原意是指病情极其严重,难以辨治,并非绝对意义上的"必死之症",用病危来解释比较符合原旨。

第十条

【原文】 《刺热篇》曰：肝热病者，小便先黄，腹痛多卧，身热。热争②则狂言及惊，胁满痛，手足躁，不得安卧。庚辛甚③，甲乙大汗，气逆则庚辛日死。刺足厥阴、少阳。其逆则头痛员员④，脉引冲头也。

肝病小便先黄者，肝脉络阴器；又肝主疏泄，肝病则失其疏泄之职，故小便先黄也。腹痛多卧，木病克脾土也。热争，邪热甚而与正气相争也。狂言及惊，手厥阴心包病也，两厥阴同气，热争，则手厥阴亦病也。胁满痛，肝脉行身之两旁，胁，其要路也。手足躁不得安卧，肝主风，风淫四末，又木病克土，脾主四肢，木病热，必吸少阴肾中真阴，阴伤，故骚扰不得安卧也。庚辛金日克木，故甚。甲乙肝木旺时，故汗出而愈。气逆谓病重而不顺其可愈之理，故逢其不胜之日而死也。刺足厥阴、少阳，厥阴系本脏，少阳，厥阴之腑也，并刺之者，病在脏，泻其腑也。逆则头痛以下，肝主升，病极而上升之故。

自庚辛日甚以下之理，余脏仿此。

【注释】 ①《刺热篇》：《素问》第三十二篇。②热争：热邪与正气相争。③庚辛甚：庚辛之日属金，肝病属木，金克木，故庚辛甚。④员员：头部沉重、眩晕的感觉。

【译文】 《刺热篇》说：肝热病患者的表现是，先见小便发黄，腹部疼痛，身倦多卧，身体发热。当邪热与正气相争时，可出现语言狂乱、惊慌不安、胁部胀满疼痛、手足躁动、不得安卧等症状，每逢庚辛日病情会加重，每逢甲乙日有可能出大汗，若正气逆乱在庚辛日将会死亡。针刺可取足厥阴、足少阳两经的穴位。正气逆乱就会出现头痛昏眩等症状，这是病邪循肝的经脉上冲于头所形成的。

肝热病小便先发黄的，是由于肝的经脉环绕阴器，肝又主疏泄，肝热时肝失疏泄，邪热循脉蕴结下焦故小便发黄。腹痛多卧，是肝木克伐脾土的缘故。邪热亢盛与正气相争为热争，此时邪热可犯及手厥阴心包经，出现语言狂乱和惊慌不安，这是手足两厥阴同病的情况。胁部胀满疼痛，是由于肝的经脉循行于人体两旁而胁是其重要的络属部位。手足躁动不得安卧有两个原因：一是肝主风木或肝为风木之脏，风扰动四肢之故。二是肝木克脾土，脾主四肢，肝热病耗伤少阴肾水，阴伤后水亏不能濡养肝木，肝肾阴亏手足躁扰不得安卧。庚辛在五行属金，而金可克木，所以在庚辛日肝热病会加重。甲乙属木，当在甲乙日肝气旺盛之时往往能汗出热退而愈。气逆是说病情较重而又没有按照正确的方法治疗，所以在庚辛金旺的日子往往造成死亡。足厥阴肝为脏，足少阳胆为腑，肝热病的针刺可取肝胆两经的穴位，肝脏有邪热，可以通过泄胆腑来治疗。逆证会出现头痛昏眩，这是由肝气主升，肝热病时邪气循经上冲头部的缘故。

对于庚辛日病会加重的道理，以下其他各脏的热病都是如此，恕不赘述。

【解析】《黄帝内经》时代的医师,对肝脏温热病的认识,已经到了辨证识机的层次。第一认为肝脏热病的主要证候群是:小便黄赤,腹痛而多卧,高热阳亢者,可发生谵狂。第二认识到肝脏热病是循行足厥阴经脉运行而发病的。第三从五行属性、生克关系上把握肝脏热病的危候日期,从西医学观点看似有不科学之处。第四用针刺法,取足厥阴、足少阳经之穴治疗。对急性肝病实热证,正气充足者可行;但对正气不足,从阳病转向阴证者是不适宜的。现代中医辨治肝病,已不大选择针刺法,皆为汤剂清解,实是一种顺应病势发展的改变。

第十一条

【原文】 心热病者,先不乐,数日乃热。热争则卒心痛,烦闷善呕,头痛面赤无汗。壬癸甚,丙丁大汗,气逆则壬癸死。刺手少阴、太阳。

心病先不乐者,心包名膻中①,居心下代君用事,经谓膻中为臣使之官,喜乐出焉,心病故不乐也。卒心痛,凡实痛,皆邪正相争,热争,故卒然心痛也。烦闷,心主火,故烦,膻中气不舒,故闷。呕,肝病也,两厥阴同气,膻中代心受病,故热甚而争之后,肝病亦见也。且邪居膈上,多善呕也。头痛,火升也。面赤,火色也。无汗,汗为心液,心病,故汗不得通也。

【注释】 ①膻中:在不同场合有不同含义。有时指心包,如《素问·灵兰秘典论》说:"膻中者,臣使之官,喜乐出焉。"有时指胸中,特别是指两乳之间,如《灵枢·海论》说:"膻中者,为气之海也。"另外也是指一个穴位的名称。此处指心包,而下文的膻中又可理解为胸中。

【译文】 心热病患者可先出现情绪不快乐,数日后发热。如邪热亢盛而与正气相争时,可突然发生心疼痛,伴有烦躁,胸闷,时时呕吐,头痛,面部红赤,全身无汗。到壬癸水旺之日,病情会加重。而每到丙丁火旺之日,就可能出大汗而病情减轻。如出现"气逆",到了壬癸日就可能死亡。可针刺手少阴和手太阳经的穴位。

心包又名膻中,在心的下面,可代心行使君主职责,所以《内经》说:膻中为臣使之官,管理人的喜乐等情绪。患心病后会先表现为不快乐。突然发生的心中疼痛,如属于实痛,都是由于邪正相互交争引起的,现在有邪热与正气相争的"热争",所以会突然发生心痛。心主火,热扰于心就会心烦;如膻中的气机不畅,就会胸中闷塞。呕吐是由于肝气上逆引起的,这是因为手厥阴心包和足厥阴肝同属厥阴,而心包代心受病,在邪热亢盛而与正气相争后,手厥阴心包的邪热会影响到足厥阴肝的缘故。加上邪热位于膈上,更容易引起呕吐。头痛是肝火上升所致,面部红赤是火热的颜色。本病证没有汗出,是因为汗为心液,如邪热在心,所以往往没有汗出。

【解析】 本条论述温热病有几点须注意:一是心主神明,膻中即心包络代心用事这一功能态为主轴,将心包络功能态失调为特征作为主证。二是把心的情志失常,在热病侵入以后所发生的"躯体化"证候群凸显出来。三是心热病的主证状态化,以手少阴心经与手太阳小肠经所主的径路走向,以"一"贯之。四是用壬癸、丙丁,五行属性的生克循环论来论证心热病的发病机理、预后。五是运用针刺清泻法作为心热病的主要治疗手段。

第十二条

【原文】 脾热病者,先头重,颊痛,烦心,颜①青,欲呕,身热。热争则腰痛。不可用俛仰②。腹满泄,两颔痛。甲乙③甚,戊己④大汗,气逆则甲乙死。刺足太阴、阳明。

脾病头先重者,脾属湿土,性重,《经》谓:湿之中人也,首如裹,故脾病头先重也。颊,少阳部也,土之与木,此负则彼胜,土病而木病亦见也。烦心,脾脉注心也。颜青欲呕,亦木病也。腰痛不可用俛仰,腰为肾之府,脾主制水,肾为司水之神,脾病不能制水,故腰痛;再脾病胃不能独治,阳明主约束而利机关,故痛而至于不可用俛仰也。腹满泄,脾经本病也。颔痛,亦木病也。

【注释】 ①颜:即颜面。此处是指额部,俗称脑门子。②俛:即指屈身,低头。向下,与"仰"相对。③甲乙:在五行主属木,为脾土所畏。④戊己:戊己日属脾土。本经之气旺之日。

【译文】 脾热病的表现有:先出现头部沉重,面颊部疼痛,心中烦,额部发青,想要呕吐,身发热。如邪热与正气相争会出现剧烈的腰痛,严重的甚至不能前后俯仰。腹胀满,大便泄泻,两侧颔部做痛。每到甲乙日木旺之时,病情会加重,每逢戊己日土旺时,可能大汗出而病情减轻。若正气不敌邪气而产生"气逆",在甲乙日可能会死亡。治疗可刺足太阴和足阳明经的穴位。

脾病患者出现头部先重痛的,是因为脾属湿土之脏,湿属阴邪,性质重浊粘腻,能阻遏阳气运行故头重。正如《内经》中所说:湿邪侵犯人体后,会出现头部沉重如有东西包裹样的症状。所以脾病头部先有重沉的感觉。面颊部是少阳经脉循行之处,脾属土而少阳属木。二者会有这一方负则那一方胜的情况,所以当脾土有病也会影响到少阳而出现面颊痛。脾脉有一支上行注入心中,故脾病可见心烦。额部发青想要呕吐,也是属于肝木克脾土的症状。腰痛不能俯仰的原因是,腰为肾脏所在的部位,脾有统制水液运用的功能,肾为管理水液的主要脏器,脾病不能制水而影响及肾所以腰痛。脾与胃均属土,脾病影响及胃,阳明胃有主约束经脉和通利关节的作用,所以腰痛甚至不能俯仰。至于腹部胀满泄泻是脾本身的功能失常后的表现。颔部疼痛,也是木克土的症状,因为颔部在两侧,为少阳经脉循行的部位。

【解析】 脾喜燥恶湿,其病理特征是主湿。脾司大腹,中央者土,湿土之气,同类相召,湿为阴柔黏腻之浊邪,易伤人体上焦头目之清阳。头为诸阳之会,所以脾脏有病必先头重而昏蒙,似清似昧,头部好像有物包裹住一样沉重感。足太阴脾与足阳明胃相表里,脾的热病必然会涉及到胃。

脾热病的主证运行走向,是以足阳明胃经"径路"来表达的。胃脉是沿着面颊部上行到额的,所以会出现头重,颊痛。脾的支脉,上行过膈,注入心中与手少阴心脉相连接,故而心烦。额部发青,是肝木克脾土的病色,土病则木强,乘其所胜的缘故。

以同样的脏腑生克,乘侮的循环论来说明,脾热病的机理说明《黄帝内经》时代医家已认识到,并把握了五脏热病的运转规律,其最大的优势是抓住了"热病——脏腑——经络"功能态的主轴。其劣势处也是显然的,即放弃了脾热病所造成的证候群状态化内在的脏器,即结构性损害的病理实质性"病灶"。迨至清代,叶、薛、吴、王四大家,将脾热病扩展成湿热类温病"证"的细化分型。中气虚则病归于足太阴脾,证候归类为三:湿重于热,湿热并重,热重于湿;中气实则病归于足阳明胃,证候归类为一:热重于湿的白虎加苍术汤证。仍然按照《黄帝内经》热论、刺热论的原创性辨证思路,但对"证"的细化分型做出了开拓性的发展。

第十三条

【原文】 肺热病者,先渐然厥,起毫毛,恶风寒,舌上黄,身热。热争则喘咳,痛走①胸膺背,不得太息,头痛不堪,汗出而寒。丙丁甚,庚辛大汗,气逆则丙丁死。刺手太阴、阳明,出血如大豆,立已。

肺病先恶风寒者,肺主气,又主皮毛,肺病则气贲郁不得捍卫皮毛也。舌上黄者,肺气不化则湿热聚而为黄苔也(按苔字,方书悉作胎。胎乃胎胞之胎,特以苔生舌上,故从肉旁。不知古人借用之字甚多。盖湿热蒸而生苔,或黄、或白、或青、或黑,皆因病之深浅、或寒、或热、或燥、或湿而然,如春夏间石上土坂之阴面生苔者然。故本论苔字悉从草不从肉)。喘,气郁极也。咳,火克金也。胸膺背,肺之府也,皆天气主之。肺主天气,肺气郁极,故痛走胸膺背也。走者,不定之词。不得太息,气郁之极也。头痛不堪,亦天气贲郁之极也。汗出而寒,毛窍开,故汗出,汗出卫虚,故恶寒,又肺本恶寒也。

【注释】 ①痛走:游走性疼痛。

【译文】 肺热病患者可先见渐渐然怕冷,皮肤毫毛竖起,怕风寒,舌上有黄苔,身发热。如邪热与正气相争,会出现喘息、咳嗽,疼痛走窜到胸背,不能做深呼吸。同时有难以忍受的剧烈头痛,有汗而畏寒。每到丙丁日主火旺时病情加重,而逢庚辛日金旺时可能出大汗,如"气逆"在丙丁日就可能死亡。治疗可针刺手太阴和手阳明经的穴位,能刺出血如豆粒大,往往有立竿见影的效果。

肺热病患者先出现怕风寒,是因为肺主气,又主人一身的皮毛,如肺有病,就会导致气的郁闭,不能使皮毛发挥卫外作用。舌有黄苔是因为肺气不能宣布津液而生成痰湿,与邪热互结而形成黄苔。(按:苔字在古医书中都写作胎。胎的原意是指胎胞的胎,而苔是生在舌上的,所以把苔写作肉旁的胎。古人用通假字很多,湿热熏蒸所形成的苔,有的黄,有的白,有的青,有的黑,都是由疾病病位的深浅、性质的寒热、或燥、或湿等因素而造成的,正如春夏季节时,石头或土丘背阳处所生的青苔一般。所以本书中凡提及苔字,都用草字头而不用肉旁。)气喘是肺气郁闭到了极点所致,咳嗽则是火热犯于肺所致。胸膺和背部是肺脏所在部位,主呼吸,肺气郁闭加重,就可以影响到胸膺和背部而出现疼痛。"走"是走窜之意,即疼痛多游走不定,不能深呼吸是因肺气郁闭太甚,头痛剧烈,也是肺气郁闭,邪热上逆所致。因邪热内蒸于肺而使皮毛开泄,所以出汗,汗出之后卫表阳气耗伤,所以恶寒,加上肺本来就较怕冷,所以肺热病常见恶寒。

【解析】 "肺热病"一节点出了《黄帝内经》时期,以脏象为中心,论述热病之所以会发的本质特征。把肺的生理功能失调与外感温病紧密联系在一起。其要点有五:①肺热病的起始初证,是以恶风寒为主;②入里后成为暑热证;③以手太阴肺的经络走向论述证候;④用"五运"来预测死候;⑤用针刺放血的泻法,治疗肺热病。说明《黄帝内经》时期对外感病的认识尚停留在初级阶段:是恶寒甚于发热,还是发热重于恶风,处于模糊不分的状态。所以在热病的初期,古人对如何严格鉴别伤寒的太阳证,温病的卫分证还没有明确的概念上的认知。

第十四条

【原文】 肾热病者,先腰痛,胻①酸,苦渴数饮,身热。热争则项痛而强,胻寒且酸,足下热,不欲言,其逆则项痛,员员澹澹然②。戊己甚,壬癸大汗,气逆则戊己死。刺足少阴、太阳。

肾病腰先痛者,腰为肾之府,又肾脉贯脊会于督之长强穴。胻,肾脉入跟中,以上腨③内,太阳之脉亦下贯腨内,腨即胻也;酸,热烁液也。苦渴数饮,肾主五液④而恶燥,病热则液伤而燥,故苦渴而饮水求救也。项,太阳之脉,从巅入络脑,还出别下项。肾病至于热争,脏病甚而移之腑,故项痛而强也。胻寒且酸,胻义见上。寒,热极为寒也;酸,热烁液也。足下热,肾脉从小指之下,邪趋足心涌泉穴,病甚而热也。不欲言,心主言,肾病则水克火也。员员澹澹,状其痛之甚而无奈也。

【注释】 ①胻:足胫部。②员员澹澹然:澹澹然,波浪起伏或流水迂回的样子。员员,项痛的感觉。员员澹澹然,是形容项部疼痛时起时伏无可奈何的样子。③腨:足胫部。同胻。④五液:指汗、涕、泪、涎、唾五种人体的分泌物,此处泛指人体的各种津液。

【译文】 肾热病主要表现为,先出现腰痛,足胫部发酸,口渴较甚而频繁地饮水,身发热。邪热与正气相争则颈项疼痛而强硬,足胫部怕冷而且发酸,脚下部发热,不想说话。若病情严重的,项部疼痛剧烈,时起时伏,时轻时重。这种病人每到戊己日土旺之时,病情会加重,每逢壬癸日水旺之时会出大汗而病减轻。如正气不故邪气而"气逆",在戊己日就有可能死亡。治疗方法针刺足少阴和足太阳经的穴位。

肾热病腰先痛是由于腰为肾之腑,即肾脏位于腰部,而且肾的经脉又贯穿背脊交会于督脉的长强穴。腨为足胫部,肾的经脉从足跟上行到足胫内,太阳经脉向下贯穿入足胫部。腨与腨是相同的。发酸是由于邪热烁伤了阴液所造成的。肾主人体的津液,阴液最易消耗,故说"肾恶燥",患热病后往往造成阴液耗伤,所以患者口渴较甚而喝很多的水以补充津液。颈项部是足太阳经脉循行之处,该脉从头顶部进入脑,再向下行到下项部。肾与膀胱互为表里,当肾热病邪热与正气相争之时,肾脏病邪就会波及于膀胱腑,所以颈项部就会出现疼痛强直的症状。足胫部怕冷而且发酸,怕冷是由于热极而出现的真热假寒症状,发酸是因为邪热烁伤了津液。足少阴肾的经脉从足小趾斜行到足心部的涌泉穴。所以肾热病重时足心发热。心主言语,又属火,肾属水,当肾热病时影响于心,即所谓的水克火,所以出现不想说话的症状。员员澹澹,是形容颈项部疼痛较重,时起时伏,时轻时重无可奈何的样子。

【解析】 以五脏功能在病理状态下失调为主轴,抓住脏腑相关论之间的互动共济为侧线,再以脏腑经络主腧走向为纵横指针,是《素问·刺热》,调治外感热病的指导思想。本条文辨治肾热病时,首先抓住腰为肾之府,足少阴肾之脉循内踝骨的后面上腨内的上行径路:上循喉咙,夹舌本,少阴肾液耗伤,是人体津液之本的耗损,所以口渴饮水并不足以解渴。"足下热"是以涌泉为中心的周边部位,涌泉是足少阴经的井穴,热邪铄劫肾阴,耗伤肾液是"苦渴数饮"的病机所在。由于太阳膀胱经与肾经相表里,从头目内眦睛明穴入经脑,是项背强痛,眩晕的依据。

第十五条

【原文】 肝热病者,左颊①先赤;心热病者,颜先赤;脾热病者,鼻先赤;肺热病者,右颊②先赤;肾热病者,颐③先赤。病虽未发,见赤色者刺之,名曰治未病④。

【注释】 ①左颊:肝候于左侧,肝气主左升。②右颊:肺候于右侧,肺气主右降。③颐:腮、下巴,为肾所候部位。④治未病:一般包括:1)未病先防;2)早期治疗;3)先兆治疗。此段即表示要对先兆治疗多加注意。

【译文】 肝候于左颊,赤及热色,故肝热病则左颊先赤。心候在颜,故心热病则颜先赤。脾候在鼻,故脾热病则鼻先赤。肺候在右颊,故肺热病,右颊先赤。肾候在颐,所以肾热病,则腮部,下巴颐先赤。虽然热病还没有发作,但是面部已经发现赤色,根据它所在的部位,就可以预知哪一脏将要发生热病,立即给予针刺治疗,这就叫作"治未病"。

【解析】 本条文以望诊观色,以脸部的各个方位候五脏热病在脸上的反应点,推测内脏变化,即司外揣内观象察色。含有朴素的系统论观象察色诊断法。认为五脏热病之前,必然会有赤色出现于面上四脏所属的部位。赤色是热势外显的现象,热病虽然诸症不是非常凸现,但是病色却已经显露于面部了。古人以望而知之,为之神,有其一定的透识病机的道理,但是它是以长期的临床经验积累为前提的。这对我们具有现代化高科技操作的当代中医师而言,仍有一定的凭借依据。可做参考。

第十六条

【原文】《热论篇》:帝曰:热病已愈,时有所遗者,何也?岐伯曰:诸遗者,热甚而强食之,故有所遗也。若此者,皆病已衰而热有所藏,因其谷气相薄①,两热相合,故有所遗也。帝曰:治遗奈何?岐伯曰:视其虚实,调其逆从,可使必已也。帝曰:病热当何禁之?岐伯曰:病热少愈,食肉则复,多食则遗,此其禁也。

此节言热病之禁也,语意自明。大抵邪之着人也,每借有质以为依附,热时断不可食,热退必须少食,如兵家坚壁清野之计,必俟热邪尽退,而后可大食也。

【注释】 ①薄:与"搏"字通。

【译文】《热论篇》中黄帝问:热病愈后有时还会留有一些症状,这是什么原因呢?岐伯说:出现这些情况是因为在热病热势较盛时强使患者进食,所以会留下一些症状。这是因为病情虽然有减轻但仍有邪热内藏,此时如进食,导致谷物与余热互相搏结,余热就会内留而不去,形成一些后遗病证。黄帝问:如何治疗这些后遗病证呢?岐伯回答说:主要应辨察病证的虚实,纠正阴阳的不调和,一定可以治好。黄帝问:热病有哪些禁忌?岐伯说:热病开始痊愈时,如进食肉类病情就可能反复。这时如进食过多,就会导致各种后遗病证。这些都是热病的禁忌。

这一节论述热病的禁忌,内容很明白。通常病邪侵犯人体往往要借助某些有形的东西作为依附,所以发热时绝对不能随便进食,即使热退后也必须少进食。这正与军事家作战时采用坚壁清野之计以断敌粮草一样。所以一定要在邪热退尽后,然后才能正常进食。

【解析】 本条文对当今临床的外感热病愈后调治有以下几点参考意见:①外感病不管从何经侵入人体脏腑经络,一定要与有形的物质作为依附,黏合,特别是肠胃内的饮食物。②热病愈后初期,尤其要注意"食复证"。叶天士所谓炉灰中有火,死灰复燃,以暗喻患者与家属往往以"补其不足"为理由,勉强地、过多过早地进食肉食品、高脂的蛋白。如湿热类温病的肠伤类,甲乙型肝炎患者最易染"食复证"。③中医对某些热病,感染性疾病的患者,特别关照"忌口",忌食某某食物是有道理的。如乙型肝炎活动期,禁食辛辣发食、鹅肉、羊肉、鸡肉。这些都是由多年的临床经验总结出来的。④既得了食复证,就要"视其虚实,调其逆从",进行适当的汗、泄、清、补、消法。

第十七条

【原文】 《刺法论》[1]:帝曰:余闻五疫之至,皆相染易[2],无问大小,病状相似,不施救疗,如何可得不相移易者?岐伯曰:不相染者,正气存内,邪不可干。

此言避疫之道。

按:此下尚有避其毒气若干言,以其想青气、想白气等,近于祝由家言。恐后人附会之词,故节之。要亦不能外"正气存内,邪不可干"二句之理,语意已尽,不必滋后学之惑也。

【注释】 ①《刺法论》:《素问》遗篇篇名。②染易:染为传染,易为移,即相互传染之意。

【译文】 《刺法论》说:黄帝问道:我听说各种疫病的发生,都能相互传染,不论年龄大小,病情症状相似。现在暂且不谈救治的问题,只是讨论一下如何才能预防互相传染?岐伯回答说:要防止相互传染,就要保持体内有足够的正气,这样病邪才不能侵犯而发病。

这一段话是说防止疫病发生的道理和原则。

按:在这段原文的后面还有"避其毒气"等几句话,但与祝由家所说的相近似,恐怕后人会对此牵强附会,所以把这些内容删去了。最重要的不外乎是:只要人体能保持正气的强盛,病邪就不能侵犯,这两句至理名言所要表达的意思已很清楚了,不必再引起后世人的疑惑。

【解析】 五疫流行与五运六气具有内在的规律性,可以预测,这是中医温病发生学对人类的一大贡献(见下表)。

六步六气节气表

六步	初之气	二之气	三之气	四之气	五之气	终之气
六气	厥阴风木	少阴君火	少阳相火	太阴湿土	阳明燥金	太阳寒水
节气	大立雨惊寒春水蛰	春清谷立分明雨夏	小夏芒小满至种暑	大立处白暑秋暑露	秋寒霜立分露降冬	小大冬小雪雪至寒

中医运气学专家,安徽中医学院顾植山认为运气学说对中医药辨治 SARS 具有科学的预见与启示。运气学说是古人探讨自然变化的周期性规律及其对疾病影响的一门学问,2003 年发生的 SARS 比较清楚地显示了五运六气对疫病的影响。根据《黄帝内经》"三年化疫"的理论可以明确预测到 2002 年~2003 年间将发生"金疫"——肺性疫病的大流行,其预见的准确性已超出一般的想象。根据运气理论对 2003 年 SARS 高峰与消退时间及下半年是否复发等也可做出正确判断,说明运气学说通过几千年的实践观察总结出来的规律,已能为疫病的发生和消退时间

提供重要参考。

运气学说对SARS病机、证候的分析及治则也有重要参考意义。从运气的角度分析，庚辰年刚柔失守产生的"燥"和"热"是伏气（北方地域），故初起即见内热肺燥征象，发病急暴；癸未年的升降失常及"寒雨数至"造成的"寒"和"湿"则是时气，由疫毒时气引动伏气，燥、热郁于内，寒、湿淫于外，伏气和时气的交互作用，导致了SARS内燥外湿、内热外寒的证候特征。顾植山认为，若外感骤见极度乏力，多为伏燥伤肺所致，故SARS早期即出现极度乏力是伏燥伤肺的重要指征。SARS充分表现出邪伏太阴肺的伏燥征象。

对伏燥的治则前人缺少系统论述，如何处理好润燥与化湿的矛盾是问题的关键所在。顾氏提出以《黄帝内经》运气用药法则和石寿棠《医原》中提出的治疗肺燥时要注意避免"五相反"等原则对SARS的治则进行讨论。

顾氏还对2004年发生的SARS散发病例从运气角度进行了分析，指出SARS病原体的传染力和生物学特性都会随着时间与时令条件的改变而改变，必须结合运气理论因时、因地制宜，做好对SARS和其他疫病的防治工作。

"正气存内，邪不可干"是中医防治疾病的一个原则，也是外感温病学有关调养机体内的防御系统的原则。温病在卫气营血诸阶段制方用药和西医学感染性疾病的对抗性——阻断疗法最大的不同是，通过正邪双方在整体调整的基础上，顺势利导，使病邪有出路可去。尤其强调人的主体性自我调节，不断培育正气，但这是个优点，同时也是个盲点。如温病中，某些传染性较强的病邪，并非"正气存内"就可以抵御住病邪的入侵。

第十八条

【原文】　《玉版论要》[1]曰：病温，虚甚，死。

【注释】　[1]《玉版论要》：该论载于《黄帝内经素问》第四卷，第十五篇内。

【译文】　《素问·玉版论要》说：患温热病而正气极虚者，是死候。

【解析】　温病与伤寒最大的不同是，温为阳邪，最容易劫液伤阴。以温病的一些共同症状为例：发热，口渴，舌干，咽燥，心烦，汗出，头痛，衄血，发狂谵语，抽搐，脉象洪大等，都是由于阳热灼烁阴液所致。如果温病后期，阴虚不是太甚，可以用养阴透邪的方法给予治疗；假如阴精虚极，那么邪热一定内炽，致使阴精枯竭，阴精愈是枯竭，则邪热进一步炽盛，就易转归为死候。

第十九条

【原文】　《平人气象论》曰：人一呼脉三动，一吸脉三动而躁，尺热曰病温，尺不热脉滑曰病风[1]，脉涩曰痹。

呼吸俱三动,是六七至脉矣,而气象又急躁,若尺部肌肉热,则为病温。盖温病必伤金水二脏之津液,尺之脉属肾,尺之穴属肺也,此处肌肉热,故知为病温。其不热而脉兼滑者,则为病风,风之伤人也,阳先受之,尺为阴,故不热也。如脉动躁而兼涩,是气有余而血不足,病则为痹矣。

【注释】 ①风:指风邪侵袭而言。

【译文】 《平人气象论》说:患者在一呼之间脉跳动 3 次,一吸之间脉也跳动 3 次,脉象躁动,尺肤又发热,这就是温病。如果尺肤不发热,脉象滑的,是感受风邪所致的病。如果脉象涩而不流利的,是痹证。

一呼一吸脉都跳 3 次,也就是呼吸一次脉跳六七次,如脉又躁急,前臂至肘部内侧皮肤发热,这是温病的表现。温病必然会耗伤肺与肾这两个金水之脏的津液,而尺脉属肾,尺部的穴位则属肺,所以尺肤部位发热,就可以知道是患了温病。如果尺肤不发热,但脉滑,属于风邪为病。风邪侵犯人体多伤于阳部,而尺肤在内侧属阴,所以风邪为病尺肤不发热。如果脉躁动而又兼有涩象,提示气虽有余而阴血不足,所以属于痹证。

【解析】 从切脉象与尺肤的按诊来诊断热病,是中医临证的基本功。有人因为脉诊的规范化,不能用科学的定量以确定,不能用科技仪器来测试,就加以否定,或断为落后于高科技时代的古人拙技,加以嘲笑。相当部分中医本科毕业生对此表示怀疑是可以理解的,因为他们的整个思维已经高度逻辑化,对直觉顿悟"气脉"(气,是动词,至要;"脉"指的是气血运行鼓荡于外的表象与外象),无法进入最佳临床诊治状态。脉诊是中医"四诊"不可缺少的一大特技,可以说离开了脉诊,称不上是个真正的中医师。尺肤属肾,而尺肘的寸口穴位则属肺,在这里发生灼热感,故而可以说是"伏温内发"的预兆。假如尺肤不热而脉现滑象的,那便是新感风邪由外入内。因为风为阳邪,滑为阳脉。假使脉搏动躁而又出现往来不流利的"涩"象,则不属于伏温内发和风邪外受,而是属于痹病了。因为痹病的肌肉是麻木不仁,主要是血不足而失于周流的现象。涩脉的脉象是艰涩,也是气血失于周流所导致。本条是审病察脉的例子,也是温病和风病、痹病在辨证上的区别点。

卷一 上焦篇

【题解】 本篇主要讨论温病初期,邪在上焦心肺的病机、证候及其治法,所以称为上焦篇。全篇共包括五十八法,方四十六首。全篇讲述了三个方面的内容,1.阐述温病的概念及分类;2.区分了伤寒与温病在证治方面的不同点;3.论述各种温病邪在上焦的临床特点和治疗方法。

温病是感受温热之邪所引起的一类外感病,包括了风温、温热、温疫、温毒、暑温、湿温、秋燥、冬温、温疟九种。若按其病邪性质区分,主要有三类,即温热类:如风温、温热、温疫、温毒、冬温、温疟等;湿热类:如暑温、湿温等;燥热类:主要指秋燥。

书中对王叔和将温病的内容放在《伤寒例》中进行论述,把二者混为一谈,并且用治疗伤寒的方法来治疗温病的错误观点进行了批判,同时从病邪性质、感邪途径、传变规律、临床表现、治疗原则等方面,明确地区分了伤寒与温病,肯定了温病学理论是祖国医学在治疗外感急性热病上继《伤寒论》之后的又一大发展和提高,并在许多方面补充了《伤寒论》的不足。

篇中指出,温病初起,邪在肺卫,治以银翘散、桑菊饮辛凉解表;邪传阳明气分,治以白虎汤辛寒清气,但须注意白虎汤的四大禁忌;气血两燔用玉女煎去牛膝加元参;血从上逆,治用犀角地黄汤合银翘散;逆传心包,神昏谵语者治选清宫汤送服安宫牛黄丸、至宝丹、紫雪丹以清心开窍;气分热郁于胸膈无痰者治用栀子豉汤;气分热郁于胸膈中有痰治用瓜蒂散;热入营分,用清营汤清营泄热;阳明邪热侵入血分而发斑,用化斑汤清热凉血,解毒化斑;对温病后期邪热已去而津液受伤为主时,则用雪梨浆、五汁饮甘寒生津养液。温毒是感受了特殊的秽浊之气而致,所以用加减普济消毒饮辛凉透解,清热解毒,并辅以外治之法,如水仙膏、三黄二仙散外敷等。温疟以热盛为主而病偏于表者,治用白虎加桂枝汤清热透邪;瘅疟但热不寒,舌干口渴,治用五汁饮;肺疟治用杏仁汤;心疟治用加减银翘散或安宫牛黄丸。

暑温、伏暑、湿温,都与暑湿有一定的关系,但病机证治各有特点。暑温中的暑热,以暑伤津气为主,治用白虎加人参汤清暑益气生津;暑温汗不出者,治用新加香薷饮;暑湿热重于湿,宜白虎加苍术汤清热燥湿;暑温卒然痉厥名曰暑痫用清营汤;伏暑因属表里同病,应解表清暑利湿,或解表清营凉血,以银翘散加减;湿温初起,湿重于热,病在上中二焦,则用三仁汤化湿泄热;湿温邪入心包,用清宫汤去莲子心麦冬加银花赤小豆皮方送服至宝丹、紫雪丹;湿温喉阻咽痛治用银翘马勃散;湿温气分宣痹而哕者治用宣痹汤。

秋燥一病中,秋感燥气,右脉数大,治用桑杏汤;感燥而咳者治用桑菊饮;燥伤肺胃阴分,或热或咳者治用沙参麦冬汤;燥气化火,清窍不利,如耳鸣目赤,龈胀咽痛者,治用翘荷汤;秋燥病燥热化火,肺之气阴两伤,咳喘气逆,胸满胁痛治用清燥救肺汤。

风温　温热　温疫　温毒　冬温

第一条

【原文】　温病者:有风温、有温热、有温疫、有温毒、有暑温、有湿温、有秋燥、有冬温、有温疟。

此九条,见于王叔和《伤寒例》中居多,叔和又牵引《难经》之文以神其说。按时推病,实有是证,叔和治病时,亦实遇是证。但叔和不能别立治法,而叙于《伤寒例》中,实属蒙混,以《伤寒论》为治外感之妙法,遂将一切外感悉收入《伤寒例》中,而悉以治伤寒之法治之。后人亦不能打破此关,因仍苟简,千余年来,贻患无穷,皆叔和之作俑[1],无怪见驳于方有执、喻嘉言诸公也。然诸公虽驳叔和,亦未曾另立方法,喻氏虽立治法,仍不能脱却伤寒圈子,弊与叔和无二,以致后人无所遵依。本论详加考核,准古酌今,细立治法,除伤寒宗仲景法外,俾四时杂感,朗若列眉[2];未始非叔和有以肇其端,东垣、河间、安道、又可、嘉言、天士宏其议,而瑭得以善其后也。

风温者,初春阳气始开,厥阴行令,风夹温也。温热者,春末夏初,阳气弛张,温盛为热也。温疫者,厉气流行,多兼秽浊,家家如是,若役使然也。温毒者,诸温夹毒,秽浊太甚也。暑温者,正夏之时,暑病之偏于热者也。湿温者,长夏初秋,湿中生热,即暑病之偏于湿也。秋燥者,秋金燥烈之气也。冬温者,冬应寒而反温,阳不潜藏,民病温也。温疟者,阴气先伤,又因于暑,阳气独发也。

按:诸家论温,有顾此失彼之病,故是编首揭诸温之大纲,而名其书曰《温病条辨》。

【注释】　①作俑:指创始,但具贬义。②朗若列眉:所见真切,如人的眉毛那样明显易见。

【译文】　所谓温病,包括风温、温热、温疫、温毒、暑温、湿温、秋燥、冬温、温疟等多种疾病。

以上所说的9种温病的名称,其中多数在王叔和的《伤寒例》中已有记载。王叔和又引证了《难经》中的条文,作为对这些病名阐述的基础。他根据四时季节的变化来推断会发生什么疾病,这在实际中是可能的,而王叔和在诊治疾病时,也确实会有在某一季节发生某种疾病的情况。但王叔和并没有能针对各种不同的疾病确立相应的治法,而把这些属于温病的内容放在《伤寒例》中进行论述,实际上是把伤寒与温病混为一谈。王氏以为《伤寒论》中所论及的治法是治疗外感疾病最好的方法,所以就把所有的外感疾病内容都放在《伤寒例》中进行介绍,并且用治疗伤寒的方法来治疗温病。在王氏以后的历代医家,都不能打破这一个框框,还是按这一说法沿袭下来,已有1000多年,它的危害实在是太大了。追究原因,是因为王叔和开了一个不好的先例,所以明代方有执和清初的喻嘉言等医家对王氏进行批驳,也就不足为怪了。但方、喻等医家虽然批驳了王氏的说法,却没有另外提出治疗温病的方法。喻嘉言虽然自认为订立了治疗温病的方法,而实际上,他所用的方法仍没有能摆脱治疗伤寒的老框框,与王叔和的不足处没有什么不同,因而后世对于温病的治疗方法仍然不能有所依据。而本书对温病的治法进行了详细的考据,广泛地吸取了古今医家的有关论述,很认真地制定了治疗温病的各种方法。书中除了对伤寒的治法仍是遵照张仲景《伤寒论》中所提出的治法外,对各种感受四时不同病邪所发生的温病也提出了相应的治法,而且力求使这些治法眉目清楚、互不混淆。然而,我之所以能这样做,与王叔和首先提出了与伤寒不同的多种温病名称,以及以后历代医家,如李东垣、刘河间、王安道、吴又可、喻嘉言、叶天士等所做的进一步阐发是分不开的,我只是在他们的基础上,使这些理论和治法更加完善而已。

以上所说的9种温病,它们的发生都与特定的季节气候或某些致病特点有一定的关系。如风温的发生,是因为初春季节,自然界的阳气开始发动,主令之气为厥阴风木,这时气候已转温,所以风易夹温而形成风热病邪,这一病邪多先犯于肺卫,即可引起风温。温热的发生,是因为春末夏初,自然界的阳热之气已发动,气候由温而转热,所以容易形成温热病邪,这种病邪往往可以直接犯于气分或营血分,从而引起温热。温疫的发生特点是由于感受了疫疬之气,这种疫疬之气每兼夹有秽浊,在发病后,可以相互传染而造成流行,以致家家都有人发病,病情也相似,如同每家要分摊劳役一般,所以就称为温疫。所谓温毒,是由于在温邪之中夹有毒邪,也就是其中秽浊尤重,所以在患病后,可致头面肿大,或咽喉肿痛腐烂,或皮肤红肿发斑。而暑温是在盛夏时节,感受暑邪中热较偏盛的一种病邪,即暑热病邪而发生的疾病。湿温则是在夏末秋初的长夏季节,因天暑下迫,地湿上蒸,感受了暑邪中湿较偏盛的一种病邪,即湿热病邪而发生的疾病。另有秋燥,是在秋季天高气爽、气候干燥的情况下,感受了燥邪而引起的疾病。而冬温,是冬季气候应寒冷而反常地温暖,自然界的阳气不能潜藏,也形成了风热病邪,如感受了这种病邪,就能引起与风温表现相似的一种疾病。还有一种温疟,是因人体的阴气先已耗伤,在夏季又感受了暑邪而发生的一种疟疾,因主要表现为阳热亢盛,所以在发病后只发热而不恶寒。

按:各位医家对温病的论述,往往顾此失彼,不够全面,所以我在编写本书时,首先把各种温病的基本概念提出来,作为一个大纲,然后再逐一进行论述,并命名本书为《濕病条辨》。

【解析】 温病是外感病中以发热为主证的一类急性热病。温病是由温邪引起的,以发热为主证,具有热象偏重,易化燥伤阴的特点。它可以分为两大类:即温热类温病与湿热类温疟。归纳起来,可以分为9种:

1.风温 风温是感受风热病邪所引起的急性外感热病。初起以发热、微恶风寒,咳嗽,口微渴,舌边尖红,苔薄白,脉浮数等为主要见症。本病好发于冬春两季。

2.温热 春末夏初的时候,自然界的阳气炽盛,气候由温转热,感受这种温热之气而引发的一般热象较盛的病证,就称之为温热。

3.温疫 温疫是感受疫疠病邪所引起的急性外感热病,起病急骤,传变迅速,病情险恶,死亡率高,发病有一定的季节性,是温病中具有强烈传染性,并能引起广泛流行的一类疾病。

4.温毒 温毒是时毒之病的总称,多发于冬春季节,是感受时毒病邪引起的急性热病。一般具有局部红肿热痛,甚则溃烂,或外发斑疹,且具有一定的传染性、流行性。

5.暑温 暑温是夏季感受暑热病邪引起的急性外感热病。其特点是发病急骤,热象重,传变快,易伤津耗气;暑热内陷,多出现闭窍动风,津气外脱等危急重证。

6.湿温 湿温是感受湿热病邪所引起的急性外感热病。初起以身热不扬、恶寒头痛、身重肢倦、胸闷脘痞、苔腻脉缓为主要临床见症,好发于雨湿较盛的夏秋季节。

7.秋燥 秋燥是秋季感受燥热病邪而引起的外感热病。初起以病在肺卫时,就有咽干、鼻燥、咳嗽少痰、皮肤干燥等津液缺乏表现为其特征,尤以秋分、小雪前为发病季节。

8.冬温 如冬令气候当寒不寒,而反现异常温暖,自然界阳气不得敛藏。感受这种非时之气而引起的急性热病,就称为冬温。

9.温疟 如冬令感受寒邪、伏藏在体内,则阴气先受耗伤。来年夏天复受暑热,则阳热亢盛,因而出现发冷发热有定时,而且寒少热多,有凌虐机体的意思,就称为温疟。

卷一上焦篇,以风温、温热、温疫、温毒、冬温五种分类为纲,下列9种温病为目,进行列条辨析论治。用三焦分辖一身之部位,以示与伤寒六经辨证的区别,是吴瑭统领全书条目撰述的特色。其与高等中医药教材第六版的区别是,对温病的分类概念尚有模糊,如温热、冬温实与风温类同,温疟与疟疾类同,同时缺少了对春温、伏暑这两个伏气温病的专章撰述。

第二条

【原文】 凡病温者,始手上焦,在手太阴。

伤寒由毛窍而入,自下而上,始足太阳。足太阳膀胱属水,寒即水之气,同类相从,故病始于此。古来但言膀胱主表,殆①未尽其义。肺者,皮毛之合也,独不主表乎(按人身一脏一腑主表之理,人皆习焉不察。以三才大道言之:天为万物之大表,天属金,人之肺亦属金,肺主皮毛,《经》曰皮应天,天一生水;地支始于子,而亥为天门,乃贞元之会;人之膀胱为寒水之腑;故俱同天气,而俱主表也)。治法必以仲景六经次传为祖法。温病由口鼻而入,自上而下,鼻通于肺,始手太阴。太阴金也,温者火之气,风者火之母,火未有不克金者,故病始于此,必从河间三焦定论。再寒为阴邪,虽《伤寒论》中亦言中风,此风从西北方来,乃觱发②寒风也,最善收引,阴盛必伤阳,故首郁遏太阳经中之阳气,而为头痛身热等证。太阳阳腑也,伤寒阴邪也,阴盛伤人之阳也。温为阳邪,此论中亦言伤风,此风从东方来,乃解冻之温风也,最善发泄,阳盛必伤阴,故首郁遏太阴经中之阴气,而为咳嗽、自汗、口渴、头痛、身热、尺热等证。太阴阴脏也,温热阳邪也,阳盛伤人之阴也。阴阳两大法门之辨,可了然于心目间矣。

夫大明③生于东,月生于西,举凡万物,莫不由此少阳、少阴之气以为生成,故万物皆可名之曰东西。人乃万物之统领也,得东西之气最全,乃与天地东西之气相应。其病也,亦不能不与天地东西之气相应。东西者,阴阳之道路也。由东而往,为木,为风,为湿,为火,为热,湿土居中,与火交而成暑,火也者,南也。由西而往,为金,为燥,为水,为寒,水也者,北也。水火者,阴阳之征兆也;南北者,阴阳之极致也。天地运行此阴阳以化生万物,故曰天之无恩而大恩生。天地运行之阴阳和平,人生之阴阳亦和平,安有所谓病也哉!天地与人之阴阳,一有所偏,即为病也。偏之浅者病浅,偏之深者病深;偏于火者病温、病热,偏于水者病清、病寒,此水火两大法门之辨,医者不可不知。烛④其为水之病也,而温之、热之;烛其为火之病也,而凉之、寒之,各救其偏,以抵于平和而已。非如鉴⑤之空,一尘不染,如衡⑥之平,毫无倚着,不能暗合道妙,岂可各立门户,专主于寒热温凉一家之论而已哉!瑭因辨寒病之原于水,温病之源于火也,而并及之。

【注释】 ①殆:近于,几乎,大概,恐怕,这里是大概没有把道理讲清楚的意思。②觱发:出自《诗经》。是寒冷之风。③大明:指太阳。④烛:照亮,此处即辨明。⑤鉴:镜子。⑥衡:秤杆。

【译文】 一般温病的发生,病邪都是从口鼻而入,所以先侵犯上焦手太阴肺经。

伤寒是感受寒邪发病的,寒邪通过体表的毛窍侵犯人体,由下而上,从足太阳膀胱经开始。膀胱属水,寒与水性质属阴,同类相从,所以伤寒感邪多从膀胱经开始。古人只说膀胱经主表，恐怕不够全面。肺与皮毛相合，难道就不主表吗！（按：人身的一脏一腑，即肺与膀胱都主表的道理，大家都明白，但没有进行仔细的考察。以天、地、人这三者的基本道理来说：天是万物最大的表，从五行属性讲，天属金，人体的肺也属金，所以肺也主表，主皮毛；《内经》中说：皮毛与天相应，天一生水，地支从子开始，亥为乾，乾为天，所以称为天门，是贞之气聚合的地方，人的膀胱属寒水之腑，与肺同属于天之气，因而都主人身之表。）既然肺也主表，温病的治法就必须以张仲景的六经以次传变为基本原则。温病的病邪是通过口鼻而入，从上而下的，鼻与肺气相通，所以温邪从口鼻而入就是从手太阴肺经开始。肺属金，温为火邪，风又为火之母，火没有不克金的，所以温病从肺经开始，必须按照刘河间关于三焦病位划分的理论去论述。另一方面，寒邪属阴邪，虽然在《伤寒论》中也说中风，这种风是从西北方向来的，是一种寒风。寒性收引，阴盛伤阳，所以首先郁遏太阳经中的阳气，从而发生头痛、身热等症状。太阳属阳腑，伤寒是阴邪，阴盛就要伤人之阳。温邪是阳邪，本书中也讲伤风，但这种风是从东方而来，却是解冻的温风，风性疏泄。阳热盛后必然会耗伤阴液，所以感受温邪后，首先郁遏太阴经中的阴气，发生咳嗽，自汗，口渴，头痛，身热，尺热等证候。太阴是阴脏，温热是阳邪，阳盛伤人之阴。伤寒温病阴阳两大门类的区别，应该十分清楚了吧！

太阳从东方升起，月亮先见于西方，天地万物，没有不是由少阳、少阴之气所生成的，所以万物都可称为"东西"。人是世上万物之首，得到的太阳和月亮之气最为完全，这才与天地东西之气相呼应。如果患病，也不能不与天地、东方、西方之气相呼应。东与西是阴阳的规律，由东而去，其属性与木、风、湿、火、热相应。湿土属中央，与火热相交而成暑，火在五行方位上属南方。由西而去，其属性与金、燥、寒相应。水在五行方位上属北方，水与火，这两者可看作是阴阳的象征，南北可以看作是阴阳的极端。自然界的运行实际就反映了阴阳的运动与变化，这种运动变化产生了天地万物。所以说，天地的恩惠似乎不能明显地表现出来。而实际上却是对世间万物和人类有莫大的恩惠。天地运行的规律正常，人体的生命规律也正常，就不会有疾病发生！天地与人体的规律一旦发生了偏差，就会产生疾病，偏差小的病轻，偏差大的病重；如果火热偏盛，就会发生温热性质的疾病，水湿偏盛，就会发生阴寒性质的疾病。这就是水与火两类不同性质的病邪所引起两类不同疾病的区别，医生是不能不知道的。辨明其是寒凉性质的疾病，就用温热的治法；是火热性质的疾病，就要用寒凉治法，用药物以纠正其偏颇，以达到阴阳的平衡协调。医生假如不能像镜子那样明空透彻，一尘不染，像秤杆一样平衡，毫无偏倚，就不能合乎天地万物阴阳运行的深奥道理，怎么可以各立门户，专执寒热温凉一家之论就行了呢？所以我特意辨明伤寒的病原在水寒，温病的病原在火热，并且把天地人体的阴阳道理一起进行了论述。

【解析】　温为阳邪，其性趋上，主速动。"温为火之气"，"风为火之母"，火能克金。其感受途径，是从口鼻而入，自上而下。故叶天士说："温邪上受，首先犯肺"。此条起首，以区分伤寒之"寒邪"从皮毛而入，自下而上的发病途径。"寒"是一种阴邪，由皮毛而入，自下而上。这是因为足太阳膀胱经属水，主一身之表（背部），"寒"即水之气，有同类相从的关系，所以伤寒多从足太阳经开始。

温为阳邪，其气善于发泄。阳盛必伤阴，首先使手太阴经中的阴气郁滞，故而出现咳嗽、身热、自汗、口渴、头痛、腕关节至肘关节的一段皮肤发热等症状。

寒为阴邪，其气善于收敛，阴盛必伤阳。首先使足太阳经中的阳气郁滞，故引起头痛，身恶寒发热等症状，这是温病与伤寒在感受途径上的相异之处。

第三条

【原文】 太阴之为病，脉不缓不紧而动①数，或两寸独大，尺肤热，头痛，微恶风寒，身热自汗，口渴，或不渴，而咳，午后热甚者，名曰温病。

不缓，则非太阳中风矣；不紧，则非太阳伤寒矣；动数者，风火相煽之象，经谓之躁；两寸独大，火克金也。尺肤热，尺部肌肤热甚，火反克水也。头痛、恶风寒、身热自汗，与太阳中风无异，此处最足以相混，于何辨？于脉动数，不缓不紧，证有或渴、或咳、尺热，午后热甚辨之。太阳头痛，风寒之邪，循太阳经上至头与项，而项强头痛也。太阴之头痛，肺主天气，天气郁，则头亦痛也，且春气在头，又火炎上也。吴又可谓浮泛太阳经者，臆说也。伤寒之恶寒，太阳属寒水而主表，故恶风寒；温病之恶寒，肺合皮毛而亦主表，故亦恶风寒也。太阳病则周身之阳气郁，故身热；肺主化气，肺病不能化气，气郁则身亦热也。太阳自汗，风疏卫也；太阴自汗，皮毛开也，肺亦主卫。渴，火克金也。咳，肺气郁也。午后热甚，浊邪归下，又火旺时也，又阴受火克之象也。

【注释】 ①动：脉流动有力，脉象明显。

【译文】 温邪侵犯手太阴肺经所发生病变的主要表现是：脉象不浮缓、不浮紧，而是躁动快速，或两手的寸部脉比关、尺部明显大而有力，尺肤部发热，头痛，有轻微的怕风、怕冷感觉，全身发热，有汗，口渴，但也可口不渴，咳嗽，发热在午后较明显。这类疾病就称为温病。

脉浮缓是感受风寒病邪而发生太阳中风证的典型脉象，现脉象不浮缓，表明不是太阳中风；脉浮紧是感受风寒病邪而发生太阳伤寒证的典型脉象，现脉象不浮紧，表明也不是太阳伤寒。现见脉象躁动而快速，提示是邪热较盛，即风邪与火热之邪相合为患，在《内经》中这种脉象称为"躁"。右脉的寸部是肺部病变的主要表现部位，两寸脉特别大而有力，反映了火热之邪犯于肺经，即所谓"火克金"。尺肤部发热较甚，是火热耗伤阴液的表现，从五行生克关系来说，就是"火反克水"。后面所列的头痛、怕风怕寒、身发热、出汗等症状，与太阳中风证很相似，在临床上最容易混淆，应该从哪些方面来进行辨别呢？辨别的要点在于，温病邪犯手太阴肺经的主要脉象是：脉躁动而快速，而不是浮缓或浮紧；主要症状是：或有口渴，或咳嗽，尺肤灼热,发热以午后为甚等。所以温病与伤寒的太阳中风证可据此作鉴别。

伤寒太阳病证有头痛,这是因为风寒病邪循足太阳膀胱经从下而上行到头项部,所以患者会有项强、头痛的症状。温邪侵犯手太阴肺经也会出现头痛,这是因为肺主呼吸之气,与自然界的气是相通的,如自然界的气郁遏不畅,肺经之气的运行也会郁阻,从而发生头痛;另一方面也与所感受的火热之邪上炎于头有关。吴又可在《温疫论》中提出因温病发生头痛是因为邪气浮泛于太阳经脉的缘故,这只是一种猜测而已。伤寒病患者有明显的怕风、怕寒感觉,这是因为足太阳膀胱经属寒水并主一身之表,所以风寒病邪侵犯太阳后,会有明显的怕风、怕寒感觉。肺主皮毛,与卫气相通,也主人身之表,温病初起病在手太阴肺经时,病邪与卫气相争,致卫气不能正常地温养体表肌肤,所以也会发生怕风、怕冷,但程度较感受风寒病邪要轻一些。伤寒太阳病的患者因全身的卫阳之气被寒邪所郁闭,郁久而发热,所以会有身热的症状。温病邪在手太阴肺经,肺主一身气化,如肺经有病邪,就不能正常化气,气机郁滞而致卫气不能泄越,也会发热。感受寒邪后所发生的太阳中风病证所出现的自汗,是因为风邪性主泄越,导致卫气不能固表的缘故。温病邪在手太阴肺经所发生的自汗,是由于肺主皮毛,又主卫气,如邪在肺经,可使皮毛、腠理疏泄,卫气失于固摄的缘故。温病所出现的口渴,是因为火热之邪耗伤了阴液所引起的,即所谓"火克金";咳嗽则是肺气郁闭不能宣肃所致;午后发热更甚,是因为午后为火旺之时,有助于火热的邪势,另一方面,也是阴液被火热之邪耗伤的一种征象。

第四条

【原文】 太阴风温,温热,温疫,冬温,初起恶风寒者,桂枝汤主之;但热不恶寒而渴者,辛凉平剂银翘散主之。温毒,暑温,湿温,温疟,不在此例。

按仲景《伤寒论》原文,太阳病(谓如太阳证,即上文头痛、身热、恶风、自汗也),但恶热不恶寒而渴者,名曰温病,桂枝汤主之。盖温病忌汗,最喜解肌,桂枝本为解肌,且桂枝芳香化浊,芍药收阴敛液,甘草败毒和中,姜枣调和营卫,温病初起,原可用之。此处却变易前法,恶风寒者主以桂枝,不恶风寒主以辛凉者,非敢擅违古训也。仲景所云不恶风寒者,非全不恶风寒也,其先亦恶风寒,迨①既热之后,乃不恶风寒耳,古文简、质,且对太阳中风热时亦恶风寒言之,故不暇详耳。盖寒水之病,冬气也,非辛温春夏之气,不足以解之,虽曰温病,既恶风寒,明是温自内发,风寒从外搏,成内热外寒之证,故仍旧用桂枝辛温解肌法,俾得微汗,而寒热之邪皆解矣。温热之邪,春夏气也,不恶风寒,则不兼风寒可知,此非辛凉秋金之气不足以解之。桂枝辛温,以之治温,是以火济火也,故改从《内经》"风淫于内,治以辛凉,佐以苦甘"法。

桂枝汤方

桂枝六钱　芍药(炒)三钱　炙甘草二钱　生姜三片　大枣(去核)二枚

煎法服法,必如《伤寒论》原文而后可,不然不惟失桂枝汤之妙,反生他变,病必不除。

辛凉平剂银翘散方

连翘一两　银花一两　苦桔梗六钱薄荷六钱　竹叶四钱　甘草五钱　芥穗四钱　淡豆豉五钱　牛蒡子六钱

上杵为散,每服六钱,鲜苇根汤煎,香气大出,即取服,勿过煎,肺药取轻清,过煎则味厚而入中焦矣。病重者,约二时一服[②],日三服,夜一服;轻者三时一服,日二服,夜一服;病不解者,作再服。盖肺位最高,药过重,则过病所,少用又有病重药轻之患,故从普济消毒饮时时清扬法。今人亦间有用辛凉法者,多不见效,盖病大药轻

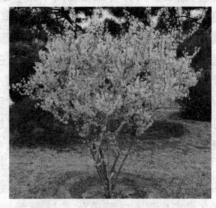

连翘

之故,一不见效,随改弦易辙,转去转远,即不更张,缓缓延至数日后,必成中下焦证矣。胸膈闷者,加藿香三钱、郁金三钱,护膻中;渴甚者,加花粉;项肿咽痛者,加马勃、元参;衄者,去芥穗、豆豉,加白茅根三钱、侧柏炭三钱、栀子炭三钱;咳者,加杏仁利肺气;二三日病犹在肺,热渐入里,加细生地、麦冬保津液;再不解,或小便短者,加知母、黄芩、栀子之苦寒,与麦、地之甘寒合化阴气,而治热淫所胜。

[方论]按温病忌汗,汗之不惟不解,反生他患。盖病在手经,徒伤足太阳无益;病自口鼻吸受而生,徒发其表亦无益也。且汗为心液,心阳受伤,必有神明内乱,谵语[③]癫狂,内闭外脱之变。再,误汗虽曰伤阳,汗乃五液之一,未始不伤阴也。《伤寒论》曰:"尺脉微者为里虚,禁汗",其义可见。其曰伤阳者,特举其伤之重者而言之耳。温病最善伤阴,用药又复伤阴,岂非为贼立帜乎?此古来用伤寒法治温病之大错也。至若吴又可开首一达原饮,其意以为直透膜原[④],使邪速溃,其方施于藜藿壮实人[⑤]之温疫病,容有愈者,芳香辟秽之功也;若施于膏粱纨绔[⑥],及不甚壮实人,未有不败者。盖其方中首用槟榔,草果,厚朴为君:夫槟榔,子之坚者也,诸子皆降,槟榔苦辛而温,体重而坚,由中走下,直达肛门,中下焦药也;草果亦子也,其气臭烈大热,其味苦,太阴脾经之劫药也;厚朴苦温,亦中焦药也。岂有上焦温病,首用中下焦苦温雄烈劫夺之品,先劫少阴津液之理!知母、黄芩,亦皆中焦苦燥里药,岂可用乎?况又有温邪游溢三阳之说,而有三阳经之羌活、葛根、柴胡加法,是仍以伤寒之法杂之,全不知温病治法,后人止谓其不分三焦,犹浅说也。其三消饮加入大黄、芒硝,惟邪入阳明,气体稍壮者,幸得以下而解,或战汗而解,然往往成弱证,虚甚者则死矣。况邪有在卫、在胸中者、在营者、入血者,妄用下法,其害可胜言耶?岂视人与铁石一般,并非气血生成者哉?究其始意,原以矫世医以伤寒法

治病温之弊,颇能正陶氏之失,奈学未精纯,未足为法。至喻氏、张氏多以伤寒三阴经法治温病,其说亦非,以世医从之者少,而宗又可者多,故不深辨耳。本方谨遵《内经》"风淫于内,治以辛凉,佐以苦甘;热淫于内,治以咸寒,佐以甘苦"之训(王安道《溯洄集》,亦有温暑当用辛凉不当用辛温之论,谓仲景之书,为即病之伤寒而设,并未尝为不即病之温暑而设。张凤逵集治暑方,亦有暑病首用辛凉,继用甘寒,再用酸泄酸敛,不必用下之论。皆先得我心者)。又宗喻嘉言芳香辟秽之说,用东垣清心凉膈散,辛凉苦甘。病初起,且去入里之黄芩,勿犯中焦;加银花辛凉,芥穗芳香,散热解毒;牛蒡子辛平润肺,解热散结,除风利咽,皆手太阴药也。合而论之,《经》谓"冬不藏精,春必病温",又谓"藏于精者,春不病温",又谓"病温虚甚死",可见病温者,精气先虚。此方之妙,预护其虚,纯然清肃上焦,不犯中下,无开门揖盗⑦之弊,有轻以去实之能,用之得法,自然奏效,此叶氏立法,所以迥⑧出诸家也。

【注释】 ①迫:是等到的意思。②二时一服:"时"指以地支计时之时,故地支的一时核现代为两小时。③谵语:谵语,说胡话。④膜原:又称募原。此处指湿热邪在半表半里。⑤藜藿壮实人:藜藿是贫者所食野菜,藜藿壮实人指体格健壮的劳动人民。⑥膏粱纨绔:膏粱指肥美的饮食,纨绔指穿着华美,指有钱人家子弟。⑦开门揖盗:揖:打拱,表示欢迎。打开大门,欢迎强盗来。比喻引进邪气的错误治疗。⑧迥:是远的意思。

【译文】 风温、温热、温疫、冬温,邪在手太阴肺经,初起有较明显的怕风、怕冷症状,可用桂枝汤治疗。只有发热,没有怕风、怕冷的症状,并且口渴的用辛凉平剂银翘散治疗。温毒、暑温、湿温、温疟等病,不属于这一范围。

按:张仲景《伤寒论》原文中记载:"太阳病(又称太阳证,即上文头痛、身热、恶风、自汗等症)但恶热不恶寒而渴者,名曰温病,桂枝汤主之。"因为温病忌用辛温解表发汗,适宜解肌透邪。桂枝汤本来就是解肌透表的方剂,加之方中的桂枝能芳香化浊,芍药甘酸敛阳,甘草解毒和中,生姜、大枣调和营卫,温病初起是可以应用的。我在这里改变了《伤寒论》中的治法,对恶风寒者用桂枝汤,不恶风寒用辛凉解表的治法,并不是我擅自违背古人的教训,因为张仲景所说的不恶风寒,不是完全不恶风寒,开始也恶风寒,等到已经化热之后,才不恶风寒,这是古代文字简练、质朴的缘故,而且是针对太阳中风证发热时也有恶风寒而言的,所以没有必要再作详细论述。伤寒是足太阳膀胱经水为病,治疗必用辛温之剂温散其阴寒之邪,就好像冬天的严寒,不是春夏阳热之气,不足以驱其寒冷。虽说是温病,既然恶风寒,显然是温自内发,风寒从外侵袭,形成内热外寒之证,所以仍然用桂枝汤辛温解肌,使其微微发汗,而外寒内热之邪全部透解。温热病邪是与春夏的主气一致的,不恶风寒,说明没有兼感风寒之邪,对于这种病证的治疗,必须用辛凉之剂,这就像夏季的炎热气候,非秋令凉爽西风,不足以消退其暑热之气一样。桂枝汤是辛温解表剂,用它治疗温病,是用火助火,所以治疗这种病证,只能改变以上方法,遵从《内经》所说的"风淫于内,治以辛凉,佐以苦甘"的方法。

桂枝汤方

桂枝 15 克

芍药(炒)9 克

炙甘草 6 克

生姜 3 片

大枣(去核)2 枚

本方的煎法和服法,必须按照《伤寒论》原文中所说的去做,不然的话,不仅失去了桂枝汤组方的奥妙,而且还会发生其他不良的反应,疾病也不会治愈。

辛凉平剂银翘散方。

连翘 30 克　银花 30 克　苦桔梗 18 克　薄荷 18 克　竹叶 12 克　甘草 15 克　芥穗 12 克　淡豆豉 15 克　牛蒡子 18 克

以上药物,捣成粗末,每次用 18 克,用鲜苇根汤煎煮。等闻到药物散发的大量香气时,就可服用,不要长时间煎煮,因为治疗肺经疾病的药物,应该取其轻清之气,煎煮时间过长,则药气散发,味厚则入中焦,而不易进入肺经。病情重的,四小时服一次,即白天服三次,夜间服一次;轻的,六小时服一次,即白天服二次,夜间服一次;服药后病情未得到解除的,可再次这样服用。因为肺的部位最高,药量过重则药过病所,少用又有病重药轻的弊端,所以采用了普济消毒饮用药轻清,时时分服的方法。现在有些医家,间或也用辛凉解表法,多数没有效果,这是病重药轻的缘故,医者一见没有疗效,就改变治疗方法,这样与病情的距离越来越远。有些医家即使不改变治疗方法但治疗不及时,延缓给药时机,疾病也不会痊愈,而向中下焦传变。临床使用时可根据病情恰当地加减,有胸膈满闷症状,加藿香 9 克、郁金 9 克以芳香化浊,保护膻中;口渴严重,加花粉;颈项肿大,咽喉疼痛,可加马勃、元参;鼻衄的,去掉芥穗、豆豉,加白茅根 9 克,侧柏炭 9 克,栀子炭 9 克;咳嗽,可加杏仁利气止咳,若病程已经二三天,病尚且在肺经,热邪渐渐入里,加细生地、麦冬保津液,如热邪仍然不解,津伤较甚,致小便短少的,可加知母、黄芩、栀子以苦寒清热,再加麦冬、生地甘寒养阴,苦寒药与甘寒药的合用,能合化阴气,治疗里热亢盛的证候。

[方论]温病忌用辛温发汗的治法,发汗不但不能解除温邪,还会发生其他的变证。这是因为温病初起病在手太阴肺经,针对足太阳膀胱经用药,有害而无益,温病是邪从口鼻而入,与伤寒从皮毛而入不同,徒伤其表,也没有好处。而且汗为心液,辛温发汗,伤及心阳,必然导致神明内乱,胡言乱语或如癫如狂,进而出现内闭外脱的危重证候。再说,误汗虽然伤阳,但汗是五液之一,未必就不伤阴。《伤寒论》说:"尺脉微者为里虚,禁汗",意思是很清楚的。前面先谈误汗伤心阳。是强调了后果严重的一个方面,并不是说就不伤阴。温病是最容易发生阴液损伤的,用辛温发汗药物更进一步耗伤阴液,岂不是帮助温邪加重病情吗?这是自古以来用伤寒治法治疗温病的最大错误。至于吴又可在《温疫论》中,开始就列了"达原

饮",意思是该方可以直接透达膜原,使病邪迅速溃散。其用于从事体力劳动,身强体壮的温疫病患者,可能有痊愈的,这是芳香辟秽的作用;但对于生长在富贵人家、体质不太强壮的人,就没有不失败的。"达原饮"中首先选用槟榔、草果、厚朴为主药;槟榔是子实类药中坚硬的一种,各种子实类药物都具有沉降的性质,槟榔味苦辛而性温,质地重而坚硬,可以由中焦直走下焦,到达肛门,是中下焦药;草果也是子实类药,气味猛烈而性大热,味苦,是驱除太阴脾湿的药物;厚朴苦温,也是中焦药物。难道有上焦温病。首先使用入中下焦,苦温雄烈,耗伤津液的药物去伤及真阴的道理吗!知母、黄芩都属于味苦性燥而入中焦的药物,怎么能用呢?吴又可在《温疫论》中,还有"温邪游溢于三阳经"的说法,在达原饮中加用羌活(太阳经)、葛根(阳明经)、柴胡(少阳经),实质上仍然夹杂了伤寒的治法,完全不知道温病的治法,后人仅仅说他不分三焦,尚且是一种肤浅的说法,并没有击中要害。《温疫论》中还有用三消饮加用大黄、芒硝的用法,只有在邪入阳明,体质壮实者,侥幸通过攻下或战汗而治愈的,但常常耗伤正气而转为虚弱之证,严重时可导致死亡。况且温邪有在卫表的、在胸中的、在营分、血分的不同,随便用下法,其害处是不可胜言的,难道将人看作铁石一般,而不是气血生成的?推究吴又可的本意,是为了矫正世俗医生用伤寒治法治疗温病的弊端,很能纠正陶节庵的失误,无奈他的学生造诣不够精纯,不能为后世医家效法。至于喻嘉言、张石顽等,大多以伤寒三阴经的治法治疗温病,这种学术观点也不正确。世俗的医生,信从他们的不多,而信奉吴又可的较多。所以对于他们的学术观点,就不深刻分析了。银翘散的组成完全遵照了《内经》中所提出的"风淫于内,治以辛凉,佐以苦甘;热淫于内,治以咸寒,佐以甘苦"的原则(王安道的《医经溯洄集》中也有治温病、暑病应当用辛凉而不可用辛温的论述,认为《伤寒论》的内容,是为冬季感受寒邪后立即发病的伤寒而设立的治法,并没有为伏寒化温的温病、暑病而设。明代张凤逵收集了治疗暑病的方剂,也有"治疗暑病首先应用辛凉清热,继用甘寒生津,再用苦酸泄热或酸甘敛津,一般不必用攻下法"的理论。这些观点在我之前就提出来了,我都很赞同),又继承了喻嘉言芳香逐秽的论述,并采用李东垣清心凉膈散辛凉苦甘的组方思想。温病初起,病都在表,去掉原方中治疗里热的黄芩,以免苦寒伤及中焦;加入辛凉的银花、芳香的芥穗,散热解毒;牛蒡子辛平润肺、解热散结、祛风利咽,都是治疗手太阴肺经病变的药物。综合历代医家的论述,《内经》说:"冬季不能保养收藏精气,春天就有可能患温病";又说"如果冬天能保藏收养精气,春天就不容易患温病"。"患温病后,如果特别虚弱,就可能导致死亡",可见患温病的人,精气先已亏虚。银翘散组方的巧妙,在于能够预先保护精气,不使耗伤,直接清除上焦的温邪,而不影响中焦和下焦。没有开门揖盗的弊端,却有轻清宣散温邪的功能,只要对证用药必然有显著的效果。这就是叶天士创立的温病治疗法远远高出诸位医家之处。

【解析】 本条原文在理解时,应注意以下4个方面的问题。

1.太阴温病的概念:所谓太阴温病,是指温邪犯于手太阴肺经所引起的温病,在初起时主要表现为肺卫表证，继则发展为肺热亢盛之证，其中有的可进一步发展为营分甚至血分证。从现代临床来看，所谓太阴温病，主要指通过呼吸道感染的许多疾病，包括各种呼吸道的感染和初起时以上呼吸道感染为主要表现的一类疾病。在本条中吴氏先列出了风温、温热、温疫、冬温4种温病，这些温病的主要特点是容易出现太阴温病的临床表现，初起时每表现有肺卫见证。同时又提出"温毒、暑温、湿温、温疟，不在此例"，是因为这些温病的主要病位不在肺经，而初起亦多不表现为肺卫见证（但其中温毒与肺经关系较密切，初起时也可表现为肺卫见证），所以其临床表现和治法与上述4种温病不同，不能按本条文所说的方法进行治疗。

2.有关太阴温病初起用桂枝汤的问题：条文中提出，如风温、温热、温疫、冬温等温病，病位在手太阴肺，而初起时有较明显的怕风或怕冷症状，里热不明显的，可以用桂枝汤。并在自辨中引用仲景《伤寒论》中有"太阳病，但恶热不恶寒而渴者，名曰温病，桂枝汤主之"作为佐证。吴氏认为：温病的治疗忌用辛温发汗的方法，只适宜解肌透邪。桂枝汤本来就是解肌透表的方剂，加上其中的桂枝又具有芳香的气味，可以宣化浊邪，配合芍药能收敛阴液，甘草则可解毒和中，大枣、生姜调和营卫，所以对温病初起发热而有汗的，是可以应用的。但实际上《伤寒论》中并无对温病使用桂枝汤的原文，再之在吴氏自辨之后又有"桂枝辛温，以之治温。是以火济火"之戒，所以对温病初起能否用桂枝汤，在后世有很大的争议。

吴氏提出太阴温病初起可用桂枝汤的前提是要出现"恶风寒"的表现，这里有两点应明确：一是温病初起出现恶风寒的原因是什么？其中固然有郁热于里而外有表寒者，即自辨中所说的"外寒内热"证，但更多的是因温邪在表而引起的表气郁闭，致阳热不能外达而出现恶风寒。所以仅以是否出现"恶风寒"作为是否存在表寒的依据，并以此作为能否用桂枝汤的标准是不够恰当的。二是"外寒内热"证用桂枝汤是否合适？《伤寒论》中使用桂枝汤是针对风寒在表所引起的营卫不和，桂枝汤有调和营卫的作用，既可解肌以外逐表邪，又可通过调和营卫而止异常之汗出。但桂枝汤毕竟属辛温之剂，对于寒邪在表者当然可用，而对里热者则有助热伤阴之弊，所以对"外寒里热"证桂枝汤并不适用，而应投用解表清里之剂。所以吴氏在论述温病初起使用桂枝汤之理时并未能将道理说清。

应该说，对太阴温病初起见恶风寒者，投用桂枝汤并非常规方法，因为这有悖于"温者清之"、"热者寒之"的治则。但也不是说，在太阴温病初起时绝对不能用桂枝汤。如确实属兼夹表寒之温病，在初起时恶风寒症状较突出，有时亦可用桂枝汤加减方，以疏散在表之寒邪，表寒既去后再按温病之法治之。同时，桂枝汤主在调和营卫，与麻黄汤等峻汗剂有所不同，特别是该方中有顾阴之品，温病学家也有用桂枝汤进行加减后治疗某些温病的，如叶天士《临证指南医案》中有对"阴虚风温"用桂枝汤加天花粉、苦杏仁的案例。但这并不意味着桂枝汤可以作为温病初起有恶寒者的代表方。实际上，从《温病条辨》全书来看，吴氏治疗太阴温病初起的真实思想，是主张温病初起当用辛凉解表法，而不能用辛温之法。在本书"杂说"

中的"本论起银翘散"中，就清楚地表明了这一点。因此，吴氏之所以要在本条提出太阴温病初起用桂枝汤，可能还是为了避免被世人攻击违背传统、标新立异。然而，吴氏这样处理的后果却适得其反。伤寒学派认为另立温病之说纯属多此一举；温病学派则认为他以治伤寒之方论治温病，寒温之治混淆不清。

3.太阴温病初起如何正确使用银翘散：

（1）银翘散的适应证：本条原文提出太阴温病见"但热不恶寒而渴者"可用辛凉平剂银翘散，这里提出了银翘散的适应证。但从字面上看，"但热不恶寒而渴者"属邪热入里，热盛阴伤的表现，非卫表证的典型表现。所以探究吴氏之原意，是为了与出现"恶风寒"而用桂枝汤的病证相区别。实际上，银翘散所适应的病证仍属表证，所以一般也有恶风寒的症状，只是较轻微而已，因此完全以是否恶寒来区分桂枝汤与银翘散适应证的不同是不够确切的。另外，原文所说的口渴也只是轻微的口渴，与热盛阳明之口大渴者完全不同。当然，对银翘散进行加减后，对于肺热亢盛，甚至邪热深入到营分的病证仍然可以使用，这在本书中也有论述，但是就本条所论者，还是属于太阴卫表证的证治，所以在适应证方面不能过分强调不恶风寒而口渴。此外，条文中所说的"温毒、暑温、湿温、温疟，不在此例"，是强调这些温病初起时多不属邪在肺卫之证，所以不可用银翘散。但其中温毒在初起时也往往可表现为邪在肺卫，此时银翘散也可酌情使用，所以上述各病"不在此例"，也不能一概而论。

（2）银翘散的组成及意义：吴氏对银翘散的组成方意进行了详细的论述，提出《内经》中所说的"风淫于内，治以辛凉，佐以苦甘"方法，是银翘散所遵循的组方原则。从该方所用的药物来看，解表之中寓有清热，清热之中寓有护阴，所用药物轻清性质上浮，符合吴鞠通三焦治则中所说的"治上焦如羽，非轻不举"。

银翘散的药物组成大致上可分为3类：一是属疏散表邪的药物，如荆芥、薄荷、淡豆豉、牛蒡子等。这些解表药中虽有辛温之品，如荆芥，但是温而不燥，而且与大量的清热之品相伍，使该方仍属辛凉解表之剂。二是属清解邪热的药物，如金银花、连翘、淡竹叶、芦根等。这些药物除了可以清解邪热外.还可以通过清热而达到保护津液的目的，其中芦根本身也有生津作用。三是属于宣肺化痰止咳的药物，如桔梗、牛蒡子、甘草等。这些药物是针对太阴温病邪在肺经，易引起肺气不宣，津液化痰，阻塞气道的病理特点而用的。其中甘草还能调和诸药、清热养阴解毒，桔梗利咽消肿。综观全方的作用，主以清解在表之邪热，辅以止咳化痰之功，清中有透，疏表而不燥，保津而不腻，对于风热在表而邪热相对较重者确为对证之剂。

（3）银翘散的加减：银翘散的加减方法甚多，就本条所论，大致有如下数法。兼有浊邪郁阻气机而导致胸膈部闷满不舒，可加藿香、郁金；兼有口渴较甚，可加用天花粉；兼有颈项与咽喉肿痛，可加马勃、玄参；兼有衄血，原方去荆芥、淡豆豉，加白茅根、侧柏叶炭、栀子炭；兼有咳嗽，可加苦杏仁；如肺经邪热有入营分、伤营阴的趋势，可加麦冬、生地黄；如治后邪热不解，或小便短少，可加知母、黄芩、栀子等苦寒清热药,与麦冬、生地黄等甘寒药互相配合,起到甘苦合化阴气而治疗热邪亢盛的作用。临床应用银翘散,尚可根据不同病种及临床表现进行多种加减变化。如对表气郁闭较甚而恶寒较明显的,可酌情加重荆芥和淡豆豉的用量,或加入紫苏叶、防风等疏风之品;对热毒较盛者,可加入大青叶、板蓝根、黄芩、栀子等清热解毒之品;对咳嗽较甚者,可加入苦杏仁、川贝母或浙贝母等;对苔腻、胸脘痞满而兼有湿邪者,可配合藿香、佩兰、大豆黄卷、滑石等。此外,本书尚有许多银翘散加减后用于温病其他病证的例子,可互参使用。

(4)银翘散的煎服要点:吴氏在本条中对如何正确煎服银翘散有明确的说明。其一,要求该方所采取的剂型是制成散剂,使用时以散剂进行煎煮。这样不仅可以减少每次的用药量(每次全方仅用18克),而且可以使药物的有效成分易于煎出。其二,强调"香气大出,即取服",不能过煎。这种轻煎法符合"治上焦如羽"的治则,同时,以现代研究的观点来看,还可避免药物中挥发性有效成分的丧失。其三,采取频服的方法,即每4小时或6小时服1次,这对于治疗急性热性病来说也是非常重要的。

4.伤寒与温病初起的证治区别:伤寒学派与温病学派的区别之一,在于对温热病初起时的证治持不同见解。伤寒属于感受寒邪而致病,对伤寒的治疗,必须用辛温性质的方药来治疗,才能驱除寒冷之气。手太阴肺经的温病则是感受了春季的风热之邪而发病的,对这种病证必须用辛凉性质的方药来治疗,才能清退温热之气。吴氏特别强调,由于温病是感受温邪为患,所以对温邪初犯的表证忌用辛温发汗的方法,如误用发汗法,非但不能祛除温邪,还会发生其他的变证。例如,用辛温发汗可致汗出过多,不仅耗伤阴液,还会伤及心阳。以辛温解表的方法治疗温病初起的表证,实际上是自古以来许多医家用治伤寒的方法来治温病的一种错误。由此可见,对于温病初起是否用桂枝汤主之,吴氏本有定见,前面所说的太阴温病如恶风寒者用桂枝汤主之等言,不可拘之。

第五条

【原文】 太阴温病,恶风寒,服桂枝汤已,恶寒解,余病不解者,银翘散主之。余证悉减者,减其制。

【译文】 太阴温病,包括上条所举的风温、温热、温疫、冬温在内,初起都有怕风、怕冷的症状。服了桂枝汤之后,怕风、怕冷症状已经解除,但发热、口渴、咳嗽等症状仍然存在。这是表寒已解,温邪外发的现象,故禁用辛温的桂枝汤,选用辛凉的银翘散治之。如果发热、口渴的症状比较轻微,应当减轻银翘散内药物的剂量,灵活运用,才无病轻药重的。

【解析】 风温初起,邪袭卫表的恶风寒与太阳病表虚证恶风是具有性质上的不同。温病是外感风热病邪,从口鼻而入,首先犯肺,沿手太阴肺经传入。伤寒是外感风寒病邪,首先侵犯足太阳经,以项背部畏寒为见症。银翘散主证病机是卫分表实证,桂枝汤则是太阳表虚证,吴氏将此两者混淆是不对的。

第六条

【原文】 太阴风温,但咳,身不甚热,微渴者,辛凉轻剂桑菊饮主之。

咳,热伤肺络也。身不甚热,病不重也。渴而微,热不甚也。恐病轻药重,故另立轻剂方。

辛凉轻剂桑菊饮方

杏仁二钱　连翘一钱　五分薄荷八分　桑叶二钱　五分菊花一钱　苦梗二钱甘草八分　苇根二钱

水二杯,煮取一杯,日二服。二三日不解,气粗似喘,燥在气分者,加石膏,知母;舌绛暮热,甚燥,邪初入营,加元参二钱,犀角一钱;在血分者,去薄荷,苇根,加麦冬,细生地,玉竹,丹皮各二钱;肺热甚加黄芩;渴者加花粉。

[方论]此辛甘化风,辛凉微苦之方也。盖肺为清虚之脏,微苦则降,辛凉则平,立此方所以避辛温也。今世金^①用杏苏散治四时咳嗽,不知杏苏散辛温,只宜风寒,不宜风温,且有不分表里之弊。此方独取桑叶,菊花者:桑得箕星^②之精,箕好风,风气通于肝,故桑叶善平肝风;春乃肝气而主风,木旺金衰之候,故抑其有余,桑叶芳香有细毛,横纹最多,故亦走肺络而宣肺气。菊花晚成,芳香味甘,能补金水二脏,故用之以补其不足。风温咳嗽,虽系小病,常见误用辛温重剂销铄肺液,致久嗽成劳者,不一而足。圣人不忽于细,必谨于微,医者于此等处,尤当加意也。

【注释】 ①金:全,都。②箕星:星宿名,即二十八宿之一,青龙木宿的末一宿,位于东方。

【译文】 风温病邪在手太阴肺经,表现为咳嗽,发热较轻,口微渴的,宜用辛凉轻剂桑菊饮治疗。

咳嗽是风热之邪客于肺经,肺络受伤,身热不甚,说明病情不重,口渴轻微,说明热势较轻,津伤不明显,恐怕用银翘散辛凉过重,所以再制定一个作用较轻的方剂。

辛凉轻剂桑菊饮方:

杏仁 6 克　连翘 5 克　薄荷 2.5 克　桑叶 8 克　菊花 3 克　苦桔梗 6 克　甘草 2.5 克　芦根 6 克

用水二杯,煮取一杯,每天服二次,如用药二三天病情未解除,反而出现呼吸粗大如喘息一般,是燥热犯于肺经气分的缘故,方中加入石膏,知母;如见舌红绛,而傍晚身热较甚,口中较干燥的,是病邪深入到营分的表现,可加入元参 6 克,犀角 3 克,如病邪深入到血分,在桑菊饮中去掉薄荷,芦根,加入麦冬,细生地,玉竹,丹皮各 6 克;肺热较甚,加入黄芩;口渴明显的,加入花粉。

[方论]这是一个由辛甘,辛凉微苦的药物组成的辛凉轻透、疏泄风热的方剂,肺气主清肃,感受风热病邪后,用微苦的药物可以肃降肺气,用辛凉的药物可以使风热邪气消除,制定这个方剂是为了避免用辛温的药物助长热势。现在的医生都用杏苏散治疗四季发生的各种咳嗽,不知道杏苏散性味是辛温的,只宜风寒,不宜风温。同时,杏苏散有化痰润燥的作用,多用于病邪在里的咳嗽,所以对于表邪的咳嗽用杏苏散,有不分表里的弊端。方中主要用桑叶,菊花,用意在于桑叶是得箕星的精华而生长的,箕星位于东方,喜欢风,风气通于肝,故桑叶能平息肝风。春季肝木较旺,风为主气,风热客肺是木旺而金衰,所以要平抑肝木;桑叶芳香,有细毛,有许多横纹脉络,所以能行走到肺络而宣通肺气。菊花开在秋季,芳香味甘,能补益肺金和肾水的不足。风温咳嗽,虽然是一个小病,但误用辛温重剂销铄肺液,拖延日久而成劳嗽者,也是常有的事。高明的医生,应当谨小慎微,对这些方面,尤其要注意。

【解析】 本条在理解时要着重三部分内容:一是桑菊饮的适应证;二是使用桑菊饮的机制;三是桑菊饮的加减用法。

1.桑菊饮的适应证:桑菊饮的适应证亦为风热犯于上焦肺卫,但同为风热之邪犯于上焦肺卫,但病情的轻重及特点却与银翘散的适应证略有差异。本条所论者,是风温病邪在手太阴肺经,表现为咳嗽较剧,身热不甚,口微渴,因而用辛凉轻剂桑菊饮治疗。文中指出,咳嗽是因为风热之邪客于肺,致使肺络受伤、肺气不宣而引起的。身热不甚,标志着病情不重;而口渴轻微,也表明了邪热耗损津液的程度不重。因病情较轻,恐怕用银翘散过重,所以另外再制定一个作用较轻的方剂,即桑菊饮来治疗。桑菊饮解表泄热的作用较银翘散为轻,文中所说的"辛凉轻剂",是针对其宣透表热的作用较"辛凉平剂"银翘散为轻而言的。但方中用了苦杏仁、桔梗等宣肺止咳药物,所以对咳势较甚者较为适用。当然需要强调的是,正如吴氏在自辨中所说的,以咳嗽为主症亦不都用桑菊饮,应辨别引起咳嗽的原因,采用不同的方法。

2.桑菊饮的作用机制:自辨中指出桑菊饮的作用特点主要反映在桑叶和菊花两味药。在桑菊饮中主用桑叶、菊花的用意在于:桑树是得箕星的精华而生长的,箕星为青龙七宿的最后一颗星,喜欢风,而风气又与肝气相通,所以桑叶还能平熄肝风。春季肝木较旺,并以风为春季的主气。本条所说的病证属于肝木旺而肺金衰,所以在治疗上要平抑肝木之过旺。桑叶气味芳香,上有不少细毛,又有许多横纹络脉,所以它的作用能行走到肺络而宣通肺气。菊花开花的时节较晚,多在秋季,其味甘而气味较芳香,所以能补益肺金和肾水两脏,因此桑菊饮中使用菊花可以补充肺与肾的不足。但从临床实际来看,吴氏的上述论述有过于繁琐而不得要领之嫌,桑叶与菊花本是针对风热之邪在表而用,两者均有疏散风热的作用,其主要功用在于祛除外邪,而并不在于"平熄肝风""补金水二脏"。

3.桑菊饮的临床加减:原文中对桑菊饮的加减主要有:用药二三日后,病情仍未解,反而出现呼吸气息粗大如喘息一般,这是燥热犯于肺经气分所致,方中可加入石膏、知母;如见舌红绛而夜晚身热较甚,口中较干燥的,这是病邪深入到营分的表现,可加用元参、犀角;如病邪更深入到血分的,在上方中去掉薄荷、芦根,加入麦冬、细生地黄、玉竹、牡丹皮;如肺热较甚的,可加入黄芩;如口渴较明显的,加入天花粉。除此之外,临床上桑菊饮经加减后可治疗多种性质的咳嗽病证。如热毒较甚者,可加入鱼腥草、黄芩等清肺之品;如咳势较剧,可加入白前、前胡、炙百部、紫菀;如咳剧而痰少,或干咳者,可配台海浮石、马兜铃、桑白皮、枇杷叶等;如咳嗽而痰多,可配合法半夏、陈皮、茯苓等;如久咳不愈,可配合南北沙参、川(浙)贝母、款冬花等。

第七条

【原文】 太阴温病,脉浮洪,舌黄,渴甚,大汗,面赤,恶热者,辛凉重剂白虎汤主之。

脉浮洪,邪在肺经气分也。舌黄,热已深。渴甚,津已伤也。大汗,热逼津液也。面赤,火炎上也。恶热,邪欲出而未遂也。辛凉平剂焉能胜任,非虎啸风生,金飙①退热,而又能保津液不可,前贤多用之。

辛凉重剂白虎汤方

生石膏(研)一两　知母五钱　生甘草三钱　白粳米一合②

白粳米

水八杯,煮取三杯,分温三服,病退,减后服,不知,再作服。

[方论]义见法下,不再立论,下仿此。

【注释】 ①金飙:狂风。金飙,即秋天的狂风。②合:古代容量单位,约二十分之一升。

【译文】 切手太阴肺经的温病,如见到脉象浮洪,舌苔黄,口渴较甚,出大汗,面部红赤,身怕热等症状,可用辛凉重剂白虎汤治疗。

脉象浮洪是邪热盛于肺经气分所致。舌苔黄标志着邪热已盛,而口渴较甚则反映了邪热耗伤阴液较严重。出大汗,是因为在里的邪热蒸迫津液外泄所致。面部红赤,则是火热上炎的反映。全身怕热,是因为正气要驱邪外出,而邪热仍盛,不得外出。对这类肺热已盛的病证,辛凉平剂银翘散显然已不能胜任,必须用清热保津作用较强的白虎汤,使邪热能退,则津液可保。这个方子出自《伤寒论》,前代医家经常使用。

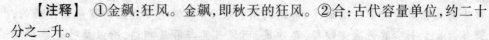

辛凉重剂——白虎汤方

生石膏(研细)30克　知母15克　生甘草9克　白粳米30克

上药用水8杯,煎煮成3杯,分3次温服。如服药后病情减轻,则可减少以后所服药的剂量;如病情未见减轻,就按前量继续服用。

[方论]本方的方义在文中已经说明,所以不再加以论述。以下如在文中已说明的方剂,亦仿照此例,不再另作论述。

【解析】　手太阴肺经的温病,如在表之邪不解,肺热可进一步加重而见到阳明热盛的症状,此时当用辛凉重剂白虎汤治疗。本条内容虽放在上焦篇讨论,但实际上较多出现在中焦阳明气分证阶段。

1.手太阴肺经热盛的临床表现:手太阴肺经病变如卫表之邪不解,热邪盛于肺,即是邪已进入气分,其表现各有不同,一般是以肺热亢盛或肺热郁闭为主,而本条所述的病证表现却与阳明热盛相似,具体表现为:脉象浮洪、舌苔黄、口渴较甚、出大汗、面部红赤、全身怕热等。按传统认为白虎汤证的主症为"四大"表现,即大热、大渴、大汗、脉洪大,本文又补充了面赤、恶热、苔黄等症状,这更有助于对阳明热盛证的诊断。对这类病证,辛凉平剂银翘散显然已不能胜任,必须用清热保津作用较强的白虎汤,使邪热能退,津液可保。但究之临床,肺热亢盛单纯表现为白虎汤证者较为少见,因其肺热必然会引起肺气宣肃失常的表现,如咳嗽、气急、胸痛、咳痰等,所以对这类病证单纯投用白虎汤的机会并不多。而在肺热亢盛的同时兼见阳明热盛者较为多见。此时的治疗,可在治疗肺热的方中配合白虎汤以清阳明之热。

2.白虎汤的作用机制:白虎汤所治疗的病证是表里俱热的气分证,此时不仅热势已盛,而且津液已有明显的耗伤,所以在治疗时应主以清热保津。方中石膏辛寒解肌,可清肺胃之热;知母可滋阴清热,助石膏清解邪热;粳米、甘草甘缓养胃,益气调中。特别是本方被前人称为辛寒之剂,是因其方中所用的石膏味辛,有透热外达之功,正如吴氏在本篇第9条所说的"白虎本为达热出表",固然与解表方药的作用不同,也与苦寒直折火势之方药有所不同。邪热郁而化火者宜苦寒,邪热之势向外者则宜辛寒。

3.白虎汤的运用:白虎汤是《伤寒论》之方,主治阳明热盛之证。该方也是治疗温病气分热盛的一剂主方,在《温病条辨》中,用白虎汤加减之方甚多,如白虎加人参汤、白虎加桂枝汤、白虎加苍术汤,加减玉女煎等。临床上,白虎汤的运用范围相当广泛,据不完全统计,可用于治疗流行性乙型脑炎、流行性脑脊髓膜炎、病毒性脑炎、流行性出血热、钩端螺旋体病、麻疹、肺炎、小儿夏季热、中暑、风湿性关节炎、糖尿病、急性口腔炎、牙龈炎、肠炎、妇科病等。

第八条

【原文】 太阴温病,脉浮大而芤①,汗大出,微喘,甚至鼻孔扇者,白虎加人参汤主之;脉若散大者,急用之,倍人参。

浮大而芤,几于散矣,阴虚而阳不固也。补阴药有鞭长莫及之虞,惟白虎退邪阳②,人参固正阳,使阳能生阴,乃救化源③欲绝之妙法也。汗涌,鼻扇,脉散,皆化源欲竭之征兆也。

白虎加人参汤方
即于前方内,加人参三钱。

【注释】 ①芤:脉象的一种,手指轻按觉粗大,稍用力便觉中空无力,如按葱管。②邪阳:即邪热的意思。③化源:为人体生命活动所需物质的来源,指肺主气司呼吸,主气机的功能。

【译文】 手太阴肺经的温病,脉浮大而中空。汗大出,有轻微气喘,甚至有鼻翼扇动的,应该用白虎加人参汤治疗;脉如果散乱虚大时,要急用,并且要加倍人参的剂量。

脉浮大而中空无力,已接近散乱,这是津液亏虚,阴不能固阳的表现。仅用补益津液的药物,已不对证,有鞭长莫及之嫌,只有白虎汤清退邪热,人参固护元气,以起到补益阳气,滋养阴液,阳生阴长的作用,这才是救治肺气大伤,化源将竭的有效方法。

白虎加人参汤方
即白虎汤中加入人参9克。

【解析】 本条重点掌握白虎加人参汤的适应证及其作用机制。

1.白虎加人参汤的适应证:文中提出,对太阴温病如见到脉浮大而中空无力,全身出大汗,微有气喘,或气喘较明显,甚至有鼻翼扇动的,须用白虎加人参汤治疗。此处所述的病证应同时具有阳明热盛证的"四大"见症,所不同的是,其脉象浮大而中空无力,与脉象散大无力的表现已很接近,这是津液亏虚而阳气不能内固所致,标志着热盛而津伤已甚,气亦大伤,这就是应用白虎加人参汤的适应证。对于适应证的临床表现,除了吴氏所论外,还可参考《伤寒论》中关于白虎加人参汤的条文,如背微恶寒等。对此必须正确地加以掌握,避免出现偏差。吴氏在文中提出,如已表现为脉散大无力的,应该急用白虎加人参汤,方中的人参用量要加倍。但吴氏在本条表述上似有不足之处,强调用该方要见到"脉浮大而芤,汗大出,微喘,甚至鼻孔扇",并在自辨中提出"汗涌,鼻扇,脉散,皆化源欲绝之征兆也",似乎一定要出现化源欲绝方可使用,这显然是不妥当的。《伤寒论》提出白虎加人参汤的适应证是:"四大"见症和舌干燥、微恶风或背微恶寒等,提示该病证虽有气阴受伤,仍属阳明热盛之证。因此,如在临床上确已见到脉散大无力、汗出淋漓、热势不甚者,特别是已出现化源欲绝的表现,已不属气分热盛之证,就应当按气阴外脱治疗,可考虑用生脉散之类。此外,本条虽然是就上焦太阴温病用白虎加人参汤而言,实际上也同样适用于中焦阳明温病。

2.白虎加人参汤的作用机制:对于热盛而气阴大伤之证,如仅用补益津液的药物,不能祛除热邪,但如只清其热,对于病情来说,已是鞭长莫及,不能补充气阴。所以只能用白虎汤来清退邪热,再加用人参以养阴而固护元气。在本条中,吴氏强调用人参是通过补益阳气以滋养阴液,也就是阳生阴长,其实人参本身也具有养阴生津之效,特别是如改用西洋参,则更长于气阴两补。文中提出,采用白虎加人参汤是救治肺气大伤而生化之源即将衰竭病证最有效的方法,这里是指邪热仍盛而气阴大伤之证,如热势已衰而肺气大伤,生化之源欲竭者,则不在此范围。

3.白虎加人参汤的灵活运用:白虎加人参汤是白虎汤的加味运用,在临床上主要应根据邪热与气阴两伤的程度来决定清热与益气生津的侧重。一般肺胃热盛为主者,治以白虎汤为主;兼气阴受伤者,则加入补益气阴的人参,气阴耗伤愈甚,则人参用量愈大。若以气阴耗伤为主而热势不甚,则主以补益气阴,不可一味投用清热之品,如文中所说脉见散大者,已属气阴外脱之象,如此时未有大热者,不可再用白虎加人参汤,而当用生脉散之类益气固脱。

4.化源欲绝的表现:吴氏在文中提出了化源欲绝的几个主要临床表现:汗涌,鼻扇,脉散。结合本篇第11条中所说"吐粉红血水者,死不治"及自辨对此的分析:"至粉红水非血非液,实血与液交迫而出。有燎原之势,化源速绝……化源绝,乃温病第一死法也。"化源绝是温病中的危重病证,文中所描述的"汗涌"与一般所说的大汗尚不尽相同,是指汗出淋漓不绝,势如泉涌,较阳明证之大汗更甚;鼻扇则是肺气受伤之象,与一般的肺气壅塞而见的气急鼻扇也有不同;脉散则是气阴欲脱之征,较一般的浮大中空脉(芤脉)亦有明显的不同。同时,吐粉色血水亦为化源绝的表现之一,可与本篇第11条所论互参。由此可见,化源欲绝虽可由肺热极盛而致,但一旦出现了化源欲绝,病证的性质就转化为大虚之证,病情极为危笃。所以,对本证的治疗应分别正虚邪实的侧重,灵活而果断地用药,不能仅拘于白虎加人参汤一法。

第九条

【原文】 白虎本为达热出表,若其人脉浮弦而细者,不可与也;脉沉者,不可与也;不渴者,不可与也;汗不出者,不可与也;常须识此,勿令误也。

此白虎之禁也。按白虎慓悍①,邪重非其力不举,用之得当,原有立竿见影之妙,若用之不当,祸不旋踵②。懦者多不敢用,未免坐误事机;孟浪③者,不问其脉证之若何,一概用之,甚至石膏用至斤余之多,应手而效者固多,应手而毙者亦复不少。皆未真知确见④其所以然之故,故手下无准的⑤也。

【注释】 ①慓悍：慓同剽，剽悍，指威武勇猛。②祸不旋踵：旋踵指转足之间，喻灾难来的很快。③孟浪：鲁莽。④真知确见：深刻而正确的认识和见解。⑤的：箭靶的中心，准的即准心。

【译文】 白虎汤的作用本是透达气分的热邪从表而解，如果患者脉象浮、弦、或细，就不能用；脉沉也不能用；没有口渴的见证不能用；身热无汗的，也不能用；医生必须认识到这一点，不要误用白虎汤。

以上所说的是白虎汤的禁忌证。白虎汤的作用比较峻猛，邪热较重时，非白虎汤不能清解，运用恰当，有立竿见影的功效。如果使用不当，会产生严重的后果。胆小的医生，一般不敢使用，难免坐失良机；鲁莽的，不管脉证如何，一有高热就随手使用，石膏甚至用到一斤以上，用后立即见效的固然多，也有不少很快就死亡了，都是对白虎汤的组方功效不十分明确，用时难免心中无数。

【解析】 本条论述白虎汤的功用及禁忌证。"白虎本为达热出表"，是讲白虎汤的功用。白虎汤为辛寒之剂，其君药石膏辛甘大寒，寒能清气，辛能透热，可使里热外达，出表而解，故吴氏将其功用概括为"达热出表"。以下文字，是讲白虎汤的禁忌证。

"脉浮弦而细者，不可与也"：脉细主阴虚血少，脉弦主筋脉拘急，弦细并见，是阴虚血少不能柔养筋脉，筋脉拘急，欲作虚风内动之兆。此类脉象不应见浮象，其浮者，乃又有外感邪气所致。阴虚外感之体，虽有热象，不可用白虎汤，而应予滋阴解表。

"脉沉者，不可与也"：脉沉有两种情况，一为沉实有力，一为沉而无力。沉实有力之脉，多见于阳明腑实证，治当攻下，非白虎汤力所能及，故不用白虎汤。沉而无力之脉，多见于肾阳衰微之证。肾阳衰微，火不归原，浮阳外越，真寒假热，也可见身热，面赤，口渴之假象。然其身虽热，却欲被覆向火。面虽赤，而浮红娇嫩。口虽渴，而不能饮，或喜热饮。与白虎汤证之壮热，口渴饮冷，满面红赤截然不同，当然更不能用白虎汤再伤其阳，而应予温肾回阳。

又有中气素虚患者，亦每见身热，自汗，状似白虎汤证。然其病机属气虚阳浮，故身热多发于劳累耗气之后，汗出乃因气虚不能固表，且又兼见气短，神疲，脉弱无力等象，属气虚发热之证，亦须与白虎汤证相鉴别。

"不渴者，不可与也"：虽发热而口不渴，多是湿热之证。湿热未化燥，未伤津液，故口不渴。治疗不能用白虎汤，以防冰伏湿邪。

"汗不出者，不可与也"：身热而汗不出，多因津液大亏，无源作汗，治当甘寒生津，不能单用白虎汤辛寒清热之剂。

总之，白虎汤是治气分热炽之良剂，但非大热，大渴，大汗，脉洪大者，不可予之。若用之不当，为患亦深。本条以两种脉象和两种症状为例，论述白虎汤之禁忌证，告诫学者切勿误用而贻患。正如吴氏在本条分注中所说："此白虎之禁也。按白虎慓悍，邪重非其力不举，用之得当，原有立竿见影之妙。若用之不当，祸不旋踵。懦者多不敢用,未免坐误事机。孟浪者,不问其脉证之若何,一概用之,甚至石膏用至斤余之多,应手而效者固多,应手而毙者亦复不少,皆未真知确见其所以然之故,故手下无准的也。"

第十条

【原文】 太阴温病,气血两燔者,玉女煎①去牛膝加元参主之。

气血两燔,不可专治一边,故选用张景岳气血两治之玉女煎。去牛膝者,牛膝趋下,不合太阴证之用。改熟地为细生地者,亦取其轻而不重,凉而不温之义,且细生地能发血中之表也。加元参者,取其壮水制火,预防咽痛失血等证也。

玉女煎去牛膝熟地加细生地元参方　（辛凉合甘寒法）

生石膏一两　知母四钱　元参四钱　细生地六钱　麦冬六钱

水八杯,煮取三杯,分二次服,渣再煮一钟服。

【注释】 ①玉女煎:方出《景岳全书》,由石膏、熟地黄、麦冬、知母、牛膝组成,主治阴虚胃热诸证。

【译文】 手太阴肺经的温病,如出现气血两燔见证的,当用玉女煎去牛膝加玄参治疗。

手太阴肺经的温病,如气分邪热进一步深入到血分,就可以发生气血两燔证。因此时邪热在气分和血分都盛,所以不能只治气分,也不能单治血分,可以选用张景岳在《景岳全书》中所制定的玉女煎。但玉女煎在治疗气血两燔证时应进行适当的加减:即去方中的牛膝,因牛膝性质趋下,与病位在上焦的病证不相符合;原方中的熟地黄也应改用细生地黄,因熟地黄性温而重浊,不如生地黄性凉而清润,善清血分之邪热。方中加用玄参,是因为玄参有生津清热、壮水制火的作用,配合于方中可起到预防咽喉疼痛、各种出血等病证的作用。

玉女煎去牛膝熟地加细生地元参方(辛凉合甘寒法)

生石膏30克　知母　玄参各12克　细生地黄　麦冬各18克

上药用水8杯,煎煮成3杯,分2次服用。药渣可以再加水煮取1杯服用。

【解析】 就本条内容来说,主要是提出对于手太阴肺经的温病,如出现气血两燔见证的,当用玉女煎去牛膝、熟地黄,加细生地黄、玄参方治疗。

1.手太阴温病气血两燔证的临床表现:文中对气血两燔证的临床表现未做具体叙述。结合临床,气血两燔证因病变部位不同而临床表现各异。就手太阴肺经病变的气血两燔证而言,主要可出现高热、口渴、胸痛、咳嗽气急、咳血,或大口咯血,苔黄燥,舌红绛或紫绛,脉滑数等。但文中所用的主方是以玉女煎加减,似乎更适用于气营两燔证,手太阴肺经的气营两燔证的临床表现与气血两燔证有相似之处,但动血之象不明显,可表现为身灼热,心烦,口渴,咳嗽,气急,或痰中带血,或时有谵语,或身发斑疹隐隐,苔黄燥,舌红绛,脉数等。

2.气血两燔证的治法:对气血两燔证的治疗无疑当气血两清,如文中所说:因此时邪热在气分和血分都盛,所以不能只治气分,也不能单治血分。对本证的治疗,吴氏提出可以选用《景岳全书》中的玉女煎。吴氏本条的立法依据实际是叶天士《临证指南医案》的相关医案,但玉女煎在治疗气血两燔证时应进行适当的加减:即去方中的牛膝,因牛膝性质趋下,与病位在上焦的病证不相符合;原方中的熟地黄也应改用细生地黄,因熟地黄性温而重浊,不如生地黄性凉而清润,善清血分之邪热。方中加用玄参,是因为玄参有生津清热、壮水制火的作用,配合于方中可起到预防咽喉疼痛、各种出血等病证的作用。但玉女煎加减毕竟凉血作用较弱,所以在临床上,如果属于气血两燔证,应选用犀角地黄汤与白虎汤合方,以余氏清瘟败毒饮为宜,而玉女煎去牛膝熟地加细生地元参方较适用于气营两燔证。

第十一条

【原文】 太阴温病,血从上溢①者,犀角地黄汤合银翘散主之。有中焦病者,以中焦法治之。若吐粉红血水者,死不治;血从上溢,脉七、八至以上,面反黑②者,死不治;可用清络育阴法。

血从上溢,温邪逼迫血液上走清道,循清窍而出,故以银翘散败温毒,以犀角地黄清血分之伏热③,而救水即所以救金也。至粉红水非血非液,实血与液交迫而出,有燎原之势,化源速绝。血从上溢,而脉至七、八至,面反黑,火极而似水,反兼胜己之化④也,亦燎原之势莫制,下焦津液亏极,不能上济君火,君火反与温热之邪合德,肺金其何以堪,故皆主死。化源绝,乃温病第一死法也。

仲子曰:敢问死? 孔子曰:未知生,焉知死。瑭以为医者不知死,焉能救生。细按温病死状百端,大纲不越五条。在上焦有二:一曰肺之化源绝者死;二曰心神内闭,内闭外脱者死。在中焦亦有二:一曰阳明太实,土克水者死;二曰脾郁发黄,黄极则诸窍为闭,秽浊塞窍者死。在下焦则无非热邪深入,销烁⑤津液,涸⑥尽而死也。

犀角地黄汤方(见下焦篇)

银翘散(方见前)

已用过表药者,去豆豉,芥穗,薄荷。

【注释】 ①血从上溢:即咯血,吐血,衄血等。②面反黑:热盛而面赤,今面黑者,火极似水,面部血液循环障碍,故预后不良。③伏热:指伏于血分之里热,非伏邪之热。④胜己之化:上言"火极似水。"水胜火,火太亢盛,反有似水的变化谓之。⑤烁:通"铄",熔化金属,此处指耗伤津液。⑥涸:即水干的意思。

【译文】 手太阴肺经的温病,热入血分迫血妄行,使血液从上部溢出,而出现咯血、咳血、吐血、衄血等症时,当用犀角地黄汤配合银翘散治疗。见到中焦证的表现,即按邪在中焦治疗。如果吐粉红色血水,或血液从上部溢出,脉息在七八次以上,面色反而发黑者,是病情凶险的表现,难于救治,可以应用清热安络,养阴生津法治疗。

血从上溢,是温邪迫血妄行,从上部清窍而出,所以用银翘散清解温毒;用犀角地黄汤清解深伏血分的邪热,从而达到清热保津,救护肺脏,"救水即所以救金"的目的。粉红水,不是单纯的血,也不是单纯的水液,实际上是血分邪热炽盛,交迫血与水液从上吐出所致。反映了邪热极其亢盛,形成了燎原之势,肺的化源迅速枯竭。血液从上溢出,脉搏一呼一吸间达七八次以上,且面色发黑,是火热到了极点,反而出现了水的本色;这种火盛表现为克火的水的现象,称为"胜己之化",因为火热极盛而无法抑制,下焦的津液已极度亏虚,不能上济心火,心火与温热之邪相合,肺脏怎么能够承受呢?所以都是死证。肺的生化之源告绝,是温病死亡的第一位原因。

仲子曾经问孔子:"能请教一下关于死亡的道理吗?"孔子回答说:"连生的道理都未弄清楚,怎么能知道死的道理呢?"我则认为做医生不知道死亡的原因,怎么能够挽救人的生命呢?仔细分析,引起温病死亡的原因有上百种,但主要的不超过以下五个方面:属于上焦的原因有两条:一是肺的生化之源枯竭可以导致死亡;二是热闭心包,内闭甚至正气外脱者死;在中焦的原因也有二条,一是阳明腑实,肾阴耗竭而死,二是脾经湿热郁蒸,发为黄疸,黄疸严重时,湿热内闭清窍,最终秽浊塞窍而死。在下焦的死因,无非是热邪深入,耗伤津液,真阴枯竭而亡。

犀角地黄汤方(见下焦篇)

银翘散(方见前)

已用过表药者,去豆豉,芥穗,薄荷。

【解析】 1.太阴温病血从上溢的病机和证治:手太阴肺经温病,如邪热深入血分而使血液从上部溢出,或表现为吐血,或表现为鼻、齿龈出血,当用犀角地黄汤配合银翘散治疗。如见中焦病证的表现,则按邪在中焦的病证治疗。如果出现吐粉红色血水,或血液从上部溢出而脉搏动甚快,一呼一吸脉跳七八次以上,或面色反而发黑等症状,都是病情凶险的表现,难于救治。对于邪热在肺而已入血分的,用清热安络、养阴生津法治疗。

温病邪在肺经,出现血从上部溢出,这是温邪已深入血分,迫血妄行,使血液从上部清窍而出所致。因而治疗时一方面用银翘散清散肺中的热毒,另一方面用犀角地黄汤清解深伏于血分的邪热,通过清热达到保存阴液、救护肺脏的目的。这就是"救水即所以救金"。同时配合银翘散以清肺部之邪热。已无表证者,应去掉方中的淡豆豉、荆芥穗、薄荷。

2.温病的危重病证:在本条中吴氏分析了引起温病死亡的主要原因,认为不外以下5个方面:属于上焦的原因有2条:一是肺的生化之源欲绝可致死亡;二是心神被邪闭阻于内,导致内闭外脱则死。属于中焦的原因也有2条:一是形成阳明腑实证,病情严重而致阳明邪热耗竭肾阴则死;二是病邪郁闭于脾经而发生黄疸,黄疸严重而秽浊之邪闭塞清窍,也可造成死亡。属于下焦的原因,无非是邪热深入到下焦而耗竭肾阴,如肾阴枯竭,就会导致死亡。

3.太阴温病血分证的治疗:对本条所述病证的治疗,提出可用犀角地黄汤合银翘散。其意是清热解毒、凉血散血,兼和肺络。特别是吴氏自注提到"以银翘散败温毒",提示银翘散不仅可用于风热表证,也可用于热毒之证。吴氏提出本方在使用时应注意如已用过解表药者,在用于上述病证时应去掉方中的淡豆豉、荆芥穗、薄荷。但临床上不可拘于是否用过解表药,而应视其有无表证的存在,如无表证,解表药自不宜用。

第十二条

【原文】 太阴温病,口渴甚者,雪梨浆沃之①;吐白沫粘滞不快者②,五汁饮沃之。

此皆甘寒救液法也。

雪梨浆方(甘冷法)

以甜水梨大者一枚,薄切,新汲③凉水内浸半日,时时频饮。

五汁饮方(甘寒法)

梨汁 荸荠汁 鲜苇根汁 麦冬汁 藕汁(或用蔗浆)

临时斟酌多少,和匀凉服。不甚喜凉者,重汤炖温服。

【注释】 ①沃:原意为灌溉,此处指滋养津液。②吐白沫粘滞不快者:热邪煎熬津液所致。若兼口干嗽口不欲咽,湿浊伤及脾阳,津液不能上呈所致。③汲:从井里取水。

【译文】 手太阴肺经的温病,口渴较甚的,用雪梨浆滋养津液;口中有白沫而粘稠,吐出不爽快的,用五汁饮治疗。

以上都是用甘寒之品救治阴液的方法。

雪梨浆方(甘冷法)

用大的甜水梨一个,切成薄片放入刚从井中打出的凉水中浸半天,不停地饮用。

五汁饮方(甘寒法)

梨汁 荸荠汁 鲜芦根汁 麦冬汁 藕汁(或用甘蔗汁)

在应用时根据病情需要决定用量,把以上汁水混匀后凉服,如患者不太喜欢吃凉东西,可以放在热水中,炖温之后服用。

【解析】 温为阳邪,最易伤阴,津液的耗伤是阴分损伤的前奏。留得一分津液,便是一分生机。本条为热病伤津的轻证而设立,其人阴分素亏,往往不能耐受热邪的煎熬,所以口渴甚。由于津液被热邪煎烁上迫,所以口吐白沫黏滞不快。雪梨浆与五汁饮大都属"果子药",选用天然果汁作为药料是温病立法用方的一大特色。

雪梨浆方（甘冷法）：以甜水梨大者一枚，薄切、新汲凉水内浸半日，时时频服。

五汁饮方（甘寒法）：梨汁、荸荠法、鲜苇根汁、麦冬汁、藕汁或用蔗浆。

临时斟酌多少，和匀凉服。不甚喜凉者，重汤炖温服。

第十三条

【原文】 太阴病得之二三日，舌微黄，寸脉盛，心烦懊憹①，起卧不安，欲呕不得呕，无中焦证，栀子豉汤主之。

温病二三日，或已汗，或未汗，舌微黄，邪已不全在肺中矣。寸脉盛，心烦懊憹，起卧不安，欲呕不得，邪在上焦膈中也。在上者因而越之，故涌之以栀子，开之以香豉。

栀子豉汤方（酸苦法）

栀子（捣碎） 五枚　香豆豉六钱

水四杯，先煮栀子数沸，后纳香豉，煮取二杯，先温服一杯，得吐止后服。

【注释】 ①懊憹：音奥恼。指心中烦郁无奈，卧起不安。

【译文】 手太阴肺经的温病，经过了两三日，舌苔微黄，两寸部脉盛而有力，心中烦乱，睡也不是，起也不是，坐也不是，想吐又吐不出，没有中焦病变表现的，可用栀子豉汤治疗。

手太阴肺经的温病，已经过了两三日，不论是已经发过汗，还是没有发过汗，见到微黄的舌苔，提示病变已不全在肺卫，而是已进入气分。出现寸部脉搏动有力、心中烦闷、起卧不安、想吐吐不出等症状，表明病邪郁阻在上焦胸膈。因病在上，所以根据《内经》"上者越之"的治疗原则，用栀子以涌泄邪热，用香豆豉以宣开上焦，起到清宣上焦的作用。

栀子豉汤方（酸苦法）

栀子（捣碎）12克　香豆豉18克

上药用水4杯，先放入栀子煎煮至沸，再加入香豆豉，煎成2杯，先乘温服下1杯，如服后发生呕吐而病情减轻，就不必再服第2杯。

第十四条

【原文】 太阴病得之二三日，心烦不安，痰涎壅盛，胸中痞塞欲呕者，无中焦证①。瓜蒂散主之，虚者加参芦。

此与上条有轻重之分，有有痰无痰之别。重剂不可轻用，病重药轻，又不能了事，故上条止用栀子豉汤快涌膈中之热，此以痰涎壅盛，必用瓜蒂散急吐之，恐邪入包宫而成痉厥也。瓜蒂、栀子之苦寒，合赤小豆之甘酸，所谓酸苦涌泄为阴，善吐热痰,亦在上者因而越之方也。

瓜蒂散方(酸苦法)

甜瓜蒂一钱　赤小豆(研)二钱　山栀子二钱

水二杯,煮取一杯,先服半杯,得吐止后服,不吐再服。虚者加人参芦一钱五分。

【注释】　①无中焦证:即无中焦痞满燥实坚满诸证。强调邪在上焦。

【译文】　手太阴肺经的温病,已经过二三天,心烦不安,喉中痰涎甚多,胸部痞闷阻塞,想呕吐,但没有中焦的证候表现,可用瓜蒂散治疗,体质虚弱者加参芦。

这一条与上条有病情轻重的不同和有痰无痰的区别。作用峻猛的方药不可随便使用,病情较重而用药过轻,又难以解决问题,所以上条用栀子豉汤宣泄上焦胸膈郁热,本条痰涎壅盛,必须用瓜蒂散迅速涌吐病邪,否则,痰热内陷于心包就会形成痉厥的危重证候。方中瓜蒂,栀子性味苦寒,配合赤小豆性味甘酸,用以涌吐痰热,即《内经》所谓"酸苦涌泄为阴",也体现了《内经》"在上者因而越之"的治疗原则。

瓜蒂散方(酸苦法)

甜瓜蒂3克　赤小豆(研)6克　山栀子6克

上药用水二杯,煎煮成一杯,先服半杯,发生呕吐后,就不再服,如未吐,再服余下的半杯。假如患者体质虚弱,方中可加入人参芦4.5克。

【解析】　本条所用的瓜蒂散源于《伤寒论》,但具体用药时则有所不同,即《伤寒论》瓜蒂散去淡豆豉而加栀子。其意大概因为《伤寒论》瓜蒂散是治寒痰结于胸中,而本节所述为痰热结于胸中,所以配伍之品不用温性之淡豆豉而用苦寒清热的栀子。但吴氏把瓜蒂散与栀子豉汤都作为涌泄之剂而加以对比,似有不妥。此外,文中提出,对体虚者用瓜蒂散加入人参芦。但人参芦并无补益作用,所以加入人参芦其意并非补虚。在理解上,可从两个方面思考:其一,是不用瓜蒂散而改用参芦。因人参芦本身就是涌吐药,单用也可引起呕吐;其二,用小剂瓜蒂散加入人参芦,以避免瓜蒂散过于性烈而伤正。

吐法对人体正气的损伤较大,用之不当极易出现不良反应,所以运用时应慎重。曾有报道,某患者因一次用30枚瓜蒂煎服致吐而引起死亡。临床应谨慎使用。

第十五条

【原文】　太阴温病,寸脉大,舌绛而干,法当渴,今反不渴者,热在营中也,清营汤去黄连主之。

渴乃温之本病,今反不渴,滋人疑惑;而舌绛且干,两寸脉大,的系温病。盖邪热入营,蒸腾营气上升,故不渴,不可疑不渴非温病也,故以清营汤清营分之热,去黄连者,不欲其深入也。

清营汤(见暑温门中)

【译文】 手太阴肺经的温病,如见到寸脉大,舌质红绛而舌面干燥,理应口渴,现在反而不渴者,是因为邪热已经深入到营分,可用清营汤去黄连治疗。

口渴是温病的常见症状,温病反而不见口渴,更加使人疑惑;但是舌质红绛而且干燥,两寸脉大,确实是温病。这是因为热邪深入营分后,蒸腾营气上布于口,所以口不渴,不能因为口不渴就怀疑不是温病。所以用清营汤清营分之热,因为黄连味苦性燥,耗伤营阴,且性质沉降,去掉黄连,可以防止病邪深入。

清营汤(见暑温门)

【解析】 本条主要阐述了太阴温病营分证的辨治,重点应掌握以下两点:

1.太阴温病营分证的证候特点:文中对太阴温病营分证的临床表现,提出了"寸脉大,舌绛而干,反不渴",其中寸脉大,是邪在太阴之象,舌绛而干,是邪入营分而营阴耗伤的表现,原文对"反不渴"做了专门的论述,指出这是邪热深入营分后,能蒸腾营气使营气上升而滋润于咽喉,所以患者没有明显的口渴症状。医生不能因患者口不渴而怀疑所患的不是温病,也不能因此而认为患者气分证有所减轻。实际上,此时表现的不渴,其阴液的耗伤较之气分证更甚。

2.太阴温病营分证的治疗:治疗主要用清营汤清泄营分邪热。对于清营汤的运用,吴氏在文中特别提出此时要去黄连,理由是黄连味苦性燥能耗伤营阴,且性质沉降,主要作用在脾胃,而本条所述病证为上焦太阴温病,去黄连可以防止病邪更深入。对此说法,临床不可拘泥。使用清营汤时是否要去黄连,主要视其营阴耗损是否明显,如营阴已大伤,舌绛而干燥者,则黄连宜去,反之则黄连可用。

第十六条

【原文】 太阴温病,不可发汗,发汗而汗不出者,必发斑疹,汗出过多者。必神昏谵语。发斑者,化斑汤主之;发疹者,银翘散去豆豉,加细生地、丹皮、大青叶、倍元参主之。禁升麻、柴胡、当归、防风、羌活、白芷、葛根、三春柳。神昏谵语者,清宫汤主之,牛黄丸、紫雪丹、局方至宝丹亦主之。

温病忌汗者,病由口鼻而入,邪不在足太阳之表,故不得伤太阳经也。时医不知而误发之,若其人热甚血燥,不能蒸汗,温邪郁于肌表血分,故必发斑疹也。若其表疏,一发而汗出不止,汗为心液,误汗亡阳,心阳伤而神明乱,中无所主,故神昏。心液伤而心血虚,心以阴为体,心阴不能济阳,则心阳独亢,心主言,故谵语不休也。且手经逆传,世罕知之,手太阴病不解。本有必传手厥阴心包之理,况又伤其气血乎!

化斑汤方

石膏一两　　知母四钱　　生甘草三钱　　元参三钱　　犀角二钱　　白粳米一合

水八杯，煮取三杯，日三服，渣再煮一盅，夜一服。

[方论]此热淫于内，治以咸寒，佐以苦甘法也。前人悉用白虎汤作化斑汤者，以其为阳明证也。阳明主肌肉，斑家遍体皆赤，自内而外，故以石膏清肺胃之热，知母清金保肺而治阳明独胜之热，甘草清热解毒和中，粳米清胃热而保胃液，白粳米阳明燥金之岁谷也。本论独加元参、犀角者，以斑色正赤，木火太过，其变最速，但用白虎燥金之品，清肃上焦，恐不胜任，故加元参启肾经之气，上交于肺，庶水天一气，上下循环，不致泉源暴绝也。犀角咸寒，禀水木火相生之气，为灵异之兽，具阳刚之体，主治百毒蛊疰①，邪鬼瘴气，取其咸寒，救肾水，以济心火，托斑外出，而又败毒辟瘟也；再病至发斑，不独在气分矣，故加二味凉血之品。

银翘散去豆豉加细生地丹皮大青叶倍元参方，即于前银翘散内去豆豉，加：

细生地四钱　大青叶三钱　丹皮三钱元参加至一两

[方论]银翘散义见前。加四物，取其清血热；去豆豉，畏其温也。

按：吴又可有托里举斑汤，不言疹者，混斑疹为一气也。考温病中发疹者，十之七八，发斑者十之二三。盖斑乃纯赤，或大片，为肌肉之病，故主以化斑汤，专治肌肉；疹系红点高起，麻②、瘄③、沙④皆一类，系血络中病，故主以芳香透络，辛凉解肌，甘寒清血也。其托里举斑汤方中用归、升、柴、芷、川山甲，皆温燥之品，岂不畏其灼津液乎？且前人有痘宜温，疹宜凉之论，实属确见，况温疹更甚于小儿之风热疹乎！其用升、柴，取其升发之义，不知温病多见于春夏发生之候，天地之气，有升无降，岂用再以升药升之乎？且《经》谓"冬藏精者，春不病温"，是温病之人，下焦精气久已不固，安庸再升其少阳之气，使下竭上厥⑤乎！《经》谓"无实实，无虚虚，必先岁气，无伐天和"，可不知耶？后人皆尤而效之，实不读经文之过也。

再按：时人发温热之表，二三日汗不出者，即云斑疹蔽伏，不惟用升、柴、羌、葛，且重以山川柳发之。不知山川柳一岁三花，故得三春之名，俗转音三春为山川，此柳古称柽木，《诗》所谓"其柽其椐"⑥者是也。其性大辛大温，生发最速，横枝极细，善能入络，专发虚寒白疹，若温热气血沸腾之赤疹，岂非见之如雠仇⑦乎？夫善治温病者，原可不必出疹，即有邪郁二三日，或三五日，既不得汗，有不得不疹之势，亦可重者化轻，轻者化无，若一派辛温刚燥，气受其灾而移于血，岂非自造斑疹乎？再时医每于疹已发出，便称放心，不知邪热炽盛之时，正当谨慎，一有疏忽，为害不浅。再疹不忌泻，若里结须微通之，不可令大泄，致内虚下陷，法在中焦篇。

清宫汤方

元参心三钱　莲子心五分　竹叶卷心二钱　连翘心二钱　犀角尖（磨冲）二钱　连心麦冬三钱

【加减法】热痰盛加竹沥、梨汁各五匙；咯痰不清，加栝蒌皮一钱五分；热毒盛加金汁、人中黄；渐欲神昏，加银花三钱、荷叶二钱、石菖蒲一钱。

[方论]此咸寒甘苦法，清膻中之方也。谓之清宫者，以膻中为心之宫城也。俱用心者，凡心有生生不已之意，心能入心，即以清秽浊之品，便补心中生生不已之

生气，救性命于微芒也。火能令人昏，水能令人清，神昏谵语，水不足而火有余，又有秽浊也。且离以坎为体⑧，元参味苦属水，补离中之虚；犀角灵异味咸，辟秽解毒，所谓灵犀一点通，善通心气，色黑补水，亦能补离中之虚，故以二物为君。莲心甘苦咸，倒生根，由心走肾，能使心火下通于肾，又回环上升，能使肾水上潮于心，故以为使。连翘象心，心能退心热。竹叶心锐而中空，能通窍清心，故以为佐。麦冬之所以用心者，《本经》称其心腹结气，伤中伤饱，胃脉络绝，试问去心，焉能散结气，补伤中，通伤饱，续胃脉络绝哉？盖麦冬禀少阴癸水之气，一本横生，根颗连络，有十二枚者，有十四、五枚者，所以然之故，手足三阳三阴之络，共有十二，加任之尾翳，督之长强，共十四，又加脾之大络，共十五，此物性合人身自然之妙也，惟圣人能体物象，察物情，用麦冬以通续络脉。命名与天冬并称门冬者，冬主闭藏，门主开转，谓其有开合之功能也。其妙处全在一心之用，从古并未有去心之明文，张隐庵谓不知始自何人，相沿已久而不可改，瑭遍考始知自陶弘景始也，盖陶氏惑于诸心入心，能令人烦之一语，不知麦冬无毒，载在上品，久服身轻，安能令人烦哉！如参、术、芪、草，以及诸仁诸子，莫不有心，亦皆能令人烦而悉去之哉？陶氏之去麦冬心，智者千虑之失也。此方独取其心，以散心中秽浊之结气，故以之为臣。

安宫牛黄丸方

牛黄一两　郁金一两犀角一两　黄连一两　朱砂一两　梅片二钱五分　麝香二钱五分　真珠五钱　山栀一两　雄黄一两　金箔衣黄芩一两

上为极细末，炼老蜜为丸，每丸一钱，金箔为衣，蜡护。脉虚者人参汤下，脉实者银花、薄荷汤下，每服一丸。

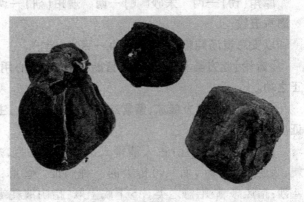

牛黄

兼治飞尸卒厥⑨，五痫中恶⑩，大人小儿痉厥之因于热者。大人病重体实者，日再服，甚至日三服；小儿服半丸，不知再服半丸。

　　[方论]此芳香化秽浊而利诸窍，咸寒保肾水而安心体，苦寒通火腑而泻心用之方也。牛黄得日月之精，通心主之神。犀角主治百毒，邪鬼瘴气。真珠得太阴之精，而通神明，合犀角补水救火。郁金，草之香，梅片，木之香（按冰片，洋外老杉木浸成，近世以樟脑打成伪之，樟脑发水中之火，为害甚大，断不可用）。雄黄，石之香，麝香，乃精血之香，合四香以为用，使闭固之邪热温毒深在厥阴之分者，一齐从内透出，而邪秽自消，神明可复也。黄连泻心火，栀子泻心与三焦之火，黄芩泻胆、肺之火，使邪火随诸香一齐俱散也。朱砂补心体，泻心用，合金箔坠痰而镇固，再合真珠、犀角为督战之主帅也。

紫雪丹方（从《本事方》去黄金）

滑石一斤　石膏一斤　寒水石一斤　磁石（水煮）二斤　捣煎去渣，入后药

羚羊角五两　木香五两　犀角五两　沉香五两　丁香一两　升麻一斤　元参一斤　炙甘草半斤

以上八味，并捣锉，入前药汁中煎，去渣，入后药。

朴硝、硝石各二斤，提净，入前药汁中，微火煎，不住手将柳木搅，候汁欲凝，再加入后二味。

辰砂（研细）三两　麝香（研细）一两二钱　入煎药拌匀。合成，退火气，冷水调服一、二钱。

[方论]诸石利水火而通下窍。磁石、元参补肝肾之阴，而上济君火。犀角、羚羊角泻心、胆之火。甘草和诸药而败毒，且缓肝急。诸药皆降，独用一味升麻，盖欲降先升也。诸香化秽浊，或开上窍，或开下窍，使神明不致坐困于浊邪而终不克复其明也。辰砂色赤，补心而通心火，内含汞而补心体，为坐镇之用。诸药用气，硝独用质者，以其水卤结成，性峻而易消，泻火而散结也。

局方至宝丹方

犀角（镑）一两　朱砂（飞）一两　琥珀（研）一两　玳瑁（镑）一两　牛黄五钱　麝香五钱

以安息重汤炖化，和诸药为丸一百丸，蜡护。

[方论]此方荟萃各种灵异，皆能补心体，通心用，除邪秽，解热结，共成拨乱反正之功。

大抵安宫牛黄丸最凉，紫雪次之，至宝又次之，主治略同，而各有所长，临用对证斟酌可也。

【注释】　①蛊疰：古人谓害人的毒虫。蛊疰，病名。指有四肢浮肿，肌肤消瘦，咳逆腹大等症，而又可传染的一种病证。②麻：指麻疹。③瘄：麻疹的别称。④沙：指风痧、烂喉痧之类。⑤下竭上厥：指阴液耗竭于下，而虚阳浮于上的病证。⑥其桋其椐：语出《诗经·大雅·皇矣》："启之群之，其桋其椐。"桋、椐，皆为树木名称。桋为怪柳，又名观音柳，山川柳，西河柳，湖柳，三春柳。⑦雠仇：即仇。雠：同"仇"。⑧离以坎为体：八卦中的离卦，坎卦。离代表火，坎代表水。⑨飞尸卒厥：飞尸又称传尸劳，是痨病病名之一，卒厥是暴厥。⑩五痫中恶：五痫泛指癫痫病。中恶指昏厥。

【译文】　手太阴肺经的温病，不能用辛温发汗的治法，用辛温发汗而汗不出的，很容易出现斑疹，汗出过多的，就会导致神志昏蒙、语无伦次的病证。对于发斑的患者，用化斑汤治疗；对于发疹的患者，用银翘散去豆豉，加细生地、丹皮、大青叶，加倍元参的用量治疗。对温病的斑疹，禁用升麻、柴胡、当归、防风、羌活、白芷、葛根、三春柳等辛温药物。对于神昏的患者，用清宫汤治疗，其他像安宫牛黄丸、紫雪丹、局方至宝丹也可以应用。

温病禁用辛温发汗法，是因为温邪由口鼻而入，不像寒邪是从皮毛而受，邪在足太阳膀胱经，所以不能用辛温发表的药物去损伤足太阳经。现在一般的医生不知道这个道理，而误用辛温药物，如果患者邪热亢盛而阴血耗损，误用之后，不能蒸腾津液而成汗，则汗不得出。邪热不解，郁于肌表血分，伤及血络，就会形成斑疹。若患者肌腠疏松，一用辛温发汗，即汗出不止。汗为心液，汗液过多，必然损伤心气，致使心神受伤，不能自主，而神昏。汗多耗心液，伤心血，心以阴为本体，心阴不能济阳，则心阳亢盛，心主语，所以不停地谵语，这是因为温病邪在手经容易逆转，世俗医生很少知道，手太阴肺经热邪不解，本来就很容易传入手厥阴心包经，更何况误汗以后，心阴心气受伤，当然更容易发生逆传心包的证候了。

化斑汤方

石膏30克　知母12克　生甘草9克　元参9克　犀角6克　白粳米30克

上药用水八杯，煮成三杯，每日服三次，每次服一杯，渣再煮一杯，晚上一次服用。

[方论]上方是根据《内经》"热淫于内，治以咸寒，佐以苦甘"的原则组方的。以前的医家都用白虎汤作为化斑汤，是因为斑属阳明病证。阳明主肌肉，发斑的人全身红赤，是阳明热毒侵入血分，外发于肌肉而成，所以用石膏清泄肺胃之热，知母清肺保津，能治阳明独胜之热，甘草能清热解毒，调和中气，白粳米是属于阳明燥金的谷物，可清胃热而保胃液。本书特意加入了元参、犀角两味药，是因为斑色鲜红，表明血分邪火极盛，病情容易恶化。仅用白虎汤清泄肺胃邪热，药力难以胜任，所以加用元参滋肾水，养肺金，使肾水得充，上交于肺，水天一气，上下循环，不致使水泉枯涸。犀牛是禀木水火相生之气的灵异之兽，具有阳刚之体，犀角味咸性寒，能救肾水以救心火，透达邪热，托斑化出，解表辟瘟，可治疗各种邪毒引起的蛊疰、瘴气和神经方面的疾病；再说，温病到了发斑的阶段，已经深入到了血分，不仅仅是气分病变了，所以加入两味凉血的药物。

银翘散去豆豉加细生地、丹皮、大青叶倍元参方，即为前所述的银翘散中去淡豆豉。加入以下几味药：

细生地12克　大青叶9克　丹皮9克　元参　增加到30克

[方论]银翘散义见前，加细生地、大青叶、丹皮、倍元参是为了凉血清热；去豉，是嫌其性味偏温。

按：吴又可在《温疫论》中用托里举斑汤治疗发斑，不谈发疹，是因为把斑与疹混为一种病证了。经考察温病中发疹的占十之七八，而发斑的占十之二三。斑与疹的主要区别在于斑的颜色纯红，多为大片，是血从肌肉外溃，所以用化斑汤治疗，以清血分之热，化肌肉之斑；疹则是高出皮面的小红点，与麻疹、风疹、烂喉痧等病同属一类，是邪热波及营分从血络而出，所以用芳香透络，辛凉解肌，甘寒凉血为主治疗。但是在托里举斑汤里却用了当归、升麻、柴胡、白芷、穿山甲等温燥的药物，难道不怕灼伤津液吗？而且前人有痘宜用温药，疹宜用凉药的说法，实在是很正确的见解。更何况温病中的出疹,比小儿因风热病邪而致的发疹更为严重！吴又可用升麻、柴胡是取其升发之性,却不知道温病多发生在春、夏之季,自然界的气候都具有升发的性质,怎么可以再用升发的药物去升提呢？而且《内经》中已明确提出,"冬季能保藏阴精的人,春季不容易发生温病"。可见患温病的人,肝肾的阴精已经不能固藏,怎么能再去升发少阳之气,使下焦的精气更加枯竭,发生下焦阴液大伤而虚阳上浮的危重病证呢？《内经》中说:"不能对实证用补药,对虚证用攻伐的药物;治病时要先了解岁气的太过与不及,不可违背自然规律而克伐天和之气"怎么可以不知道呢？后世医家对吴又可的错误治法加以仿效,实在是没有读《内经》而造成的过错。

再按:现在的医生对温热病用辛温发汗的治法,二三天仍没有汗出,就说是斑疹之邪蕴伏在里,不只用升麻、柴胡、羌活、葛根,而且重用山川柳透发斑疹。不知道山川柳一年中能开三次花,所以又叫三春柳,民间把"三春"转音为"山川"。这种柳树古代称柽木,《诗经》所说的:"其柽其椐"中的柽,就是指山川柳。山川柳性味大辛大温,生长最为迅速,树木的横枝又很细,所以能疏通脉络,透发虚寒的白疹,假如用以治疗温病邪热亢盛、气血沸腾的红疹,岂不是如同见到了仇人吗？其实,会治疗温病的医生,经过治疗,温病本来可以不出斑疹的;即使邪热内郁二三天或三五天,因为不能发汗,有不得不发斑疹的趋势,也可以使重者化轻,轻者化无。如果用一派辛温刚燥的药物,助长气分热邪而侵入血分,岂不是人为地自造斑疹吗？再有现在的医生,看到病人疹子已经透出,便认为放心,不知道在邪热炽盛的时候,正应当小心谨慎,一有疏忽大意,就会造成严重危害。一般来说,斑疹不忌泻下,如果有里结实证,可给予轻泻之剂,但不可猛然攻下,以免造成中气大伤而致血热内陷(治法参照本书中焦篇)。

清宫汤方

元参心9克　莲子心1.5克　竹叶卷心6克　连翘心6克　犀角尖(磨粉冲服)6克　连心麦冬9克

加减法:如痰热较盛的,加用竹沥、梨汁各五汤匙;如咯痰不爽的,加入瓜蒌皮4.5克;热毒较甚的,加入金汁、人中黄;神志逐渐昏迷的,加银花9克,荷叶6克,石菖蒲3克。

[方论]这是酸寒甘苦法,清膻中邪热的方剂。称作清宫,因为膻中是心的宫城。所以诸药都用心,因为凡是心有生生不已之意,心能入心。即以清心化浊之品,补心中生生不息的生气,在生命垂危的情况下挽救生命。火热之邪能使人神昏,寒水之气能使人清醒,神志不清而语无伦次,是水不足而火有余,同时兼有秽浊之气蒙闭神明的原因。以八卦来说,心火属离卦,肾水是坎卦,离以坎为体,元参味苦属水,能滋肾水补心阴;犀角为灵异之物,味咸,能辟秽解毒,所谓"灵犀一点通",善通心气,色黑能补水,也有补离中不足的作用,所以以二药为君。莲心味甘苦而咸,是倒生根,所以莲心能由心走肾,使心火下通手肾,回环上升,能使肾水上

潮于心,所以用作使药。连翘形状像心,故连翘心能退心热。竹叶心尖锐而体中空,能通窍清火,故以此二味为佐药。麦冬之所以连心用,是因《本经》说麦冬主心腹结气,伤中伤饱,胃脉络绝。试问麦冬去心后,怎么能散结气,补伤中,通伤饱,续胃脉络绝呢?因麦冬禀受少阴癸水之气而生,有一主根,横行生长,根与麦冬的颗粒相连,有十二枚的,有十四五枚的,而人体手足三阳三阴之络,共有十二,加上任脉经的尾翳,督脉经的长强,共有十四。加上脾之大络共十五,这是物性合乎人身自然之奥妙。只有学问高深的人,才能体验物象、观察物情,用麦冬以通续脉络。其命名与天冬并称为"门冬",是因为冬主闭藏,门主开转,称"门冬",是说其具有开合的功能,麦冬的妙处,全在心上,古籍并没有去心的记载,张隐庵曾感叹地说:"麦冬去心,不知从何人开始,沉习已久,相约成俗,已不可改变。我查遍历代方书,才知道是从陶弘景开始的。都因为陶氏拘泥于"诸心入心,能令人烦"一句话,不知麦冬无毒,载在上品,久服可以使身体轻捷灵敏,怎么会令人烦呢!例如人参、白术、黄芪、甘草,以及各种种仁果实等,都莫不有心,是否都能令人心烦而全去心用呢?所以陶氏用麦冬去心,可以说是智者千虑之一失。本方中独取用连心麦冬,以散心中秽浊的结气,所以作为臣药。

安宫牛黄丸方

牛黄30克 郁金30克 犀角30克 黄连30克 朱砂30克 梅片7.5克 麝香7.5克 真珠15克 山栀30克 雄黄30克 黄芩30克 金箔衣

上药研为极细末,炼老蜜为丸,每丸3克,金箔为衣,用蜡壳封丸。脉虚者用人参汤送服;脉实者用银花、薄荷汤送服,每次服一丸。可以一天服二次,甚至服三次;小儿每次服半丸,服后不见效,可再服半丸。本药还可用于突然昏厥倒地,各种癫痫,触犯不正之气而生病,以及成人或小儿因高热而致的痉厥。

[方论]安宫牛黄丸是芳香化浊,辟秽利窍的方剂,方中用酸寒药物以滋肾水安心体,苦寒通火腑而泻心之用。方中牛黄得日月之精华,清心开窍。犀角能解百毒治邪鬼瘴气。真珠得到太阴的精华,能宣通神明,配合犀角,可以补肾水救心火。郁金是草本的香药,梅片是木本的香药,(按:梅片即冰片,系用海外的一种老杉木的浸液提炼而成。近代有用樟脑制成的伪品,樟脑可宣发水中的火气,对温热类疾病决不适用),雄黄是金石类药中的香药,麝香是精血药中的香药。将四种芳香的药物配合应用,能透发深伏于厥阴的邪热温毒,清热辟秽,开窍醒神。黄连泻心火,栀子可清泻心和三焦之火,黄芩能清泻胆经和肺经的火热,使火热之邪随着各种香药的外透作用,一齐向外发散。方中朱砂能补心阴,泻心火,与金箔合用能祛痰,重镇安神,配合真珠、犀角,做治疗本证的臣药。

紫雪丹方(本方为《本事方》中的方剂去黄金)

滑石500克 石膏500克 寒水石500克 磁石(水煮)1000克捣碎,煎煮去渣,加入后面的药物:

羚羊角150克 木香150克 犀角150克 沉香150克 丁香30克 升麻

500克 元参500克 炙甘草250克

以上八味药物，一起捣碎、锉细。加入到前面的药汁中再煎煮，去渣再加入后列的药物：

朴硝、硝石各1000克，提炼洁净，加入前面的药汁中，用微火煎，不停地用柳木棍搅，等到药汁快凝固时，再加入后面的二味药。

辰砂（研细）90克 麝香（研细）36克加入上面的药汁中搅拌均匀，在制成后退去火气，贮藏备用，使用时以冷开水化开，每次服3克到6克。

[方论]方中滑石、石膏、寒水石清热泻水而通利小便。磁石、元参补肝肾之阴而上济心火。犀角、羚羊角泻心胆之火，甘草调和诸药、解毒，能缓肝之苦急。以上各种药物，药性都是沉降的，单用一味升提的升麻，是取欲降先升的道理。麝香、木香、沉香、丁香，能芳香辟秽开窍，使神明不致因浊邪困阻而神志不清。辰砂，色赤，补心而通心火，内含汞而补心体，重镇安神，各种药物都是煎煮取汁，朴硝、硝石是用原药加入，因二药是由水卤凝结而成药性峻猛而容易消溶，能泻火散结。

《局方》至宝丹方

犀角（镑）30克 朱砂（飞）30克 琥珀（研）30克 玳瑁（镑）30克 牛黄15克 麝香15克

用安息香浓汤炖化后，再和入以上各种药制成100丸，用蜡在外封护。

[方论]本方汇集了各种灵异之品，都能补心体、通心用，芳香辟秽，清心解毒开窍，共同起到拨乱反正的作用。

以上三方，一般来说，安宫牛黄丸性质最为寒凉，紫雪丹凉性稍次，至宝丹更次一些，主治大体相同，而各有所长，临床使用时应针对不同证候斟酌选用。

【解析】 1.对温病禁汗的理解：吴氏在本条指出，手太阴温病不能用辛温发汗的方法，强调如误用则会发生一些变证。其主要机制，可与本篇卷四杂说中的"汗论"互参。但应注意的是，温病禁汗不可理解为温病的治疗绝对不能发汗，尤其当感受温邪在表，表气郁闭而恶寒较著或无汗时，治疗当用微汗之法，甚至可适当配合少量辛温之品以增强发汗之力。这一含义吴氏在本篇亦有体现，如辛凉剂银翘散中就有淡豆豉、荆芥辛温发汗之品。清代医家王九峰曾指出，"风温不要发汗，而亦宜微汗"，也说明温病并非绝对禁汗。南京中医药大学著名温病学家孟澍江教授提出，"温病有汗不用发汗，无汗则可小汗"，临床应用时可供参考。

2.误汗的变证及治疗：温病误用汗法后可出现不同的反应，与人的体质不同有关：如有用辛温之品强发其汗而汗不出者，是因热甚血燥无以蒸汗，或阴虚汗源不足，辛温之性助邪热而深入血分，故可发生斑疹；也有卫表疏松用汗法而致汗出不止者，此则必伤及心阳、心阴，温邪乘虚内陷心包，神明失主而引起神昏谵语。对误汗后所造成的上述变证，吴氏提出：发斑者，可用化斑汤凉血解毒化斑；发疹者，银翘散去淡豆豉，加细生地黄、牡丹皮、大青叶，倍玄参以清营凉血解毒透疹，但禁用升麻、柴胡、当归、防风、羌活、白芷、葛根、三春柳等辛温发散之品。对神昏谵语者，可用清宫汤,同时可配合牛黄丸、紫雪丹、局方至宝丹等。从吴氏列出的治疗神昏谵语的方药来看,主要是针对误汗后发生邪闭心包者,但如误汗后发生心阳、心阴外脱,或出现内闭外脱者,则不可拘于此法,当用固脱救逆之法,或固脱与开窍并用。

3.关于"开窍三宝"。安宫牛黄丸、紫雪丹、至宝丹被称为温病"开窍三宝",其作用都能清热解毒、祛痰开窍、镇惊安神,但具体分之,三者作用又有所不同:安宫牛黄丸是在《痘疹世医心法》万氏牛黄丸(牛黄、朱砂、黄连、黄芩、栀子、郁金)基础上加犀角、真珠、金箔、麝香、冰片、雄黄而成,其寒凉性最强,长于清解热毒。紫雪丹原名紫雪,出自《千金要方》,但少一味黄金而加滑石,其寒凉之性稍逊于安宫牛黄丸,长于镇静安神、清泄阳明之热,有通导大小便之功。至宝丹出自《局方》,但少了金银二箔、龙脑、雄黄,芳香化浊力量较强,而寒凉之性更次于紫雪丹,长于宁心安神、辟秽化痰开窍。

从本条内容来看,虽只是讨论温病误治的处理,但因其列出了化斑汤、银翘散去淡豆豉,加细生地黄、牡丹皮、大青叶,倍玄参方、清宫汤、牛黄丸、紫雪丹、局方至宝丹等治疗斑疹和邪闭心包的方剂,所以实际上是一条论述温病斑疹和邪闭心包治法的主要条文。

第十七条

【原文】　邪入心包,舌蹇①肢厥,牛黄丸主之,紫雪丹亦主之。

厥②者,尽也。阴阳极造其偏,皆能致厥。伤寒之厥,足厥阴病也。温热之厥,手厥阴病也。舌卷囊缩,虽同系厥阴现证,要之舌属手,囊属足也。盖舌为心窍,包络代心用事,肾囊前后,皆肝经所过,断不可以阴阳二厥混而为一,若陶节庵所云:"冷过肘膝,便为阴寒",恣用大热。再热厥之中亦有三等:有邪在络居多,而阳明证少者,则从芳香,本条所云是也;有邪搏阳明,阳明太实,上冲心包,神迷肢厥,甚至通体皆厥,当从下法,本论载入中焦篇;有日久邪杀阴亏而厥者,则从育阴潜阳法,本论载入下焦篇。

牛黄丸,紫雪丹方(并见前)

【注释】　①舌蹇:通謇。口吃,结巴。舌蹇指舌头转动不灵,言语不流利。②厥:昏厥,晕倒;或冷气从脚下上升。

【译文】　温病邪热内闭心包,舌体转动不灵,四肢逆冷,可用安宫牛黄丸或紫雪丹治疗。

厥,是到了尽头,如果阴阳偏盛到了极点,都可以引起厥证。伤寒病中的厥证,属足厥阴肝经的病变;温病中的厥证,属手厥阴心包经的病变。舌卷曲不伸,阴囊上缩,虽然都是厥阴见证,但其鉴别要点是,舌体属手厥阴经;阴囊属足厥阴经。舌为心之苗,心包络代心行事,而肾囊前后都是足厥阴肝经的循行部位,临床上千万不能把阴厥与阳厥混为一谈。就像陶节庵所说的："冷过肘膝，就一定是阴寒证"而随意使用大热性质的药物。在热厥之中亦有三种情况：较为多见的是邪犯心包络，而阳明热盛的表现较少，治疗用芳香开窍的方法就是本条论述的这种病证。有的是邪传阳明，阳明腑实，邪热上扰心包，而神志昏迷，四肢厥冷的，严重的全身厥冷，应当用攻下腑实的治法，本书将于中焦篇论述。还有温病迁延日久，邪热虽退而阴液已极度亏虚的厥证，治疗应育阴潜阳法，本书收载于下焦篇。

牛黄丸方，紫雪丹方（都参见前条）

【解析】 1.邪闭心包的临床表现：邪闭心包的主要证治内容在前条中已有论及，但本条补充了邪闭心包除神昏谵语外的另外两个主症——舌謇、肢厥，因此，邪闭心包的临床表现，应当包括神昏谵语、舌謇、肢厥在内。

2.有关厥证：温病临床常可见厥证，但有类型的不同。首先，吴氏在本条自注中对伤寒之厥与温病之厥进行了比较，认为伤寒之厥可见囊缩，而温病之厥可见舌卷。但如仔细分析原文，提出厥有伤寒与温病之别更重要的意义在于应明确厥证虽都为四肢厥冷，但其性质有寒、热之别。如因阳气大衰、阴寒内盛而厥，属寒厥，多见于伤寒；如因邪热内闭而致阳气不能外达所致的厥证，则属热厥，多见于温病。但是，上述区分是相对而言的。因为，在伤寒中也有因邪热内郁而致厥者，如《伤寒论》中四逆散所治之厥证即属此类，而在温病中也不乏阳气外脱而致寒厥者，所以不可认为伤寒之厥与温病之厥有绝对的不同。

其次，吴氏论述了温病中的3种厥证：一是热闭心包而属上焦者，治疗主以开心包之窍予以芳香开窍法，如牛黄丸之类；二是阳明热结邪热上扰心神而属中焦者，属胃实之证，治当泻阳明之里热，并与开窍并施；三是真阴耗竭心神失养而属下焦者，属手足少阴同病，可先用牛黄丸等开窍，再予复脉存阴，三甲潜阳。所以温病热厥治疗当分别投以开闭、攻下、育阴潜阳等法。但应注意，临床上尚有上中焦同病者，也有因邪热内郁而致厥者，不可不知。

第十八条

【原文】 温毒咽痛喉肿，耳前耳后肿，颊肿，面正赤，或喉不痛，但外肿，甚则耳聋，俗名大头温、是虾蟆温①者，普济消毒饮去柴胡、升麻主之，初起一二日，再去芩、连，三四日加之佳。

温毒者，秽浊也。凡地气之秽，未有不因少阳之气而自能上升者，春夏地气发泄，故多有是证；秋冬地气，间有不藏之时，亦或有是证；人身之少阴素虚，不能上济少阳，少阳升腾莫制，亦多成是证；小儿纯阳火多，阴未充长，亦多有是证。咽痛者，《经》谓"一阴一阳结，谓之喉痹"。盖少阴少阳之脉，皆循喉咙，少阴主君火，少阳主相火，相济为灾也。耳前耳后颊前肿者，皆少阳经脉所过之地，颊车②不独为阳明经穴也。面赤者，火色也。甚则耳聋者，两少阳之脉，皆入耳中，火有余则清窍闭也。治法总不能出李东垣普济消毒饮之外。其方之妙，妙在以凉膈散为主，而加化清气之马勃、僵蚕、银花，得轻可去实之妙；再加元参、牛蒡、板蓝根，败毒而利肺气，补肾水以上济邪火。去柴胡、升麻者，以升腾飞越太过之病，不当再用升也，说者谓其引经，亦甚愚矣！凡药不能直至本经者，方用引经药作引，此方皆系轻药，总走上焦，开天气，肃肺气，岂须用升、柴直升经气耶？去黄芩、黄连者，芩、连里药也，病初起未至中焦，不得先用里药，故犯中焦也。

普济消毒饮去升麻柴胡黄芩黄连方

连翘一两　薄荷三钱　马勃四钱　牛蒡子六钱　芥穗三钱　僵蚕五钱　元参一两　银花一两　板蓝根五钱　苦梗一两　甘草五钱

上共为粗末，每服六钱，重者八钱。鲜苇根汤煎，去渣服，约二时一服，重者一时许一服。

【注释】　①大头温、虾蟆温：其病较痄腮严重，由于腮、项、咽喉、头面皆肿。头大如斗，或如虾蟆。故称大头温、虾蟆温。温在此处应为"瘟"字，吴氏则"温""瘟"不分。②颊车：面的两旁。颊车为足阳明经上的穴位，位于耳的前下方，下颌角的前上方。

【译文】　温毒病，咽喉肿痛，耳的前后及面颊部肿胀，面色红赤，或咽喉不痛而只有外面肿胀，严重的出现耳聋，俗称"大头瘟""虾蟆瘟"，有普济消毒饮去柴胡、升麻治疗。初起一二天，当去掉黄芩、黄连，三四天加上黄芩、黄连为好。

温毒是感受秽浊之气而得的。凡是地上的秽浊之气，没有少阳升发之气，是不会自己上升的。所以在春夏之季地气发泄的时候，易发温毒证。秋冬间或有地气不能收藏的时候，有时也会有这种病。从人体内部来说，如果素体少阴肾水不足，不能上济少阳，少阳之气升腾而不能抑制，容易形成温毒；小儿纯阳之体，阴液相对不足，也容易患上温毒病。咽喉疼痛的机理，《内经》说："一阴一阳结，谓之喉痹。"少阴和少阳的经脉，都经过喉咙，少阴为君火，少阳为相火，二者结合就会产生疾病。耳前耳后颊部肿，因为这都是少阳经脉经过的地方，颊车不仅仅在阳明经上，它与少阳经也很靠近。面红赤，是火毒上炎的反映。严重者会发生耳聋，是因为手足少阳的经脉都进入耳中，火热邪盛就会壅塞清窍而耳聋。本病的治疗方法，总的来说，不能出李东垣普济消毒饮之外。其组方的奥妙，在于以凉膈散为主，加上化浊清气的马勃、僵蚕、银花，有"轻可去实"的功效，再加上元参、牛蒡子、板蓝根，解毒利气，滋阴降火。去掉柴胡、升麻，因为本病是少阳升发太过，不应再升了。有人说升麻、柴胡能引药入少阳经，也是很愚蠢的！因为上有药物不能直接到达的部位，才用引经药作导引，普济消毒饮中大部分药物都是轻清上浮的，本来就可以直走上焦，宣通肺气，怎么还要用升麻、柴胡作为引经药呢？方中不用黄芩、黄连，因为芩、连苦寒入里，本病初起时，没有到中焦，所以不能用清里热的药物，以免损害中焦。

普济消毒饮去升麻柴胡黄芩黄连方

连翘30克　薄荷9克　马勃12克　牛蒡子18克　荆芥穗9克　僵蚕15克　元参30克　银花30克　板蓝根15克　苦桔梗30克　甘草15克

上药一起研成细末，每次用18克，病重的用24克。用时以鲜芦根先煎成汤，再加上药放入煎，去渣服下，约每四个小时服一次，病重的可以每两个小时服一次。

【解析】　1.温毒的病因病机：吴氏认为，温毒是感受秽浊之气而发生的。秽浊之气如何致病呢？首先，地上的秽浊之气往往借助少阳升发之气上升而致病。春夏之时，正是地气升发外泄的季节，所以在这一季节人们容易感受秽浊之气而得温毒。其次，秋冬之时也有地气不能内藏的时候，所以有时也会发生温毒。此外，从人体内部来说，如果人的素体少阴肾水不足，不能上济涵养少阳，少阳之气也会升腾而不能抑制，因此这种体质的人容易发生本病。小儿的体质属纯阳而火气较旺，阴液未能充分生长而相对较匮乏，所以小儿也较易患本病。

2.温毒的临床表现及治疗：文中列举了温毒的主要表现，即见"咽痛喉肿，耳前耳后肿，颊肿，面正赤，或喉不痛，但外肿，甚则耳聋"，吴氏所说的温毒包括了多种疾病在内，如有大头瘟、痄腮（虾蟆瘟）。但大头瘟与虾蟆瘟实际上也并非是同一种疾病，虽然治法相似，但临床表现各别，不能混为一谈：大头瘟以头面红肿为主症，痄腮以耳前后肿为主症。对于温毒之概念，古人说法并不一致，如皮肤发疹斑、咽喉肿烂等许多疾病都称之为温毒。吴氏所说的温毒显然只是其中的一部分。

温毒的治疗总的来说，一般主用清热解毒之法，大多用李东垣《东垣试效方》中所载的普济消毒饮。该方以凉膈散为主体，又加入了能轻清去秽浊之气的马勃、白僵蚕、金银花，有"轻可去实"之妙。另外再加上玄参、牛蒡子、板蓝根，可以清热解毒而宣通肺气，补益肾水而上济邪火。方中之所以要去除升麻、柴胡，是因为考虑到本病的发生是因少阳升发过度，故不用升麻、柴胡以避免升腾发散过度，而有助少阳之火势。除此之外，也有一些其他方法。如《蒲辅周医疗经验》中载一例小儿腮腺炎患者，高热不退，曾经用解毒清热药而不效，蒲老根据其时春雨连绵，身重苔腻，断为湿热内蕴上蒸，治以通阳利湿之法，用藿、佩、杏、苓、苡、僵蚕、桔梗、前胡、甘草、通草、淡豆豉、葱白而取效。

3.对普济消毒饮的加减运用：吴氏在文中强调方中要去升麻、柴胡，但从本方的配伍特点来看，其用升麻、柴胡之升散与芩、连之苦寒相伍，两者一升一降相配合是本方的精妙之处，而且升麻本身也有解毒之功，柴胡则有升散少阳之力，对于本病都有治疗作用，所以临床以不去为宜。

第十九条

【原文】　温毒外肿，水仙膏主之，并主一切痈疮。

按：水仙花得金水之精，隆冬开花，味苦微辛，寒滑无毒。苦能降火败毒，辛能散邪热之结，寒能胜热，滑能利痰。其妙用全在汁之胶粘，能拔毒外出，使毒邪不致深入脏腑伤人也。

水仙膏方

水仙花根,不拘多少,剥去老赤皮与根须,入石臼捣如膏,敷肿处,中留一孔出热气,干则易之,以肌肤上生黍米大小黄疮为度。

【译文】 温毒病,耳前耳后及颊部肿的,可用水仙膏。本方还可治疗其他各种痈疮肿痛。

[按]水仙花是禀受秋冬季节的金水之精气而生长的,在隆冬季节开花。水仙的根味苦微辛,性寒质滑而无毒。苦则能降火而解毒,辛则能宣散邪热的壅结,寒则能祛除邪热,滑则能利痰。而该药的妙用全在于它胶黏的汁可以拔毒外出,从而使邪毒不至于向内深入脏腑而发生其他变证。

水仙膏方

用水仙花根,不论多少,剥去在外的老皮红皮和根须,放入石臼内捣成膏状,取出敷在肿处,当中留出1个孔,以便邪热之气从孔中外出。如药干,就要重新再敷,一直到皮肤上出现如小米大小的黄色小疮疹为止。

【解析】 中医外治法在温病中有广泛的应用,用之得当,与其他治法有相得益彰的效果。水仙的根味苦微辛,性寒质滑而无毒。苦则能降火而解毒,辛则能宣散邪热的壅结,寒则能祛除邪热,滑则能利痰。作为外用是利用它胶黏的汁拔毒外出,从而使邪毒不至于向内深入脏腑而发生其他变证。但在临床上,一般应内服普济消毒饮与外用药并用。对本病除了可用上述外治法外,也可用如意金黄散等具有清热解毒作用的药物外敷。

第二十条

【原文】 温毒敷水仙膏后,皮间有小黄疮如黍米者,不可再敷水仙膏,过敷则痛甚而烂,三黄二香散主之。

三黄取其峻泻诸火,而不烂皮肤,二香透络中余热而定痛。

三黄二香散方(苦辛芳香法)

黄连一两　黄柏一两　生大黄一两　乳香五钱　没药五钱

上为极细末,初用细茶汁调敷,干则易之。继则用香油调敷。

【译文】 温毒病在外敷水仙膏后,如皮肤上出现了如小米粒大小的黄疮,就不要再敷水仙膏。因敷得过分后,会引起局部皮肤的疼痛和溃烂。这时可用三黄二香散外敷。

三黄二香散中用三黄是利用苦寒之性以清火解毒,同时,苦寒也可燥湿而使皮肤不烂。乳香、没药这二香可以透散络中的邪热,并有止痛作用。

三黄二香散(苦辛芳香法)

黄连30克　黄柏30克　生大黄30克　乳香15克　没药15克

以上各药都研为极细的粉末备用。开始时可用细茶泡的水调敷患处,如干后,再重新换药。也可再用香油调敷。

【解析】 外敷水仙膏后皮肤出现如小米粒大小的黄疮,可能与水仙膏的刺激性较强有关。此时,可用三黄二香散外敷。该法也可用于其他因热毒而引起的肿疡未化脓时,不必均在用水仙膏后出现黄疮肿痛糜烂后才使用。

第二十一条

【原文】 温毒神昏谵语者,先与安宫牛黄丸、紫雪丹之属,继以清宫汤。
安宫牛黄丸、紫雪丹、清宫汤(方法并见前)
【译文】 温毒病神志不清,语无伦次,先用安宫牛黄丸、紫雪丹一类药,接着用清宫汤。
安宫牛黄丸、紫雪丹、清宫汤(方剂和用法前面已有记载)。
【解析】 本条讲温毒邪入心包的治法。
温毒病邪毒内陷,可以侵犯于厥阴心包经,而出现邪入心包的危重证候,出现神志异常的见证,治疗同温病过程中邪入心包一样,用安宫牛黄丸、紫雪丹、清宫汤等清心开窍。

暑温

第二十二条

【原文】 形似伤寒,但右脉洪大而数,左脉反小于右,口渴甚,面赤,汗大出者,名曰暑温,在手太阴,白虎汤主之;脉芤甚者,白虎加人参汤主之。

此标暑温之大纲也。按温者热之渐,热者温之极也。温盛为热,木生火也。热极湿动,火生土也。上热下湿,人居其中而暑成矣。若纯热不兼湿者,仍归前条温热例,不得混入暑也。形似伤寒者,谓头痛、身痛、发热恶寒也。水火极不同性,各造其偏之极,反相同也。故《经》谓水极而似火也,火极而似水也。伤寒,伤于水气之寒,故先恶寒而后发热,寒郁人身卫阳之气而为热也,故仲景《伤寒论》中,有已发热或未发之文。若伤暑则先发热,热极而后恶寒,盖火盛必克金,肺性本寒,而复恶寒也。然则伤暑之发热恶寒虽与伤寒相似,其所以然之故实不同也,学者诚能究心于此,思过半矣。脉洪大而数,甚则芤,对伤寒之脉浮紧而言也。独见于右手者,对伤寒之左脉大而言也,右手主上焦气分,且火克金也,暑从上而下,不比伤寒从下而上,左手主下焦血分也,故伤暑之左脉反小于右。口渴甚,面赤者,对伤寒太阳证面不赤、口不渴而言也。火烁津液,故口渴,火甚未有不烦者,面赤者,烦也,烦字从火后页,谓火现于面也。汗大出者,对伤寒汗不出而言也。首白虎例者,盖白虎乃秋金之气,所以退烦暑,白虎为暑温之正例也,其源出自《金匮》,守先圣之成法^①也。

白虎汤、白虎加人参汤方(并见前)

【注释】 ①守先圣之成法:是对张仲景学术思想的继承。如《金匮要略·痉湿暍病脉并治篇》云:"太阳中热者,暍是也,汗出恶寒,身热而渴,白虎加人参汤主之。"故吴鞠通注云:"白虎为暑温之正例也.其源出自《金匮》。"

【译文】 初起时类似伤寒而有头痛、身痛、发热恶寒等症。但脉象右手洪大而数,左手反小于右手,口渴较甚,面部红赤,全身大汗。这就称作暑温病,其病位在手太阴肺,用白虎汤治疗。如脉表现为明显的芤象,则用白虎加人参汤治疗。

本条标示了暑温病证治的大纲。温是热的开始,而热又是温发展到极点的表现。夏季的炎热是由春季的温暖转变而成的,是木生火的道理,天气热极则地湿易动,即所谓火生土。天之热气下逼,地之湿气上蒸,人处在这种条件下,就会感生暑温病。如果仅是感受火热之邪而不兼湿邪,仍归属于前面所说的温热病一类,不能把这类病证混于暑病中。所谓"形似伤寒",是指头痛、身痛、发热、恶寒等症。水火的性质完全不同,但热到了极点,两者的表现反而有相似之处。所以《内经》有"水极似火,火极似水"的理论。伤寒是伤于寒水之气,所以先恶寒而后发热,寒郁人体卫阳之气,卫气不得泄越而为发热。所以张仲景于《伤寒论》中有或已发热、或未发热的说法。如果是感受暑热病邪,就会先发热,热邪过盛后才会出现恶寒,这是因为火盛必然克金,肺性本来就属寒,反而出现恶寒。可见伤于暑邪的发热恶寒虽与伤寒相似,但两者的原因并不相同。学习医学的人,如果能弄清其中的道理,就很有造诣了。脉象洪大而数,甚至出现芤象,是与伤寒的脉浮紧相对而言的。洪大之脉只出现在右手,是针对伤寒的左脉大而言的。右手主上焦气分病变,而且火热克伐肺金,暑邪是由口鼻而入,是从上至下的,不像伤寒那样从下向上发展。左手主要反映了下焦血分的病变,所以伤暑以后左脉反而小于右脉。口渴严重,面色红赤,是与伤寒太阳证面不红、口不渴相对而言的。热盛伤津,故口渴,火热亢盛必然会引起心烦,烦字是由"火"和"页"组成的,是火热反映于面部的意思。汗大出也是相对伤寒初起无汗而言。首先以白虎汤为治疗暑温的代表方剂,是因为白虎汤属于秋金之气,能消退暑季的烦热。白虎汤治疗暑病的根据来源于《金匮要略》,是遵守张仲景医圣的传统治法。

白虎汤、白虎加人参汤方(二方参前所载)

【解析】 1.暑温初起恶寒、发热与伤寒的区别:暑温初起之时,可见发热恶寒,与伤寒似乎有类同之处,但伤寒恶寒是因寒邪客于肌表,在发热或未发热之前必有恶寒,恶寒明显,且伴有身痛、口不渴、脉浮紧等表现。而暑温初起的恶寒是见于热极之时,因"火盛克金"而致,更重要的是必伴有高热、面赤、口大渴、脉洪数等暑犯阳明,气分热盛的表现,与伤寒恶寒发于表证迥然有别。

2.如何理解暑邪致病的特点：吴氏提出，暑邪既为热极之邪，又具有湿性，所以兼具湿热双重性质，即吴氏所说："上热下湿，人居其中而暑成矣。若纯热不兼湿者，仍归前条温热例。"这也是继承了叶氏"暑必夹湿"的观点。但有的医家认为，暑与湿性质有阴阳之别，两者虽可兼夹，但毕竟不属一体，不能认为暑之中必有湿在内，所以提出了"暑多夹湿"的论点。从临床实际来说，"暑多夹湿"较为妥帖。

3.暑温初起的治疗：暑温初起投用白虎汤或白虎加人参汤，是依照《伤寒论》的方法，且与叶天士"夏暑发自阳明"之说相合，所以吴氏说："白虎为暑温之正例。"但吴氏既然强调暑中兼湿，为何用药又无治湿之品？对此应注意从以下两方面理解：一是虽有"暑必兼湿"之说，但暑温初起并不一定均兼湿，所以对不兼湿的暑温，白虎汤自是可用。二是如本病初起已见兼湿之象，如原文所说"形似伤寒"，有头身疼痛、无汗、恶寒，而又有胸痞、苔腻等湿象，其治疗则不宜投用白虎汤，而可用新加香薷饮之类。所以对暑温初起之治不可拘于本条所述。

第二十三条

【原文】《金匮》谓太阳中暍[①]，发热恶寒，身重而疼痛，其脉弦细芤迟，小便已，洒然毛耸[②]，手足逆冷，小有劳，身即热，口开，前板齿燥。若发其汗，则恶寒甚。加温针[③]，则发热甚，数下，则淋甚，可与东垣清暑益气汤。

张石顽注，谓太阳中暍，发热恶寒身重而疼痛，此因暑而伤风露之邪，手太阳标证也。手太阳小肠属火，上应心包，二经皆能制金烁肺，肺受火刑，所以发热恶寒似足太阳证。其脉或见弦细，或见芤迟，小便已，洒然毛耸，此热伤肺胃之气，阳明本证也(愚按：小便已，洒然毛耸，似乎非阳明证，乃足太阳膀胱证也。盖膀胱主水，火邪太甚而制金，则寒水来为金母复仇也。所谓五行之极，反兼胜己化)。发汗则恶寒甚者，气虚重夺(当作伤)其津(当作阳)也。温针则发热甚者，重伤经中之液，转助时火，肆虐于外也。数下之则淋甚者，劫其在里之阴，热势乘机内陷也。此段经文，本无方治，东垣特立清暑益气汤，足补仲景之未逮。愚按：此言太过。仲景当日，必有不可立方之故，或曾立方而后世脱简，皆未可知，岂东垣能立而仲景反不能立乎？但细按此证，恰可与清暑益气汤，曰可者，仅可而有所未尽之词，尚望遇是证者，临时斟酌尽善。至沈目南《金匮要略注》，谓当用辛凉甘寒，实于此证不合。盖身重疼痛，证兼寒湿也。即目南自注，谓发热恶寒身重疼痛，其脉弦细芤迟，内暑而兼阴湿之变也。岂有阴湿而用甘寒柔以济柔之理？既曰阴湿，岂辛凉所能胜任！不待辩而自明。

清暑益气汤方(辛甘化阳酸甘化阴复法)

黄芪一钱　黄柏一钱　麦冬二钱　青皮一钱　白术一钱五分　升麻三分　当归七分　炙草一钱　神曲一钱　人参一钱　泽泻一钱　五味子八分　陈皮一钱　苍术一钱五分　葛根三分　生姜二片　大枣二枚

水五杯,煮取二杯,渣再煎一杯,分温三服。虚者得宜,实者禁用;汗不出而但热者禁用。

【注释】 ①中暍:中暍即中暑。②洒然毛耸:洒然是形容寒栗感。毛耸是形容毫毛耸起。③温针:即古时的一种针法,类似于现代之火针,或如针上加灸。

【译文】 《金匮要略》中说太阳中暍这种病的临床证候主要有:发热恶寒,身体沉重而疼痛,

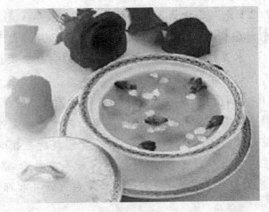

清暑益气汤

脉弦细或芤迟,小便以后,全身发冷而汗毛耸起,四肢逆冷,稍有劳动就会全身发热,张口呼吸,门齿燥。如果用辛温发汗药物,恶寒就会加重,反复地用攻下的方法,可造成小便频数短涩,就像淋证一样。正确的治疗方法,可用李东垣的清暑益气汤。

张石顽注解《金匮要略》时说:"太阳中暍所见到的发热恶寒,身重而疼痛等症状,是因为暑天感受了风邪,是手太阳小肠经的标证。手太阳小肠属火,上与心包络相应,小肠与心经之火,均能克伐肺金,消烁肺气,肺金受到火热的消烁,就会发热恶寒,好像伤寒太阳证一样。其脉象弦细或芤迟,小便后全身发冷而毫毛耸起,是因为邪热损伤了肺胃之气,属阳明本证(我认为小便后身体怕冷,毫毛耸起的表现,似乎不是阳明证,而是足太阳膀胱经病变。因为膀胱主水,暑热火邪太盛克伐肺金时,则寒水来为母金复仇,这是五行到了极点,反而会兼有克己一方的表现的情况)。至于发汗而恶寒严重者,是气虚重夺(当作耗伤)其津液(当作阳气)。至于用温针治疗而发热更盛,是因为严重损伤了经脉中的阴液,同时助长邪热,使火热之邪亢盛于外的缘故。反复攻下而致小便频数、短涩而痛,是因为耗伤了在里的阴液,邪热乘虚内陷所致。这一段经文,本来没有治法和方剂,李东垣专门设立了清暑益气汤,足以补充张仲景没有论述到的地方。我认为张石顽的这种说法有些太过分。张仲景当时必定有不立方剂的原因,也许曾立过方剂而后世脱简失传了,现在也无法知道,岂有李东垣能立方而张仲景反不能立方的道理? 但是仔细分析这一证候,正好可以用清暑益气汤。说可用,仅指可以用,言外之意是说也有不可用的情况,希望遇到这类病证时要根据实际情况斟酌使用。至于沈目南《金匮要略注》说应该用辛凉甘寒法,实在与本证不合。因为身重疼痛,说明已兼挟了寒湿病邪,难道有对阴湿证使用甘寒阴柔之品,以柔济柔的道理吗? 既然已经说是阴湿,岂是辛凉之剂所能胜任的? 道理是不言而喻的。"

清暑益气汤方(辛甘化阳、酸甘化阴两法的复合治法)

黄芪3克 黄柏3克 麦冬6克 青皮3克 白术4.5克 升麻0.9克 当

归2.1克　炙甘草3克　神曲3克　人参3克　泽泻3克　五味子2.4克　陈皮3克　苍术4.5克　葛根0.9克　生姜2片　大枣2个

水五杯，煎煮成二杯，渣再煎一杯，分三次温服。虚者适宜，实者禁用，汗不出而但热者禁用。

【解析】　从古代对中暍的临床表现描述来看，中暍与一般的突然感受暑热之邪而致的中暑有所不同，而类似于内受暑湿而外感寒湿的病证，这与李氏所制清暑益气汤的作用侧重于清暑益气、化湿健脾是相吻合的。但对本证的治疗，吴氏在自注中提出："曰可者，仅可而有所未尽之词，尚望遇是证者，临时斟酌尽善。"也就是说，对中暍的治疗，用东垣的清暑益气沥并非都是适用的，须根据患者的证候而定。

第二十四条

【原文】　手太阴暑温，如上条证，但汗不出者，新加香薷饮主之。

证如上条，指形似伤寒，右脉洪大，左手反小，面赤口渴而言。但以汗不能自出，表实为异，故用香薷饮发暑邪之表也。按香薷辛温芳香，能由肺之经而达其络，鲜扁豆花，凡花皆散，取其芳香而散，且保肺液，以花易豆者，恶其呆滞也。夏日所生之物，多能解暑，惟扁豆花为最，如无花时，用鲜扁豆皮，若再无此，用生扁豆皮。厚朴苦温，能泻实满，厚朴皮也，虽走中焦，究竟肺主皮毛，以皮从皮，不为治上犯中。若黄连甘草，纯然里药，暑病初起，且不必用，恐引邪深入，故易以连翘、银花，取其辛凉达肺经之表，纯从外走，不必走中也。

温病最忌辛温，暑病不忌者，以暑必兼湿，湿为阴邪，非温不解，故此方香薷、厚朴用辛温，而余则佐以辛凉云。下文湿温论中，不惟不忌辛温，且用辛热也。

新加香薷饮方（辛温复辛凉法）

香薷二钱　银花三钱　鲜扁豆花三钱　厚朴二钱　连翘二钱

水五杯，煮取二杯。先服一杯，得汗止后服；不汗再服；服尽不汗，再作服。

【译文】　手太阴暑温，证如上条所述，但如果没有汗出，用新加香薷饮治疗。

所谓"证如上条"，就是指前面第二十条所载，形如伤寒，右脉洪大而数，左手脉反小于右手，面色红赤，口渴欲饮等症而言。但是因为汗不能自出，属于表实证，所以用新加香薷饮内清暑湿而外散表寒，使暑湿之邪由表而解。方中的香薷辛温芳香，能由肺之经而外达其络。鲜扁豆花芳香而散，能清暑热而保肺液。以鲜扁豆花易扁豆，是因为其质重而呆滞。夏天所生的植物大多具有解暑的作用，其中扁豆花作用最强。如果没有花，用鲜扁豆皮，没有鲜扁豆皮，就用生扁豆皮。厚朴苦温，行气散满，其药用部分是皮，虽然入中焦，但中医有以皮治皮的说法，而肺主皮毛，所以本证用厚朴，称不上治上焦而犯中焦。至于黄连、甘草等，虽然苦甘相合清里热，但毕竟是单纯治里证的药物，在暑病初起之时，没有必要使用，恐其引邪深入，故改用连翘、银花，取其辛凉清透的作用，达肺经之表，使暑湿全部从外而解。不必走中焦，免得邪入于里。

温病最忌辛温发汗，暑病却不忌用，这是因为暑病必然兼有湿邪，湿为阴邪，不用辛温药物难以解除，所以本方中香薷、厚朴均是辛温药物，由于暑湿在内，又合用辛凉清泄暑热之品。下文讲到的湿温，不但不忌辛温药，而且用辛热的药物。

新加香薷饮方(辛温复辛凉法)

香薷6克　银花9克　鲜扁豆花9克　厚朴6克　连翘6克

以上诸药用水五杯，煮取二杯。先服下一杯，如果能发汗，就不要再服。如果没有出汗，再服另一杯。如服完以上药后，仍然无汗，可再用一剂。

【解析】　1.暑温初起无汗者证治：需要明确的是，本条自注中提出的"如上条证"，是指前第22条，而非第23条。这两条病证的主要区别在于本条病证无汗出，所以称其属表实，但所谓"实"，是相对而言的，是指表气郁闭较甚，而不意味着前条就是表虚。实际上两者病机的区别在于前第22条为热盛于阳明，邪热浮盛内外，表气不郁，亦不兼夹湿邪；而本条所述则为暑湿内蕴而表气郁甚，因此治疗迥异。但应注意，本条治以新加香薷饮，虽称其为针对手太阴暑温而设，然其病变部位并不完全在肺，与暑湿内蕴脾胃也有密切关系，所以新加香薷饮中用厚朴之类，正是为此而设。

2.对暑病治疗不忌辛温的理解：吴氏在本条对暑病不忌辛温之说进行了阐述，认为暑邪为患每夹湿邪，而湿邪非用温药不能解除，故用药非辛温不治。从所述内容来看，显然吴氏是针对暑病初起夹湿者而言的。然而，本病证与一般的湿邪为病又有不同，即其中有暑热病邪存在，所以治疗又不可纯用辛温，尚需用辛凉解暑之品。很明显，新加香薷饮中辛温的香薷配合在寒凉剂中，全方即为辛温与辛凉并用之方，而非纯属温热之剂。此外，尚应注意的是，由于暑病有兼湿与不兼湿者，所以对不兼湿邪而呈一派温热之象者，也不可拘于不忌辛温之说而滥用辛温之品。

第二十五条

【原文】　手太阴暑温，服香薷饮，微得汗，不可再服香薷饮，重伤其表。暑必伤气，最令表虚①，虽有余证，知在何经②，以法治之。

按伤寒非汗不解，最喜发汗；伤风亦非汗不解，最忌发汗，只宜解肌，此麻、桂之异其治，即异其法也。温病亦喜汗解，最忌发汗，只许辛凉解肌，辛温又不可用，妙在导邪外出，俾营卫气血调和，自然得汗，不必强责其汗也。若暑温、湿温则又不然，暑非汗不解，可用香薷发之，发汗之后，大汗不止，仍归白虎法，固不比伤寒伤风之漏汗不止，而必欲桂、附护阳实表，亦不可屡虚其表，致令厥脱也，观古人暑门有生脉散法，其义自见。

【注释】　①最令表虚：最容易形成表虚证。即暑为阳邪，易于伤津耗气，因而产生汗出不止的虚证。汗大出，津液随之更伤，阳气随阴津消亡而脱，故但见微汗，则不可再发汗。②知在何经，以法治之：指本篇第二十六条至三十四条有关内容。

【译文】　手太阴暑温病，服香薷饮后，身上微微汗出，不可再服香薷饮，重复伤其表气。因暑邪本来就容易伤气，易致表虚不固。所以暑病得汗后，虽然还有其他症状，可根据病证属何经病变，而采用相应的治法。

按：伤寒不通过发汗不能解除在表之寒，所以最喜欢辛温发汗；伤风也是非发汗不能解除，但却最忌辛温发汗，只适宜用辛温解肌的治法，这就是说麻黄汤、桂枝汤的证候不同，治法也不相同。温病初起时也要通过发汗来解除，但又最忌用辛温发汗的方法，只能用辛凉解肌的治法。辛凉解肌的妙处是引导病邪透发，使营卫气血调和，自然汗出，不是强使发汗。至于暑温、湿温则又不是这样，暑温无汗，可以用香薷辛温发汗，发汗之后，大汗不止，就须用白虎汤治疗。虽然与伤寒、伤风发汗后所致的漏汗不止而必用桂枝、附子护阳实表完全不同，但也不能屡次用发汗法而造成表虚，从而导致厥脱之证，只要看看古人治暑病用生脉散法，就明白其中的道理了。

【解析】　1.对暑温汗后不可再汗的理解：吴氏认为："暑必伤气，最令表虚"，所以暑温汗后不可再汗。首先，文中所说的表虚其实与一般所说的表虚概念尚有些不同。暑性酷烈，易耗气伤津，此处的"表虚"，是指感受暑邪后易出现大汗而导致气随汗泄。其次，从本条全文所述来看，是指暑湿侵犯人体后表气郁闭，用新加香薷饮后已得微汗，是表郁已解之象，所以提出不能再用香薷饮发汗。当然，如暑温初起病在阳明而有汗者，更不得用发汗之法。

2.本条"暑""汗""温病"的内涵：本条提出"暑非汗不解"和"温病亦喜汗解，最忌发汗"等观点。其中所说的"暑""汗""温病"都有一些特定的含义。如"暑非汗不解"中的"暑"是指对暑湿在表的病证，要发其汗以解其表气之郁闭。至于"温病亦喜汗解"中的"汗"，是指温病卫分之邪应通过解表而解，而解表往往会有汗出，所以说"温病亦喜汗解"。当然，此处所说的"汗"，不是盲目地发汗，更不是一味用辛温之剂发汗，所以后文又提出"最忌发汗"。

第二十六条

【原文】　手太阴暑温，或已经发汗，或未发汗。而汗不止，烦渴而喘，脉洪大有力者，白虎汤主之；脉洪大而芤者，白虎加人参汤主之；身重者，湿也，白虎加苍术汤主之；汗多，脉散大，喘喝①欲脱者，生脉散主之。

此条与上文少异者，只已经发汗一句。

白虎加苍术汤方

即于白虎汤内加苍术三钱。

汗多而脉散大，其为阳气发泄太甚，内虚不司留恋可知。生脉散酸甘化阴，守阴所以留阳，阳留，汗自止也。以人参为君，所以补肺中元气也。

生脉散方(酸甘化阴法)

人参三钱　麦冬(不去心)二钱　五味子一钱

水三杯,煮取八分二杯,分二次服,渣再煎服,脉不敛,再作服,以脉敛为度。

【注释】　①喘喝:指喘的声音很大。

【译文】　手太阴暑温病,或已经用过辛温发汗药,或未用过辛温发汗药,而病人汗出不止,心烦口渴,呼吸粗大而喘,脉象洪大有力的,用白虎汤治疗;脉洪大而中空呈芤象者,用白虎加人参汤治疗;身体困重,是兼挟湿邪,用白虎加苍术汤;汗多不止,脉象散大无力,喝喝而喘的,用生脉散治疗。

本条与上条稍有不同之处,只在于"已经发汗"一句。

白虎加苍术汤方

即是在白虎汤中加苍术9克。

大汗出而脉象散大,是阳气发泄太过,阴液内虚,不能留恋阳气的表现。生脉散是酸甘化阴的方剂,阴液固守于内,就可以留恋阳气,阳气有所依附而不外泄,汗就自然止住了。以人参为君药,是用其补肺中元气。

生脉散方(酸甘化阴法)

人参9克　麦冬(不去心)6克　五味子3克

上药用水三杯,煎煮成二杯,分二次服。药渣还可加水煎服。如服药后,脉象仍然散大无力者,可再用上方煎服,直到脉象收敛为止。

【解析】　关于暑温用白虎汤和白虎加人参汤的内容前已论及,本条又补充了暑温不论是否用过发汗法,如出现汗出不止,则有以下几种治法:兼有湿因者当用白虎加苍术汤,出现气阴欲脱者用生脉散。应当指出,本条虽冠以手太阴暑温,但其病位并不局限于肺。如白虎汤和白虎加人参汤所主治者,每为肺胃热盛;白虎加苍术汤所治者,则属阳明与太阴同病;生脉散所治者则为全身气阴欲脱者。这几种情况,病邪性质有兼湿与不兼湿之别,病证的性质也有虚实之异,当予严格区别。

第二十七条

【原文】　手太阴暑温,发汗后,暑证悉减,但头微胀,目不了了①,余邪不解者,清络饮主之,邪不解而入中下焦者,以中下法治之。

既曰余邪,不可用重剂明矣,只以芳香轻药清肺络中余邪足矣。倘病深而入中下焦,又不可以浅药治深病也。

清络饮方(辛凉芳香法)

鲜荷叶边二钱　鲜银花二钱　西瓜翠衣二钱　鲜扁豆花一枝　丝瓜皮二钱
鲜竹叶心二钱

水二杯,煮取一杯,日二服。凡暑伤肺经气分之轻证皆可用之。

【注释】　①目不了了:指视物不清。

【译文】 手太阴暑温病用香薷饮发汗之后,暑病的症状大部分已经消除,仅仅感到头部微胀、视物不清,这是暑热余邪未解的表现,用清络饮治疗。病邪未解而出现中下焦症状者,应按照治疗中下焦病证的方法治疗。

既然说是"余邪",就不可用药力峻猛的方剂,只需用轻清芳香的药物,清透肺络中的余邪就可以了。假如病邪深重而传入中下焦,就不能用轻淡的药物治疗病势深重的疾病。

清络饮方(辛凉芳香法)

鲜荷叶边6克　鲜银花6克　西瓜翠衣6克　鲜扁豆花1枝　丝瓜皮6克　鲜竹叶心6克

上药用水二杯,煎煮成一杯,在一日内分二次服下。凡是暑邪伤及肺经的轻证,都可以用本方治疗。

【解析】 在暑温后期,如仍有余邪不解,可见头微胀、视物不太清楚,治疗可用芳香清解的清络饮以清余邪。对该方的适用病证,吴氏在自注中明确提出"凡暑伤肺经气分之轻证皆可用之",一方面表明本方不仅用于暑温后期余邪不解者,也可用于暑温之轻证;另一方面也指出本方的作用较弱,只能用于暑温之轻证。所以对本方的使用不能拘于暑温"余邪不解"之证,在夏季感受暑湿较轻者,只要见有发热、头微胀等症状者,就可以考虑投用本方。该方芳香清轻,特别是诸药俱取新鲜之品,清热解暑之力更强,值得临床借鉴。

此外,本条所说的"发汗后,暑证悉减",并非指辛温发汗的方法,而是指暑温兼湿、表气郁闭而用新加香薷饮得汗后,或暑热之邪随汗而解,病情已明显减轻者。因为暑热之证运用发汗是不可能使暑邪得解、病情减轻的。

第二十八条

【原文】 手太阴暑温,但咳无痰,咳声清高者,清络饮加甘草、桔梗、甜杏仁、麦冬、知母主之。

咳而无痰,不嗽①可知,咳声清高,金音清亮,久咳则哑,偏于火而不兼湿也。即用清络饮,清肺络中无形之热加甘、桔开提,甜杏仁利肺而不伤气,麦冬、知母保肺阴而制火也。

清络饮加甘桔甜杏仁麦冬知母汤方

即于清络饮内,加甘草一钱、桔梗二钱、甜杏仁二钱、麦冬三钱、知母二钱。

【注释】 ①嗽:古人对咳嗽的认识是:有声无痰为咳,有痰无声为嗽。

【译文】 暑温手太阴病证,见到干咳无痰,咳声清亮而高亢的,用清络饮加甘草、桔梗、甜杏仁、麦冬、知母治疗。

干咳无痰,是表明内无痰湿,不属于嗽。咳声清亮而高亢,是肺金有热,但如咳的时间较长,就会变得嘶哑。所以上述病证属于肺经有火而未兼有湿邪。所以其治疗用清络饮清泄肺络中无形的邪热。加入甘草、桔梗宣开肺气,用甜杏仁可以利肺气,因其甘润而不伤肺气。加麦冬、知母可滋养肺阴,并有清肺热的作用。

清络饮加甘桔甜杏仁麦冬知母汤方

即于清络饮中加甘草3克、桔梗6克、甜杏仁6克、麦冬9克、知母6克。

【解析】 吴氏强调暑邪犯于肺络引起的咳嗽,性属火热而不兼湿邪,所以表现为咳而无痰,咳声清亮,咳久不愈。本方临床可用于夏季因感受时令之邪而引起的干咳无痰,患者可兼有发热,但热势大多不甚。

第二十九条

【原文】 两太阴①暑温,咳而且嗽,咳声重浊,痰多不甚渴,渴不多饮者,小半夏加茯苓汤再加厚朴、杏仁主之。

既咳且嗽,痰涎复多,咳声重浊,重浊者土音也,其兼足太阴湿土可知。不甚渴,渴不多饮,则其中之有水可知,此暑温而兼水饮者也。故以小半夏加茯苓汤,蠲②饮和中;再加厚朴、杏仁,利肺泻湿,预夺其喘满之路;水用甘澜,取其走而不守也。

此条应入湿温,却列于此处者,以与上条为对待之文,可以互证也。

小半夏加茯苓汤再加厚朴杏仁方(辛温淡法)

半夏八钱　茯苓块六钱　厚朴三钱　生姜五钱　杏仁三钱

甘澜水③八杯,煮取三杯,温服,日三。

【注释】 ①两太阴:指手太阴肺经和足太阴脾经。②蠲:除去,免除。③甘澜水:将水用勺子反复扬起,直到见水中有多量珍珠样小水泡即成。

【译文】 两太阴暑温病,咳而且嗽,咳声重浊不清,痰多而口不甚渴,渴而不欲多饮时,用小半夏加茯苓汤再加厚朴、杏仁治疗。

病人既咳且嗽,痰涎又多,咳声重浊而不清亮,重浊是五行中的土音,说明兼有手太阴脾经的证候。口不甚渴,渴不多饮,是痰湿阻于中焦,是暑温兼有水饮证,所以用小半夏加茯苓汤,化湿祛痰,以调理中焦;再加厚朴、杏仁降气燥湿,化痰止咳,预先消除喘满的根源,用甘澜水是取其走而不守的意思。

本条属于湿温的范畴,列在这里,是为了同上条对比,相互印证。

小半夏加茯苓汤再加厚朴杏仁方(辛温淡法)

半夏24克　茯苓块18克　厚朴9克　生姜15克　杏仁9克

用甘澜水八杯,煮取三杯,温服,每天三次。

【解析】 脾属土主湿,为生痰之本;肺属金主气,为储痰之器。由于暑兼水饮之邪蕴留在肺脾两经,肺气不肃降,脾气不健运,酝酿成痰,上注于肺,所以引起咳嗽多痰。故小半夏加茯苓汤,再加厚朴、杏仁,以达到和中化饮,燥湿祛痰,并可预防气喘,胀满等证的目的。

第三十条

【原文】 脉虚,夜寐不安,烦渴,舌赤,时有谵语,目常开不闭,或喜闭不开,暑入手厥阴也。手厥阴暑温,清营汤主之;舌白滑者,不可与也。

夜寐不安,心神虚而阳不得入于阴也。烦渴舌赤,心用恣而心体亏也。时有谵语,神明欲乱也。目常开不闭,目为火户,火性急,常欲开以泄其火,且阳不下交于阴也;或喜闭不喜开者,阴为亢阳所损,阴损则恶见阳光也。故以清营汤急清宫中之热,而保离①中之虚也。若舌白滑,不惟热重,湿亦重矣,湿重忌柔润药,当于湿温例中求之,故曰不可与清营汤也。

清营汤方(咸寒苦甘法)

犀角三钱 生地五钱 元参三钱 竹叶心一钱 麦冬三钱 丹参二钱 黄连一钱五分 银花三钱 连翘(连心用)二钱

水八杯,煮取三杯,日三服。

【注释】 ①离:八卦之一,代表心,象征火。

【译文】 脉象虚弱,夜间睡卧不安,心烦口渴,舌红赤,有时语无伦次,两目或是常睁开不闭,或是常闭而不睁开,是暑邪深入心包经的表现。对于手厥阴暑温,用清营汤治疗,但是如果见到舌苔白腻而滑的,就不能使用。

夜间睡卧不安,是心神虚弱阳不能入于阴的原因。心烦、口渴、舌红赤,说明心火亢盛心阴亏虚;有时语无伦次,为邪热扰乱心神。两目常开不闭,是因为两目为火的窗户,火的属性较急,加上不能向下与阴相交,故两目开启使火得以外泄,有时喜闭不开,是因为暑热亢盛的火势耗伤阴液,阴液耗损后怕见阳光,所以目常闭不开。所以治疗用清营汤清心包的热邪,邪热一去,就可以保护心阴不致再被耗伤,临床如果见到舌苔白腻而滑,说明不仅邪热较盛,湿邪也重,忌用滋阴药物,所以不能用清营汤,可在治疗湿温病的章节中寻找治法。

清营汤(咸寒苦甘法)

犀角9克 生地15克 元参9克 竹叶心3克 麦冬9克 丹参6克 黄连4.5克 银花9克 连翘(连心用)6克

上药用水八杯,煮取三杯,一日内分三次服。

【解析】 本条论述暑温病营分证的证治。"脉虚"是不足之脉的统称,具体到本证,当见细数脉。"夜寐不安"与"时有谵语",原因有二:一是营热扰心,心神外越;一是营阴亏而心神失养。营热愈盛则营阴愈伤,而营阴愈亏则虚热愈盛,故营热与阴伤交织而致烦躁不安,入夜尤甚,时有谵语,并见"目常开不闭,或喜闭不开",而进入神志昏迷状态。"烦渴",是暑热伤津所致。"舌赤",是营阴伤而血液黏稠之征。上述见症,说明暑热邪气深入手厥阴心包,属营分证,治当清营养阴,透热转气,以"清营汤主之"。若见舌苔"白滑者",说明湿邪亦重,不可过用柔腻滋润之品，故清营汤"不可与也"。

本条应与第15条对照互参。第15条之证"法当渴，今反不渴"，是热蒸营阴，阴伤过甚，故于清营汤中"去黄连"，防其苦燥伤阴。本条有"烦渴"说明气分热邪仍盛而气分津伤，故不去黄连，以其清泄气分之热。

第三十一条

【原文】 手厥阴暑温，身热不恶寒，清神不了了①，时时谵语者，安宫牛黄丸主之，紫雪丹亦主之。

身热不恶寒，已无手太阴证，神气献昏，而又时时谵语，不比上条时有谵语，谨防内闭，故以芳香开窍、苦寒清热为急。

安宫牛黄丸、紫雪丹（方义并见前）

【注释】 ①清冲不了了：应做"精神不了了。"上海锦章图书局版即是。

【译文】 手厥阴暑温病，发热不恶寒，神志不大清楚，不停地说胡话，用安宫牛黄丸或紫雪丹治疗。

发热不恶寒，说明已经没有肺卫见证，神志不清，不时地说胡话，不像上条那样时有谵语，说明热邪已深入心包络，谨防邪闭心包，所以用芳香开窍、苦寒清热的药物急救。

安宫牛黄丸、紫雪丹（处方方义都见前）

【解析】 对暑邪犯于手厥阴心包证的诊断，主要是根据本条所述的发热、神昏谵语，但还应参考肢厥舌謇、舌绛、脉细数等邪入心包的其他症状。本条与上条均论手厥阴暑病，临床皆可见神志症状，但两者病位有所不同：上条病位侧重于营分，本条病位则侧重于心包。因此吴氏强调营分证与热闭心包证的主要区别是后者的神昏谵语较严重，所以治疗主要在清热开窍，选用安宫牛黄丸、紫雪丹而不用清营汤。当然，也有表现为心营同病者，则两条所述的治法也可配合进行，即清营泄热与清心开窍并用。

第三十二条

【原文】 暑温寒热，舌白不渴，吐血①者，名曰暑瘵②，为难治，清络饮加杏仁、薏仁、滑石汤主之。

寒热，热伤于表也；舌白不渴，湿伤于里也；皆在气分，而又吐血，是表里气血俱病，岂非暑瘵重证乎？此证纯清则碍虚，纯补则碍邪，故以清络饮清血络中之热，而不犯手；加杏仁利气，气为血帅故也；薏仁、滑石，利在里之湿；冀③邪退气宁而血可止也。

清络饮加杏仁薏仁滑石汤方

即于清络饮内加杏仁二钱,滑石末三钱,薏仁三钱,服法如前。

【注释】 ①吐血:包括咳血。②暑瘵:瘵,劳瘵。暑瘵是指暑伤肺络,突然咳嗽咯血,状似劳瘵。③冀:希望。

【译文】 暑温病发热恶寒,舌苔白腻,口不渴,吐血,叫作暑瘵,是一种难治病,用清络饮加杏仁、薏仁、滑石汤治疗。

发热恶寒是暑热伤于卫表的表现;一者舌苔白腻而口不渴,是湿邪内阻。二者都是气分证,但是又见到吐血,就是表里气血俱病了。难道不是暑瘵重证吗?对于本证的治疗,单纯清热就会使正气更虚,单纯补虚,又影响祛邪,所以用清络饮清血络中的邪热,不违背手太阴病变的治疗原则,方中加入杏仁是为了宣肺利气,是因为气为血帅;加用薏仁、滑石,是淡渗利湿,希望病邪退去气机安宁而血可止。

清络饮加杏仁、薏仁、滑石汤方

即在清络饮内加杏仁6克,滑石末9克,薏仁9克。煎法与前清络饮相同。

【解析】 1.暑瘵的概念及发生机制:暑瘵又称暑痨,一般认为是暑邪侵犯肺经而损伤肺络,导致咳血、咯血,甚至口鼻涌血等证候表现者。暑瘵多发生于暑温之中,其发生的原因,据本条所述,除了与暑热之邪有关外,还与湿邪有关,所以吴氏提出可见"舌白不渴"。气分热盛、内迫营血分是本证的主要病机,而并非原文所说与表证有关。因此,所谓"表里气血俱病",实际只与气血有关。另外,对于本证发生与湿的关系,不可拘泥于吴氏强调的属"湿伤于里"。当然,本证的发生固然可以见于暑热与湿相合为患者,但临床更多的是发生于暑热无湿者,并且也未必寒热并见,高热而不恶寒者尤其容易发生。

2.暑瘵的治疗:在本条中,吴氏提出暑瘵的治法是清肺络之热,佐以利肺气之品。其立法依据是认为暑瘵的发生与暑热与湿邪有关,所以提出上述治法。因此,此法并非暑瘵的唯一治法,它只适用于暑湿伤及肺络而引起的咳血、咯血。如患者的咳血、咯血为暑热亢盛内迫血分而引起,则可参考上焦篇第11条所述的治法,即用犀角地黄汤合银翘散加减。此外,咳嗽较甚者可加止咳药,出血者可加凉血止血之品。

第三十三条

【原文】 小儿暑温,身热,卒然痉厥,名曰暑痫,清营汤主之,亦可少与紫雪丹。

小儿之阴,更虚于大人,况暑月乎!一得暑温,不移时有过卫入营者,盖小儿之脏腑薄也(脏腑薄则传变速也。——朱评)。血络受火邪逼迫,火极而内风生,俗名急惊,混与发散消导,死不旋踵,惟以清营汤清营分之热而保津液,使液充阳和,自然汗出而解,断断不可发汗也(上紧关头,故叮咛重申——朱评)。可少与紫雪丹者,清包络之热而开内窍也。

【译文】 小儿患暑温,身发热,突然发生四肢抽搐,神昏,四肢逆冷,称为暑痫,用清营汤治疗,也可用少量紫雪丹。

小儿的阴气比成人更虚,更何况在暑季,一旦患暑温,可能在很短的时间里越过卫分而进入营分,这是因为小儿脏腑娇嫩的原因,营血分热邪亢盛,热极生风,俗称"急惊风"。如果乱用发散风寒和消导积滞的治法,可能立即死亡。只有用清营汤来清营分中的邪热,保护阴液,使阴液充长,阳气得以调和,就能自然通过汗出而使病邪得解,但绝对不可发汗,可以给服小量的紫雪丹,清心包的邪热,开窍息风。

【解析】 由于小儿脏腑娇嫩,所以在患暑温后,暑邪极易入侵心营、引动肝风,从而发生痉厥,这类病证一般称为暑痫。因其邪热已入心营,吴氏提出用清营汤治疗,并可酌情用紫雪丹开窍熄风。但应注意,临床上小儿暑温发生痉厥并非都属营分证。如在气分证阶段,热势亢盛也可导致痉厥,大多热势一减痉厥即可自止;在血分证阶段,痉厥也较常见,往往由血分热势极盛所致,须用清热凉血法治之。因此,吴氏提出单用清营汤治疗的方法并不完全符合临床实际。此外,对小儿暑痫的治疗,除了可以合用紫雪丹外,还可加入凉肝熄风之品。

第三十四条

【原文】 大人暑痫①,亦同上法。热初入营,肝风内动,手足瘛疭②,可于清营汤中,加钩藤、丹皮、羚羊角。

清营汤、紫雪丹(方剂用法并见前)

【注释】 ①暑痫:暑热引起内风,发生突然昏倒,手足抽搐,厉声呻吟,角弓反张,牙关紧闭,甚则二便失禁。②瘛疭:瘛:是指筋急挛缩。疭:是筋缓纵伸。瘛疭是形容手足时伸时缩,抽动不止的状态,是热极生风,肝风内动的证候。

【译文】 成人患暑痫,也可以用上述方法治疗。如热邪初入营分,肝风内动,手足抽搐,可以在清营汤中,加钩藤、丹皮、羚羊角。

清营汤、紫雪丹(方剂、用法见前)

【解析】 本条内容与上条相似,亦是讨论暑痫的治疗,所不同者是本条以成人为对象。在用药方面提出可在清营汤中加入钩藤、牡丹皮、羚羊角等,以增强凉肝熄风的作用。其实,暑痫发生的机制成人、小儿基本相同,因此这一用法亦适用于小儿暑痫的治疗。当然,正如上条按语中所述,暑痫者不论大人、小儿,都应根据临床表现进行辨证,不能一概认为是营分病变,治疗用药也有所不同,不能拘于一法。在临床上,对于这类危急病证,还可配合针刺、物理降温等急救措施。

伏暑

【原文】 按暑温伏暑,名虽异而病实同,治法须前后互参,故中下焦篇不另立一门。

【译文】　暑温和伏暑，病名虽然不一样，而病的性质是相同的，在治疗时应该前后互相参照，在中焦篇和下焦篇里，就不将伏暑另外列为一个章节了。

第三十五条

【原文】　暑兼湿热，偏于暑之热者为暑温，多手太阴证而宜清；偏于暑之湿者为湿温，多足太阴证而宜温；湿热平等者两解之。各宜分晓，不可混也。

此承上起下之文，按暑温、湿温，古来方法最多精妙，不比前条温病毫无尺度，本论原可不必再议，特以《内经》有先夏至为病温、后夏至为病暑之明文，是暑与温，流虽异而源则同，不得言温而遗暑，言暑而遗温。又以历代名家，悉有蒙混之弊，盖夏日三气杂感，本难条分缕析。惟叶氏心灵手巧，精思过人，案中治法丝丝入扣，可谓汇众善以为长者，惜时人不能知其一二；然其法散见于案中，章程未定，浅学者读之，有望洋之叹，无怪乎后人之无阶而升也。故本论撷拾①其大概，粗定规模，俾学者有路可寻，精妙甚多，不及备录，学者仍当参考名家，细绎叶案，而后可以深造。再按：张洁古②云："静而得之为中暑，动而得之为中热，中暑者阴证，中热者阳证。"呜呼！洁古笔下如是不了了，后人奉以为规矩准绳，此医道之所以难言也。试思中暑，竟无动而得之者乎？中热，竟无静而得之者乎？似难以动静二字分暑热。又云："中暑者阴证"，暑字从日，日岂阴物乎？暑中有火，火岂阴邪乎？暑中有阴耳，湿是也，非纯阴邪也。"中热者阳证"，斯语诚然，要知热中亦兼秽浊，秽浊亦阴类也，是中热非纯无阴也，盖洁古所指之中暑，即本论后文之湿温也；其所指之中热，即本论前条之温热也。张景岳又细分阴暑、阳暑：所谓阴暑者，即暑之偏于湿，而成足太阴之里证也；阳暑者，即暑偏于热，而成手太阴之表证也。学者非目无全牛③，不能批隙中窾④。宋元以来之名医，多自以为是，而不求之自然之法象，无怪乎道之常不明，而时人之随手杀人也，可胜慨哉！

【注释】　①撷拾：撷拾即拾取。②张洁古：名元素。金代著名医家，著有《珍珠囊药性赋》等。③目无全牛：语出《庄子·养生主》，熟知牛的各部结构。比喻技术达到了极其纯熟的地步。④批隙中窾：语出庄子"依乎天理，批大隙，道大窾。"比喻处理问题能从关键入手。

【译文】　暑邪兼有湿热的性质，如果偏重于热就是暑温，多表现于手太阴肺经热盛的证候，治疗宜用清法；偏重于湿的，就是湿温，多表现为足太阴脾经湿盛的证候，宜用温燥祛湿治法；如果湿热并重，可同时应用清热化湿的治法。应该分辨清楚，不能混淆。

本条是承上启下的条文，对于暑温和湿温，自古就有许多精妙的治法，不像前面所谈到的温病，在治疗上毫无尺度。本书对于暑温、湿温本来可以不再讨论，但是《内经》有先夏至日为病温，后夏至日为病暑的条文，说明暑病与温病在源流上是有联系的，不能讨论温病而遗漏了暑病，讨论暑病而遗漏了温病。加之历代有名的医家,都有蒙混不清的弊端,本来夏季温、暑、湿三气往往互相夹杂而发病,难以分得很明确。只有叶天士心灵手巧,才思过人,在医案中对这几种病的治法,都能十分对证。可以说是汇集和发展了各家的长处,可惜近时医家,对他的学术思想掌握得太少;不过,叶氏的治法散见于他的医案中,没有经过系统的整理归纳,致使初学者读后有望洋兴叹的感觉,难怪后人觉得没有规律可循。所以,本书把有关内容作一整理,使其理论上系统条理起来,以便学习的人能找到途径;但是叶天士精妙的理论比较多,不可能收录得十分完备,所以学者仍然要参考历代医家的有关理论,细细地研究叶天士的医案,然后才能得到进一步的提高。张洁古曾经说过:"静而得之为中暑,动而得之为中热;中暑者阴证,中热者阳证。"啊!张洁古的笔下竟然这样地不清楚,后人竟然当作规矩准绳,这样,医学上的道理就很难讲明白了;试想,中暑就没有在劳作状态下得的吗?中热,就没有在安静状态下得的吗?好像不能用动与静来区分暑与热。张洁古还说:"中暑是阴证",暑字上面是日字,日岂能属于阴?暑性属火,火难道属于阴邪?暑中有阴邪,是指湿邪而言,不是单纯的阴邪。"中热者阳证",这种说法是对的,但是要知道,热邪中也可兼秽浊之气,秽浊也属于阴邪,可见中热并不是绝对没有阴邪。张洁古所说的中暑,实际上是本书后面讲的湿温;他所说的中热,就是本书前面讲的温热。明代医家张景岳又把暑病分为阴暑和阳暑:阴暑就是暑病中偏于湿盛的,主要表现为足太阴脾经的里证病变;阳暑是病中偏于热盛的主要表现为手太阴肺经的表证病变。学医的人如果不能达到目无全牛的境界,就不能找出问题的关键之处。宋元以来的有名医家,大多自以为是,而不去研究自然规律,难怪对自然规律都弄不明白,因而现在的医生常常误人性命,真令人不胜感慨!

【解析】 本条强调了暑温、伏暑、湿温三者具有湿与热的双重性质,因此在治法上有许多可互参之处。首先,吴氏在本条开始处提出"暑温、伏暑,名虽异而病实同",是认为两者病证机制相似,只是发病季节不同而已。而暑温与湿温的区别,又主要在于暑兼湿热的偏盛不同,偏暑热者为暑温,多手太阴证,故治以清热为主兼以化湿;偏于湿者为湿温,多足太阴证,故治以温燥祛湿为主,需湿热两解。所以,本条对具有湿热共同特性的温病加以归纳,提出了病名虽然不同,但治疗有互参之处的观点,对临床异病同治很有借鉴意义。

原文对中暑、中热、阴暑、阳暑等历史上不统一的概念提出了自己的见解,分析甚为有理,但吴氏认为张洁古所说的中暑就是湿温的见解尚有待商榷。

第三十六条

【原文】 长夏①受暑,过夏而发者,名曰伏暑。霜未降而发者少轻,霜既降而发者则重,冬日发者尤重,子、午、丑、未之年为多也。

长夏盛暑,气壮者不受也;稍弱者但头晕片刻,或半日而已,次则即病;其不即病而内舍于骨髓,外舍于分肉之间者,气虚者也。盖气虚不能传送暑邪外出,必待秋凉金气相搏而后出也。金气本所以退烦暑,金欲退之,而暑无所藏,故伏暑病发也。其有气虚甚者,虽金风亦不能击之使出,必待深秋大凉初冬微寒相逼而出,故尤为重也。子、午、丑、未之年为独多者,子、午君火司天,暑本于火也;丑、未湿土司天,暑得湿则留也。

【注释】 ①长夏:农历六月,一般指夏秋之交的季节。

【译文】 在长夏季节感受暑邪,当时未发病,而过了夏季才发病的,称为伏暑。如在霜降之前发病的,病情较轻;如在霜降之后发病的,病情就较重;而到冬天才发病的,病情更重。本病一般在子、午、丑、未的年份较为多见。

在长夏季节,暑邪较盛,正气壮实的人不会感受外邪而发病;体质稍弱的,虽可感受病邪,但病情甚轻,只是感到短时间的头晕而已,最多也不过半天就可以自愈了;再其次的,在感受外邪后就立即发病;还有一种因正气较虚而不立即发病的,病邪可以藏伏在骨髓之内或分肉之间。由于正气虚弱,不能抵抗外邪,逐邪外出,所以一定要等到秋季,受秋凉之气的搏击,内伏的暑邪才能向外发出。秋主令为金凉之气,本来就可以消退暑热之气。此时金凉之气要退暑邪,伏藏于体内的暑邪无所避藏,所以就发为伏暑病。另外还有一种情况,人体的正气虚弱已极,虽然处于秋季,秋凉之气仍不能使内伏的暑邪外出发病,就要等到深秋季节天已大凉,甚至到初冬之时天已寒冷,由这种寒冷之气逼迫而使暑邪外出发病,因而病情特别严重。

子、午属少阴君火司天之年,暑又属火;丑、未是太阴湿土司天之年,暑邪得湿则留滞不化。所以每逢子、午、丑、未之年,伏暑的发生就可能较多。

【解析】 1.有关伏暑的概念及成因:本条明确提出伏暑是在长夏时感受暑邪,到秋冬而发的一种温病,明确了伏暑的概念。同时,吴氏提出了伏暑发病的原因与气虚有关,这代表了当时不少医家的观点。但他所说的气虚愈甚则发病愈迟、病情愈重的观点,还有待进一步证实。现代医学观察到人体免疫功能的强弱与感受病原体后是否发病、潜伏期长短、发病轻重等确有一定的关系,这与吴氏所述有相似之处,但吴氏之论主要来自推断,所以有不够准确之处。此外,他在本条还分析了发病季节、发病年份与感受暑邪当时不发病及伏暑病轻重之间的关系,此说似较勉强,还有待商榷。从临床实际来看,伏暑病情的轻重除了与发病季节有一定关系外,还与感邪之轻重、治疗是否得当及患者的全身状况等许多因素有关。其涉及的病变实质,必须进一步深入加以研究。

2.伏暑初起多兼有表证:原文中提出,暑邪内伏必须有秋冬寒凉之气引发,这一论述揭示了伏暑病在发病之初每伴见表证这一临床特点,对于本病的诊断有参考价值。

第三十七条

【原文】 头痛微恶寒,面赤烦渴,舌白,脉濡而数者,虽在冬月,犹为太阴伏暑也。

头痛恶寒,与伤寒无异;面赤烦渴,则非伤寒矣,然犹似伤寒阳明证;若脉濡而数,则断断非伤寒矣(分明。——朱评)。盖寒脉紧,风脉缓,暑脉弱,濡则弱之象,弱即濡之体也(此作者金针度人处。——朱评)。濡即离中虚[①],火之象也;紧即坎中满[②],水之象也。火之性热,水之性寒,象各不同,性则迥异,何世人悉以伏暑作伤寒治,而用足六经羌、葛、柴、芩,每每杀人哉!象各不同,性则迥异,故曰虽在冬月,定其非伤寒而为伏暑也。冬月犹为伏暑,秋日可知。伏暑之与伤寒,犹男女之别,一则外实中虚,一则外虚中实,岂可混哉!

【注释】 ①离中虚:离,《易经》卦名。离卦外阳内阴故称中虚。②坎中满:坎,《易经》卦名,坎卦外阴内阳故称中满。

【译文】 病人头痛,有轻度恶寒,面红赤,心烦口渴,舌苔白,脉濡而数的,虽然在冬季发病,仍为手太阴伏暑病。

头痛恶寒,与伤寒太阳病相同,而颜面红赤,心烦口渴,就不是伤寒病了。但仍然像伤寒阳明证;如果脉濡而数,就绝对不是伤寒病了。伤寒见紧脉,中风是缓脉,暑病见弱脉,濡脉属于弱脉之类,所以弱脉是濡脉的本体。按照八卦理论,濡脉是离中虚的表现,属火象,紧脉是坎中满的象征,为水象。火的性质属热,水的性质属寒,卦象不同,性质就有很大的差异,无奈世人都将伏暑当作伤寒治疗,用治疗伤寒足太阳膀胱经的羌活、葛根、柴胡、黄芩,常常害人性命。卦象不同性质差别很大,所以说,虽然发病季节在冬季,仍然认为它不是伤寒而是伏暑。发于冬季的尚且定为伏暑,秋天就更不用说了。伏暑与伤寒就好像男性与女性一样,伏暑是外实内虚,伤寒是外虚内实,二者,是不能混淆的。

【解析】 文中提出太阴伏暑的主要症状有头痛微恶寒,面赤烦渴,舌白,脉濡而数,这显然是指伏暑的初起表现。其中头痛微恶寒,舌白,脉濡是暑湿在表之象,而面赤烦渴,脉数是暑热内盛之象。但原文称脉濡为弱之象、弱即濡之体,易使人产生误解,误以为伏暑脉濡一定是虚证之象,加之后文又有伏暑属"外实中虚",伤寒为"外虚中实"之论,则更令人难以理解。其实,伏暑感受之邪其中有湿,出现濡脉为湿遏阳气之故。在理解时不必如吴氏所言从虚而论。

第三十八条

【原文】 太阴伏暑,舌白口渴,无汗者,银翘散去牛蒡、元参加杏仁、滑石主之。此邪在气分而表实之证也。

【译文】 表现如上条所述症候的手太阴伏暑病,如舌苔白,口渴,没有汗出的,用银翘散去牛蒡子、元参,加杏仁、滑石治疗。

这是伏暑邪在气分兼有表实无汗者的治疗方法。

【解析】 所谓邪在气分兼表实,就是在发病之初既有口渴、壮热等气分里热见症,又有无汗等表实见症。所以在治疗时用银翘散加苦杏仁、滑石等宣肺、利湿之品,以顾及与暑相合之湿邪,而去牛蒡、玄参,也是因两药具阴腻之性,有碍于湿之故。

第三十九条

【原文】 太阴伏暑,舌赤①口渴,无汗者,银翘散加生地、丹皮、赤芍、麦冬主之。

此邪在血分而表实之证也。

【注释】 ①舌赤:指舌质赤红,故邪在血分。

【译文】 具有上条所述症候的手太阴伏暑病,具有舌质红赤,口渴,无汗的,用银翘散加生地、丹皮、赤芍、麦冬治疗。

这是伏暑邪在血分兼表实无汗症候的治疗方法。

【解析】 所谓邪在血分兼表实,就是在发病之初既有口渴、舌赤等血分见症,又有无汗等表实见症。所以在治疗时用银翘散加生地黄、牡丹皮、赤芍、麦冬等凉血养阴之品,以疏解外邪与清解血分之邪热并施。此条与上条为伏暑初起最常见的两大类型,上条为发于气分兼表证,本条为发于血分兼表证,虽均有解表之品,但表邪的性质有差异。前者以辛凉宣肺与利湿同用,提示表证偏于热中夹湿;后者则重在辛凉宣散,提示表证为热邪所致。

第四十条

【原文】 太阴伏暑,舌白口渴,有汗,或太汗不止者,银翘散去牛蒡子、元参、芥穗,加杏仁、石膏、黄芩主之。脉洪大,渴甚汗多者,仍用白虎法;脉虚大而芤者,仍用人参白虎法。

此邪在气分而表虚之证也。

【译文】 伏暑病的手太阴病证,如出现舌苔白,口渴,身有汗,或大汗不止的,用银翘散去牛蒡子、玄参、荆芥穗,加入苦杏仁、石膏、黄芩治疗。如见脉洪大,口渴甚而汗多的,仍然用白虎汤治疗;如见脉虚大而芤的,仍然用白虎加人参汤治疗。

这是伏暑邪在气分,兼表虚有汗者的治疗方法。

【解析】 所谓邪在气分兼表虚,就是在发病之初既有壮热、口渴等气分热盛见症,又有汗出较多等表虚见症。所以在治疗时用银翘散加苦杏仁以宣肺化湿,加石膏、黄芩以增加清气分邪热之作用。去牛蒡子、玄参、荆芥穗，是避免用辛温发散和阴腻之品，以免发散过度加重表虚，也可不碍湿邪。因气分邪热较盛，所以即使表虚，也不能用固表之品。如出现了口渴、汗多、脉洪大等见症，则是白虎汤之适应证，可选用白虎汤；如兼有气阴两伤者，用白虎加人参汤治疗。

第四十一条

【原文】 太阴伏暑，舌赤口渴汗多，加减生脉散主之。

此邪在血分而表虚之证也。

银翘散去牛蒡子元参加杏仁滑石方

即于银翘散内，去牛蒡子、元参，加杏仁六钱、飞滑石一两。服如银翘散法。胸闷加郁金四钱、香豉四钱；呕而痰多，加半夏六钱、茯苓六钱；小便短，加薏仁八钱、白通草四钱。

银翘散加生地丹皮赤芍麦冬方

即于银翘散内，加生地六钱、丹皮四钱、赤芍四钱、麦冬六钱。服法如前。

银翘散去牛蒡子元参芥穗加杏仁石膏黄芩方

即于银翘散内，去牛蒡子、元参、芥穗，加杏仁六钱、生石膏一两、黄芩五钱。服法如前。

白虎法、白虎加人参法（俱见前）

加减生脉散方（酸甘化阴）

沙参三钱　麦冬二钱　五味子一钱　丹皮二钱　细生地三钱

水五杯，煮二杯，分温再服。

【译文】 手太阴伏暑，舌质红赤，口渴，汗多不止的，用加减生脉散治疗。

这是伏暑邪在血分兼表虚有汗的治疗方法。

银翘散去牛蒡子元参加杏仁滑石方

即在银翘散内去牛蒡子、元参，加杏仁18克、飞滑石30克，服法与银翘散的服法相同。如见胸闷加郁金12克、香豉12克；如呕吐而痰多，加半夏18克、茯苓18克；如小便短少可加薏仁24克、白通草12克。

银翘散加生地丹皮赤芍麦冬方

即在银翘散内加生地18克、丹皮12克、赤芍12克、麦冬18克。服法与前面

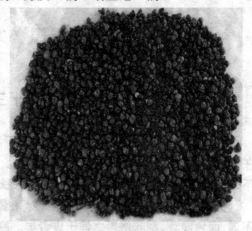

五味子

国学经典文库

中医四大名著

温病条辨·各论

图文珍藏版

所述银翘散相同。

　　银翘散去牛蒡子元参芥穗加杏仁石膏黄芩方

　　即在银翘散内,去牛蒡子、元参、芥穗,加杏仁 18 克、生石膏 30 克、黄芩 15 克。服法与前面所述银翘散相同。

　　白虎法、白虎汤加人参法(二方俱见前面所载)

　　加减生脉散方(酸甘化阴)

　　沙参9克　麦冬6克　五味子3克　丹皮6克　细生地9克

　　以上药物用水五杯,煮取二杯分二次温服。

　　【解析】　所谓邪在血分兼表虚,就是在伏暑发病之初即有舌赤口渴等血分见症,又有汗多等表虚见症。加减生脉散是生脉散用沙参易人参,再加入牡丹皮、生地黄等凉血养阴之品,既能清解血分之邪热,又能酸敛固表。

第四十二条

　　【原文】　伏暑、暑温、湿温,证本一源,前后互参,不可偏执。

　　【译文】　伏暑、暑温、湿温,这 3 种病的致病原因都与暑、热、湿有关,所以这 3 种病的证治内容可以前后相互参照,不必拘执一端。

　　【解析】　吴氏认为这 3 种病的致病原因都与暑、热、湿有关,所以这 3 种病的证治内容可以前后相互参照,不必拘执一端。但现代医学所说的暑温并不一定都兼有湿邪,另外,这三者都有化燥、化火之变,届时就不再兼湿。因而对本条所述应全面分析。

湿温　寒湿

第四十三条

　　【原文】　头痛恶寒,身重疼痛,舌白不渴,脉弦细而濡,面色淡黄,胸闷不饥,午后身热,状若阴虚,病难速已,名曰湿温。汗之则神昏耳聋,甚则目瞑①不欲言,下之则洞泄②,润之③则病深不解。长夏深秋冬日同法,三仁汤主之。

　　头痛恶寒,身重疼痛,有似伤寒,脉弦濡,则非伤寒矣(分明——朱评)。舌白不渴,面色淡黄,则非伤暑之偏于火者矣。胸闷不饥,湿闭清阳道路也。午后身热,状若阴虚者,湿为阴邪,阴邪自旺于阴分,故与阴虚同一午后身热也。(此条人多误认阴虚,当知此理——朱评)。湿为阴邪,自长夏而来,其来有渐,且其性氤氲④粘腻,非若寒邪之一汗而解,温热之一凉则退,故难速已。世医不知其为湿温,见其头痛恶寒身重疼痛也,以为伤寒而汗之,汗伤心阳,湿随辛温发表之药蒸腾上逆,内蒙心窍则神昏,上蒙清窍则耳聋,目瞑不言。见其中满不饥,以为停滞而大下之,误下伤阴,而重抑脾阳之升,脾气转陷,湿邪乘势内渍,故洞泄。见其午后身热,以为阴虚而用柔药润之,湿为胶滞阴邪,再加柔润阴药,二阴相合,同气相求,遂有锢结而不可解之势。惟以三仁汤轻开上焦肺气,盖肺主一身之气,气化则湿亦化也(至理。解此二语,则于湿温病思过半矣。——朱评)。湿气弥漫,本无形质,以重浊滋味之药治之,愈治愈坏。伏暑湿温,吾乡俗名秋呆子,悉以陶氏《六书》⑤法治之,不知从何处学来,医者呆,反名病呆,不亦诬乎!再按:湿温较诸温,病势虽缓而实重,上焦最少,病势不甚显张,中焦病最多,详见中焦篇,以湿为阴邪故也,当于中焦求之。

三仁汤方

杏仁五钱　飞滑石六钱　白通草二钱　白蔻仁二钱　竹叶二钱　厚朴二钱生薏仁六钱　半夏五钱

甘澜水八碗,煮取三碗,每服一碗,日三服。

【注释】　①目瞑:瞑,闭上眼睛。②洞泄:一名飧泄,是食后即泄,泄下物完谷不化,这是指泻下无度。③润之:泛指滋阴之法。④氤氲:指烟雾弥漫的样子。⑤陶氏《六书》:指陶节庵的《伤寒六书》。

【译文】　患者头痛,恶寒,身体困重疼痛,舌苔白腻,口不渴,脉象弦细而濡,面色淡黄,胸闷不舒,无饥饿感,午后发热比较明显,与阴虚发热相类似,并且难以很快治愈的疾病,就称为湿温病。对于湿温的治疗,如误用辛温发散治法,可致神志昏迷,耳聋,甚至两目闭合而不想说话;如误用苦寒攻下之剂,则可致大便泻痢不止,如果误用了滋润养阴就会使病邪锢结于里,更加不易解除。本病的治疗,不论发生于长夏、深秋,还是冬天,都用相同的治法,以三仁汤为主。

头痛,恶寒,身体困重而疼痛,很像伤寒初起寒邪在表的症状,但脉象弦濡,则不是伤寒。舌淡白腻,口不渴,面色淡黄,又不是感受暑热病邪后的火热见证。胸闷不适、无饥饿感,是因为湿阻气机,困遏清阳的原因。午后热象显著,与阴虚发热相似,是由于湿为阴邪,阴邪旺于阴分,所以表现了与阴虚发热相同的午后发热。湿属阴邪,是长夏湿热的气候环境所形成,起病较缓,且性质像烟雾一样弥散,粘腻难解,不像寒邪那样一汗而解,温热病邪那样一凉则清,所以难以迅速治愈。现在,一般的医生,不知道这是湿温病,见到头痛,恶寒,身重疼痛,就误以为是伤寒,而用辛温发汗的药物。发汗不仅耗伤了心阳,而且湿邪随着辛温发表的药物蒸腾上逆,蒙蔽心包,则神昏谵语,上蒙清窍则耳聋,两目闭而不开,不想说话。有的见到胸脘痞满不饥,认为是宿食停滞而投苦寒攻下治法,不仅耗伤了阴液,而且进一步抑制了脾阳的升发,脾气下陷,湿邪乘势内渍,所以出现洞泄。也有见其午后身热明显,误以为阴虚而用阴柔滋润之药,湿邪是胶滞粘腻的阴邪,又加上滋阴的阴性药物,二阴相合,同气相求,于是就胶着锢结而不易解除。本证的治疗只有用三仁汤轻开上焦肺气,因为肺主一身之气,气行则湿行,气化则湿化。湿邪弥漫三焦,本来没有固定的形状和质地,用厚味重浊滋腻的药物去治疗,反而会越治越重。伏暑、湿温,在我的家乡俗称为"秋呆子",都用陶节庵《伤寒六书》中的方法治疗,不知道从哪里学来的。医生呆,而反说成是病呆,不是太冤枉了吗?再说湿温与其他温病相比较,病势虽然缓慢,而病情实际上严重,上焦证候最为少见,病势亦不明显,中焦证候最为多见,详细的内容见中焦篇,因为湿为阴邪,湿土同气,所以对于湿温的治疗,应当在中焦篇寻求治疗方法。

三仁汤方

杏仁15克　飞滑石18克　白通草6克　白蔻仁6克　竹叶6克　厚朴6克
生薏仁18克　半夏15克

上列药物用甘澜水八碗,煮取三碗,每次服一碗,一日服三次。

【解析】　本条论述湿温病初起的证治及治疗禁忌。"头痛,恶寒,身重疼痛,舌白,不渴,脉弦细而濡,面色淡黄,胸闷,不饥,午后身热"是湿温病初起,卫气同病的临床表现。湿热邪气侵袭人体初起多以湿邪为主,先犯上焦。因其湿重于热,湿热裹结,热蕴湿中,湿郁热蒸,故往往弥漫表里,而致卫气同病。"头痛,恶寒,身重疼痛",是卫外失司的表现。湿为阴邪,重浊黏腻,阻滞气机,故湿邪在表则卫气宣发受阻而恶寒。气机阻滞,血行不畅,故头痛,身痛。因湿为有形之邪,其性重浊,故除周身疼痛外,更突出的是有沉重感,称为"重痛",与伤寒初起身痛而不重者不同。湿温初起,亦有发热见症,但因热蕴湿中,不得宣扬,故以恶寒为主而发热不显,称为"身热不扬"。因湿阻气机,血不上荣,故虽发热而面不红,反"淡黄"。热蕴湿中,热不外扬,故舌苔白腻。津液未伤,故口"不渴"。湿阻气机,则"脉弦细而濡"。湿邪困阻,气机不畅,脾不健运,故"胸闷,不饥"。因午后乃阳明经气主令,阳明为多气多血之经,正气奋起驱邪,正邪激争,故午后身热加重。因其证属湿热裹结,湿不祛则热不除,热不解则湿愈黏,湿热氤氲,难解难分,缠绵淹滞,故"病难速已",这是湿温病的典型临床表现。

湿温初起,卫气同病的治疗,宜采用宣化湿热之法,以"三仁汤"主之。正如吴氏在本条分注中所说:"惟以三仁汤轻开上焦肺气,盖肺主一身之气,气化则湿亦化也。"不仅发于长夏的湿温,即使发于深秋或冬季的伏暑,只要见湿热裹结,卫气同病之证,均可用此方治疗。

由于湿温初起是湿与热两者相互结合为患,而湿为阴邪,热为阳邪,二者性质互异,故临床见症复杂,易于误诊误治,在辨证过程中要特别注意。若见其"头痛,恶寒,身重疼痛"而误诊为伤寒,治以辛温解表,则汗伤心阳,且辛温之药鼓动湿邪,内窜而蒙蔽心窍则"神昏",上窜而蒙蔽清窍则"耳聋","目瞑","不欲言"。若见其"胸闷,不饥"就误诊为食滞内停而用下法,则损伤脾阳而致"洞泄"。若见其"午后身热"就误诊为阴虚而治以柔润滋阴之品,则滋腻助湿,反使湿邪胶滞难解而加重病情,以致"病深不解"。

第四十四条

【原文】 湿温邪入心包,神昏肢逆^①,清宫汤去莲心、麦冬,加银花、赤小豆皮,煎送至宝丹。或紫雪丹亦可。

湿温着于经络,多身痛身热之候,医者误以为伤寒而汗之,遂成是证。仲景谓湿家忌发汗,发汗则病痉。湿热相搏,循经入络^②,故以清宫汤清包中之热邪,加银花、赤豆以清湿中之热,而又能直入手厥阴也。至宝丹去秽浊复神明,若无至宝,即以紫雪代之。

清宫汤去莲心麦冬加银花赤小豆皮方

犀角一钱　连翘心三钱　元参心二钱　竹叶心二钱　银花二钱　赤小豆皮三钱

至宝丹、紫雪丹(并见前)

【注释】 ①肢逆:同肢厥而证轻,仅四肢不温而已。②络:指心包络。

【译文】 湿温病邪入心包出现神昏谵语,手足逆冷的证候时,用清宫汤去莲心、麦冬,加银花,赤小豆皮,煎汤送服至宝丹或紫雪丹。

湿温之邪阻于肌表经络而出现全身疼痛、发热的证候,医生误以为伤寒而用发汗的治法,就形成了这种证候。张仲景说湿家忌发汗,发汗则病痉,就是这个道理。湿热之邪循经络,从而形成热入心包之证,所以用清宫汤清心包的邪热,加银花、赤小豆是为了清湿中之热,同时又能直接进入手厥阴心包经络。至宝丹能芳香避秽开窍,能促使神志恢复清醒,如果没有至宝丹,可以用紫雪丹代替。

清宫汤去莲子心麦冬加银花赤小豆皮方

犀角3克　连翘心9克　元参心6克　竹叶心6克　银花6克　赤小豆皮9克

至宝丹、紫雪丹方(都参见前文所载)

【解析】 湿温出现神昏的原因较多,本条所论属邪入心包所致的神昏。从发病原因来看,本证多发生在湿温之邪已化燥化火,邪热内入心包闭阻清窍之时,所以用药以清泄心包邪热而开窍为主。但因本证发生于湿温病程之中,考虑到可能有余湿不解,如用一派寒凉之药,恐有恋湿之弊,所以在药物的选择上,配合了能清湿中之热的金银花和赤小豆皮,去除苦寒、滋腻的莲心、麦冬,并与能辟秽开窍的至宝丹或紫雪丹同时服用。然而,在湿温中出现神志异常更多见的原因是湿热酿痰蒙蔽心包,多在湿未化燥化火时出现,因此这种病证不能投用本条所用之法。在本书内,对湿温神昏的证治论述不够全面,后世提出的菖蒲郁金汤就是对湿热酿痰蒙蔽心包所引起神昏之证的重要补充。

第四十五条

【原文】 湿温喉阻^①咽痛,银翘马勃散主之。

肺主气,湿温者,肺气不化,郁极而一阴一阳(谓心与胆也)之火俱结也。盖金病不能平木,木反挟心火来刑肺金。喉即肺系,其闭在气分者即阻,闭在血分者痛也,故以轻药开之。

银翘马勃散方(辛凉微苦法)

连翘一两 牛蒡子六钱 银花五钱 射干三钱 马勃二钱

上杵为散,服如银翘散法。不痛但阻甚者,加滑石六钱,桔梗五钱,苇根五钱。

【注释】 ①喉阻:喉部不畅,多与湿浊凝聚有关。

【译文】 湿温病如出现咽喉阻塞疼痛,用银翘马勃散治疗。

肺主全身之气,而在湿温病中,因湿邪阻遏而致肺的气机不能宣化,如一阴一阳(一阴指手少阴君火,一阳指手少阳胆火)的火都上聚而郁结于咽喉,就会出现咽喉的阻塞疼痛。因肺金有病而不能平抑胆木,胆木反可挟心火而上灼于肺金。喉部为肺金所系,因而如肺金火盛就会引起咽喉部的阻塞和疼痛。如病变侧重于气分,以咽喉的阻塞为主;如病变侧重于血分,就以咽喉的疼痛为主。因病变在上,所以治疗用轻清宣开的方药。

银翘马勃散方(辛凉微苦法)

连翘30克 牛蒡子18克 金银花15克 射干9克 马勃6克

以上药物用槌捣成粗末,服法可参照银翘散的方法。

如咽喉不痛而阻塞较甚者,加滑石18克,桔梗、苇根各15克。

【解析】 湿温喉阻咽痛是发生于湿温病过程中的咽喉疼痛证,其发生的机制在原文中虽有解释,但不甚清楚。实际上该病证的发生是湿温病热毒上冲咽喉所致,所以用药主以清热解毒,配合利咽散结之品,与湿邪的关系不大,故方中并未用祛湿之品,只是在加减法中提到湿阻明显者可加滑石。在临床上,如咽喉肿痛明显,还可加入其他清热利咽之品,如白僵蚕、山豆根等。如确有湿阻,可配合苍术、黄芩等燥湿之品。

第四十六条

【原文】 太阴湿温,气分痹郁而哕者(俗名为呃)。宣痹汤主之。

上焦清阳膹郁^①,亦能致哕,治法故以轻宣肺痹为主(痹证治法,备载《金匮》,学者细详之,本论专详温病,不及备论,疟痢仿此。——朱评)。

宣痹汤(苦辛通法)

枇杷叶二钱 郁金一钱五分 射干一钱 白通草一钱 香豆豉一钱五分

水五杯,煮取二杯,分二次服。

【注释】 ①膹郁:膜郁,指气机壅滞。

【译文】 湿温病手太阴肺经病变,如湿热郁阻气机,可致喉间呃呃连声作响的哕(俗称"呃")。对本病证的治疗用宣痹汤。

凡是上焦清阳之气郁阻不得宣通的,都可引起哕,所以治疗以轻宣肺气的痹阻为主。

宣痹汤(苦辛通法)

枇杷叶6克 郁金4.5克 射干3克 白通草3克 香豆豉4.5克

上药用水5杯,煮取2杯,1日内分2次服。

【解析】 哕证即呃逆,其发生有许多原因,但究其病位主要在胃,所以多从胃治。湿温病过程中出现哕证,是由于上焦肺气郁阻而引起胃气上逆所致。本条提出因湿热郁阻肺气,导致肺气宣肃不利而引起哕证,所以治疗主以宣畅肺气佐以化湿,所用的宣痹汤即体现了宣肺、行气、清热、化湿等治法。因本方对于肺气郁闭者有较好的作用,所以在现代临床上也常用于治疗肺气郁闭所致的咳嗽、胸闷之证,对兼有湿邪者尤为适宜。因《温病条辨》中焦篇也有宣痹汤,所以本方又被称为上焦宣痹汤,以与之区别。

第四十七条

【原文】 太阴湿温喘促者,千金苇茎汤加杏仁、滑石主之。

《金匮》谓喘在上焦,其息促。太阴湿蒸为痰,喘息不宁,故以苇茎汤轻宣肺气,加杏仁、滑石利窍而逐热饮。若寒饮喘咳者,治属饮家,不在此例(著眼。——朱评)。

千金苇茎汤加滑石杏仁汤(辛淡法)

苇茎五钱 薏苡仁五钱 桃仁二钱 冬瓜仁二钱 滑石三钱 杏仁三钱

水八杯,煮取三杯,分三次服。

【译文】 手太阴湿温,呼吸急促而喘,治疗用千金苇茎汤加杏仁、滑石。

《金匮要略》中说:喘是由上焦病变引起的,表现为呼吸短促。其病机是肺经的湿热蕴蒸为痰,阻塞肺气,而致喘促不宁,治疗用千金苇茎汤比痰泄热,轻宣肺气,加杏仁、滑石利肺窍通热饮。假如寒饮咳喘,应该照痰饮的治法,不属此范围。

千金苇茎汤加滑石杏仁汤(辛淡法)

苇茎15克 薏苡仁15克 桃仁6克 冬瓜仁6克 滑石9克 杏仁9克

上药用水八杯,煮取三杯,一日内分三次服。

【解析】 喘促的病因很多,在湿温病中出现喘促主要是由于湿热之邪蕴阻于肺,导致肺气不能宣降而引起的。从本条所用之方分析,本证的病机主在邪热壅肺,兼有痰湿,故治以轻宣肺气,清化痰热。临床上,千金苇茎汤加滑石杏仁汤不仅可以用于治疗湿温病的喘促,也可广泛用于治疗各种因热毒痰浊壅肺而引起的咳喘,是治疗肺系疾病呈现痰热症状的一帖重要处方。但如不属于痰热阻肺而引起的喘促,本法却不适用。同时,对痰热阻肺而引起的咳喘,如嫌该方作用较弱,在临床应用时,还可配合其他一些清化痰热、宣肺降气之品,如大贝、金荞麦、射干、葶苈子等。

第四十八条

【原文】 《金匮》谓太阳中暍①,身热疼痛而脉微弱,此以夏月伤冷水,水行皮中所致也,一物瓜蒂汤主之。

此热少湿多,阳郁致病之方法也。瓜蒂涌吐其邪,暑湿俱解,而清阳复辟矣。

一物瓜蒂汤方

瓜蒂二十个

上捣碎,以逆流水八杯,煮取三杯,先服一杯,不吐再服,吐停后服。虚者加参芦三钱。

【注释】 ①暍:伤暑,中暑。

【译文】 《金匮要略》中说:太阳中暍,身体发热疼痛,脉象微弱。这是因为夏季伤于冷水,寒湿之邪行于肌肤所导致的,用一物瓜蒂汤治疗。

这是暑热病邪较轻,湿邪较重,清阳被郁的病证的治法。方用瓜蒂涌吐暑湿病邪,暑湿之邪解除,清阳就能得到伸展。

一物瓜蒂汤方

瓜蒂20个

上药捣碎,用逆流水八杯煎成三杯,先服一杯,如不吐,再服一杯,吐了以后,剩下的药就不要再服了。体虚的患者在方中加人参芦9克。

【解析】 一物瓜蒂汤出于《金匮要略·痉湿暍病脉证治第二》附录,与《伤寒论》中的瓜蒂散相比,药味少赤小豆、香豆豉,而用法上是单用瓜蒂煎服,所治病证也各有不同。本条所述的病证是感受暑邪而又兼寒湿外困,导致阳气郁于里,引起身体疼痛、脉微弱,服药后取吐可愈。按原文所说,其作用是"涌吐其邪。暑湿俱解,而清阳复辟",并非强调痰饮壅阻胸膈,可以理解为得吐后,上焦气机得宣,从而使体内被郁的阳气得以舒展。由于瓜蒂有毒,因此对本证的治疗也可用祛湿宣气之剂,如三仁汤之类治疗,似较为稳妥。

第四十九条

【原文】 寒湿伤阳,形寒脉缓,舌淡,或白滑不渴,经络拘束①,桂枝姜附汤主之。

　　载寒湿，所以互证湿温也。按寒湿伤表阳中经络之证，《金匮》论之甚详，兹不备录。独采叶案一条，以见湿寒、湿温不可混也。形寒脉缓，舌白不渴，而经络拘束，全系寒证，故以姜附温中，白术燥湿，桂枝通行表阳也。

　　桂枝姜附汤（苦辛热法）

　　桂枝六钱　干姜三钱　白术（生）三钱　熟附子三钱

　　水五杯，煮取二杯，渣再煮一杯，日三服。

　　【注释】　①经络拘束：指肢体拘急不舒。

　　【译文】　寒湿损伤阳气，如见到形寒怕冷，脉象缓，舌淡，或舌苔白滑，口不渴，全身经脉拘急不舒，用桂枝姜附汤治疗。

　　本文载寒湿的内容，是为了与湿温相互参照。对于寒湿之邪伤害肌表阳气，侵犯经络的病证，《金匮要略》中讲得很详细，所以不再做全面介绍，只是在叶天士医案中选取一条，用以说明寒湿与湿温不可混淆。身体怕冷，脉见缓象，舌苔白而口不渴，经脉拘急，都是寒证，所以主中以干姜、附子温中祛寒，白术燥湿健脾，桂枝宣通肌表的阳气。

　　桂枝姜附汤（苦辛热法）

　　桂枝18克　干姜9克　白术（生）9克　熟附子9克

　　上药用水五杯，煎煮成两杯，药渣再煮一杯，一日内分三次服。

　　【解析】　吴氏在《温病条辨》中列入非温病的寒湿，其目的是为了与湿温相区别。而本节所述的寒湿证，也只是作为寒湿证中的一种，举例而已。原文中对此已有交代，称其取自叶氏医案，是指寒湿内困阳气而外阻经络之证，所以治以温中燥湿、通行表阳。

温疟

第五十条

　　【原文】　骨节疼烦①，时呕，其脉如平，但热不寒，名曰温疟，白虎加桂枝汤主之。

　　阴气先伤，阳气独发，故但热不寒，令人消灼肌肉，与伏暑相似，亦温病之类也（是故入本论。——朱评）。彼此实足以相混，故附于此，可以参观而并见。治以白虎加桂枝汤者，以白虎保肺清金，峻泻阳明独胜之热，使不消烁肌肉；单以桂枝一味，领邪外出，作向导之官，得热因热用之妙（谁人能言，谁人能解此言。——朱评）。《经》云："奇治之不治，则偶治之，偶治之不治，则求其属以衰之，"是也，又谓之复方。

中医四大名著

温病条辨·各论

图文珍藏版

137

白虎加桂枝汤方(辛凉苦甘复辛温法)

知母六钱　生石膏一两六钱　粳米一合　桂枝木三钱　炙甘草二钱

水八碗,煮取三碗。先服一碗,得汗为度,不知再服,知后仍服一剂,中病即已。

【注释】　①骨节疼烦:阴伤而虚,阳气独发,故骨节疼痛而烦,烦为阴不足之象。

【译文】　五十、疟疾病在发作时,骨节疼痛而烦躁不安,时时作呕,但脉象却如一般疟疾,只发热而恶寒的表现不明显,这种疟疾称为温疟。用白虎加桂枝汤治疗。

本条所述的疟疾是由于体内的阴气先有损伤,而阳热之气独盛所造成的。因而在症状表现上,只发热而恶寒不明显,并可使人肌肉消瘦。它的发病季节和症状表现与伏暑有些类似,两者容易相互混淆,而温疟也属于温病,所以就附在这里进行讨论,可以与其他温病的证治进行比较,相互参照。对温疟的治疗用白虎加桂枝汤,是因为可用白虎汤清肺热以保存肺金阴液,又能大清阳明胃经亢盛之热,使邪热不致消烁肌肉。方中单用桂枝一味药,其作用是作为向导,领邪外出,以帮助祛除在里的邪热。桂枝是辛温的药物,用于里热证有热因热用而起反佐作用之妙。《内经》中指出,用单一的方法治疗如没有效果,就可用复合的方法来治疗,用复合的方法治疗仍不见效,就可选用与病证性质属性相同的药物以减退病邪之势。本条所用的白虎加桂枝汤就是这一用意,也可称是复方。

白虎加桂枝汤方(辛凉苦甘复辛温法)

知母18克　生石膏48克　粳米30克　桂枝木9克　炙甘草6克

上药用水8碗,煎煮成3碗。先服下1碗,如服后能出汗,为已产生治疗效果,如不出汗就要再服。即使服药后已有汗的,仍有必要再服1剂,病不发作就可以停服。

【解析】　温疟之名出自《内经》,其主要临床特点是"先热而后寒",但在《金匮要略》中所说的温疟则指但热不寒者,吴氏则从后者之说,故治法也是按《金匮》之法,用白虎加桂枝汤。文中提出本病的发生是"阴气先伤,阳气独发",即强调患者的平素体质是阴虚阳亢,所以在感受暑邪(可理解为疟邪)后,发病时只发热而不恶寒。

第五十一条

【原文】　但热不寒,或微寒多热,舌干口渴,此乃阴气先伤,阳气独发。名曰瘅疟,五汁饮主之。

仲景于瘅疟条下,谓以饮食消息①之,并未出方,调如是重病而不用药,特出饮食二字,重胃气可知。阳明于脏象为阳土,于气运为燥金,病系阴伤阳独,法当救阴何疑。重胃气,法当救胃阴何疑。制阳土燥金之偏胜,配孤阳之独亢,非甘寒柔润而何!此喻氏甘寒之论,其超卓无比伦也。叶氏宗之,后世学者,咸当宗之矣。

五汁饮(方见前)

【加减法】此甘寒救胃阴之方也。欲清表热,则加竹叶、连翘;欲泻阳明独胜之热,而保肺之化源,则加知母;欲救阴血,则加生地、元参;欲宣肺气,则加杏仁;欲行三焦开邪出路,则加滑石。

【注释】 ①饮食消息:以调理饮食的方法,慢慢地进行治疗。

【译文】 疟疾只发热而不恶寒,或只有轻微的恶寒而热势较重,舌苔干燥口渴,这是由于阴气首先损伤,阳热之气独盛于里所致,叫作瘅疟,用五汁饮治疗。

张仲景在瘅疟的条文下,说是用饮食调养,没有列出方剂,治疗这么重的疾病而不用药,突出饮食二字,说明对胃气的重视。阳明胃以脏象学说来讲为阳土,从运气学说是燥金,病为阴液受伤而阳气独亢,用养阴治法是没有疑问的,而重视胃气,又应该去救胃阴,要抑制阳土燥金的偏胜,平调孤阳的独亢,不用甘寒柔润的药物又用什么呢?这就是喻嘉言甘寒养阴的理论,其高超卓越,是没有人能比得上的。叶天士遵从了这一理论,后世医家也都应遵从。

五汁饮(方见前)

【加减法】这是甘寒养胃阴的方剂,如果要清表热,再加入竹叶、连翘;想泻阳明热邪,保肺的生化之源,再加入知母;要增强救护阴血的作用,则要加生地、元参;要宣肺气,可加杏仁;如果要开通三焦的出路,可加入滑石。

【解析】 原文提出瘅疟的发生与温疟相似,都是"阴气先伤,阳气独发",提出可见"舌干口渴",显然有阴液亏损之象,而治疗却只用五汁饮养阴,虽然古人已有此用法,但毕竟仅针对瘅疟阴伤而设,临床如单用能否取效尚不得而知。

第五十二条

【原文】 舌白渴饮,咳嗽频仍,寒从背起,伏暑所致,名曰肺疟[①]。杏仁汤主之。

肺疟,疟之至浅者。肺疟虽云易解,稍缓则深,最忌用治疟印版俗例[②]之小柴胡汤(吃紧。一朱评),盖肺去少阳半表半里之界尚远,不得引邪深入也,故以杏仁汤轻宣肺气,无使邪聚则愈(仆尝以此方治人,一、二剂辄效阅此,心怦怦有动也——朱评)。

杏仁汤方(苦辛寒法)

杏仁三钱 黄芩一钱五分 连翘一钱五分 滑石三钱 桑叶一钱五分 茯苓块三钱 白蔻皮八分 梨皮二钱

水三杯,煮取二杯,日再服。

【注释】 ①肺疟:《素问·刺疟篇》云:肺疟者,令人心寒,寒甚热,热间善惊,如有预见者,刺手太阴阳明。②印版俗俐:木板印刷的底板叫印版;俗例是平素的常例,比喻为死板的俗套。

【译文】 疟疾舌苔白,口渴思饮,咳嗽频频发作,恶寒从背部开始,是伏暑引起的,称为肺疟,用杏仁汤治疗。

肺疟是疟疾中最为轻浅的一种。肺疟虽然一般认为容易治疗,但如治疗不及时,也会造成疾病的深入,最忌用通常治疗疟疾的小柴胡汤。因为肺离半表半里的少阳病界线还很远,不能引邪深入,所以用杏仁汤轻宣肺气,不让暑湿之邪聚集,就可痊愈。

杏仁汤方(苦辛寒法)

杏仁9克　黄芩4.5克　连翘4.5克　滑石9克　桑叶4.5克　茯苓块9克 白蔻皮2.4克　梨皮6克

上药用水三杯,煎煮成二杯,每日分二次服。

【解析】　肺疟之病名首见于《素问·刺疟篇》,但《素问》中所述的症状与本条有所不同。《素问》描述的肺疟症状为令人心寒,寒甚热,热间善惊,如有所见。本条所说的肺疟则见咳嗽频仍,寒从背起,强调了与肺的病变有关,因而所用的苦杏仁汤治疗的重点在于清宣肺热。因其具有清宣化湿的作用,临床上也可用于暑湿犯肺所致的恶寒咳嗽之证。

第五十三条

【原文】　热多昏狂,谵语烦渴,舌赤中黄,脉弱而数,名曰心疟[1]主之;兼秽,舌浊口气重[2]者,安宫牛黄丸主之。

心疟者,心不受邪,受邪则死,疟邪始受在肺,逆传心包络。其受之浅者,以加减银翘散清肺与膈中之热,领邪出卫;其受之重者,邪闭心包之窍,则有闭脱之危,故以牛黄丸,清宫城而安君主也。

加减银翘散方(辛凉兼芳香法)

连翘十分　银花八分　元参五分　麦冬五分(不去心)　犀角五分　竹叶三分 共为粗末,每服五钱,煎成去渣,点衙叶汁二三茶匙。日三服。

安宫牛黄丸方(见前)

【注释】　①心疟:《素问·刺疟篇》云:“心疟者,令人烦心甚,欲得清水,反寒多,不甚热,刺手少阴。”其烦心,口渴与本条相符,神志,脉诊及舌象缺如。②口气重:指口臭气较明显。

【译文】　疟疾高热,神志昏迷狂躁,语无伦次,心烦口渴,舌质红赤,舌中心苔黄,咏象弱而数,称作心疟,用加减银翘散治疗;如兼有秽浊之气,舌苔垢浊,口中秽气较重的,用安宫牛黄丸治疗。

心一般不能受邪,受邪就会死亡。心疟是疟邪由肺经逆传心包络。其病情较轻,可用加减银翘散,通过清泄肺与膈中的邪热,使营分的邪热透达于外。受邪较重时,因病邪已闭心包,有内闭外脱的危险,所以用安宫牛黄丸,清心开窍而维护神明。

加减银翘散方（辛凉兼芳香法）

连翘10份　银花8份　元参5份　麦冬5份（不去心）　犀角5份　竹叶3份

上药按上述的配方比例，一起研成粗末，每次用15克加水煎煮，煎成后去除药渣服。并加入鲜荷叶的汁二三茶匙，一日服三次。

安宫牛黄丸方（见前）

【解析】　心疟之名首见于《素问·刺疟篇》，称其症状为"令人烦心甚，欲得清水，反寒多，不甚热"，本条又补充了神志和脉象症状，并强调热势甚高，使心疟的症状突出了热入心包的见症。所用的加减银翘散以金银花、连翘、犀角、淡竹叶、荷叶清热解毒，尤能清透心营之热，再配合玄参、麦冬等养阴生津，适用于心疟之轻证；而对心疟重症则用安宫牛黄丸清心开窍。须注意的是，该方名虽与银翘散相似，但作用及主治完全不同，不能混为一谈。

秋燥

第五十四条

【原文】　秋感燥气，右脉数大，伤手太阴气分者，桑杏汤主之。

前人有云：六气之中，惟燥不为病，似不尽然。盖以《内经》少秋感于燥一条，故有此议耳。如阳明司天之年[1]，岂无燥金之病乎？大抵春秋二令，气候较夏冬之偏寒偏热为平和，其由于冬夏之伏气为病者多，其由于伏气而病者重，本气自病[2]者轻耳。其由于本气自病之燥证，初起必在肺卫（著眼。——朱评），故以桑杏汤清气分之燥也。

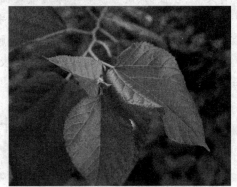

桑叶

桑杏汤方（辛凉法）

桑叶一钱　杏仁一钱五分　沙参二钱　象贝一钱　香豉一钱　栀皮一钱　梨皮一钱

水二杯，煮取一杯，顿服之，重者再作服（轻药不得重用，重用必过病所。再一次煮成三杯，其二、三次之气味必变，药之气味俱轻故也。）

【注释】　①阳明司天之年：指卯酉之年而言。②本气自病：指感受司天之气（即六淫之邪），即刻而发的新感之病。

【译文】　秋季感受燥气为病，称为秋燥。在初起时，右手脉象数而大，是燥邪伤于手太阴肺经气分,用桑杏汤治疗。

前人有种说法:在六气之中,只有燥不会引起疾病。这种说法恐怕是不符合实际情况的。大概因为在《内经》的病机第19条中没有秋季感受燥邪致病1条,所以会有这种错误的说法。在阳明司天之年,难道没有燥金的病变吗? 一般来说,与夏季之太热、冬季之太冷相比,春秋季节的气候是比较平和的。从外感疾病的病因来看,冬夏季节的伏气温病较多,而感受当令之气发病的较为少些;从外感疾病的病情来看,因伏气而发病的较为重些,而因感受当令之气发病的则较为轻些。以秋燥而言,是感受秋季当令的燥邪,所以初起时病变必在肺卫,对其治疗,用桑杏汤可以清肺卫的燥邪而宣降肺气。

桑杏汤方(辛凉法)

桑叶3克　苦杏仁4.5克　沙参6克　象贝3克　香豆豉3克　栀皮3克梨皮3克

上药用水2杯,煎煮成1杯,1次服下。如病情较重的,可再服1剂(因本方所用的是轻宣肺经燥邪的药,所以不得用量过重,过重就会使药力过上焦病所。如果把1剂药煮二三次,后来二三次所煎成药的气味必然会有所改变,这是因为药的气味俱已轻清上浮)。

【解析】　本条自注中明确提出,燥邪致病,初起必在肺卫。其治疗与风热之邪初犯肺卫相似,但因燥邪具有干燥耗阴之性,所以用药宜辛润,所用的桑杏汤中除有桑叶、苦杏仁、淡豆豉等辛凉发散之品外,还有沙参、梨皮等甘润之品。因此,从组方用药特点来看,条文中虽说属邪伤手太阴气分,但实际病位并不在气分而在肺卫。并且,所谓"清气分之燥",也是清肺卫之燥邪。本方在临床上主要用于燥气伤肺卫而干咳作呛、喉痒,或兼有肺卫表证者,可根据情况加入枇杷叶、瓜蒌皮、海浮石、炙百部等。

第五十五条

【原文】　感燥而咳者,桑菊饮主之。

亦救肺卫之轻剂也。

桑菊饮方(见前)

【译文】　因感受燥邪而咳嗽的,可用桑菊饮治疗。

也是治疗邪在肺卫的轻剂。

桑菊饮方(见前面所载)

【解析】　对秋燥邪在肺卫,表证较轻而以咳为主者,吴氏提出可用桑菊饮。该方原是治疗风温邪在肺卫的处方,方中滋润之力甚弱,可见仅适用于阴液未大伤者,如阴伤较甚,可加入清润之品,如梨皮、沙参等。桑菊饮也是治疗风温邪在肺卫的代表方,由此也可看出,风温与秋燥的初起证治有相似之处。

第五十六条

【原文】 燥伤肺胃阴分,或热或咳者,沙参麦冬汤主之。

此条较上二条,则病深一层矣,故以甘寒救其津液。

沙参麦冬汤(甘寒法)

沙参三钱　玉竹二钱　生甘草一钱　冬桑叶一钱五分　麦冬三钱　生扁豆一钱五分　花粉一钱五分

水五杯,煮取二杯,日再服。久热久咳者,加地骨皮三钱。

【译文】 如燥邪灼伤了肺胃阴液,或表现为身热不退,或表现为干咳不止的,用沙参麦冬汤治疗。

这一条所述的病证,比上面两条的病情要深入一层,所以必须用甘寒养阴生津之剂来救肺胃之阴。

沙参麦冬汤(甘寒法)

沙参9克　玉竹6克　生甘草3克　冬桑叶4.5克　麦冬9克　生扁豆4.5克　天花粉4.5克

上药用水5杯,煎煮成2杯,1日内分2次服。如肺热较甚而身热、咳嗽日久不愈,可加入地骨皮9克。

【解析】 这一病证主要发生在病之后期,本条列于上焦篇,只是代表其病位偏上。秋燥后期燥伤肺胃阴液,当用沙参麦冬汤以滋养肺胃,清解余热。本条述证较为简略,只提到热、咳两项。但从病机特点分析,其热当为低热,咳应少痰或无痰。除此之外,还可见到口干、舌燥、舌光红少苔、脉细数等表现。沙参麦冬汤是热性病肺胃阴伤证的代表方,不仅可用于秋燥,也可用于治疗各种温病引起的肺胃阴伤证。

第五十七条

【原文】 燥气化火,清窍不利者,翘荷汤主之。

清窍不利,如耳鸣目赤,龈胀咽痛之类。翘荷汤者,亦清上焦气分之燥热也。

翘荷汤(辛凉法)

薄荷一钱五分　连翘一钱五分　生甘草一钱　黑栀皮一钱五分　桔梗二钱　绿豆皮二钱

水二杯,煮取一杯,顿服之。日服二剂,甚者日三。

【加减法】耳鸣者,加羚羊角、苦丁茶;目赤者,加鲜菊叶、苦丁茶、夏枯草;咽痛者,加牛蒡子、黄芩。

【译文】 感受燥邪后,燥邪化火上犯而致清窍不利的,用翘荷汤治疗。

清窍不利的表现有耳鸣、两目红赤、齿龈肿胀、咽喉疼痛等。用翘荷汤可以清上焦气分的燥热之邪。

翘荷汤（辛凉法）

薄荷4.5克　连翘4.5克　生甘草3克　黑栀皮4.5克　桔梗6克　绿豆皮6克

上药用水2杯，煎煮成1杯，1次服下。1日之中可服2剂，病情较重的，1日可服3次。

[加减法]临床上运用翘荷汤时，可根据燥热盛于上焦的不同表现而进行加减，如耳鸣较甚，加入羚羊角、苦丁茶；两目红赤较甚，加入鲜菊叶、苦丁茶、夏枯草；咽痛较甚，加入牛蒡子、黄芩。

【解析】　所谓燥气化火，是指上焦燥热盛而化火，上炎头面诸窍，引起耳鸣、目赤、龈胀咽痛等症状。原文中所说的"清窍"与通常所说的心包有所不同，而是指头面眼耳口鼻诸窍。翘荷汤组方用药具有"趋上"的特点，有利于药性直达病所。

第五十八条

【原文】　诸气膹郁，诸痿①喘呕之因于燥者，喻氏清燥救肺汤主之。

喻氏云：诸气膹郁之属于肺者，属于肺之燥也，而古今治气郁之方，用辛香行气，绝无一方治肺之燥者。诸痿喘呕之属于上者，亦属于肺之燥也，而古今治法以痿呕属阳明，以喘属肺，是则呕与痿属之中下，而惟喘属之上矣，所以千百方中亦无一方及于肺之燥也。即喘之属于肺者，非表即下，非行气即泻气，间有一、二用润剂者，又不得其肯綮②。总之，《内经》六气，脱误秋伤于燥一气，指长夏之湿为秋之燥。后人不敢更端其说，置此一气于不理，即或明知理燥，而用药夹杂，如弋获飞虫③，茫无定法示人也。

今拟此方，命名清燥救肺汤，大约以胃气为主，胃土为肺金之母也。其天门冬虽能保肺，然味苦而气滞，恐反伤胃阻痰，故不用也；其知母能滋肾水清肺金，亦以苦而不用；至于苦寒降火正治之药，尤在所忌。盖肺金自至于燥，所存阴气不过一线耳，倘更以苦寒下其气，伤其胃，其人尚有生理乎？诚仿此增损，以救肺燥变生诸证，如沃焦救焚，不厌其频，庶克有济④耳。

清燥救肺汤方（辛凉甘润法）

石膏二钱五分　甘草一钱　霜桑叶三钱　人参七分　杏仁（泥）七分　胡麻仁（炒研）一钱　阿胶八分　麦冬（不去心）二钱　枇杷叶（去净毛，炙）六分

水一碗，煮六分，频频二、三次温服。

痰多加贝母、瓜蒌；血枯加生地黄；热甚加犀角、羚羊角，或加牛黄。

【注释】　①痿：病名，身体某部分萎缩或失去机能。②肯綮：肯綮原指筋骨结合之处，比喻最重要的关键所在。③弋获飞虫：原意指用箭射飞行的虫子，比喻获取目标的可能性极小。④庶克有济：指只有不厌其频，才能收到良好的治疗效果。

【译文】　在《内经》病机第19条中所说的各种气机郁阻而致呼吸急促、胸部

作闷病证,或各种下肢痿软不能行走、气喘、呕吐等病证,如是由感受燥邪而引起的,用喻嘉言的清燥救肺汤治疗。

喻嘉言说:《内经》病机第19条中所说的"诸气膹郁,皆属于肺",即指各种气机郁阻而引起的呼吸急促、胸部作闷病证都属于肺的病变,实际上是属于肺的燥热病变,但是从古到今所有治疗肺气郁结的方剂,都是用芳香行气的药物,根本没有一个方剂是针对肺的燥热而治疗的。《内经》病机第19条中还有"诸痿喘呕,皆属于上"的说法,也就是各种下肢痿软无力、气喘、呕吐病证都属于上部的病变,实际上也是由肺的燥热而引起的。但是自古到今的治法,都是根据下肢痿软和呕吐属于阳明胃的病变,而喘则属于肺的病变,即把下肢痿软和呕吐归属于中下焦的病变,而只把喘属于上焦肺。所以在治疗痿证与呕吐的千百张方子中,连一张涉及治疗肺燥的方子都没有。即便是对气喘属于肺的治疗,不是用解表,就是用攻下,或不是用行气法,就是用破气法,其中也有少数是用润肺方法治疗的,用法又不能得要领。总之,由于《内经》在论述六气为病时,因脱简等原因而把长夏的湿邪误作为秋季感受湿邪,而对秋季感受燥邪之气的病证未有论及,所以后人就不敢更改这一说法,把秋季所伤的燥气置之不理,或者明明知道应当从燥论治,但用药也太杂,虽偶然也能取效,但取效的可能性实在是太小了,根本也没有什么一定的法度可以示人以规矩。

现在所拟的这个方子命名为清燥救肺汤,总的来说,方子的作用是以强调保护胃气为主,这是因为,胃土是肺金之母,治肺应先治胃。在滋养胃阴的药物中,天冬虽可滋养肺阴,但因味苦,而且还能壅滞气机,所以本方中不用。知母能滋肾阴而清肺金的邪热,但也因味苦而在本方中不用。至于其他性味苦寒的清热泻火各种主要药物,更是禁忌使用的。这是因为这类病证的肺经燥热已经很甚,所保存下来的阴液不过只有很少一点了,如果还用苦寒的药物来泄下火热,苦寒不仅能败胃,而且还可化燥伤阴,这样必然严重损伤胃气,患者怎么还能有生机呢?所以应仿效以上方法,在用药上可以根据情况做些加减,来救治因肺经燥热而变生的各种病证,起到用水救火的作用,而且要反复使用,不厌其烦,才能取得良好效果。

清燥救肺汤方(辛凉甘润法)

石膏7.5克　甘草3克　霜桑叶9克　人参2.1克　苦杏仁(打成泥状)2.1克　亚麻子(炒过再研细)3克　阿胶2.4克　麦冬(不去心)6克　枇杷叶(去净毛,炙)1.8克

上药用水1碗,煎煮到水剩六成时即成,连续分二三次乘温服下。

如喉中痰多的,可加贝母、瓜蒌;如阴血亏虚的,加生地黄;如邪热较甚的,加入犀角、羚羊角,或加入牛黄。

【解析】　吴氏提出在热性病中出现痿、喘、呕而由燥热引起者,是肺气膹郁所致,治疗之大法在于清润肺经燥热。所创清燥救肺汤一方,是取自喻嘉言,不仅可用于热性病肺胃有燥热者,而且对内伤杂病中各种肺胃燥热引起的痿、喘、呕等病证都可使用。该方清而不燥、润而不腻、兼能宣肺。吴氏又提出了其他一些加减之法,更切合临床应用。

卷二　中焦篇

【题解】　本篇主要讨论温病中期,邪传中焦脾胃时的辨证论治规律和方法,所以称为中焦篇。所谓中焦,其含义有三:其一,病位在中焦脾与胃也(包括阳明大肠)。其二,病性以里热证和里实证为主;若挟湿则为里湿热证。其三,中焦温病多由上焦温病传变而来,属于温病的极期阶段,此时邪气亢盛,正气未衰,邪正交争剧烈。若中焦病不愈,则传入下焦,进入温病后期。

温病传入中焦,邪气旺盛,正气未衰,邪正交争剧烈,其辨治分为温热和湿热两大类。纯热无湿者,病位以阳明为主,病机以热盛津伤为特征。无形邪热炽于阳明者,用白虎汤治疗;有形实邪结于阳明,腑实重兼热厥者可选大承气汤;热结旁流者用调胃承气汤;腑实兼阴虚、气虚正伤者可选增液承气汤及新加黄龙汤攻补兼施;腑实与太阴肺热、小肠热、心包热合并出现者分别选用宣白承气汤、导赤承气汤、牛黄承气汤等。气分不解,热传入营,以清营汤治之;热入心包神昏谵语者,治用"三宝";气营两燔者,用玉女煎去牛膝熟地加细生地元参方治之。热兼湿邪为患者,病位以太阴为主,病机以湿热困中,阻遏气机为特征,治宜清热化湿理气为主。若湿热弥漫三焦,可以三石汤、杏仁滑石汤清热祛湿宣通三焦;表里俱病,湿热困中者,黄芩滑石汤主之;暑湿水结于胸者,以小陷胸汤加枳实为主治之;暑邪与痰浊结于中焦气分者,半夏泻心汤加减主之。湿温里虚,湿热内陷,以人参泻心汤加白芍治之;机窍不灵,纳呆不食者,三香汤主之;内外和邪者,杏仁苡仁汤主之;胃湿不和者,小半夏加茯苓或半夏泻心汤主之。另外,湿温病所具有的以脾胃为病变中心,长期在中焦气分留恋,病程较长,还有发病季节,致病因素,病变性质和证候类型等方面,都与疟、痢、疸、痹有诸多相似之处,故也兼论了这些疾病的辨治。又由于临床上湿热与寒湿之邪可以相互转化,故又专列寒湿一节,共十一条,与湿温对照,相互鉴别。

秋燥亦属不夹湿者,但总以燥伤津液为其致病特点,其一般传变较少,病程较短。在中焦主要以燥热亢盛,伤耗津液为主,尤其是伤耗胃阴为多,治疗重点在于滋养胃阴。方如:五汁饮、玉竹麦冬汤、牛乳饮等。若伤及营血,气血两燔者,则以玉女煎为主方。

总之,中焦温病是指温病的中期,邪气旺盛,正气未衰,邪正剧烈争斗的阶段,其病变部位主要在脾胃。根据中焦温病的病位和病性特点,以《内经》"热淫于内,治以咸寒,佐以甘苦",及"治中焦如衡,非平不安"为其原则。选药组方讲究平衡,使太过之亢盛得以平调,若纯热无湿时,主要以"清热"和"泻下"为主,若湿温兼杂,治疗多以辛开苦降,芳香化浊,淡渗利湿之法,所谓辛开苦降,也是增强气机运化,平其权衡之变法。更为重要的是,在中焦温病的初期治疗时,鞠通提出,其病势有向外之机者,当"凡逐邪者,随其所在,就近而逐之"的论述。

尤应注意的是,中焦温病以大热和阴津耗伤为其主要特点,所以保其阴液尤为重要。概括起来:①清热不可纯用苦寒;②泻下不可太过伤及胃阴;③小便不利,忌用淡渗;④斑疹禁用升提;⑤下后热退,不可即食,以防食复。

风温　温热　温疫　温毒　冬温

第一条

【原文】　面目俱赤①,语声重浊,呼吸俱粗,大便闭②,小便涩③,舌苔老黄,甚则黑有芒刺,但恶热。不恶寒④,日晡⑤益甚者,传至中焦,阳明温病也。脉浮洪躁甚者,白虎汤主之;脉沉数有力,甚则脉体反小而实者,大承气汤主之。暑温、湿温、温疟,不在此例。

阳明之脉荣于面,《伤寒论》谓阳明病面缘缘正赤⑥,火盛必克金,故目白睛亦赤也。语声重浊,金受火刑而音不清也。呼吸俱粗,谓鼻息来去俱粗,其粗也平等,方是实证;若来粗去不粗,去粗来不粗,或竟不粗,则非阳明实证,当细辨之,粗则喘之渐也。大便闭,阳明实也。小便涩,火腑⑦不通,而阴气不化也。口燥渴,火烁津也。舌苔老黄,肺受胃浊,气不化津也(按《灵枢》论诸脏温病,独肺温病有舌苔之明文,余则无有。可见舌苔乃胃中浊气,熏蒸肺脏,肺气不化而然)。甚则黑者,黑,水色也,火极而似水也,又水胜火,大凡五行之极盛,必兼胜己之形。芒刺,苔久不化,热极而起坚硬之刺;倘刺软者,非实证也。不恶寒,但恶热者,传至中焦,已无肺证,阳明者,两阳合明也,温邪之热,与阳明之热相搏,故但恶热也。或用白虎,或用承气者,证同而脉异也。浮洪躁甚,邪气近表,脉浮者不可下。凡逐邪者,随其所在,就近而逐之⑧。脉浮则出表为顺,故以白虎之金飚以退烦热。若沉小有力,病纯在里,则非下夺不可矣,故主以大承气。按吴又可《温疫论》中云:舌苔边白但见中微黄者,即加大黄,甚不可从⑨。虽云伤寒重在误下,温病重在误汗,即误下不似伤寒之逆之甚,究竟承气非可轻尝之品,故云舌苔老黄,甚则黑有芒刺,脉体沉实,的系燥结痞满,方可用之。

或问:子言温病以手经主治,力辟用足经药之非,今亦云阳明证者何?阳明特非足经乎?曰:阳明如市⑩,胃为十二经之海,土者万物之所归也,诸病未有不过此者。前人云伤寒传足不传手,误也,一人不能分为两截。总之,伤寒由毛窍⑪而豁⑫,豁,肉之分理之小者;由豁而谷⑬,谷,肉之分理之大者;由谷而孙络⑭,孙络,络之至细者;由孙络而大络,由大络而经⑮,此经即太阳经也。始太阳,终厥阴,伤寒以足经为主,未始不关手经也。温病由口鼻而入,鼻气通于肺,口气通于胃。肺病逆传则为心包,上焦病不治,则传中焦,胃与脾也,中焦病不治,即传下焦,肝与肾也。始上焦,终下焦。温病以手经为主,未始不关足经也。但初受之时,断不可以辛温发其阳耳。盖伤寒伤人身之阳,故喜辛温,甘温,苦热,以救其阳,温病伤人身之阴,故喜辛凉,甘寒,甘咸,以救其阴。彼此对勘,自可了然于心目中矣。

白虎汤(方见上焦篇)

大承气汤方

大黄六钱　芒硝三钱　厚朴三钱　枳实三钱

水八杯,先煮枳、朴,后纳大黄、芒硝,煮取三杯。先服一杯,约二时许,得利止后服,不知,再服一杯,再不知,再服。

[方论]此苦辛通降咸以入阴法。承气者,承胃气也。盖胃之为腑,体阳而用阴,若在无病时,本系自然下降,今为邪气蟠踞于中,阻其下降之气,胃虽自欲下降而不能,非药力助之不可,故承气汤通胃结,救胃阴,仍系承胃腑本来下降之气,非有一毫私智穿凿于其间也,故汤名承气。学者若真能透彻此义,则施用承气,自无弊窦[16]。大黄荡涤热结,芒硝入阴软坚,枳实开幽门之不通,厚朴泻中宫之实满(厚朴分量不似《伤寒论》中重用者,治温与治寒不同,畏其燥也)。曰大承气者,合四药而观之,可谓无坚不破,无微不入,故曰大也。非真正实热蔽痼[17],气血俱结者,不可用也。若去入阴之芒硝,则云小矣;去枳、朴之攻气结,加甘草以和中,则云调胃矣。

【注释】　①面目俱赤:指颜面和眼白都呈红色。赤色主热主火。《素问·热论》谓:"阳明主肉,其脉挟鼻络于目,故身热头疼而鼻干,不得卧也。"即足阳明胃经循行于人体的面目部分,这部分红赤,说明阳明热盛。②大便闭:指大便秘结不通,阳明腑实证。③小便涩:指尿少而涩滞不通,热灼津伤。④恶寒:指厌恶(怕,害怕)寒冷。此证系指袁邪存在。故"有一分恶寒,即有一分表证"之说。⑤日晡:申时的代称。即下午3~5时。⑥缘缘正赤:缘缘:沿着,顺着。正赤:整个部位发红,即顺着面部整个变为红色。⑦火腑:指小肠。心与小肠相表里,在五行同属于火,心为火脏,小肠为火腑。⑧就近而逐之:驱逐邪气,要注意邪气所在部位。在上者因而越之,在下者引而竭之。就是就近而逐之。⑨甚不可从:指《温疫论·注意逐邪勿拘结粪》云:"温疫可下者,约三十余证,不必悉具,但见舌黄,心腹痞满,便于达原饮加大黄下之。"⑩阳明如市:市为物质集聚分散之地,阳明是水谷精微集中和输布的地方,故称之为市。⑪毛窍:即毛孔、汗孔。⑫豁:指肌肉腠理之间的细小缝隙。⑬谷:指肌肉腠理之间的较大缝隙。⑭孙络:人体络脉中最细小的部分。⑮经:主要指人体经络系统中的十二正经。⑯弊窦:弊:弊病,害处。窦:孔穴,破洞。此处指不良后果。⑰蔽痼:蔽:蒙蔽,遮盖。痼:经久不愈的疾病。此处指实热长久内伏,郁结不去。

【译文】　患风温、温热、温疫、温毒、冬温等温病的患者,出现面部和眼白发红，说话声音重浊，呼气和吸气都很粗大，大便闭结不通，小便短赤不畅，舌苔呈老黄色，甚至色黑而粗糙起刺，若患者只感觉得恶热，不觉得恶寒，热势亢盛，尤其以下午到傍晚更加显著，这是病邪已传入中焦阳明的见症，称为阳明温病。脉象明显浮洪而躁急的，用白虎汤治疗；脉象沉数而有力，甚至反而表现为小而实的，用大承气汤治疗。至于暑温、湿温、温疟等疾病，则不在这条的讨论范围。

　　足阳明胃经主要循行于人体面部，所以《伤寒论》指出：阳明病证可见满面通红的症状。根据五行的生克关系，火邪亢盛可以克金，因此属金的眼白在阳明火热上炎时很容易发红。肺也属金，如说话声音重浊不清，则是火热熏灼于肺所致。呼气和吸气都粗大，而且程度相等，这才是实证的表现。假如呼气粗大而吸气不粗，或者吸气粗大而呼气不粗，或者呼吸都不粗大，就不是阳明实证的表现，临床应仔细辨别。气息粗大与气喘不一样，但前者逐渐发展可以变为气喘。大便闭结不通，是邪热与燥屎结于阳明大肠造成的。小便短涩不畅，是由于邪热影响了小肠的功能，使津液转输失常、膀胱气化不利造成的。口中干燥而渴，是火热消烁津液所致。舌苔呈现老黄色，是因为邪热蒸腾胃中浊气上迫于肺，肺气不能正常输布津液（《灵枢》在论述各脏温病时，只有病邪在肺的温病有舌苔的明文记述，其余各脏都没有明确的记述。由此可见，舌苔是胃中浊气熏蒸肺脏，肺脏不能布化津液而形成的）。病情严重的，舌苔可为黑色，黑色在五行中属水，火热亢盛而舌苔反出现水色的现象被人们称为火极而似水。按五行的生克关系，水能胜火，当五行中的某一行亢盛到极点时，就会出现能够战胜该行的某些症状特点，苔呈黑色就是热极后的表现。有时舌面上会形成坚硬的芒刺，这是舌苔久不消退，邪热极盛时造成的。倘若芒刺柔软，则不是实证。患者如果不恶寒只恶热，是病邪已经传入中焦的反应，此时已没有肺经表证，而成为阳明温病。阳明温病，为手阳明大肠与足阳明胃同病。温为阳邪，其性属热；阳明也属阳，感邪后易于化热化燥，因而温热之邪侵犯阳明后，热势必更加炽烈，患者只感到恶热而不恶寒。对本证的治疗，有的可用白虎汤，有的可用承气汤，临证应依据脉象的不同选择使用。如脉浮洪而躁急的，是阳明胃热炽盛，病位接近于表的现象，不可用攻下法治疗，尤其见到脉浮，一定不能误用攻下。大凡祛除病邪，均应根据病邪的所在部位和它们外出的最近路径，采取不同的治疗方法以祛邪外出。脉象浮，提示病邪近于表，如能使病邪从表而去，则较为顺乎自然，所以用白虎汤来消退烦热。如脉象沉小而有力，是病邪完全在里的表现，治疗必须采用攻下的方法，选用大承气汤为主。吴又可在《温疫论》中说：舌苔边缘色白，仅见中间有淡黄色的，就可以在方中加用大黄。这种方法切不可盲目地遵从。虽然有人说伤寒的治疗应着重在防止误用下法，温病的治疗应着重在避免误用汗法，即使温病误用攻下，也不会像伤寒误用攻下后果那么严重。但是，承气汤这类的方剂毕竟不是可以轻易使用的，所以说只有舌苔呈老黄色，甚至黑色而起有芒刺，脉象沉实，确实属于燥结痞满俱备的阳明腑实证时，才可使用承气汤攻下。

　　也许有人会问：你说温病应当以治疗手经为主，竭力批驳用足经药的错误，现在为什么也谈阳明证呢？足阳明胃的病证难道不是足经吗？我的回答是：阳明胃属土，是人体十二经汇集的地方，被称为十二经之海，就像自然界万物都归聚在土地上那样，所有疾病没有不影响到胃的。前人曾说：伤寒只传足经不传手经。这种说法是错误的，因为人是一个有机的整体，不可能将手经和足经截然划分为两部分。一般来说，伤寒所感受的寒邪由肌表毛窍侵入，先进入皮下腠理缝隙细小的地方，然后进入皮下腠理缝隙较大的部位，再从这里进入络中最细的孙络，由孙络再进入较粗的大络，最后由大络进入经中，这条经就是太阳经。起病从太阳经开始，通过传变，到厥阴经终止，伤寒传变以足经为主，并不是说与手经无关。温病所感受的温邪由口鼻侵入，鼻气与肺相通，口气与胃相通，所以温病多见肺胃病证。如果肺经的病邪发生逆传，就会导致心包病变。上焦病变没有得到控制，就会传入中焦，导致胃与脾的病变，中焦病变没有得到控制，就会传入下焦，造成肝与肾的病变。所以，温病的传变是从上焦开始，到下焦结束，虽以手经的传变为主，但并不是与足经无关。因此，在感受温邪的初期阶段，决不能用辛温之品发散其阳气。伤寒感受寒邪而病，主要损伤人体的阳气，所以治疗宜用辛温、甘温、苦热的方药救其阳气；温病感受温邪而病，主要耗损人体的阴液，因而治疗宜用辛凉、甘寒、甘咸的方药救其阴液。只要把伤寒和温病的病证性质、临床特点加以比较，自然就会明白两者的区别。

白虎汤（方见上焦篇）

大承气汤方

大黄18克　芒硝9克　厚朴9克　枳实9克

上药加水8杯，先煮枳实、厚朴，然后放入大黄、芒硝，煮取3杯药液。先服1杯，大约4小时，如果大便通畅，就不必再服，若大便不通，再服1杯，服后大便仍不通者，可再服。

［方论］该方体现了苦辛通降、咸以入阴的治疗方法。所谓承气，是指承接胃气。胃属腑，体阳而用阴，在没有发生病变的时候，胃气呈现自然下降的状态。现在，因邪气壅滞大肠，胃的自然通降受到阻碍，已不可能依靠自身的力量使胃气下降，必须借助药物的力量才能奏效，所以用承气汤祛除肠中的热邪积滞。邪热去除气机通畅，阴液不再受到耗伤，也就达到了救胃阴的目的。该方的作用是承接胃腑本身的下降之气，所以叫作承气汤。我这样解释，绝无丝毫自作聪明牵强附会的意思。学医的人如果能深刻理解这其中的道理，在使用承气汤时，就不会因用法不当而产生不良后果。方中大黄攻逐肠道热结，芒硝能入阴分而软坚，枳实能开通幽门的阻闭，厚朴能除脘腹部的痞实胀满（这里厚朴的用量没有《伤寒论》中那么大，原因是治疗温病与治疗伤寒不同，恐怕温燥的厚朴量大会伤阴）。本方之所以称为大承气汤，是因为方中4味药配伍运用，可以说无坚不破，无微不入，所以称其为"大"。若不是真正的实热郁伏痼结、气血阻滞不通的病证，就不可用大承气汤。如果大承气汤去除入阴分的芒硝，则称为小承气汤；如果去掉疏通气机郁结的枳

实、厚朴,加入调和中气的甘草,则称为调胃承气汤。

【解析】 1.阳明温病的形成及表现:阳明温病多由上焦手太阴肺的病变发展而来。一般来说,入侵手太阴肺的病邪若能及时清除外解,则病变即可终止发展而获得早期治愈。但在很多情况下肺经病邪未能及时外解,则势必向里传变导致病变发展。常见两种传变:一为肺经之邪直接内陷手厥阴心包,即所谓"肺病逆传,则为心包";一为肺经之邪由上焦而传至中焦阳明,即所谓"上焦病不治,则传中焦"。故中焦阳明病证的形成,多由上焦肺经之邪传变而来,其病位在胃和大肠。

由于邪传阳明邪正交争剧烈,所以临床呈现一派里热亢盛的征象。吴氏提出阳明温病的主要表现有:面部和眼白发红,说话声音重浊,呼气和吸气都很粗大,大便闭结不通,小便短赤不畅,舌苔呈老黄色,甚至色黑而粗糙起刺,患者只觉得恶热,不觉得恶寒,热势亢盛,下午到傍晚更加明显。但具体来分,又有经证与腑证之别,吴氏主要从脉象加以区别,提出脉浮洪而躁急的,是阳明胃热炽盛,病位接近于表的现象;脉象沉小而有力,是病邪完全在里的表现,属于阳明腑实证。临床上,对此观点应灵活理解。实践表明,阳明经腑两证虽均属里、热、实证,但具体病机、证候则有所不同,脉象亦自然有异。本条文所讲述的证候表现,实是指阳明腑证而言。阳明腑证为有形实邪结聚肠腑,临床除有条文中所述见症外,当有腹部硬满疼痛等症可据。阳明经证乃无形邪热蒸腾内外,表里俱热,故临床以大热、大汗、大渴、脉象洪大为主要见症。其舌苔虽见黄燥,但未必"老黄,甚或黑有芒刺";发热虽呈"但发热不恶寒"的壮热表现,但"日晡益甚"则不明显。至于"面目俱赤,语声重浊,呼吸俱粗"等症虽可见到,但并非主症,其特点为无形邪热内盛而邪势向外。

2.关于白虎汤证与承气汤证治法的区别:吴氏强调:"凡逐邪者,随其所在,就近而逐之。"按此原则,白虎汤证属阳明无形邪热浮盛内外,所以脉见浮洪躁,治疗当以"出表为顺",故以辛寒之剂清热透达于外;大承气汤证属有形热结于内,所以脉见沉数有力,甚则脉体反小而实,治疗"非下夺不可",故以苦寒攻下之剂祛除有形热结。此外将白虎汤的作用理解为向上、向外,因而称为辛凉重剂,但与解表剂使在表之邪外解并非同样的概念。当然,仅把白虎汤的作用看成是"出表"也是不全面的,其毕竟是清解在里热邪的方剂。其次,文中所强调的"承气非可轻尝之品,故云舌苔老黄,甚则黑有芒刺,脉体沉实,的系燥结痞满,方可用之"。亦须活着,临床上运用承气攻下,不一定要燥结痞满具备者才可用。因此不可拘泥于吴氏之说,以免错过了攻下的时机。

第二条

【原文】 阳明温病[①],脉浮[②]而促者,减味竹叶石膏汤[③]主之。

脉促,谓数而时止,如趋者过急,忽一蹶然[④],其势甚急,故以辛凉透表重剂,逐邪外出则愈。

减味竹叶石膏汤方(辛凉合甘寒法)

竹叶五钱　石膏八钱　麦冬六钱　甘草三钱

水八杯,煮取三杯,一时服一杯,约三时令尽。

【注释】　①阳明温病:阳明指中焦脾与胃。阳明温病,是中焦阳热病证,其中包括中焦阳明气分大热证和中焦阳明腑实证。②脉浮:这里的浮脉是在里的邪气外透之象,而不是邪气在表的表证。③减味竹叶石膏汤:由原竹叶石膏汤(竹叶、石膏、半夏、麦冬、粳米、人参、甘草)减去半夏、人参、粳米等甘温助热的药物而成。竹叶石膏汤原方见于《伤寒论》,主要用于治疗伤寒解后。虚羸少气之证,故用人参、半夏、粳米等甘温益气之药。④蹶然:摔倒的样子。

【译文】　阳明温病,如果出现脉象浮而急促的现象,用减味竹叶石膏汤治疗。

脉促,是指脉象至数增加而时有歇止,就好像快步行走的人因走得过快,忽然摔倒一样,病势很急,所以用辛凉清热透邪的重剂,将病邪驱逐于外即可痊愈。

减味竹叶石膏汤方(辛凉合甘寒法)

淡竹叶15克　石膏24克　麦冬18克　甘草9克

上药加水8杯,煮取药液3杯,2小时服1杯,大约6小时服完。

【解析】　1.证候特点:本证也属阳明气分热盛,但脉浮促而不洪,亦无大汗,同时见脉浮促。所谓促,即数而时止,属邪热亢盛而耗伤心阴之象。所以其证候特点是阳明热盛而心阴受损。临床见症除脉象外,应该还见到壮热、烦渴、苔黄少津等症。

2.治疗方法:减味淡竹叶石膏汤与白虎汤大法基本相同,均属辛凉重剂,作用重在透邪泄热、兼以生津。因其阳明热盛、心阴受损,所以在用辛凉清透的同时,加用麦冬、淡竹叶以清心热、养心阴。在服药方法上,此处采用每2小时服1次、共服3次的方法,并要求在6小时内服完。此法可以迅速发挥药物的作用并能使药效持续,所以热性病病情较急者皆可参照使用。

第三条

【原文】　阳明温病,诸证悉有而微,脉不浮者,小承气汤微和之。

以阳明温病发端者,指首条所列阳明证而言也,后凡言阳明温病者仿此。诸证悉有,以非下不可,微则未至十分亢害,但以小承气通和胃气则愈,无庸芒硝之软坚也。

【译文】　阳明温病,各种症状全部具备但比较轻微,脉象不浮,治疗可用小承气汤微和胃气。

凡是以阳明温病作为句首的条文,都具有第一条所列出的阳明病证的症状,以下凡称为阳明温病的都不例外。本条具备阳明温病的所有症状,治疗必须用攻下的方法,但症状轻微尚未达到亢盛的程度,脉象也不浮,说明邪气没有外透之势,所以只需用小承气汤通利肠腑,和调胃气,胃气通,邪热自解就可以痊愈,不必用芒硝来软坚润燥。

第四条

【原文】 阳明温病,汗多谵语①,舌苔老黄而干者,宜小承气汤。

汗多,津液散而大便结,苔见干黄,谵语因结粪而然,故宜承气。

【注释】 ①谵语:一般多为阳明实热,或温邪入于营血,邪入心包,扰乱神明,即出现神志不清、胡言乱语之证。此处指阳明实热证所致谵语。

【译文】 阳明温病,如果出汗多,谵语,舌苔呈老黄色而干燥的,适宜用小承气汤治疗。

出汗较多,必然会耗散津液而导致大便干结,而舌苔干燥色老黄,谵语,都是因为大便干结不通引起的,所以治疗宜用小承气汤攻下。

【解析】 该条提出,阳明腑实证出现谵语、苔黄者仍可用小承气汤治疗。但从临床实际来看,患者如果已经出现谵语,病情大多较重,即便仍属邪热扰乱心神,尚未发展到热闭心包的程度,仅用小承气汤也恐难济事。即使有明显腑实表现,也要结合全身状况全面分析,常须攻下腑实与其他治法结合治疗。如谵语已属热闭心包所致,则当配合开窍之法。

第五条

【原文】 阳明温病,无汗①。小便不利②,谵语者,先与牛黄丸③;不大便,再与调胃承气汤。

无汗而小便不利,则大便未定成硬,谵语之不因燥屎可知。不因燥屎而谵语者,犹系心包络证也,故先与牛黄丸,以开内窍,服牛黄丸,内窍开,大便当下,盖牛黄丸亦有下大便之功能。其仍然不下者,无汗则外不通,大小便俱闭内不通,邪之深结于阴可知,故取芒硝之咸寒,大黄、甘草之甘苦寒,不取枳、朴之辛燥也。伤寒之谵语,舍燥屎无他证,一则寒邪不兼秽浊,二则由太阳而阳明;温病谵语,有因燥屎,有因邪陷心包,一则温多兼秽,二则自上焦心肺而来,学者常须察识,不可歧路亡羊④也。

【注释】 ①无汗:没有汗出,说明邪气没有外出之机;另一方面也暗示伤津不重,大便干结不甚。②小便不利:小便短赤不通畅。③牛黄丸:指安宫牛黄丸。④歧路亡羊:歧路:岔道。亡:丢失。比喻事理复杂多变,没有正确的方向,而误入歧途。

【译文】 阳明温病,不出汗,小便不通畅,有谵语的,先服安宫牛黄丸,服药后仍不大便,再服调胃承气汤。

不出汗且小便不畅利,伤津不重,大便不一定成燥屎干结,因而可以知道谵语不是因为燥屎引起的,不是燥屎引起的谵语,应考虑是热入心包的心包络证,所以先给服牛黄丸以清心开窍。服牛黄丸后,清窍得开,大便也当通畅,因为牛黄丸性质寒凉,也有通下大便的功能。如果服药后仍然大便不通利,谵语不除,那么就不属邪热传入心包的病证。无汗是卫气不通,大小便都闭塞不畅是腑气不通,由此可知这是病邪锢结于里的缘故。因此,须采用咸寒的芒硝、甘苦寒的大黄、甘草来治疗,而不可使用辛燥的枳实、厚朴等药物。伤寒的谵语,除肠中燥屎引起而一般没有其他症,一方面是寒邪多不兼挟秽浊之气,另一方面是由太阳经传到阳明经。温病的谵语,有的是因肠中燥屎,有的是因邪热内陷心包,一方面是温邪多兼秽浊之气,另一方面温邪多犯上焦心肺。学医者临证时必须经常注意析辨识别,不可因辨察不清而引起治疗失误。

【解析】 温病过程中出现谵语,其病机有邪闭心包和阳明腑实的不同。阳明腑实谵语系肠腑燥热上乘心神所致,故谵语同时必有便结不通、腹满硬痛、苔黄焦燥等腑实见症;邪闭心包谵语则因热邪内陷包络,清窍堵闭而形成,故谵语必伴神昏,且多灼热肢厥,舌质红绛而少苔垢,大便虽可秘结但无腹满硬痛等症。本条吴氏先提出无汗、小便不利,目的在于提示本证津液没有过分耗散,肠腑燥结未甚,"大便未定成硬",进而推断出谵语主要是因邪闭心包所致,故治疗先予安宫牛黄丸清心开窍。如药后窍闭得开,腑气亦降,则神志清而大便通;如药后大便未通,则说明肠腑燥结较甚,当用调胃承气汤通下,方中芒硝软坚通便,大黄、甘草攻下泄热。因此,对于谵语一证,临床当根据全身证候辨别邪热的重心所在,以便能正确施用开窍、攻下等法。

第六条

【原文】 阳明温病,面目俱赤,肢厥①,甚则通体皆厥,不瘛疭②,但神昏,不大便七八日以外,小便赤,脉沉伏,或并脉亦厥,胸腹满坚③,甚则拒按,喜凉饮者,大承气汤主之。

此一条须细辨其的是火极似水④,热极而厥之证,方可用之,全在目赤、小便赤、腹满坚、喜凉饮定之。

大承气汤(方法并见前)

【注释】 ①厥:《伤寒论》谓:"凡厥者,阴阳气不相顺接,便为厥。厥者,手足厥冷者是也。"瘛疭:筋咏缓纵伸张和抽动不已的动风症状。②胸腹满坚,甚则拒按:里热太甚,燥屎结于大肠,腑气不通,故胸腹痞满坚硬,按之胀满痛甚,因而拒绝触按。喜按为虚,拒按为实。此乃实证之指征。③火极似水:因邪热极盛,可出现与发热相反的临床表现,即热深厥深的真热假寒证。其证可见恶寒,但不欲加盖衣被;手足厥逆冰冷,但胸腹灼热;下利纯水,但夹燥粪或矢气极臭;脉沉,但重按弦滑有力;并见烦渴、咽干、舌燥、口臭、小便黄赤等证。亦称阳盛格阴。

【译文】 阳明温病,面部和眼白都发红,但四肢发凉,甚至全身都发冷,虽四肢不抽搐,但神志不清,不解大便已经七八日以上,小便色红赤,脉象沉伏,或者出现脉重按也不易触及的"脉厥"现象。胸腹部胀满坚硬,甚至拒按,口渴而喜饮凉水的,宜用大承气汤治疗。

本条必须仔细加以辨别,只有确实属于火极似水、邪热极盛引起的厥证,才可使用大承气汤。辨证的关键在于眼白发红、小便红赤、腹部胀满坚硬、渴喜凉饮等症状,这是这类病证属于实热性质的典型表现。

大承气汤(处方和用法都见前)

【解析】 阳明腑实证若阳气郁闭于里不能外达,亦可引起四肢厥冷或全身厥冷,即所谓热厥之证。该证除了有面目红赤,腹部满坚,甚则拒按,便秘,脉沉伏等腑实表现外,还有神昏、肢厥等症状。其病机为"热深厥深"。临床特别要注意与阳气衰微引起的寒厥证进行鉴别,切不可因辨识不清而导致治疗错误。辨证时应抓住全身热象这一特征,以确认其肢体厥冷系假寒之象,所见目赤、小便赤、腹满坚、喜凉饮才是病之本质反映。因而吴氏提出应治以大承气汤通腑泄热,热邪外泄,阳气通达,则肢厥之象便可消失。但如患者神昏较甚,临床也可与清热开窍剂并用。

至于原文所说的"不瘛疭",只是提示本证尚未涉及厥阴,并不表示本证不会发生瘛疭,更不能认为阳明腑实证发生了瘛疭就不能用攻下之法。实际上,如阳明腑实证邪热内盛而引动肝风者,不仅需要攻下腑实,还应与凉肝熄风方药联合治疗。

第七条

【原文】 阳明温病,纯利稀水无粪者,谓之热结旁流①,调胃承气汤主之。

热结旁流,非气之不通,不用枳、朴,独取芒硝入阴以解热结,反以甘草缓芒硝急趋之性,使之留中解结,不然,结不下而水独行,徒使药性伤人也。吴又可用大承气汤者非是。

【注释】 ①热结旁流:为阳明腑实证的一种。其特点是肠内有燥屎内结,但肠中水液可通过其缝隙下流,故可见下利纯臭稀水。

【译文】 阳明温病,如果大便泻出的全是稀水而无粪质,称为热结旁流,用调胃承气汤治疗。

热结旁流,原因不是腑气不通,所以不用枳实、厚朴,只用芒硝配合大黄来祛除肠道的热结,并佐以甘草缓和芒硝的趋下作用,使芒硝能留在肠中解除燥结。如果不这样治疗,会导致燥结不下而仅仅水液下行,药不能治病反而徒伤人体的正气。吴又可治疗此证用大承气汤,不够妥当。

【解析】 阳明腑实证临床亦有纯利稀水者,即所谓"热结旁流"。其病机与一般肠热下利不同,亦系腑实表现之一。纯利稀水,乃燥热内结,逼迫津液下流所致,而燥屎则不得下行,故虽下利但无粪质。且"热结"与"旁流"每互为因果。实热燥屎愈结,则下利愈甚;而下利愈甚,津泄愈多,则燥结愈剧。对热结旁流证的治疗有用大承气汤者,而吴氏强调,在治疗温病时,对该证宜用调胃承气汤,不宜用大承气汤。其理由是:该证不是腑气不通,所以不用枳实、厚朴,只用芒硝配合大黄来祛除肠道的热结,并佐以甘草缓和芒硝的趋下作用,使芒硝能留在肠中解除燥结。如果不这样,会导致燥结不下而仅仅水液下行,药不能治病反而徒伤人体的正气。所以,吴氏认为吴又可治疗此证用大承气汤不够妥当。实际上,阳明病热结于里而致热结旁流,虽有稀水排出,仍然是腑气不通,所以吴氏所说"热结旁流,非气之不通"并不确切。能否用大承气汤,关键是根据腑实之程度和正气强弱的状况,要根据证情而定,不可一概视为禁忌。

第八条

【原文】 阳明温病,实热壅塞为哕①者下之。连声哕者,中焦;声断续,时微时甚者,属下焦。

《金匮》谓:哕而腹满,视其前后,知何部不利②,利之③即愈。阳明实热之哕,下之里气得通则止,但其兼证之轻重,难以预料,故但云下之而不定方,以俟临证者自为采取耳。再按:中焦实证之哕,哕必连声紧促者,胃气大实,逼迫肺气不得下降,两相攻击而然。若或断或续,乃下焦冲虚之哕,其哕之来路也远,故其声断续也,治属下焦。

【注释】 ①哕:即呃逆,俗称打嗝儿。《灵枢·杂病》云:"哕,以草刺鼻,嚏,嚏而已。"亦有作"干呕"讲。②何部不利:什么部位发生的病变,在辨证方面揭示"病位"问题。③利之:承前之说,指在准确判定什么部位的证候的基础上,采取相应的治疗措施,消除病患,而不是用攻下的方法。

【译文】 阳明温病,如因实热壅滞阻塞于胃而发生呃逆的,应以攻下法治疗。如为呃逆连声的,病位往往在中焦;如呃逆声断断续续、时轻时重的,病位多在下焦。

《金匮》说:呃逆而伴有腹满的,必须注意观察其大小便情况,以了解大便或小便何处不通利,然后采用相应的通利之法就可痊愈。阳明温病可因实热壅滞中焦而引起呃逆,所以,运用攻下法后使壅塞不通的里气得以舒畅,呃逆就会停止。但是,由于本病的伴随症状轻重不一,不容易预料,因此文中只说用攻下法治疗而不规定具体的方剂,以便临床医生根据病情灵活选择用方。还要指出的是,中焦实证引起的呃逆,必然呃逆连续而作、声音紧促,这是因为胃气壅实阻塞,迫使肺气不能下降,两者相互冲击则发生呃逆。如果呃逆断断续续,多为下焦肾虚不能纳气所致,因为其导致呃逆的上冲之气来路较远,所以声音时断时续,治疗应遵循下焦病变的处理原则选方用药。

【解析】 哕证是胃气上逆的表现,就其病位,有属上焦者,有属中焦和下焦者。就其病机,有虚实之分。吴氏在上焦篇中已讨论过因上焦气机郁闭而引起的哕证,本条所讨论的是因阳明实热壅塞引起的哕证。哕之见于阳明温病,多属实热为患。由于实邪内结,腑气不通,胃气失于和降,以致上逆为哕。故治以攻下之法通腑泄热,腑气得通,胃气和降,则呃逆自可消失。所谓"里气得通则止"即是此意。至于具体选方,一般亦不外三承气汤范围,临床可根据具体证情而定。哕在临床尤应分辨虚实,吴氏强调阳明实热壅塞导致的呃逆,多表现为连续不断,紧促频繁,乃因胃腑实热壅塞,气逆不降使然;若呃逆时断时续,时微时甚,则属下焦肾气不足,冲脉空虚,虚气上逆所致。临床辨别其属虚属实,除根据呃逆的具体表现外,还需结合患者的全面情况综合分析。

第九条

【原文】 阳明温病,下利谵语,阳明脉实,或滑疾者,小承气汤主之;脉不实者,牛黄丸主之,紫雪丹亦主之。

下利谵语,柯氏①谓肠虚胃实,故取大黄之濡胃,无庸芒硝之润肠。本论有脉实、脉滑疾、脉不实之辨,恐心包络之谵语而误以承气下之也,仍主芳香开窍法②。

小承气汤方(苦辛通法重剂)

大黄五钱　厚朴二钱　枳实一钱

水八杯,煮取三杯,先服一杯,得宿粪,止后服,不知再服。

调胃承气汤(热淫于内,治以咸寒,佐以甘苦法)

大黄三钱　芒硝五钱　生甘草二钱

牛黄丸(方论并见上焦篇)

紫雪丹(方论并见上焦篇)

【注释】 ①柯氏:即柯韵伯,著有《伤寒来苏集》。②芳香开窍法:指应用"三宝"进行清热开窍的治疗方法。

【译文】 阳明温病,出现泄泻、谵语等症状,右关部阳明脉象实或滑疾的,用小承气汤治疗;如果脉象不实者,当用牛黄丸治疗,紫雪丹也可使用。

出现泄泻和谵语,柯韵伯说是肠虚胃实,所以采用大黄疏通胃气,而不需用芒硝软坚润燥。本条文强调要分辨脉实、脉滑疾、脉不实,主要是怕把热入心包络而致的谵语误认为是承气汤证而投下法,如果是热入心包络所致的谵语,仍应以芳香开窍法治疗。

小承气汤方(苦辛通法重剂)

大黄15克　厚朴6克　枳实3克

上药加水八杯,煮成三杯药液。先服一杯,如肠中宿粪得以排出,则不必再服。如服后仍不解大便,可再服。

调胃承气汤(热淫于内,治以咸寒,佐以甘苦法)

大黄9克　芒硝15克　生甘草6克

牛黄丸(处方和方论都见上焦篇)

紫雪丹(处方和方论都见上焦篇)

【解析】　吴氏在该条中所说的阳明温病而下利者,主要是指阳明腑实证表现为热结旁流的情况。由于患者出现谵语,故此时又须与热闭心包鉴别。吴氏提出可以脉实与不实作为两者的鉴别点,并作为应用攻下法或开窍法的主要依据。若下利、谵语而见脉沉实或滑疾,提示其下利为热结旁流所致,谵语系阳明腑实胃热乘心引起,治疗当用攻下之剂以泻腑实,方选小承气汤,是因其病机偏于腑气壅塞;若下利、谵语而脉象

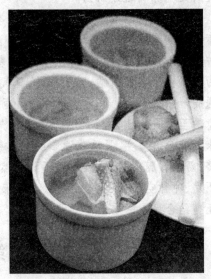

调胃承气汤

不实,则说明其谵语非阳明腑实所致,而是邪闭心包的征象,治疗自然不可妄用攻下,而应当用安宫牛黄丸或紫雪丹等清心开窍。这一原则不仅适用于阳明温病热结旁流者,对其他的阳明温病也有指导意义。但文中仅以脉实与不实进行鉴别,则恐欠全面,临床应结合全身的证候表现进行综合分析,以确定腑实与热闭心包的主次。同时,对本证的治疗,也不局限于单纯攻下,亦可采用攻下与开窍并施的方法。

第十条

【原文】　温病三焦俱急①,大热大渴,舌燥,脉不浮而燥②甚,舌色金黄③,痰涎壅甚,不可单行承气者,承气合小陷胸汤主之。

三焦俱急,谓上焦未清,已入中焦阳明,大热大渴,脉躁苔焦,阳土④燥烈,煎熬肾水,不下则阴液立见消亡,下则引上焦余邪陷入,恐成结胸之证,故以小陷胸合承气汤,涤三焦之邪,一齐俱出,此因病急,故方亦急也,然非审定是证,不可用是方也。

承气合小陷胸汤方(苦辛寒法)

生大黄五钱　厚朴二钱　枳实二钱　半夏三钱　栝蒌三钱　黄连二钱

水八杯,煮取三杯,先服一杯,不下,再服一杯,得快利,止后服,不便再服。

【注释】　①三焦俱急:由于邪气盛壮,在上焦肺热未清,即累及中、下二焦,三焦症候同时并见,病情重,病势急,故称三焦俱急。②脉不浮而燥:指脉象急躁,与

和缓脉象相反。"燥"同"躁"。③舌色金黄：指出现的明亮的黄色舌苔。④阳土：指足阳明胃。

【译文】　温病在热势亢盛时可导致三焦俱病，临床可见壮热，口大渴，舌苔干燥，脉象不浮而非常躁急，苔呈金黄色，咽喉部有许多痰涎壅滞。这种病证不可单独使用承气汤，应以承气汤合小陷胸汤进行治疗。

所谓"三焦俱急"，是指上焦邪热尚未清解，已传入中焦阳明，导致患者出现壮热、口大渴、脉象躁急、舌苔干燥等症状。由于胃热炽盛耗损阴液，甚至消烁肾水，此时若不及时施以攻下法，人体的阴液在短时间内就有消耗殆尽的危险；而立即攻下，又有可能使上焦未清的余邪乘虚内陷形成结胸证。所以用小陷胸汤配合承气汤，来涤除三焦的邪热，既能清热化痰、理气宽胸，又能攻下腑实。由于病情很急，因此本方的作用也较峻猛。但是，如果没有审察确定是本证，就不可使用本方。

承气合小陷胸汤方（苦辛寒法）
生大黄15克　厚朴6克　枳实6克　半夏9克　瓜蒌9克　黄连6克
上药加水8杯，煮成3杯药液。先服1杯，如服后不解大便，则再服一杯。如果服后大便畅通，可不必再服。若仍不大便，则再服。

【解析】　1."三焦俱急"的病机及治疗：本证病机涉及上、中、下三焦，既有痰热结于上焦胸脘、燥实结于中焦肠腑，又有热邪劫灼下焦肾水，故称为"三焦俱急"。但从治疗用药来看，实际上病位以中焦肠胃为主，患者除了见有大热、大渴、舌燥等阳热内盛，劫灼津液的表现外，必有脘腹痞满硬痛、大便秘结等实邪内结的症状。脉象不浮而躁甚，说明邪已离表，里热已甚；苔黄而痰涎壅甚，则是痰热结聚的表现。因此，本证治疗的重点也在中焦，主要是攻逐中焦之邪，所用的承气合小陷胸汤即针对胸中痰涎和阳明腑实而设。由于两方合用荡涤邪热之力较强，故临床必须确诊证候属于有形实邪内结的病证方可运用。

2."三焦俱急"与一般阳明腑实证的区别：其主要区别点在于苔虽黄但不干而滑，且黄色较为鲜明，兼有痰涎壅盛的表现。

第十一条

【原文】　阳明温病，无上焦证①，数日不大便，当下之，若其人阴素虚②，不可行承气者，增液汤主之。服增液汤已，周十二时③观之，若大便不下者。合调胃承气汤微和之。

此方所以代吴又可承气养荣汤法④也。妙在寓泻于补⑤，以补药之体，作泻药之用，既可攻实，又可防虚。余治体虚之温病，与前医误伤津液、不大便、半虚半实之证，专以此法救之，无不应手而效。

增液汤方（咸寒苦甘法）
元参一两　麦冬（连心）八钱　细生地八钱

水八杯,煮取三杯,口干则与饮,令尽,不便,再作服。

[方论]温病之不大便,不出热结液干二者之外。其偏于阳邪炽甚,热结之实证,则从承气法矣;其偏于阴亏液涸之半虚半实证,则不可混施承气,故以此法代之。独取元参为君者,元参味苦咸微寒,壮水制火,通二便,启肾水上潮于天,其能治液干,固不待言,《本经》⑥称其主治腹中寒热积聚,其并能解热结可知。麦冬主治心腹结气,伤中伤饱,胃络脉绝,羸瘦短气,亦系能补能润能通之品,故以为之佐。生地亦主寒热积聚,逐血痹,用细者,取其补而不腻,兼能走络也。三者合用,作增水行舟⑦之计,故汤名增液,但非重用不为功。

本论于阳明下证,峙立⑧三法:热结液干之大实证,则用大承气;偏于热结而液不干者,旁流是也,则用调胃承气;偏于液干多而热结少者,则用增液,所以迴护其虚,务存津液之心法也。

按:吴又可纯恃⑨承气以为攻病之具,用之得当则效,用之不当,其弊有三:一则邪在心包、阳明两处,不先开心包,徒攻阳明,下后仍然昏惑谵语,亦将如之何哉?吾知其必不救矣。二则体亏液涸之人,下后作战汗,或随战汗而脱,或不蒸汗徒战而脱。三者下后虽能战汗,以阴气大伤,转成上嗽下泄⑩,夜热早凉之怯证,补阳不可,救阴不可,有延至数月而死者,有延至岁余而死者,其死均也。在又可当日,温疫盛行之际,非寻常温病可比,又初创温病治法,自有矫枉过正⑪不暇详审之处,断不可概施于今日也。本论分别可与不可与、可补不可补之处,以俟明眼裁定,而又为此按语于后,奉商天下之欲救是证者。至若张氏⑫、喻氏⑬,有以甘温辛热立法者,湿温有可用之处,然须兼以苦泄淡渗,盖治外邪,宜通不宜守⑭也,若风温、温热、温疫、温毒,断不可从。

【注释】 ①阳明温病,无上焦证:"阳明温病"系指中焦篇第一条的内容,"无上焦证"指没有上焦篇第三条所述证候。本条所述之证无表证,纯属里证。②阴素虚:指该患者平素的体质偏于阴虚。③周十二时:以地支计时,每一时相当于现在2小时,十二时为24小时,24小时为一天,故称"周"。④吴又可承气养荣汤法:见《温疫论·解后宜养阴忌投参术》。乃四物汤合小承气汤化裁而成,为滋阴承气之意。⑤寓泻于补:使用具有滋补作用的药物,来达到泻下驱邪的目的。⑥本经:指《神农本草经》。⑦增水行舟:无水或水少时,自然船不得行;水深船浮而行。以此来比喻滋阴通便。⑧峙立:峙立为耸立。本处指明显树立。⑨纯恃:纯恃为单纯的依赖。恃,依赖;倚仗。⑩上嗽下泄:曹炳章注云:"肺阴即伤,而脾阳将绝,故有上嗽下泄之症,此时欲救肺阴则碍脾阳,欲救脾阳则损肺阴,故为难治"。⑪矫枉过正:把弯曲的弄直为矫枉,但由于做得太过分而出现新的弯曲;原来偏左,后来偏右。⑫张氏:即张景岳。⑬喻氏:即喻嘉言。⑭宜通不宜守:指多用通法(汗、吐、下、消导、活血等法),少用补益、固涩之法。

【译文】 阳明温病,没有上焦证候,几天不大便,可以用攻下法治疗。如果患者阴液素亏,即使大便不通也不能用承气汤治疗,应选用增液汤。服用增液汤后,须观察 24 小时，如果仍然不解大便，可配合调胃承气汤轻下，以使其胃气调和而大便通畅。

本方是用来代替吴又可在《温疫论》中设立的承气养荣汤的。其特点在于将泻法包含在补法之中，用具有滋补作用的药物，来达到泻下祛邪的目的，既能攻逐实邪，又能预防阴液的耗损。我治疗平素阴虚的温病患者，或因以前的医生用药欠妥损伤津液的患者，凡是属于虚实夹杂而不大便的病证，都是采用这个方法进行救治，大多能立刻见效。

增液汤方（咸寒苦甘法）、

玄参 30 克　麦冬（连心）24 克　细生地黄 24 克

上药加水 8 杯，煮成 3 杯药液。患者口渴时给其饮用，直至饮完。如服后仍不解大便，再配 1 剂煎服。

[方论] 温病出现不大便的症状，原因不会超出实热内结和阴液干涸两方面。如果是侧重于阳热炽盛、实热内结的实证，则使用承气汤为主治疗；如果是侧重于阴液耗损的虚实夹杂证，就不能随便使用承气汤，可以用本条提出的方法代替。该法所用的增液汤独以玄参为君，因为玄参味苦咸而性微寒，具有滋阴制火、通调大小便的作用，可使肾中之水上输而濡养全身，因此能治阴液干枯的病证，当然不必多说。同时，《神农本草经》中说：玄参主治腹中寒热积聚，说明它还能解除肠中热结。麦冬主治心腹部的郁结之气，中气受伤、饮食不节引起的脾胃损伤，胃的络脉欲绝，身体消瘦而气短等，也是一种能补正、能润津、能通气的药物，所以在方中作为佐药。生地黄也可以治疗寒热结聚，能攻逐血脉的痹阻，用细生地黄是利用其补而不腻、疏通脉络的作用。因此，这 3 味药配合运用，有增水行舟的功效，所以将此方称为增液汤。但须注意，本方在使用时药物的剂量要重用才能取得明显效果。

以上对阳明温病可以用攻下法的病证，设立了 3 种治法：热结肠腑、阴液耗损的大实证，当用大承气汤治疗；偏重于热结肠腑而阴液损伤不明显，表现为热结旁流的，应投调胃承气汤治疗；偏重于阴液亏耗而热结不甚的，则须用增液汤治疗，这是在温病患者阴液已虚时，重视顾护阴液，务必保存津液的重要治法。

按：吴又可将承气汤作为温病攻逐病邪的主要武器，若使用方法正确，则可收到很好的效果。但如使用不当，则可导致以下 3 种弊病：其一，邪热已传入心包，但仍炽盛于阳明。此时若不先用清心开窍的方药解除心包之闭，仅仅徒然地攻下阳明热结，即使大便已经通畅，患者却仍然神志昏迷、谵语妄言，那该如何处理呢？我认为病情发展到这种地步，救治已经很难了。其二，身体素亏、阴液匮乏，或感受温邪后阴液严重耗损的人，单纯用攻下法治疗后，有的可出现战栗、汗出的现象；有的可随着战栗及大量汗出而导致正气外脱；有的甚至仅战栗而无汗可出，并伴有正气外脱的表现。其三，运用攻下法后虽然能作战汗，但由于攻下和战汗时都会损伤人体的阴津与阳气，致使病情转变为上见咳嗽、下见泻泄，夜晚发热而清晨热退的虚损病证，这时既不能温补阳气，又不能滋养阴液，治疗比较困难。有的患者病情拖延几个月后死亡,也有的人拖延至1年多后死亡,总之,不论迁延的时间长短,最终结果大都是死亡。在吴又可生活的年代,正是温疫大流行的时候,温疫与一般的温病有不少差异,而且刚刚创立温病的治法,因而不可避免地会有矫枉过正、考虑不周的地方,所以,千万不可原封不动地照搬应用于当今温病的治疗。在本书中,对治法方药的可与和不可与,对补法的可用和不可用都详细进行了区分,以便让高明的医生自己决定如何选用。为此,又在本条的后面加了按语,与医学界中对救治该病有研究的人共同商讨。至于张景岳、喻嘉言曾经提出用甘温、辛热作为主要治法,这种治法适用于湿温病某些阶段的治疗,但还必须与苦泄、淡渗分利的方法相配合。凡是治疗感受外邪而引起的疾病,都宜通利而不宜留守,以利于病邪外出。然而,像风温、温热、温疫、温毒等温病,则决不可用甘温、辛热的方法来治疗。

【解析】 1.有关滋阴以通便:增液汤是养阴之方,它的特点是寓泻法于补法之中,用具滋补作用的药物,来达到祛邪的目的,既能攻逐实邪,又能预防阴液的耗损。吴氏进一步指出:温病出现不大便的症状,其原因主要是实热内结和阴液干涸两方面。凡是侧重于阳热炽盛、实热内结的实证,应使用承气汤为主治疗;凡是侧重于阴液耗损的虚实夹杂证,就不能随便使用承气汤,而应通过增加肠道的津液,达到通润大便的目的。增液汤中以玄参为君,苦咸而性微寒,具有滋阴制火、通调大小便的作用,可使肾中之水上输而濡养全身,因此它能治阴液干枯的病证。此外,《神农本草经》说玄参主治腹中寒热积聚,说明它还能解散肠中热结。麦冬主治心腹部的郁结之气,中气受伤,饮食不节引起的脾胃损伤,胃的络脉欲绝,身体消瘦而气短等,也是一种能补正、能润津、能通气的药物,所以在方中作为佐药。生地黄也可以治疗寒热结聚,能攻逐血脉的痹阻,而细生地黄具有补而不腻、疏通脉络的作用。因此,这3味药配合运用,有增水行舟之效。但须注意本方在使用时药物的分量宜重用,否则效果会不明显。

2.阳明温病大便不通的治疗:吴氏明确指出阳明温病大便不通既可用攻下之法,亦可用润肠通便之法,如属腑实阴伤的大实证,当用大承气汤;如为腑实而阴伤不甚,表现为热结旁流的,应投以调胃承气汤;偏重于阴液亏耗而热结不甚的,则须用增液汤。由于大便不通常兼夹其他因素,所以使用攻下法时必须辨证准确,避免因使用不当而造成不良后果。吴氏认为,病邪已经传入心包者不可徒然地攻下阳明热结,应先用清心开窍的方药解除心包之闭;素体阴虚或感受温邪后阴液严重耗损的人,亦不可单纯使用攻下,以免阴液更伤而正气外脱;体虚之人更要防止误用攻下,以免因阴液、阳气俱伤而导致虚损病证而迁延不愈。

3.热结液干的形成原因:吴氏在本条提到的阳明温病而素体阴虚,这是形成热结液干证的原因之一。从临床来看.除此之外更多的是在温病过程中邪热耗伤了阴液,又热结于肠腑所致。并且,阳明腑实证不解又加重了阴液的耗伤,轻则耗伤胃阴,重则伤及肾阴,甚至导致下焦病证的形成。

4.阳明温病数日无大便而无上焦证者是否都要用下法? 吴氏原文中提出"当

下之"的病证具有阳明温病的特点,而阳明温病又有无形邪热与有形热结之分,吴氏提出"数日不大便",意在提示本证属有形热结证。但验之临床,见阳明温病而又有数日不大便者,未必都属于阳明腑实证,正如吴氏在中焦篇第一条中提出的,区别阳明温病无形邪热和有形热结的主要依据在于舌诊和脉诊,至于数日不大便,虽可作为参考,但不是主要依据。如仅有数日不大便,腹部无胀满疼痛,"四大证"俱现,舌苔黄燥而不老黄干裂者,一般仍属阳明胃热,不当用下。所以对本条原文所说,不能片面理解。

5.热结液干证是否应先用增液后用增液承气 热结液干之证的临床治疗,究竟应当用增液汤还是增液承气汤,均要根据患者的病情而定。如邪热已解,因肠液不足而便秘者,当用增液汤润肠通便;若阳明腑实见症仍在,兼有津液干涸而大便不通者,则选用增液承气汤为宜。

第十二条

【原文】 阳明温病,下后汗出①,当复其阴②,益胃汤主之。

温热本伤阴之病,下后邪解汗出,汗亦津液之化,阴液受伤,不待言矣,故云当复其阴。此阴指胃阴而言,盖十二经皆禀气于胃,胃阴复而气降得食,则十二经之阴皆可复矣。欲复其阴,非甘凉不可,汤名益胃者,胃体阳而用阴③,取益胃用之义也。下后急议复阴者,恐将来液亏燥起,而成干咳身热之怯证④也。

益胃汤方(甘凉法)

沙参三钱 麦冬五钱 冰糖一钱 细生地五钱 玉竹(炒香)一钱五分

水五杯,煮取二杯,分二次服,渣再煮一杯服。

【注释】 ①汗出:汗出之证,有内热甚,逼汗外出;有邪被解除而汗让者;有阳虚自汗者,邪正相争战而汗出者,临证当细辨。然汗出使津液外流,阴液受损,对机体的影响是一致的。本条之汗出,与"邪解"有关,同时说明内有余热。此时再用清法,多伤脾胃,复其阴,则阳热可解。②复其阴:使用滋补阴液的药物使受损的阴液得以恢复,主要指养胃阴。复,恢复。③胃体阳而用阴:胃属腑为阳明,主纳谷,故其体属阳。胃喜湿而恶燥,以降为顺,故其用为阴。④怯证:一般指虚劳证,也称"怯疾",此处指以虚损为主的病证。

【译文】 阳明温病,使用攻下法后见到汗出的症状,应采用滋补阴液的治法,以益胃汤治疗。

温热性质的疾病本来就容易损伤阴液,攻下之后病邪外解常可见到出汗。汗液是由津液化生的,大量出汗必然会造成阴液的损伤,这是不用多说的,所以提出要滋补阴液。这里所说的"阴"主要指"胃阴",因为人体十二经脉之气都来源于胃,胃阴恢复,则胃气和降,患者能正常饮食,所以十二经脉的阴液也就可以恢复正常。想要补益胃之阴液,就必须用甘凉濡润之品。本方名为"益胃",是因为胃的实体是阳腑，而所起的作用是化生阴液，所以"益胃"就是补益胃体以化生阴液的作用，即补益胃阴。使用攻下后立即考虑补益阴液，是担心以后由于阴液亏虚而出现干燥征象，形成干咳、低热不退等虚损病证。

益胃汤方(甘凉法)

沙参9克　麦冬15克　冰糖3克　细生地黄15克　玉竹(炒香)4.5克

上药加水5杯，煮成2杯药液，分为2次饮服，药渣可再煮取1杯服用。

【解析】　益胃汤方用沙参、麦冬滋养肺胃之阴，冰糖、生地黄、玉竹滋阴润燥，诸药相伍，共奏益胃生津之效。由此可见，本方虽名为"益胃"，但并不是指一般的补益胃气，而是指滋养胃阴而言。所以，其应用范围并不限于下后汗出之证，凡温病后期邪热渐解而胃阴耗伤者，均可酌情使用。而且，因其清而不伤胃、滋而不恋邪的作用特点，该方现已成为临床治疗内伤杂病胃阴不足所致胃脘痛、食欲不振的基本方。

第十三条

【原文】　下后无汗脉浮①者，银翘汤主之；脉浮洪②者，白虎汤主之；脉洪而芤者③，白虎加人参汤主之。

此下后邪气还表④之证也。温病之邪，上行极而下，下行极而上，下后里气得通，欲作汗而未能，以脉浮验之，知不在里而在表，逐邪者随其性而宣泄之，就其近而引导之，故主以银翘汤，增液为作汗之具，仍以银花、连翘解毒而轻宣表气，盖亦辛凉合甘寒轻剂法也。若浮而且洪，热气炽甚，津液立见销亡，则非白虎不可。若洪而且芤，金受火克，元气不支，则非加人参不可矣。

银翘汤方(辛凉合甘寒法)

银花五钱　连翘三钱　竹叶二钱　生甘草一钱　麦冬四钱　细生地四钱

白虎汤、白虎加人参汤(方论并见前)

【注释】　①脉浮：正如上焦第一条中所言之"浮"，浮为邪气在表，或邪气有外出之势。治疗要随其势，因势利导。所以在治疗上突出一个"透发"，即自注原文"宣泄"之意。②脉浮洪：洪大表示热邪炽盛，津液煎灼，故以白虎汤治之。③脉浮洪而芤者：脉洪为热甚，芤为浮而散大，正气不足，元气不支，故加人参。④邪气还表：一般外感热病，初期病邪在表，或延误治疗，邪可由表入里，病情加重；正确的治疗，可以消除邪气，也可以使邪气由里达表，即使邪气退至原来表的位置，故称之"邪气还表"。除本条外，"入营犹可透热转气"也是"还表"的一个例证。

【译文】　使用攻下法后，身上无汗而脉象浮，应以银翘汤治疗；如果脉象浮洪，可用白虎汤治疗；如果脉象洪大而芤的，应当用白虎加人参汤治疗。

本条所讨论的是温病攻下后余邪郁于肌表的证候。温病的病邪在人体内的发展传变，往往是向上部发展到极点后就会向下部发展，向下部发展到极点后就会向上部发展。使用攻下法后,在里的气机得以畅通,此时出现似乎要出汗而不能出汗的情况,从脉象浮来验证,就可以知道病邪不在里而在肌表。临床上攻逐病邪是根据病邪的性质不同而采用宣透外泄的方法,使病邪从最近的部位排出体外,所以主要用银翘汤治疗。方中用麦冬、生地滋阴增液补充汗源,以利出汗,还用银花、连翘清热解毒,轻宣肌表之邪,因而该方被称为辛凉合甘寒的轻剂。如果脉象浮而洪,是邪热亢炽,津液有很快消耗殆尽的可能,必须用白虎汤治疗。如果脉象洪大而且芤,则是肺的气阴被火热之邪损伤的"金受火克"证,此时元气大伤,非加入人参不可,即白虎加人参汤法。

银翘汤方(辛凉合甘寒法)

银花15克　连翘9克　竹叶6克　生甘草3克　麦冬12克　细生地12克

白虎汤、白虎加人参汤(方剂和方论都见前)

【解析】 1.对"邪气还表"的理解:根据本条所述,该病证是阳明温病使用攻下法后形成的,是邪在气分发展转化的一种类型。阳明病以攻下法治疗后,有形实邪大多可从下而解,但亦有攻下后肠腑燥屎虽得下泄,但在里之无形邪热未能随之尽解而外溢于肌表的现象。本证既言"里气得通",则意味着腹满便秘等腑实见症均已消失,而谓"邪气还表",则必是指肌表灼热未退。这是气分邪热浮盛于表的反映,不能认为是在里的病邪又返回到表而引起表证。虽然原文提出"知不在里而在表",但与表证之邪在肌表并不相同。其病机重点仍属气分,只是病邪偏向于表、偏向于外而已。本证出现无汗、脉浮,是邪热浮盛而阴液已伤,汗源不足、表气郁闭的缘故。与外邪在表,郁遏卫气而引起的无汗、脉浮者有所不同。所以对本证的治疗,主以清解而非解表。应当明确,吴氏银翘汤方名虽与银翘散相似,亦用金银花、连翘、淡竹叶,但其目的在于清解气分邪热而非解表。原文中的"轻宣表气"是指宣解浮盛于表之邪热,而不是解除表邪。

2.对"邪气还表"的治疗:由于"邪气还表"之证是攻下后里气得通而表气未畅,"欲作汗而未能",以致无形邪热未得外解而郁于肌表所致,所以治应因势利导,用辛凉(寒)之荆达热出表,而不宜再行攻下。临床在具体选方时,应视患者的具体病情灵活变化。如见无汗脉浮的,为邪热郁表表气不通之象,治疗宜予辛凉合甘寒之剂的银翘汤,一以轻清宣透以泄表热,一以生津养液以助作汗之源;若脉浮且洪的,则为邪热炽甚之象,故需以辛凉重剂白虎汤清泄邪热;如脉象洪大而芤,则为邪热炽盛而津气受损之征,治应白虎加人参汤清热益气生津。三方作用虽不尽相同,但总属辛凉泄热之剂,临床根据具体情况运用于"邪气还表"之证,符合"就其近而引导之"的祛邪原则。

第十四条

【原文】 下后无汗,脉不浮而数,清燥汤主之。

无汗而脉数,邪之未解可知,但不浮,无领邪外出之路,既下之后,又无连下之理,故以清燥法增水敌火,使不致为灾,一半日后相机易法①,即吴又可下后间服缓剂之法也。但又可清燥汤中用陈皮之燥,柴胡之升,当归之辛窜,津液何堪?以燥清燥,有是理乎?此条乃用其法而不用其方。

清燥汤方(甘凉法)

麦冬五钱　知母二钱　人中黄一钱五分　细生地五钱　元参三钱

水八杯,煮取三杯,分三次服。

【加减法】咳嗽胶痰,加沙参三钱,桑叶一钱五分,梨汁半酒杯,牡蛎三钱,牛蒡子三钱。

按:吴又可咳嗽胶痰之证,而用苏子、橘红、当归,病因干燥而用燥药,非也,在湿温门中不禁。

【注释】　①相机易法:根据病情变化情况,改变治疗方法。

【译文】　攻下法后病人身上无汗,脉不浮而呈现数象,可用清燥汤治疗。

病人无汗而脉象数,说明病邪尚未完全解除,然而脉不浮,又说明病邪不在肌表,不能采用解表的方法祛邪外出。本证出现在使用下法之后,就不能再用下法治疗,而应当用清燥养阴的方法来滋补津液平抑火热,方不致造成病情恶化,一天或半天后可根据病情变化改用其他方法治疗,这就是吴又可提出的攻下后宜间断服用缓剂的方法。但是吴又可的清燥汤中有辛燥的陈皮,升散的柴胡,辛香走窜的当归,怎么会不伤津液呢?用性燥的药物来治疗燥证,有这样的道理吗?因此,本条只采用了吴又可的治法,而不使用他的方剂。

清燥汤方(甘凉法)

麦冬15克　知母6克　人中黄4.5克　细生地15克　元参9克

上药加水八杯,煮成三杯药液,分三次服下。

【加减法】咳嗽痰粘不爽的加沙参9克,桑叶4.5克,梨汁半酒杯,牡蛎9克,牛蒡子9克。

按:吴又可治疗咳嗽、痰胶粘的病证,用苏子、橘红、当归等,对于因燥而引起的病证,用这些性燥的药物是不妥当的。但在湿温病的治疗中使用性燥药物不在禁忌之列。

【解析】　本条与上条银翘汤证有相似之处,皆是温病下后阴伤而邪未尽。但上条是邪热尚盛,且浮盛于表,而本条则属邪热已经大衰,仅有余热未尽,所以在治疗上以甘凉养阴为主,佐以清解余热。吴氏以使用攻下法后患者身上无汗、脉象不浮而呈现数象,推测病邪尚未完全祛除,而脉不浮又说明病邪的部位不在肌表,不能采用表散的方法来祛邪外出。同时,由于本病证出现在使用攻下法之后,阴液已伤,不能再连用攻下,因此提出当用清燥养阴的方法,通过滋补阴液来清除火热,药后再视病情变化"相机易法"。如腑实仍未尽除的,可间服缓下之剂。所用清燥汤为甘寒生津养液之剂,虽源于吴又可柴胡清燥汤,但经过加减较原方更为合理。

第十五条

【原文】　下后数日，热不退，或退不尽，口燥咽干，舌苔干黑，或金黄色，脉沉而有力者，护胃承气汤微和之；脉沉而弱者，增液汤主之。

温病下后，邪气已净，必然脉静身凉^①，邪气不净，有延至数日邪气复聚^②于胃，须再通其里者，甚至屡下而后净者，诚有如吴又可所云。但正气日虚一日，阴津日耗一日，须加意防护其阴，不可稍有卤莽，是在任其责者临时斟酌尽善耳。吴又可于邪气复聚之证，但主以小承气，本论于此处分别立法。

护胃承气汤方（苦甘法）

生大黄三钱　元参三钱　细生地三钱　丹皮二钱　知母二钱　麦冬（连心）三钱

水五杯，煮取二杯，先服一杯，得结粪，止后服，不便，再服。

增液汤（方见前）。

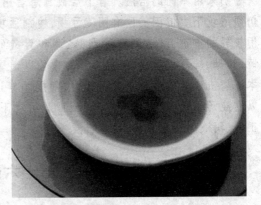

护胃承气汤

【注释】　①脉静身凉：正确的治疗，如汗、吐、下，或战汗后，邪气被消除，正气将恢复时，表现出脉动和缓平稳而不躁急，身体体温恢复正常或稍偏低，有的还表现嗜睡，这些征候的出现，预后良好，并且不要打扰，使之静养。②邪气复聚：经泻下法驱除胃肠结热，但由于祛邪不净，余热还可以再次在肠胃集聚，形成新的热结。这个过程称为"邪气复聚"。

【译文】　使用下法后经过了几天，发热仍不减退，或者热势虽然减退而未退尽，伴有口燥咽干，舌苔色黑干燥，或呈老黄色，如果脉象沉而有力的，当用护胃承气汤轻下以调和胃气；如果脉象沉而弱的，可用增液汤治疗。

温病用攻下法后，如果病邪已尽除，必然表现为脉象平和而没有发热，若邪气未净，有的经过几天后邪气又炽盛于胃肠，必须再用攻下法以畅通其里，甚至须连续攻下才能把病邪除净，正如吴又可所说的那样。但是，正气一天比一天虚弱，阴津的消耗一天比一天严重，此时要特别注意顾护机体的阴液，决不能有丝毫的鲁莽行事，重要的是医生临证时应仔细斟酌病情并采取尽可能完善正确的治法。吴又可治疗下后邪气复聚再度形成的热结证，仅仅以小承气汤为主，而本条文提出对这种病证应区分不同的情况分别立法制方。

护胃承气汤方（苦甘法）

生大黄9克　元参9克　细生地9克　丹皮6克　知母6克　麦冬（连心）

9克

上药加水五杯,煮成二杯药液,先服一杯,如果肠中结粪能排出,则不用再服,如不大便,再服一杯。

增液汤(方剂见前)

【解析】 1.下后阴伤兼有邪热、腑实未尽的判断:吴氏认为,阳明病使用攻下之后,如邪热完全外解,则必见脉静身凉,便通胀消;如下后数日,身热未退或退而未尽,且伴口燥咽干,舌苔干黑或色呈老黄,脉沉而有力的,则为下后邪热未能尽除,又复结聚胃腑而阴津受损的表现,临证可做参考。

2.下后阴伤的治疗:攻下之后阴液已伤,在治疗方法上,必须区分有无实邪兼夹分别采用不同的治法。若下后数日患者出现邪气复聚、腑实仍在的表现,治疗则仍须用攻下。但因其已有阴津亏损,峻剂猛攻不利于保护津液,故只宜选用攻下作用较轻的方剂,以达到驱除邪热、调和胃气的目的。护胃承气汤以增液汤加生大黄、知母、牡丹皮组成,清热养阴之中佐以通腑,既能顾护胃阴,又能通下泄热,正合本证病机。若患者脉象沉弱无力,则提示其证以阴津亏损为主,里实不甚,治疗宜以增液汤护阴为主,增水敌邪,不可滥用攻下之法。假使盲目使用攻下,必将造成正气、阴液的严重损伤,反易引发不良后果。

第十六条

【原文】 阳明温病,不后二三日,下证复现①,脉不甚沉②,或沉而无力,止可与增液,不可与承气。

此恐犯数下之禁也。

【注释】 ①下证复现:如十五条所例应下的证候又出现了。②脉不甚沉:脉象未表现出非常明显的沉象。

【译文】 阳明温病,运用攻下法后两三日,患者又出现可用攻下的适应证,如果脉象不太沉,或者脉象虽沉但按之无力,此时只可用增液汤治疗,不可使用承气汤。

本条所提出的,是恐怕犯屡用攻下错误的禁忌。

【解析】 就临床所见,阳明病"下证复现"的情况比较复杂,治疗亦不尽相同。常见者:其一,是攻下之后,邪复聚于阳明,形成阳明腑实之证,病证性质属正虚邪实,治疗可仍用攻下。但应分辨阴伤的程度,必要时可用滋阴攻下之法。腑实仍在,阴伤不甚者,可用调胃承气汤;腑实兼有阴伤者,可用护胃承气汤或增液承气汤。其二,是攻下之后大便又秘,但阳明邪热不著,以肠液耗伤为主,其病证性质属虚,可用润肠通便的增液汤治之。其三,是阳明温病攻下后肠中实邪未尽,多见于湿热积滞阻于肠道之阳明病,邪不易净除,故常一两次下后仍可见下证。本条所论主要是针对上述其二而言,适合以养阴润肠为法,若为湿热积滞阻于肠道下后又现下证者,此法则不宜投用,该证的治疗本书中虽然也有论及,但后世提出的枳实导滞汤似更为适用。

第十七条

【原文】 阳明温病,下之不通①,其证有五:应下失下②,正虚不能运药③,不运药者死,新加黄龙汤④主之。喘促不宁,痰涎壅滞,右寸实大,肺气不降⑤者,宣白承气汤主之。左尺牢坚⑥,小便赤痛,时烦渴甚,导赤承气汤主之。邪闭心包,神昏舌短,内窍不通,饮不解渴者,牛黄承气汤主之。津液不足,无水舟停者,间服增液,再不下者,增液承气汤主之。

《经》谓下不通者死,盖下而至于不通,其为危险可知,不忍因其危险难治而遂弃之。兹按温病中下之不通者共有五因:其因正虚不运药者,正气既虚,邪气复实,勉拟黄龙法,以人参补正,以大黄逐邪,以冬、地增液,邪退正存一线,即可以大队补阴而生,此邪正合治法⑦也。其因肺气不降,而里证又实者,必喘促寸实,则以杏仁、石膏宣肺气之痹,以大黄逐肠胃之结,此脏腑合治法⑧也。其因火腑不通,左尺必现牢坚之脉(左尺,小肠脉也,俗候于左寸者非,细考《内经》自知)。小肠热盛,下注膀胱,小便必涓滴赤且痛也,则以导赤去淡通之阳药,加连、柏之苦通火腑,大黄、芒硝承胃气而通大肠,此二肠同治法⑨也。其因邪闭心包,内窍不通者,前第五条已有先与牛黄丸,再与承气之法,此条系已下而不通,舌短神昏,闭已甚矣,饮不解渴,消亦甚矣,较前条仅仅谵语,则更急而又急,立刻有闭脱之虞,阳明大实不通,有消亡肾液之虞,其势不可少缓须臾,则以牛黄丸开手少阴之闭,以承气急泻阳明,救足少阴之消,此两少阴合治法⑩也。再此条亦系三焦俱急,当与前第九条用承气、陷胸合法者参看。其因阳明太热,津液枯燥,水不足以行舟,而结粪不下者,非增液不可。服增液两剂,法当自下,其或脏燥太甚之人,竟有不下者,则以增液合调胃承气汤,缓缓与服,约二时服半杯沃之,此一腑中气血合治法⑪也。

新加黄龙汤(苦甘咸法)

细生地五钱　生甘草二钱　人参一钱五分(另煎)　生大黄三钱　芒硝一钱
元参五钱　麦冬(连心)五钱　当归一钱　五分海参(洗)二条　姜汁六匙

水八杯,煮取三杯。先用一杯,冲参汁五分、姜汁二匙,顿服之,如腹中有响声,或转矢气者,为欲便也;候一、二时不便,再如前法服一杯;候二十四刻⑫,不便,再服第三杯;如服一杯,即得便,止后服,酌服益胃汤一剂(益胃汤方见前),余参可加入。

[方论]此处方于无可处之地,勉尽人力⑬,不肯稍有遗憾之法也。旧方用大承气加参、地、当归,须知正气久耗,而大便不下者,阴阳俱备,尤重阴液消亡,不得再用枳、朴伤气而耗液,故改用调胃承气,取甘草之缓急,合人参补正,微点姜汁,宣通胃气,代枳、朴之用,合人参最宣胃气,加麦、地、元参,保津液之难保,而又去血结之

积聚,姜汁为宣气分之用,当归为宣血中气分之用,再加海参者,海参咸能化坚,甘能补正,按海参之液,数倍于其身,其能补液可知,且蠕动之物,能走络中血分,病久者必入络,故以之为使也。

宣白承气汤方(苦辛淡法)

生石膏五钱　生大黄三钱　杏仁粉二钱　栝蒌皮一钱五分

水五杯,煮取二杯,先服一杯,不知再服。

导赤承气汤

赤芍三钱　细生地五钱　生大黄三钱　黄连二钱　黄柏二钱　芒硝一钱

水五杯,煮取二杯,先服一杯,不下再服。

牛黄承气汤

即用前安宫牛黄丸二丸,化开,调生大黄末三钱,先服一半,不知再服。

增液承气汤

即于增液汤内,加大黄三钱,芒硝一钱五分。

水八杯,煮取三杯,先服一杯,不知再服。

【注释】　①下之不通:施用泻下之法,只因病情复杂危重,而达不到泻下之效应。②应下失下:在阳明里实证刚刚形成时,未能乘正气未衰而及时攻下。③正虚不能运药:药物施于人体,必须与人体的功能相结合,才能发挥作用。泻下药必须通过加强肠涌动,才能完成排出燥粪的作用。方名"承气",道理就在于此。如果人体正气虚极,严重的功能不足,不能参与药物吸收与运行,药物的治疗作用就不能正常发挥。④新加黄龙汤:此方源于黄龙汤。原黄龙汤为陶节庵《伤寒六书·杀车槌法》卷三方:大黄、芒硝、枳实、厚朴、人参、当归、桔梗(后人)、甘草。加生姜三片。大枣二枚水煎服。具有扶正攻下的作用。适用于因热邪传里,胃中燥屎结实,心硬痛,下利纯清水。谵语,发渴,身热等证。吴又可《温疫论》中,无桔梗、生姜、甘草、大枣,而加地黄。新加黄龙汤与原黄龙汤也有明显变化。⑤肺气不降:邪热炽盛,痰涎壅滞,故使肺气郁而不降,肺与大肠相表里,脏郁而腑更为之不通。右寸脉实大,即为肺热郁甚。⑥左尺牢坚:左手尺部脉,出现沉按实大弦长而硬的脉象,其候肾与小肠,知小肠火腑不通,其证表现为小便短赤涩痛,时时心烦而躁.并口渴引饮。⑦邪正合治法:邪盛热结,正虚不足以运药,所以用新加黄龙汤补正祛邪两兼,故为邪正合治。⑧脏腑合治法:肺热痰壅,滞闭不得宣降,大肠为肺之腑,里实不下,脏腑同被热邪所困,宣降肺气与通逐肠结相结合而治,故称脏腑合治。⑨二肠同治法:小肠热甚,下注膀胱,引起小便赤痛;大肠燥结不通。此时须导赤热于小肠,承胃气以通大肠。小肠与大肠兼治,故称二肠同治。⑩两少阴合治法:指手少阴心经与足少阴肾经兼治的方法。⑪一腑中气血合治法:腑指大肠,气指承其气而下,血指肠中津液而言,实气阴合治,缓缓而通下。⑫二十四刻:一小时为四刻,二十四刻为六小时。⑬勉尽人力:尽医生的最大能力。

【译文】　阳明温病,使用攻下法后大便仍然不通,其原因和病证大致有以下5

种：一是原本应当用攻下法治疗的病证，因为没有及时攻下，导致机体正气严重损伤而不能运化吸收药力，所以投用的攻下方药不能产生作用，甚至可以造成死亡，应当用新加黄龙汤治疗。二是患者出现气急喘促，坐卧不安，喉中痰涎壅滞不畅，脉象见右寸实大，这是热结肠腑、肺气不能肃降造成的，可用宣白承气汤治疗。三是脉象见左尺坚牢，并伴有小便色红赤，尿时涩痛，时常感到心烦，口渴明显，应采用导赤承气汤治疗。四是热邪内阻心包、机窍堵闭不通，导致神志昏迷，舌短缩，口渴而饮水不能解渴，宜用牛黄承气汤治疗。五是肠道津液不足，大便的传送受到阻碍而引起便秘，就像河道中无水致使船舶不能行驶一样，即所谓"无水舟停"。这种病证可以先服增液汤，如果服后仍然不解大便，再用增液承气汤治疗。

《内经》中曾经说过，使用攻下法后大便仍然不通的会导致死亡。一般来说，使用攻下法后大便大多都能通利，如果用后仍然不排大便，其危险是显而易见的，但是，也不能因为病证危险，难以救治，就放弃治疗。这里所举出的温病中用攻下而大便不通的情况，共有以下 5 种原因：其一是因为正气虚不能运化药物所造成的，患者既有正气虚弱，又有热结实邪，治疗方法可仿照《伤寒六书》中的黄龙汤法，用人参补益正气，大黄攻逐热结实邪，并用麦冬、生地黄滋补阴液。只要邪气祛除而正气存有一线，就可用大剂滋养阴液的药物来救治，往往能够转危为安，这种治法称为"邪正合治法"。其二是因为肺气不得肃降，再加上肠腑热结不通，患者必见喘急气促，脉右寸实大。应以苦杏仁、石膏清宣肺气以解除气机的痹阻，用大黄攻逐肠胃的热结实邪，这种方法称为"脏腑合治法"。其三是因为小肠火腑气机不通，左脉尺部必然出现坚牢的脉象（按寸口脉分部，左尺属小肠，有些不明白的人以左寸侯小肠，这是错误的。对这个闻题，只要仔细考证一下《内经》就会明白）。小肠邪热亢盛，会下注于膀胱，小便必然出现短少色赤，尿时涩滞疼痛的现象，治疗可用导赤散去其中淡渗分利的药物，加入黄连、黄柏等苦寒的药物疏通小肠的火热郁结，再加入大黄、芒硝通畅大肠而承接胃气。这种治法称为"二肠同治法"。其四是因为邪热内闭心包、机窍堵闭不通而引起的病证。本篇第五条中已有先给服牛黄丸，再用承气汤的治法，该条所讨论的是已经使用攻下法而大便仍然不通，并伴有舌短缩、神志昏迷等见症，说明心窍的闭阻已相当严重，同时可见口渴较甚而饮水不能解渴的现象，说明津液也受到了严重的损耗，与第五条仅见有谵语相比，本条病情更加危急，有立刻出现内闭外脱的危险。如果阳明腑实不能解除，则肾中阴液有消耗殆尽的可能。此时病势已非常危急，治疗不可有丝毫的拖延迟缓，必须立即用牛黄丸开通手少阴心窍的闭阻，用承气汤迅速泻下阳明大肠的热结，以救治足少阴肾水的耗竭，这种治法称为"两少阴合治法"。另外，本条所述的病证也属于上焦心、中焦胃、下焦肾均有病变的三焦俱急证，应当与本篇第九条中用承气汤、陷胸汤合治的病证相互参照对比。其五是因为阳明邪热亢炽，导致津液严重消耗，肠中津液不足失于润滑，大便不能正常下行而便秘不通，即所谓"水不足以行舟"，此时一定要用增液汤滋养阴液才可能奏效。服增液汤二剂以后，大便一般自然可以解出，但有的人因脏腑阴液损耗过于严重，也有大便仍然不能排出的现象，可以用增液汤配合调胃承气汤治疗，让患者缓慢地服用汤药，大约每4小时服半杯，以润滑肠道，这种治法称为"一腑中气血合治法"。

新加黄龙汤（苦甘咸法）

细生地黄15克　生甘草6克　人参4.5克（另煎）　生大黄9克　芒硝3克　玄参15克　麦冬（连心）15克　当归4.5克　海参（洗）2条　姜汁6匙

上药加水8杯，煮成3杯药液。先用1杯，冲入另煎的参汤和姜汁2匙，1次服下。如果服后腹中有响声，或者有肛门排气的，是将要解大便的征兆；如果等待2~4小时后仍然不解大便，再按上面的方法服药1杯；如果等待6小时左右不解大便，再服第3杯药。若服第1杯后就能解出大便，那就不必再服余药，可以酌情服益胃汤一剂（益胃汤方见前），必要时剩余盼参汤也可加入其中一起服用。

[方论]这里提出的治法是针对已难以救治的危重病证竭尽全力制定的，虽然无转危为安的把握，但总比坐以待毙要少一些遗憾。以前《伤寒六书》中的黄龙汤，是用大承气汤加入人参、生地黄、当归所组成。可是本证正气耗伤已久，加上大便不通，人体的阴阳都已受到严重消耗，尤其是阴液已至耗竭边缘，不能再用枳实、厚朴来耗伤元气阴液，所以改用调胃承气汤。方中用甘草缓和攻下药的峻猛之性，配合人参补益正气；少量姜汁宣通胃气，以代替枳实、厚朴行气散结的作用，并且，姜汁配人参最适宜宣通胃气；加入麦冬、生地黄、玄参滋补耗竭的津液，消散血脉的瘀结；用姜汁宣通气分的郁滞，用当归宣畅血中的气机；再加入海参的原因，是海参有咸甘两味，味咸可以软坚，味甘可以补益正气。海参体内的液体很多，具有滋补阴液的作用是非常明显的，而且海参是一种蠕动之物，能通经络、畅血行，由于疾病日久病变必然会深入络脉，所以本方用海参作为佐使之药。

宣白承气汤方（苦辛淡法）

生石膏15克　生大黄9克　苦杏仁粉6克　瓜蒌皮4.5克

上药加水5杯，煮成2杯药液，先服1杯，如果服后没有产生效果，就再服1杯。

导赤承气汤

赤芍9克　细生地黄15克　生大黄9克　黄连6克　黄柏6克　芒硝3克

上药加水5杯，煮成2杯药液，先服1杯，如果服后仍然不解大便，就再服1杯。

牛黄承气汤

用前面所说的安宫牛黄丸2丸，以冷开水化开，调入生大黄粉9克，先服一半，如果服后不见效，就再服另一半。

增液承气汤

在增液汤内，加入大黄9克、芒硝4.5克。

上药加水8杯，煮成3杯药液，先服1杯，如果没有取得效果，就再服1杯。

【解析】 1.对"下之不通"的理解:阳明腑实证经过攻下后,大多可大便通畅而邪热外解,但也有大便仍然秘结不通的可能。本条详细论述了常见的5种情况,强调其证多非单纯阳明腑实,而是有其他因素兼夹。但从文中实际内容来看,除了部分属下之而不能通下大便外,有的未必属下之不通,有的病证如投用下法可能也会通下大便,只是下后病情未必好转。所以对"下之不通"4字,可以理解为不能简单地投用承气汤攻下,或者说仅用一般下法难以奏效。

2.对"下之不通"的治疗:吴氏针对下后大便仍然不通,提出了5种不同的治疗方法。一是"邪正合治法",适用于应下失下,机体正气严重损伤而不能运化吸收药力,致使所投攻下方药不能产生作用的病证,症见口干咽燥,倦怠少气,舌苔焦燥,脉沉弱或沉细等,方用新加黄龙汤。二是"脏腑合治法",适用于热结肠腑、肺气不能肃降的病证,症见气急喘促,坐卧不安,喉中痰涎壅阻不畅,脉象右寸实大,方用宣白承气汤。三是"二肠同治法",适用于腑实而兼有小肠热盛的病证,症见脉象左尺坚牢,小便色红赤,尿时涩痛,心烦口渴,方用导赤承气汤。四是"两少阴合治法",适用于腑实而兼有热闭心包的病证,症见神志昏迷,舌短缩,口渴而饮不解渴,方用牛黄承气汤。五是"一腑中气血合治法",适用于阴虚便结及腑实阴虚病证,症见大便不通,口干舌燥,舌红而干等,可以先服增液沥,若服后大便仍然不通,则以增液承气汤治疗。以上5种治法,是吴鞠通对《伤寒论》攻下法的发展,为阳明腑实兼夹证候的治疗提供了更加有效、更加全面的治疗方法。

第十八条

【原文】 下后虚烦不眠。心中懊憹①,甚至反复颠倒②,栀子豉汤主之;若少气者,加甘草;若呕者,加姜汁。

邪气半至阳明,半犹在膈,下法能除阳明之邪,不能除膈间之邪,故证现懊憹虚烦。栀子豉汤涌越其在上之邪也。少气加甘草者,误下固能伤阴,此则以误下而伤胸中阳气,甘能益气,故加之。呕加姜汁者,胃中未至甚热燥结,误下伤胃中阳气,木来乘之,故呕,加姜汁,和肝而降胃气也,胃气降,则不呕矣。

栀子豉汤方(见上焦篇)

栀子豉加甘草汤

即于栀子豉汤内,加甘草二钱,煎法如前。

栀子豉加姜汁方

即于栀子豉汤内,加姜汁五匙。

【注释】 ①懊憹:心中郁闷烦乱,欲吐不吐,烦扰不宁。②反复颠倒:指郁闷烦乱、坐卧不宁的表现。

【译文】 使用攻下法后,出现心烦不能入眠,心中有懊憹不安的感觉,甚至可见郁闷烦乱,坐卧不安,可用栀子豉汤治疗。兼有气短的,可加甘草;伴有呕吐的,可加生姜汁。

病邪已经传入阳明，但胸膈间还有余邪内扰，由于攻下法只能祛除阳明的病邪，不能除去胸膈的病邪，所以患者出现了心中懊侬、心烦等症状，应投用栀子豉汤宣发在上部胸膈的病邪，兼有气短的可加入甘草。误用攻下固然会耗伤机体的阴液，但这时主要是误用攻下损伤了胸中的阳气，因为甘味的药物能够补气，所以加入甘草。兼有呕吐的加入姜汁，是因为当胃肠还没有达到热盛燥结程度时，误用下法会损伤胃中的阳气，此时肝木乘虚犯胃，胃气上逆而导致患者呕吐，所以加入姜汁能够理肝气而降胃气，胃气得降呕吐就会停止。

栀予豉汤方（见上焦篇）

栀子豉加甘草汤

即在栀子豉汤内，加入甘草6克，煎法同前。

栀子豉加姜汁方

即在栀子豉汤内，加入生姜汁5匙。

【解析】 1.本证形成的原因：吴氏在本条提出，本证形成的主要原因是患者原有阳明腑实，又兼胸膈郁热，而治疗却仅采用了攻下之法，导致腑实之邪得下但胸膈之邪未除，从而出现心烦懊侬、甚至躁扰不安诸症。但实际上，如原为阳明病，经用清、下法之后，邪热也有郁至胸膈的可能。并且，在温病过程中，本证不一定都发生于下后，亦有其他原因所致者，本书上焦篇中也有论及热郁胸膈的内容，前后可以互参。

2.本证的治疗方法：患者无论何种原因出现虚烦不眠、心中懊侬，甚至反复颠倒的躁扰不安之象，多因无形邪热郁于胸膈、心神不安所致。因此，只要阳明无有形实邪，皆当治以轻清宣透胸膈郁热之法，可用栀子豉汤为主方。倘若是误下后出现本证，有时会兼见中气不足导致的气短，或兼见胃失和降引起的呕吐，可在栀子豉汤的基础上，分别加入甘草补益中气、生姜汁降逆止呕。

第十九条

【原文】 阳明温病，干呕①口苦②而渴③，尚未可下者，黄连黄芩汤主之。不渴而舌滑者属湿温。

温热，燥病也，其呕由于邪热夹秽，扰乱中宫④而然，故以黄连、黄芩彻其热，以芳香蒸变化其浊也。

黄连黄芩汤方（苦寒微辛法）

黄连二钱　黄芩二钱　郁金一钱五分　香豆豉二钱

水五杯，煮取二杯，分二次服。

【注释】 ①干呕：语原出《金匮要略·呕吐秽下利病脉证治》。《内经》名哕。《医学入门》："干呕……呕则无所出。"或为胃寒，或因胃热，或因肝胆之热，总以气逆而致。②口苦:本属少阳证,为肝胆热蒸而致。本文泛指内热。③渴:指口渴。为气分热的主证,与邪热灼伤津液有关。但湿郁气分,津气不化,虽热而不口渴,其兼证为舌苔滑腻,要注意鉴别。④中宫:中焦脾胃,湿热秽浊之气最易损伤脾胃功能。

【译文】 阳明温病,患者作呕而没有胃内容物吐出,口中有苦味而渴,此时倘无腑实的征象,还不可以用攻下法,应以黄连黄芩汤治疗。如口不渴,舌苔滑润的,属于湿温病。

温热病是一类以津液干燥为主要特征的疾病,本证出现干呕是由于邪热之中夹有秽浊,扰乱了中焦脾胃的升降功能,所以用黄连、黄芩来清除邪热,用芳香清宣的药物来化其秽浊。

黄连黄芩汤方(苦寒微辛法)

黄连6克　黄芩6克　郁金4.5　克香豆豉6克

上药加水5杯,煮成2杯药汁,分为2次服用。

【解析】 1.干呕的辨证:干呕一症与中焦胃气失和有关,但形成原因有多种。就阳明病而言,有因腑实壅滞者,有因邪热干扰者,亦有本条所提到的因邪热夹秽浊所致者。吴氏在本条只强调了邪热夹秽浊引起干呕的辨证和治疗,然而在临床上,由于邪热内盛而致胃气上逆干呕者并非少见。因此,不可见干呕皆认定是夹秽,应结合全身症状综合分析。

2.对"燥病"及"邪热夹秽"的理解:所谓"燥病",是与湿热为病相对而言的。由于温热为纯热无湿之邪,易于化燥伤阴,所以吴氏称"燥病",并非指秋燥病证。所谓"邪热夹秽",并不是指致病因素既感热邪又夹秽浊湿邪,而是指热在中焦蒸腾浊气上泛。

第二十条

【原文】 阳明温病,舌黄燥①,肉色绛②,不渴者,邪在血分,清营汤主之。若滑者③,不可与也,当于湿温中求之。

温病传里,理当渴甚,今反不渴者,以邪气深入血分,格阴于外,上潮于口,故反不渴也。曾过气分,故苔黄而燥。邪居血分,故舌之肉色绛也。若舌苔白滑、灰滑、淡黄而滑,不渴者,乃湿气蒸腾之象,不得用清营柔以济柔④也。

清营汤方(见上焦篇)

【注释】 ①舌黄燥:指舌苔黄燥。②肉色绛:指舌质呈红绛色。③滑者:指舌苔滑腻。④柔以济柔:本条讲的是清营汤的应用鉴别要点。在阳明温病中,出现红绛舌,口不渴时,可能会是两种原因:一是热入营血证,红绛舌是营分证的特色舌象,一般舌苔少,即使有舌苔,苔多干燥少津;二是气分湿热蕴结,郁久化热,仍然可见舌质红绛,但此时必见滑腻苔,或白滑、或灰滑、或黄滑,此时并非热入营血,以此为鉴,二者治有不同。清营汤是由清营凉血滋阴药物组成,用清营汤治湿病就是以柔润之品治疗湿润的病,只能助邪,不能有利于治病。柔指柔润、湿润而言。

【译文】 阳明温病,舌苔色黄而干燥,舌质深红,口不渴,是邪在营血分的表现,可用清营汤治疗。如果舌苔滑润,就不能投用清营汤,应当按湿温病的相关病证进行治疗。

温病邪传入里,往往里热亢炽津液耗损,按理应当口暍明显,现在反而口不渴,是病邪已深入到营血分,逼使在里的阴气外出,向上湿润于团腔的缘故,所以反而不觉得口渴。由于本证多由气分阶段发展而来,因此舌苔仍然色黄而干燥。病邪深入营血分,所以舌质为深红色。如果舌苔呈白滑、灰滑、淡黄而滑,而且口不渴,是湿气蒸腾于内的征象,不能用清热凉营养阴的清营汤治疗,以免犯“柔以济柔”的错误。

【解析】 1.对温病“口不渴”的理解:温病邪热传里,其病机有在气在营(血)之分,尽管临床应根据全身证候加以辨证,但患者的舌苔及口渴情况也是辨证时重要的参考依据。一般而论,如病在阳明气分,舌苔大多色黄而干燥,口渴明显,这是胃热炽盛,灼伤津液的表现;如邪热已经传变入里,舌红而色深,不甚口渴或口不渴,这是在里邪热由气分深入营分、血分的征象。仅就口不渴一症,可因邪入营血,亦可因湿邪蕴阻气分引起,两者症状相似,但病机截然不同。因此,可结合舌象加以鉴别。前者热在营血,故舌质红绛而无苔,若夹有气分之邪未尽,则可见有黄苔;后者湿郁热蒸,故舌质多不红绛,而苔则必现滑腻,苔色可随湿热偏重的不同或白滑或灰滑,亦或淡黄而滑。

2.对本条所述“邪在血分”的理解:从吴氏原文内容来看,此处所说的“邪在血分”“邪居血分”,实际上是指营分证,而非血分证。同时,因其舌象的特点是“舌黄燥,肉色绛”,是邪入营分而气分之邪仍盛的表现,所以本证实为气营两燔证,而非单纯的营分证。

第二十一条

【原文】 阳明斑者①,化斑汤主之。

方义并见上焦篇。

【注释】 ①阳明斑者:指阳明温病伴有皮肤发斑症状的证候。斑:指皮肤颜色改变的皮损,形态为点大成片,平摊于皮肤之下,有触目之形,而无碍手之质,压之不褪色,消退后不脱屑。

【译文】 阳明温病发斑的,用化斑汤治疗。

化斑汤的方剂组成和组方意义可参见上焦篇。

第二十二条

【原文】 阳明温病,下后疹①续出者,银翘散去豆豉,加细生地大青叶元参丹皮汤主之。

方义并见上焦篇。

【注释】 ①疹:与上条所述之斑相对应,均为皮肤损害,二者常相伴出现。疹的形态:点小如粟米,高出皮肤之上,抚之碍手,压之褪色,消退后脱屑。

【译文】 阳明温病,使用攻下法后见有红疹外发于肌表的,当用银翘散去豆豉,加细生地黄、大青叶、玄参、牡丹皮汤治疗。

银翘散去豆豉,加细生地黄、大青叶、玄参、牡丹皮汤的组成和组方意义可参见上焦篇。

【解析】 本条阐述了阳明温病经攻下之后出疹的治疗。吴氏指出此证形成的原因是:有形之邪从下而解,但仍有无形余热未除而外窜肌肤血络。治疗可用银翘散加减以解毒泄热、凉营透疹。实际上,临床较少出现这种情况,较多见的是在温病,特别是风温气分证阶段发疹。尽管如此,两者在治疗方法上是一致的。

第二十三条

【原文】 斑疹,用升提①则衄②,或厥③,或呛咳④,或昏痉⑤,用壅补⑥则聩乱⑦。

此治斑疹之禁也。斑疹之邪在血络,只喜轻宣凉解。若用柴胡、升麻辛温之品,直升少阳,使热血上循清道则衄;过升则下竭,下竭者必上厥;肺为华盖,受热毒之熏蒸则呛咳;心位正阳,受升提之摧迫则昏痉。至若壅补,使邪无出路,络道比经道最细,诸疮痛痒,皆属于心,既不得外出,其势必返而归之于心,不聩乱得乎?

【注释】 ①升提:指使用升发作用的药物。如升麻、柴胡、葛根、三春柳、防风、羌活、白芷等。②衄:鼻出血为衄,此处泛指各种出血。③厥:指阴阳不相顺接而出现的四肢逆冷。④呛咳:如同食物或痰浊误入喉及气管内而引起的剧烈咳嗽。⑤昏痉:神昏抽搐及角弓反张等病证。⑥壅补:即补益的方法,主要指甘温补益的方法。在斑疹的治疗中经常会使用一些滋补津液的药物,有利于斑疹的透发,而使用甘温益气的药物容易导致气机壅滞,故称壅补。⑦聩乱:目眩眼花,或目不明而胸闷满,心中烦乱,无所主。

【译文】 温病发斑疹,如果用升散提举作用的方药治疗,就会引起衄血,有的会导致肢体厥冷,有的发生呛咳,有的甚至会造成神昏痉厥。如果用壅滞滋补的方药治疗,就会导致神志昏乱。

以上所说的是治疗斑疹的禁忌。温病发斑疹,其病邪已在血络,只宜采用轻宣凉解的方法治疗。如果用柴胡、升麻等性味辛温的药物会使少阳之气直升于上,使邪热挟血上逆从清窍而出,产生衄血现象;过于升举,会导致下元亏竭,下元亏竭会使阳气不能外布而肢体清冷不温。肺为脏腑华盖,热毒之气熏蒸于肺会发生呛咳。心位于上焦在胸腔之中,受到被升提的火热之气的摧残逼迫,定会导致神昏痉厥。如果使用壅滞滋补的方药,使病邪外出的道路被阻塞,而络脉比心经脉更细,与心紧密相关,各种疮疡痛痒等病症都属于心的病变,当热邪不能外出时,就必然会通过经络而内犯于心,怎么会不发生神志昏乱呢?

【解析】 1.斑疹的治则:本条所述斑疹是指对斑及疹并发者而言,是邪热已深入营血后在皮肤上的反应,即吴氏所说的"邪在血络"。因此,治疗应以凉血解毒为主,对夹疹者可配合轻宣透发之品,也即原文所说的"轻宣凉解"。

2.斑疹的治疗禁忌:吴氏提出的治禁之一是忌用"升提",是指用辛温之剂发散透疹的方法。这一治法主要是针对风疹、麻疹表气郁闭较甚者而设的,一般在辛凉宣透为主的基础上酌情使用。但此时邪热已经内陷营血,因此强调不可升提。妄投柴胡、升麻等升散提透之品,会造成多种严重后果,如血热蒸腾,迫血上溢可致鼻衄;阴气下竭,阳气上脱可致厥逆;热邪蒸迫于肺可致呛咳,内闭心包可致昏痉。治禁之二是忌用壅补,对一般斑疹的治疗此法属绝对禁忌,因斑疹本是邪热之证,应治以清解为主,如果误用壅补,可因邪热壅滞不能外达而内闭心包,导致神志混乱的严重后果。但如温病发斑疹时,因正气大虚而出现斑疹内陷之逆证时,临床上可出现体温骤降、斑疹突然隐没等见症,此时又当用补气以托斑疹的方法治疗,此则不属禁忌之列。

第二十四条

【原文】 斑疹阳明证悉具,外出不快①,内壅②特甚者,调胃承气汤微和之,得通则已,不可令大泄③,大泄则内陷④。

此斑疹下法,微有不同也。斑疹虽宜宣泄,但不可太过,令其内陷。斑疹虽忌升提,亦畏内陷。方用调胃承气者,避枳、朴之温燥,取芒硝之入阴,甘草败毒缓中也。

调胃承气汤(方见前)

【注释】 ①不快:不顺畅,斑疹的透发顺利,说明正气充足,气血流畅,能够随斑疹的透发而祛邪外出,为顺证。②内壅:内里热毒壅滞,致使斑疹不能外透。③大泄:严重的泄泻,泻下不止。④内陷:邪气亢盛,正气不能祛邪外出,邪气因而迅速深入营分、血分的病理过程。《温热经纬》:"病在卫分,……以邪从气分下行为顺,邪入营分内陷为逆也"。

【译文】 温病出现斑疹,并且阳明证的症候表现都已经具备,但斑疹的透发却不畅快,热结内壅较重的用调胃承气汤缓下热结,调和胃气,大便得通就不可再下,不能过分地攻下,下泻太过病邪会乘虚内陷。

本条指出温病外发斑疹运用攻下法与一般的攻下法稍微有些不同。温病出现斑疹虽然宜用宣泄之法，但决不可过分宣泄，以免造成病邪内陷。治疗斑疹虽然禁忌使用升提之法，但也应注意发生内陷之变，选用的调胃承气汤，避免了温燥的枳实、厚朴，加芒硝入阴软坚，甘草解毒缓中。

调胃承气汤（方剂见前）

【解析】 斑疹"外出不快"，有因正虚不能达邪的，有因邪霉深重郁伏不透的，亦有因阳明实邪壅塞特甚而致邪热不易外透的。本条"阳明证悉具"，故属邪热内壅太盛所致，临床必具有阳明腑实诸症，所以治疗当予调胃承气汤通腑泻实，以冀内壅得通，邪机松动而斑疹易于透发。但泻下之剂毕竟非斑疹正治之法，只可暂用而不可久服，一旦大便得通里实得泄即应停止。切不可攻下太过，导致泄泻不止而造成邪热乘虚内陷的严重后果。吴氏所谓斑疹下法与一般典型腑实使用下法"微有不同"，即是指斑疹攻下只能"微和之"，而不宜峻猛，目的在于轻泄内壅之邪，使邪机松动斑疹得以透发。因此，临床应用须掌握尺度正确使用。

第二十五条

【原文】 阳明温毒发痘①者，如斑疹法，随其所在而攻之②。

温毒发痘，如小儿痘疮，或多或少，紫黑色，皆秽浊太甚，疗治失宜③而然也。虽不多见，间亦有之。随其所在而攻，谓脉浮则用银翘散加生地、元参，渴加花粉，毒重加金汁、人中黄，小便短加芩、连之类；脉沉内壅者，酌轻重下之④。

【注释】 ①痘：即天花。②随其所在而攻之：辨其病位与病性，根据病邪所在部位而进行相应的攻逐方法。③疗治失宜：运用了不正确的治疗方法。④酌轻重下之：仔细斟酌病情轻重，稍施攻下之剂。

【译文】 温毒病证，病邪传入阳明而发生痘疮的，一般可按治疗斑疹的方法处理，根据病邪所在的不同部位，采取各种攻逐病邪的治法。

温毒发生痘疮，与小儿发生的痘疮类似，有的发出较多，有的发出较少。颜色呈现紫黑的，大多是热毒挟有较严重的秽浊之气，加上治疗不够妥当所引起的。虽然并不常见，但有时也不会发生。应根据病邪的所在部位而采取不同的攻逐之法，具体来说，脉象浮的可用银翘散加生地、元参；有口渴的加天花粉；热毒较重的加金汁、人中黄；小便短赤的加黄芩、黄连之类。脉象沉，里气壅滞的，可根据热结的轻重程度酌情使用攻下法。

第二十六条

【原文】 阳明温毒，杨梅疮者①以上法随其所偏而调之，重加败毒②，兼与利湿。

此条当入湿温，因上条温痘连类而及，故编于此，可以互证③也。杨梅疮者，形似杨梅，轻则红紫，重则紫黑，多现于背部、面部，亦因感受秽浊而然。如上法者，如上条治温痘之法。毒甚故重加败毒，此证毒附湿而为灾，故兼与利湿，如草薢、土茯苓之类。

【注释】　①杨梅疮：夫杨梅疮者，以其形似杨梅；又名时疮，因时气乖变，邪气凑袭；又名绵花疮，自期绵绵难绝。有此三者之称，总由湿热邪火之化（《外科正宗·卷三》）。②败毒：清热解毒作用的药物。③互证：互相对照，互相参照。

【译文】　温毒病证，病邪传入阳明而发生杨梅疮的，可采用以上所述的外治法，根据病邪的轻重及部位不同分别施治。治疗中要注意加重败毒，并兼用利湿的药物。

本条的内容，按理应归入湿温病之中，由于上条是讨论温毒发痘，所以将其编在一起，以便于相互类比、参照。所谓杨梅疮，是指疮的形状与杨梅相似，轻的为红紫色，重的为紫黑色，大多发生在人体的背部和面部，也是因为热毒挟有秽浊之气所引起的。可参照上条治疗温毒发痘的方法加以治疗。由于本证热毒较重，所以要着重败毒；又由于本证热毒挟附湿浊致病，所以要兼用利湿之法，可配合使用草薢、土茯苓之类的药物。

第二十七条

【原文】　阳明温病，不甚渴，腹不满，无汗，小便不利，心中懊憹①者，必发黄，黄者，栀子柏皮汤主之。

受邪太重，邪热与胃阳相搏，不得发越②，无汗不能自通③，热必发黄矣。

栀子柏皮汤方

栀子五钱　生甘草二钱　黄柏五钱

水五杯，煮取二杯，分二次服。

［方论］此湿淫于内，以苦燥之，热淫于内，佐以甘苦法也。栀子清肌表，解五黄④，又治内烦。黄柏泻膀胱，疗肌肤间热。甘草协和内外。三者其色皆黄，以黄退黄，同气相求也。按又可但有茵陈大黄汤⑤，而无栀子柏皮汤，温热发黄，岂皆可下者哉！

【注释】　①心中懊憹：心中郁闷烦乱，欲吐不吐，烦忧不宁。参考《中焦篇》第十八条注解。②发越：邪气外出。③自通：邪气外出的途径、通路，也指邪气外出之意。④五黄：即五疸。如黄疸、谷疸、酒疸、女劳疸、黑疸等。⑤茵陈大黄汤：吴又可在《温疫论》中治疗发黄的处方名称是"茵陈汤"。其组成为茵陈、山栀和大黄，本条所论即此，但方名不是茵陈大黄汤。

【译文】　阳明温病，口不太渴，腹部不胀满，没有汗出，小便不畅利，心中懊憹不安的，很有可能会发生黄疸，如果发生了黄疸，用栀子柏皮汤治疗。

由于感受病邪过重，邪热与胃中阳气搏结，邪热不得发越，再加上没有汗出，邪无外出的通路，郁而发热必然导致发生黄疸。

栀子柏皮汤方

栀子15克　生甘草6克　黄柏15克

上药加水五杯，煮成二杯药液，分两次服下。

[方论]这就是《内经》中所说的：湿邪盛于内，用苦味的药来燥湿；热邪盛于内，配合甘味、苦味的药物来清热的治疗方法。栀子可以清泄肌表的热邪，解除五种黄疸，又能治疗内烦。黄柏能泻膀胱的热邪，治疗肌肤间的邪热。甘草可以调和诸药，协调表里之气。这三味药的颜色都是黄的，用黄色的药来退黄疸，是依据同气相求的原理。吴又可在《温疫论》中只有茵陈大黄汤，而没有栀子柏皮汤。但是，温热发黄的病证，难道都可以用攻下法治疗吗？

第二十八条

【原文】　阳明温病，无汗，或但头汗出，身无汗，渴欲饮水，腹满，舌燥黄①，小便不利者，必发黄，茵陈蒿汤主之。

此与上条异者，在口渴腹满耳。上条口不甚渴，腹不满，胃不甚实，故不可下；此则胃家已实而黄不得退，热不得越，无出表之理，故从事于下趋大小便也。

茵陈蒿汤

茵陈蒿六钱　栀子三钱　生大黄三钱

水八杯，先煮茵陈减水之半，再入二味，煮成三杯，分三次服，以小便利为度。

[方论]此纯苦急趋②之方也。发黄外闭也，腹满内闭也，内外皆闭，其势不可缓，苦性最急，故以纯苦急趋下焦也。黄因热结，泻热者必泻小肠，小肠丙火③，非苦不通。胜火④者莫如水，茵陈得水之精；开郁⑤莫如发陈⑥，茵陈生发最速，高出众草，主治热结黄疸，故以之为君。栀子通水源而利三焦，大黄除实热而减腹满，故以之为佐也。

【注释】　①舌燥黄：指舌苔黄而干燥。此内结热，以热为主，湿为辅，故舌苔黄而燥。②急趋：趋下作用迅猛。③小肠丙火：小肠为阳腑，与心同属火，心为丁火，小肠为丙火。④胜火：制约、克制火热之邪。《素问·至真要大论》："治诸胜复，寒者热之，热者寒之"。⑤开郁：宣通开达郁闭之气机。⑥发陈：发陈，为藏久外达之势，就是利用春阳发泄之机，退除冬蓄之故旧。《黄帝内经》曰："春三月，此谓发陈"。二十四节气自立春开始的三个月，这个季节叫作发陈，为一年之始。天地万物欣欣向荣，一派生机盎然景象。发，放散，散开；陈，指陈久，与新生相对。

【译文】　阳明温病，不出汗，或只在头部有汗而身体无汗，口渴想要喝水，腹部胀满，舌苔干燥而色黄，小便不通畅的，很有可能会发生黄疸，可用茵陈蒿汤治疗。

本条和上条不同的地方,主要在于有口渴和腹满的症状。上条患者口渴不显著,腹部不胀满,是胃肠中热结还不严重的表现,所以不可用攻下法;本条胃肠热结已成,此时黄疸不得消退,邪热不能发越,不能期望病邪从表而解,因此采用攻下法通下热结,使邪随大小便而出。

茵陈蒿汤

茵陈蒿18克 栀子9克 生大黄9克

上药加水8杯,先放入茵陈蒿煎成4杯,再加入栀子、生大黄煮成3杯药液。分3次服下,直到小便通畅为止。

[方论]本方是药性纯苦而药力直趋于下的方剂。发生黄疸是由于在外的肌表闭塞,腹部胀满是因为在里的胃肠不畅。内外之气都已闭阻不通,病势较急,治疗不能迟缓,所以用纯苦而直趋下焦的药物治疗。引起黄疸的原因是内有热结,要想清除邪热必须泻下小肠。小肠属于丙火,必须用苦味的药物才能通其火腑。能够战胜火的莫过于水,茵陈具有水的精华之气;宣通郁结莫过于升发,而茵陈升发最快,超过其他草木,可以主治热结所致的黄疸,所以本方以茵陈为君药,栀子能疏通水道而畅利三焦,大黄可以祛除实热内结而减轻腹部胀满,因此用作本方的佐药。

【解析】 1.阳明温病发黄的病因病机:上条与本条皆论述阳明温病发黄的辨治。发黄一症,按其病机有阴黄、阳黄之分。但温病发黄多因湿热郁蒸所致,故属阳黄范围。虽然吴氏在上条提到发黄是由邪热与胃阳相搏而成,但一般单纯的热盛于胃,若无湿热存在,难以形成黄疸。况且,从栀子柏皮汤和茵陈蒿汤的组成来看,亦以清热利湿为主要功效。两条均指出患者会有无汗或少汗、小便不利,正是强调了湿热没有外出之路而蕴蒸发黄的原因。

2.论治黄疸是否需用大黄:上条中,吴氏对吴又可治黄疸所用的茵陈大黄汤(《温疫论》中原名茵陈汤)中用大黄提出了非议,其目的是说明黄疸有当下者,有不当下者,甚合临床实际。一般而言,临床凡属湿热互结的黄疸,并兼有热结肠道者,都可配合大黄以泻热而退黄,但如脾胃虚弱,见便溏、口淡、黄色晦暗者,则应慎用或不用大黄。

3.栀子柏皮汤与茵陈蒿汤适应证的异同:两方均为湿热郁蒸之黄疸而设,但前者无阳明燥结的腑实表现,故口不甚渴,腹亦不满;后者见渴而欲饮、腹部胀满、舌苔黄燥,乃热结肠腑的燥实之象,而且肠腑既闭,则邪热更无由泄越,所以在治疗上虽皆用清热利湿退黄为基本治法,但茵陈蒿汤兼通腑实。因此,两方适应证的鉴别要点是有无腑实。具体来说,口渴与否,腹部有无胀满,是两者辨证的关键。

第二十九条

【原文】 阳明温病,无汗,实证未剧①,不可下,小便不利者,甘苦合化②,冬地三黄汤主之。

大凡小便不通，有责之膀胱不开者，有责之上游③结热者，有责之肺气不化④者。温热之小便不通，无膀胱不开证，皆上游(指小肠而言)热结，与肺气不化而然也。小肠火腑，故以三黄苦药通之；热结则液干，故以甘寒润之；金受火刑，化气维艰⑤，故倍用麦冬以化之。

冬地三黄汤方(甘苦合化阴气法)

麦冬八钱　黄连一钱　苇根汁半酒杯(冲)　元参四钱　黄柏一钱　银花露半酒杯(冲)　细生地四钱　黄芩一钱　生甘草三钱

水八杯，煮取三杯，分三次服，以小便得利为度。

【注释】　①实证未剧：指阳明腑实证尚未形成。②甘苦合化：甘能和缓补益滋养，苦能燥湿清热，舍而滋润清热。③上游：泛指上焦，此指心与小肠。④肺气不化：肺为水之上源，通调水道，下输膀胱，通利小便。邪气犯肺，或肺气虚损，其通调水道的功能受到影响，而导致小便不利。⑤金受火刑，化气维艰：温热病邪，初多从口鼻而入，鼻气通于肺，肺热之甚，为肺金受火热之邪的煎熬，肺主气之宣降作用受到影响，气化及通调水道的作用难以进行。

【译文】　阳明温病，身无汗出，里实证的表现还不显著，此时不可用攻下法治疗。如果小便不通利，可用甘苦合化法，以冬地三黄汤治疗。

一般来说，出现小便不通，有的是因为膀胱气化失司，有的是因为上游小肠热结不能分清泌浊，有的是因为肺气不宣转输失常。温热病病程中出现小便不通，膀胱气化失司引起的很少，多数是因上游小肠热结或肺气不化而导致。小肠属于火腑，所以用黄连、黄芩、黄柏这3味苦寒的药物来通导火腑；热结于内则津液必然受到损伤，所以用甘寒养阴的药物来滋阴润燥；肺金受到火热之气的灼伤，则正常的转输津气的功能发生严重障碍，因此在方中加倍运用麦冬以补养肺的气阴。

冬地三黄汤方(甘苦合化阴气法)

麦冬24克　黄连3克　黄芩3克　黄柏3克　苇根汁半酒杯(冲)　金银花露半酒杯(冲)　细生地黄12克　玄参12克　生甘草9克

上药加水8杯，煮成3杯药液，分3次服下，直到小便通畅为止。

【解析】　1.温病小便不利的原因：温病中出现小便不利的原因甚为复杂，吴氏在自注中提到3种情况：膀胱不开、上游(小肠)结热、肺气不化，实质总不外津液不足与津液不布两大原因。实际上，吴氏所论并不全面，本条所论的小便不利是邪热内盛而耗伤津液所致，这是温病中最为常见的原因。除此之外，湿热性

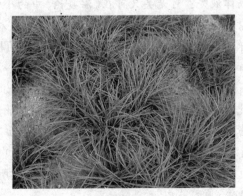

麦冬

温病小便不利的原因则多与膀胱气化失司、湿阻三焦有关；某些温病因肾气虚衰而致开合失司、小便不利的情况也颇为多见。所以，对吴氏所论临床诊断不可过于拘泥。

2.对热盛阴伤小便不利的治疗：本条所说的小便不利是热盛阴伤引起的，所以治疗主以甘苦合化之法，即甘寒与苦寒药配合，一以养阴，一以清热。所用冬地三黄汤以大剂甘寒生化阴气，以少量苦寒清泄邪热，是养阴清热法的巧妙运用。俾使热结得解，阴液得复，则小便自可通利。同时，该法并不限于温病小便不利者，实质上对于热盛阴伤者用之皆合于法度。

第三十条

【原文】 温病小便不利者，淡渗①不可与也，忌五苓、八正辈②。

此用淡渗之禁也。热病有余于火，不足于水，惟以滋水泻火为急务，岂可再以淡渗动阳③而燥津乎？奈何吴又可于小便条下，特立猪苓汤，乃去仲景原方之阿胶，反加木通、车前，渗而又渗④乎？其治小便血分之桃仁汤中，仍用滑石，不识何解！

【注释】 ①淡渗：指淡渗利水祛湿的药物。②辈：一类或一组的意思。③动阳：此有两种含义：药物通阳；淡渗伤阴液，而阳气浮动。④渗而又渗：在淡渗利水之剂中再加用利水渗湿的药物，加重了渗利的作用。

【译文】 温病患者出现小便不利的症状，不可使用淡渗利尿的药物，忌用五苓散、八正散之类的方剂。

本条所述是温病禁用淡渗的情况。温热病火热有余而水液不足，因而治疗应以滋补阴液、清热泻火为首要任务，怎么可以再用淡渗利尿的药物来耗损阳气、燥伤津液呢？可是吴又可在《温疫论》中的小便条下专门设有猪苓汤，该方是用张仲景《伤寒论》中的猪苓汤去阿胶，反而加上木通、车前等药物，岂不是使该方淡渗利尿的作用更强吗？在治疗小便血分病变的桃仁汤中，他也仍然使用滑石，真不知应如何解释！

【解析】 1.对温病淡渗之禁的理解：如前所述，温病小便不利的原因很多。因此，对吴氏提出的温病淡渗之禁，其适应证应当是邪热亢炽、阴津耗伤之小便不利者，所以治疗只宜清热养阴，而不可采用五苓散、八正散等淡渗分利之剂。但是，对于其他原因引起的，特别是在湿热性温病中，如湿邪阻于下焦、三焦功能失常等引起的小便不利，此时淡渗就是当用之法。所以笼统地说温病小便不利一概不能用淡渗，似较片面。

2.对吴又可猪苓汤法的认识：本条强调温病小便不利不可滥用淡渗利尿之剂，应以养阴清热为大法。如误用淡渗之法，会进一步耗伤阴液。因而，对吴又可《温疫论》中所提出的小便不利用猪苓汤法提出了异议。对此在理解时应注意，吴又可所论的小便不利非热盛阴伤所致，而是由湿热秽浊之邪引起的，所以用猪苓汤去阿胶，加木通、车前子，主在清利湿热，并非不可用。因此，临床应仔细区别小便不利的原因以分而治之。

第三十一条

【原文】 温病燥热，欲解燥者，先滋其干①，不可纯用苦寒也，服之反燥甚。

此用苦寒之禁也。温病有余于火，不用淡渗犹易明，并苦寒亦设禁条，则未易明也。举世皆以苦能降火，寒能泻热，坦然用之而无疑，不知苦先入心，其化以燥，服之不应，愈化愈燥。宋人以目为火户，设立三黄汤②，久服竟至于瞽，非化燥之明征乎？吾见温病而恣用③苦寒，津液干涸不救者甚多，盖化气④比本气⑤更烈。故前条冬地三黄汤，甘寒十之八九，苦寒仅十之一二耳。至茵陈蒿汤之纯苦，止有一用，或者再用，亦无屡用之理。吴又可屡诋用黄连之非，而又恣用大黄，惜乎其未通甘寒一法也。

【注释】 ①干：即津液不足之干燥。②宋人以目为火户，设立三黄汤：此指《银海精微》中的三黄汤，其方剂由黄芩、黄连、大黄各一两组成。③恣用：滥用，妄用。④化气：这里指滥用药物引起的继发病变。⑤本气：这里指由痛邪本身所导致的病变。

【译文】 温病出现燥热的症状，要想解除这些症状，必须先滋润将要干涸的津液，不可仅仅使用苦寒的药物，如果单纯服用苦寒药，反而会使燥热症状更加严重。

本条讨论的是温病使用苦寒药的禁忌。温病火热有余，不用淡渗药的道理很容易明白，但是把苦寒药也列入禁忌之中，则不易明了其中的道理。一般医生都知道苦能降火，寒能泻热，因而毫无顾虑地使用苦寒药治疗温痛而没有疑义。却不知道苦味有先入于心的特点，容易化燥耗损阴液，如果服用后不见效，越用则越容易化燥伤阴。宋代有人提出眼睛为火的门户，并设立三黄汤以治疗眼病，服用日久却导致了眼睛失明，这难道不是苦寒化燥的有力证据吗？我见过许多温病患者因滥用苦寒而引起津液干涸，最终无法救治而死亡，这是由于药物所造成的病变比感受病邪所引起的病变更加严重的缘故。所以上条使用的冬地三黄汤中，甘寒的药物占了十分之八九，苦寒的药物仅有十分之一二，至于茵陈蒿汤也是纯苦的方剂，大多只能用一次，或者用二次，而没有屡次使用的道理。吴又可多次批评用黄连可致化燥伤阴的错误，然而自己又滥用大黄，遗憾的是，他还没有精通甘寒养阴法的运用。

【解析】 1.温病苦寒之禁的适应证：据吴氏所述，温病苦寒之禁的适应证应是热邪未解而阴津已伤，以致呈现燥热之象的病证。由于此时出现的燥热与实火已有明显的差异，可以见到诸多阴伤的表现。所以，燥热之治也就与实火不同，实火

温病条辨·各论

图文珍藏版

宜泻,治以苦寒之品泻火泄热;燥热宜滋,当以甘寒柔润之品为主滋养阴液,润燥泄热,而不可纯用苦寒泻火之品。因苦能化燥,易于伤津劫液,只宜用于实火内郁而阴津未伤之证,因而强调:对于阴液耗伤而邪热犹未尽解的燥热证候,绝不可轻投。

2.有关温病燥热的治疗:由于本证的病机特点是热邪化燥伤阴,所以治疗应以甘寒滋阴,润燥泄热为主。但需指出,甘寒之品虽能润燥泄热,但其清热之力毕竟较轻,如邪热较甚时则应配合苦寒之品清热与养阴并施,即所谓"甘苦合化"之法。所以,吴氏提出的苦寒之禁,主要是强调不可滥用苦寒之剂以加重燥象,并不意味着对本证的治疗绝对不用苦寒之品。至于自注中所说的冬地三黄汤,虽是以甘寒之品为主,但不能认为本方可用于所有的热盛阴伤证,在临床上还应根据热盛与阴伤之侧重而分别掌握清热与养阴之孰重孰轻,不能拘定一方。

第三十二条

【原文】 阳明温病,下后热退,不可即食,食者必复①。周十二时后,缓缓与食,先取清者,勿令饱,饱则必复,复必重也。

此下后暴食之禁也。下后虽然热退,余焰②尚存,盖无形质之邪,每借有形质者以为依附,必须坚壁清野③,勿令即食。一日后,稍可食清而又清之物④,若稍重浊⑤,犹必复也。勿者,禁止之词;必者,断然之词也。

【注释】 ①食者必复:语出《伤寒论·辨差后劳复食复阴阳易病脉证并治》。因饮食失宜,引起疾病愈后的复发。②余焰:经过治疗以后,没有完全清除干净的邪气,此处指余热之邪。③坚壁清野:此为战术语。为作战时采取一种对付优势入侵敌人的策略,坚守城堡,转移周围的人口、牲畜、财物、粮食,清除附近的房屋、树木等,使敌人即攻不下城池,也得不到给养。此处比喻使邪气孤立,没有依附和存在的根据。④清而又清之物:指清淡容易消化的食物。⑤重浊:与上条相反,指肥甘油腻,难以消化的食物。

【译文】 阳明温病,运用攻下法治疗届热势已退,此时不可立即大量进食,如果大量进食,必然会引起病情复发,称为食复。应在热退24小时后再缓缓给予食物,并注意先进食清淡易消化的食物,不要让患者吃得过饱,过饱也会导致病情复发。如果发生食复,病情必然要比原来的更为严重。

本条讨论的是温病攻下后禁忌暴食的问题。攻下后热势虽然减退,但余热往往未尽。邪热是一种无形无质的病邪,常常要借助于有形有质的东西作为依附,因此在温病攻下以后,必须采取坚壁清野的方法,不要让患者立即进食。等一日过后,才可稍微吃一些十分清淡而质稀的东西,如果进食的食物质地较厚浊,或吃得太多,就必然会导致病情复发。文中提到"勿",是禁止的意思;"必"则是相当肯定的意思。

【解析】 热病后期及恢复期应慎食以防"食复",这在《内经》中已有论述,后世对此一直较为重视。吴氏在本条强调，阳明温病下后身热得退，为邪热外解之象，但此时切不可即刻进食。因下后身热方退，余邪每未尽解，过早进食易留邪为患而造成病情反复。而且，下后即使邪热已解，但胃气大多未复，即刻进食有戕伤胃气滋生它变之虞。一般须待 1 日之后，方可稍稍进食。且所进食物宜取清淡而易于消化之品，切忌早投肥腻浓浊之味，以免腻滞不化。进食之量亦不宜过多，以不使饱胀为度，以免饮食不当而导致食复之变，使病势加重。但从临床实际来看，有时攻下之后热势消退，患者知饥索食，也未必一定要机械地等到 1 日后进食，当进则进，但应以量少、清淡、易消化为原则。

第三十三条

【原文】 阳明温病，下后脉静①，身不热②，舌上津回③，十数日不大便，可与益胃、增液辈，断不可再与承气也。下后舌苔未尽退④，口微渴，面微赤，脉微数，身微热，日浅者，亦与增液辈；日深舌微干者，属下焦复脉法也（方见下焦）。勿轻与承气，轻与者肺燥而咳⑤，脾滑而泄⑥，热反不除，渴反甚也，百日死。

此数下亡阴之大戒也。下后不大便十数日，甚至二十日，乃肠胃津液受伤之故，不可强责其便，但与复阴，自能便也。此条脉静身凉，人犹易解，至脉虽不躁而未静，身虽不壮热而未凉，俗医必谓邪气不尽，必当再下，在又可法中亦必再下⑦。不知大毒治病，十衰其六，但与存阴退热，断不误事（下后邪气复聚，大热大渴，面正赤，脉躁甚，不在此例）。若轻与苦燥，频伤胃阴，肺之母气受伤，阳明化燥，肺无秉气，反为燥逼，焉得不咳。燥咳久者，必身热而渴也。若脾气为快利所伤，必致滑泄，滑泄则阴伤而热渴愈加矣，迁延三月，天道小变之期，其势不能再延，故曰百日死也。

【注释】 ①脉静：脉象安静和缓，没有躁急之象，因邪热已经得到清除，没有邪正斗争，故脉象也恢复正常。②身不热：无发热及面赤、尿黄等热象。③舌上津回：指舌苔薄白而润，津液开始恢复。④舌苔未尽退：原来舌苔较厚，逐渐开始变薄，说明邪气开始消退，但余邪尚存。⑤肺燥而咳：使用苦燥的药物，损伤津液，而致肺津受损，干咳无痰。⑥脾滑而泄：脾气受损而出现的泄泻。⑦又法中也必再下：指吴又可在《温疫论·因证数攻》中，反复应用下法。

【译文】 阳明温病，攻下后脉象平静，身热已退，干燥的舌面转为滋润有津，但是十多天不解大便，可以用益胃汤、增液汤之类的方剂治疗，千万不可再投用承气汤。攻下后黄燥的舌苔尚未完全消退，有轻微口渴，颜面稍稍发红，脉象微数，身有低热，如果病情一天比一天减轻的，也可用增液汤治疗；如果病情逐渐加重，并且舌面干燥少津的，属于下焦病证，应当用复脉汤治疗。不可轻率地投用承气汤，假如误用承气汤，会导致患者肺阴干燥而呛咳，脾气大虚而滑泄，身热和口渴反而加重，往往迁延到一百天左右就会死亡。

本条所讨论的是温病多次使用攻下后阴液严重耗竭的治疗禁忌。攻下以后不大便十多天，甚至二十天左右，这是胃肠津液损伤严重的缘故，不可强行通便，只可投用养液复阴的方药，自然能解出大便。本条提到脉象转平静，身热已退的不可再用攻下法，其中的道理人们还是比较容易理解的。但对于攻下后脉象虽然不躁急却未平静，身热虽然不壮盛却仍有低热的情况，一般的医生一定会认为是病邪尚未全部祛除所致，肯定会再次使用攻下法，在吴又可《温疫论》中对此类病证也是再次使用攻下法来治疗的。这是由于不明白使用药性峻猛的药物治病，当病祛除到十分之六时就应当停用的道理。对这类病证的治疗，只能用滋养阴液以退余热的方法，这才比较妥当，也不会导致不良后果（如果攻下以后病邪再度聚集而亢盛，出现大热、口大渴、满面通红、脉象躁急等症状的，不在本条讨论范围）。如果仍然轻率地投用苦味性燥的药物，则会反复地耗伤胃阴，同时导致肺阴耗竭。这是由于根据五行生克关系，阳明中土为太阴肺金之母，如阳明胃阴受损，就不能生养肺金，必然会引起肺阴大伤而发生肺燥证，从而出现呛咳少痰等症状。假若燥咳迁延不愈，还会出现身热、口渴等现象。如果脾气被攻下所伤，必然会引起大便滑泄失禁，滑泄又加剧了阴液的耗损，使发热、口渴更加严重。迁延三个月左右，就不能再拖延下去，所以说在一百天左右患者可能死亡。

【解析】 1.温病不大便的原因：在温病过程中，患者出现不大便的现象，主要原因有三，一是阳明热结，腑气不通；二是湿郁肠道，气机闭阻；三是阴液损伤，大便干涩。本条所论主要是第 3 种情况，吴氏对此做了详细分析。温病本易伤阴，多次使用攻下则必然更加耗伤阴液。因此，这时所出现的不大便，多属肠液不足的便秘，是肠胃津液受伤所致，所以不能用攻下之法重伤阴液。

2.温病下后不大便的治疗：这类病证的治疗，以养阴润肠为主。对此，吴氏又具体提出了以下 3 种情况：一是在攻下之后，身热已退，脉转安静，舌上已有津液，说明病邪已去，但已 10 多日不大便。这是肠道津液不足所致，不能再用攻下，当用益胃汤、增液汤之类，以增液润肠，大便自能通下。二是在攻下之后，舌苔尚未退净，口微渴，面微赤，脉微数，身微热，但病势日见减轻，说明病邪渐退，不大便亦是肠道津液不足之故，所以也可用增液汤之类润肠通便。三是类似第 2 种情况，但病势日渐加重，说明病邪深入，正在进一步耗伤阴液，有可能已伤及下焦肾阴。应当选用加减复脉汤之类以滋养肾阴，促使肠液增加而大便得通。

第三十四条

【原文】 阳明温病，渴甚者，雪梨浆沃之。

雪梨浆（方法见前）

【译文】 阳明温病，口渴严重的，可用雪梨浆来滋养阴液。

雪梨浆（方剂和用法见前）

第三十五条

【原文】 阳明温病,下后微热,舌苔不退者,薄荷末拭之。

以新布蘸新汲凉水,再蘸薄荷细末,频擦舌上。

【译文】 阳明温病,攻下后轻轻的发热,黄燥舌苔尚未消退的,可用薄荷细末在舌上揩拭。

用清洁的新布蘸刚刚汲取的凉井水,再蘸研细的薄荷细末,反复擦拭舌面。

第三十六条

【原文】 阳明温病,斑疹、温痘、温疮、温毒、发黄,神昏谵语者,安宫牛黄丸主之。

心居膈上,胃居膈下,虽有膜隔,其浊气太甚,则亦可上干包络,且病自上焦而来,故必以芳香逐秽开窍为要也。

安宫牛黄丸(方见上焦篇)

【译文】 阳明温病,无论是斑疹、温痘、温疮、温毒、黄疸,凡是出现神志昏迷和谵语的,都可用安宫牛黄丸治疗。

心的位置在横膈的上部,胃位居于横膈之下,中间虽有横膈隔开,但假如胃中秽浊之气太盛,也会向上侵犯心包络,再加上神昏谵语是病邪在上焦,所以治疗必须以芳香逐秽、清心开窍为原则。

安宫牛黄丸(方剂见上焦篇)

【解析】 无论何种阳明温病发生神昏谵语,是否均应以安宫牛黄丸开窍呢?阳明温病出现神昏谵语,是否需用安宫牛黄丸,临床当视具体情况而定。如神昏谵语较甚,确属热闭心包者,可治以上法;如仅见轻度神昏谵语者,则多属阳明邪热内扰,治当攻下腑实或清泄阳明之热,邪去而神昏谵语自解,不必清心开窍。此外,如阳明病属湿热酿痰蒙蔽心包而神昏谵语者,又应以豁痰开窍为法,亦不用上法。

第三十七条

【原文】 风温、春温(温热)、温疫、温毒、冬温之在中焦,阳明病居多;湿温之在中焦,太阴病居多;暑温则各半也。

此诸温不同之大关键也。温热等皆因于火,以火从火,阳明阳土,以阳从阳,故阳明病居多。湿温则以湿从湿,太阴阴土,以阴从阴,则太阴病居多。暑兼湿热,故各半也。

【译文】 风温、春温(温热)、温疫、温毒、冬温等疾病的中焦病证,以阳明胃的病变为主;湿温病的中焦病证,则以太阴脾的病变为主;暑温病的中焦病证,多为脾胃同病。

本条论述了各类温病中焦病证在部位上的主要区别。风温、温热、温疫、温毒、冬温等温热类的温病,其感受的病因都是属于火热性质的外邪,中焦阳明胃为阳土,与温热性质的外邪"同气相求",外来的温热病邪易犯于胃,因而阳明胃热炽盛偏多。湿温病是湿热类的温病,感受的是湿热病邪,而中焦以太阴脾为阴土,与湿热性质的外邪"同气相求",因而以脾的病证多见。暑温病为暑兼湿热,既有暑热性质,又有湿热特点,所以脾与胃的病证并重。

暑温　伏暑[1]

暑温是夏暑季节感受暑热病邪,初起以阳明胃热证候为主的急性外感热病。其病在中焦时多为阳明气分热盛证候,或热结肠腑的证候。有时也可出现暑伤津气或津气两脱之证。其病因与临床表现都与暑湿、湿温有明显不同。伏暑是由夏暑季节感受暑热或暑湿病邪郁伏于秋冬季节发病的一种急性热病。由于吴鞠通根据"暑必兼湿","暑兼湿热","长夏受暑,过夏而发,名曰伏暑"的观点,所以他认为暑温和伏暑在性质上均为暑兼湿热,"按暑温伏暑,名虽异而病实同",其发病在夏季者谓之暑温,过夏而发者谓之伏暑。

第三十八条

【原文】 脉洪滑[2],面赤,身热,头晕,不恶寒,但恶热[3],舌上黄滑苔[4],渴欲凉饮,饮不解渴,得水则呕[5],按之胸下痛,小便短,大便闭[6]者,阳明暑温[7],水结在胸[8]也。小陷胸汤加枳实主之。

脉洪面赤,不恶寒,病已不在上焦矣。暑兼湿热,热甚则渴,引水求救。湿郁中焦,水不下行,反来上逆,则呕。胃气不降,则大便闭。故以黄连、栝蒌,清在里之热痰,半夏除水痰而强胃,加枳实者,取其苦辛通降,开幽门而引水下行也。

小陷胸加枳实汤方(苦辛寒法)

黄连二钱　栝蒌三钱　枳实二钱　半夏五钱

急流水五杯,煮取二杯,分二次服。

【注释】 ①暑温、伏暑:二者皆为暑兼湿热。前者为感而即发的新感温病,多以气分大热为主;后者感而不发,邪气伏于里,过夏而发的伏气温病,其病发于里。二者虽有区别,但疾病的性质之暑湿是相同的。《上焦篇》第四十二条谓:"伏暑、暑温、湿温,证本一源,前后互参,不可偏执。"中焦、下焦则暑温、伏暑不再分列,合一讨论。②脉洪滑:里热已盛,故脉洪;暑必兼湿,湿浊内停。其脉滑。③但恶热:说明邪已由表入里。④黄滑苔:黄苔说明气分大热;滑苔说明湿浊内蕴。⑤得水则呕：热甚则渴，但湿浊停于中焦，渴而饮后，水不得下行，反上逆而呕出。⑥小便短，大便闭：湿阻气化不行，胃之升降失职，故二便不利。⑦阳明暑温：是对以上证候的总结和概括。具备面赤、但热不寒、口渴引饮、舌黄、脉洪等里热甚的临床表现；同时又有舌滑、脉滑、呕水等暑病挟湿的证候。⑧水结在胸：按之胸下痛，故称"结在胸"。痰浊湿邪为其病因，故曰："水结"。

【译文】 温病患者出现脉象洪滑，颜面红赤，身发热，头昏晕，不恶寒，只觉得恶热，舌苔色黄而滑润，口渴喜欢喝凉水，但喝水后并不能解渴，反而水入立即吐出，按压胸部下方有疼痛的感觉，小便短少，大便秘结。这些症状是阳明暑温的表现，属于水与暑热之邪互结于胸脘的病证，可用小陷胸汤加枳实治疗。

患者出现脉洪、面赤、不恶寒等症状，表明病邪已经不在上焦，属阳明暑热亢盛之证。暑邪致病多兼有湿热，暑热炽盛耗伤阴液则口渴，渴而饮水是"引水自救"的征象。湿邪易于郁阻中焦，使饮入的水不能下行反而上逆，以致发生呕吐。胃肠之气不能通降，就会引起大便不通。因而用黄连、瓜蒌清化中焦的热邪和痰湿，半夏祛除水湿痰饮而降逆和胃，再加入枳实苦辛通降，疏通幽门，以达到引水下行的目的。

小陷胸加枳实汤方（苦辛寒法）

黄连6克　瓜蒌9克　枳实6克　半夏18克

上药加入江河里流动的水5杯，煮成2杯药液，分2次服下。

【解析】 本条所论阳明暑温，是指湿热性质的温病发展到阳明阶段，所以既有身热面赤、恶热、渴欲凉饮、脉洪滑等阳明热盛的症状，又有苔滑、得水则呕等湿阻中焦的表现。吴氏认为其证为热在阳明、水结在胸，实际上并不确切。本证病机主在阳明暑热与痰湿之邪搏结胸脘而使胃气不降，属湿热在中焦的一类病证，故治以小陷胸加枳实汤辛开苦降，泄热化痰，和胃降逆，因此亦非自注所说的"引水下行"。

第三十九条

【原文】 阳明暑温，脉滑数，不食不饥不便，浊痰凝聚，心下痞①者，半夏泻心汤去人参、干姜、大枣、甘草加枳实、杏仁主之。

不饥不便，而有浊痰，心下痞满，湿热互结而阻中焦气分。故以半夏、枳实开气分之湿结；黄连、黄芩开气分之热结；杏仁开肺与大肠之气痹；暑中热甚，故去干姜；非伤寒误下之虚痞，故去人参、甘草、大枣，且畏其助湿作满也。

半夏泻心汤去干姜甘草加枳实杏仁方（苦辛寒法）

半夏一两　黄连二钱　黄芩三钱　枳实二钱　杏仁三钱

水八杯，煮取三杯，分三次服。虚者复纳人参二钱，大枣三枚。

【注释】 ①心下痞：指胃脘部满闷，按之无包块而柔软不痛。

【译文】 阳明暑温，出现脉象滑数，不思进食，无饥饿感，不解大便等症状，其原因是浊痰与湿热相互凝聚，如有胃脘部痞塞胀满现象的，可用半夏泻心汤去人参、干姜、大枣、甘草加枳实、苦杏仁方治疗。

没有饥饿的感觉，大便秘结不通，是由于浊痰阻滞于胃肠，如果又见胃脘部痞塞作胀的，则为湿热交结壅阻于中焦气分。所以用半夏、枳实辛开气分的湿邪郁结，黄连、黄芩疏畅气分的热邪壅滞，苦杏仁宣通肺与大肠的气机痹阻。由于暑温病暑热仍盛，所以《伤寒论》半夏泻心汤原方中辛燥的半夏不宜使用，故将其去掉；又因本证不是感受寒邪误用下法后中气受伤所致的虚痞，所以原方中的人参、甘草、大枣均不用，以免这三味药助湿邪而加重痞满。

半夏泻心汤去干姜甘草加枳实苦杏仁方（苦辛寒法）

半夏30克　黄连6克　黄芩9克　枳实6克　苦杏仁9克

上药加水8杯，煮成3杯药液，分3次服下。中气虚弱的患者可再加入人参6克、大枣3枚。

【解析】 本条与上条均为论述湿热阻于中焦的治疗，亦主用辛开苦降之法。但本条所述之证侧重于湿热中阻、气机不畅，心下痞较明显。小陷胸加枳实汤和本方均有清热化湿之功，临床上都可用于治疗内科杂病中因湿热中阻而引起的胃痛、呕吐、胃胀等病症。但需注意，本方半夏重用至30克，是针对浊痰凝聚较甚而设，如浊痰不甚者，则半夏之量应酌情减少为妥。至于文中提到虚者可加入人参、大枣，临床不可鲁莽从之，因其属阳明暑温，治疗中一般不用甘温补剂，若为内科杂病，需要时可考虑应用。

第四十条

【原文】 阳明暑温，湿气已化①，热结②独存，口燥咽干，渴欲饮水，面目俱赤，舌燥黄，脉沉实者，小承气汤各等分下之。

暑兼湿热，其有体瘦质燥之人，感受热重湿轻之证，湿先从热化尽，只余热结中焦，具诸下证，方可下之。

汪按：湿热入胃腑，方可下，虽云化热，究从湿来，故枳、朴、大黄等分用也。大抵温病诊舌为要，痞满之证，见黄燥方可议下，黄而不燥，仍用宣泄，以驱之入胃，或苦温助之化燥。见黄方可用苦泄（泻心、陷胸之属），黄白相兼或灰白色，仍用开提（三香、杏、蔻、枳、桔之属），以达之于肺，不可误也。又叶天士论：伤寒热邪劫烁，下之宜猛，温病多湿邪内搏，下之宜轻；伤寒大便溏为邪尽，不可下；湿温病大便溏为邪未尽，便硬方为无湿，不可攻也。此皆要论，不可不知。

小承气汤（方义并见前。此处不必以大黄为君，三物各等分可也）

【注释】 ①湿气已化：暑为热邪，必挟湿邪。可能有以下三种原因：一则湿气较少，二则人的体质燥化多火，三则经过化湿治疗，湿气得以化解。②热结：中焦阳明之热统称为气分大热,但气分大热又分为白虎汤证和承气汤之便燥热结之证两种情况,气分大热之形成胃家实之证则称之为热结。③黄:黄苔。④便硬:大便成形,和便溏相对而言。⑤要论:非常重要的理论。

【译文】 阳明暑温,湿邪已逐渐化燥,只有胃肠道热结尚存,出现口中作燥,咽喉发干,口渴想喝水,颜面目睛红赤,舌苔干燥而色黄,脉沉实等症状,可用小承气汤攻下,但方中三味药的分量应相等。

体质消瘦而阴虚燥热的人,感受暑兼湿热病邪之后,形成热重湿轻的证候,在病变过程中,湿邪多易化火化燥而不复存在,只剩余热结阻于中焦胃肠的症状,具备了诸多适应于攻下的证候,此时才可以使用攻下法。

汪按:湿热病证只有当热结肠腑之后,才可使用攻下法。上文中虽然说湿邪已化热,但本病证毕竟是从暑热兼湿热的病证发展而来,所以小承气汤用药的剂量与《伤寒论》中有所不同,枳实、厚朴、大黄的用量相等。一般来说,温病的诊断以诊察舌象最为重要,假如见脘腹痞塞胀满的病证,必定要见黄燥的苔才可考虑用攻下法,如苔黄而不燥的,仍然宜用宣气化湿泄热的方法,使病邪能归于胃腑,或使用苦温药物助湿邪化燥。苔黄才可用苦泄法(如泻心汤、陷胸汤之类),苔黄白相兼或灰白色的,仍当用芳化开提的治法(如三香散、杏仁、蔻仁、枳实、桔梗之类),以使肺气通达行气化湿.不可误用。此外,叶天士曾论及伤寒邪结胃肠是因邪热炽盛灼伤津液,攻下宜峻猛;温病多兼挟湿邪内搏,攻下宜轻缓;伤寒下后大便溏标志邪已尽,不可再下;湿温病大便溏标志邪未尽,必定见大便成形才说明湿邪已尽,不可再用攻下法。叶氏以上所论都非常重要,不可不知道。

小承气汤(方剂和组成意义都见前,但此处使用本方不必以大黄为君药,方中三味药的用量相等即可。)

第四十一条

【原文】 暑温蔓延①三焦,舌滑微黄,邪在气分者,三石汤主之;邪气久留,舌绛苔少,热搏血分者,加味清宫汤主之;神识不清,热闭内窍者,先与紫雪丹,再与清宫汤。

蔓延三焦,则邪不在一经一脏矣,故以急清三焦为主。然虽云三焦,以手太阴一经为要领。盖肺主一身之气,气化则暑湿俱化,且肺脏受生于阳明②,肺之脏象属金色白,阳明之气运亦属金色白,故肺经之药多兼走阳明,阳明之药多兼走肺也。再肺经通调水道,下达膀胱,肺痹开则膀胱亦开,是虽以肺为要领,而胃与膀胱皆在治中,则三焦俱备矣,是邪在气分而主以三石汤之奥义也。若邪气久羁,必归血络,心主血脉,故以加味清宫汤主之。内窍欲闭,则热邪盛矣,紫雪丹开内窍而清热最速者也。

三石汤方

飞滑石三钱　　生石膏五钱　　寒水石三钱　　杏仁三钱　　竹茹(炒)二钱　　银花三钱(花露③更妙)　　金汁④一酒杯(冲)　　白通草二钱

水五杯,煮成二杯,分二次温服。

[方论]此微苦辛寒兼芳香法也。盖肺病治法,微苦则降,过苦反过病所,辛凉所以清热,芳香所以败毒而化浊也。按三石,紫雪丹中之君药,取其得庚金之气,清热退暑利窍,兼走肺胃者也;杏仁、通草为宣气分之用,且通草直达膀胱,杏仁直达大肠;竹茹以竹之脉络,而通人之脉络;金汁、银花,败暑中之热毒。

加味清宫汤方

即于前清宫汤内加知母三钱、银花二钱,竹沥五茶匙冲入。

[方论]此苦辛寒法也。清宫汤前已论之矣,加此三味者:知母泻阳明独胜之热,而保肺清金;银花败毒而清络;竹沥除胸中大热,止烦闷消渴,合清宫汤为暑延三焦血分之治也。

【注释】　①蔓延:形容邪气不断向周围扩散,累及多个脏腑部位。②肺脏受生于阳明:一则脾气散精,上归于肺,故肺受脾胃运化得水谷精气濡养,二则五行中肺属金,胃属土,土能生金,故曰受生于阳明。③花露:指银花等花朵上的露水。亦有指将银花等花朵放在笼中蒸出的蒸馏水。④金汁:即粪清,又称"金汁露""黄龙汤""还元水"。其制作方法:取健康人粪,入缸封好,埋入土中,一至三年后,形成汁液,色呈金黄色即是。

【译文】　暑温病病邪蔓延到上、中、下三焦,患者舌苔滑润而色淡黄,是病邪在三焦气分的表现,可用三石汤治疗;如果病邪在三焦存留日久,患者出现舌质红绛而少苔的现象,则提示热邪已搏结于血分,可以用加味清宫汤治疗;如果患者神志昏迷,是邪热内闭心窍所致,应当先投用紫雪丹,然后再给服清宫汤。

病邪蔓延到上、中、下三焦,说明病变已不局限在一经一脏,所以治疗应当以急清三焦之邪为主。但是,此病证虽说病邪蔓延三焦,实际上仍以手太阴肺的病变为关键。这是因为肺主全身的气机运行,气机运行流畅,则暑热与湿邪都易于祛除。而且,根据五行的生克关系,肺金是由阳明胃土所化生,肺按五行属性归类属于金而主白色,阳明的气运也属于金而主白色,因此能够治疗肺经疾病的药物大多可以兼治阳明胃的病变,而治疗阳明胃病的药物也多数能够兼治肺的病变。此外,肺具有疏通调节水液运行的通道,使水湿下输膀胱而排出体外的功能,假如肺气的郁闭得到疏通,则膀胱的功能也可恢复正常,所以本病证虽然以肺为病变关键,实际上在治疗时还要兼顾胃和膀胱,因而说上、中、下三焦都包括在其中,这就是暑温邪在三焦气分用三石汤治疗的道理。如果病邪在三焦久留不去,最终可以深入血分,由于心主血脉,故极易发生痰热内闭心包的病变,所以用加味清宫汤为主治疗。如果出现心包内窍闭阻的症状,多因热邪元盛所致,紫雪丹不仅能清心开窍,而且退热迅速,治疗本证甚为适宜。

三石汤方

飞滑石9克　生石膏15克　寒水石9克　苦杏仁9克　竹茹(炒)6克　金银花9克(用金银花露更好)　金汁1酒杯(冲)　白通草6克

上药加水5杯,煮成2杯药液,分2次乘药液尚温时服下。

[方论]本方属于微苦辛寒兼芳香法。对于肺病的治疗方法,用微苦的药物可以使肺气下降,但药味过苦反而会造成药过病所。辛凉类药物可以清热,芳香类药物可以败毒和化解秽浊湿邪。本方中的滑石、石膏、寒水石这"三石"是紫雪丹中的君药,使用它们的道理就是因为三石色白属金而入肺,能够清热退暑、通利水道,并可以兼治肺胃的病变;苦杏仁、通草用以宣畅气机,而且通草尚可直通膀胱,苦杏仁还能直达大肠;竹茹是竹的脉络,故能够疏通人的脉络;金汁、金银花具有清解暑中热毒的作用。

加味清宫汤方

即在前述清宫汤中加入知母9克,金银花6克,再用竹沥5茶匙冲入煎好的药液内。

[方论]本方是苦辛寒法。对于清宫汤的配伍意义,前面已经做了论述,再加入以上3味药物的具体作用是:用知母清泄阳明胃亢盛的邪热,从而达到保护肺阴、清除肺热的目的;用金银花解毒并清除络中的邪热;以竹沥祛除胸中的大热,并能止烦闷、解口渴。这3味药配合清宫汤可以治疗暑邪蔓延三焦而深入血分的病证。

【解析】　1.对暑温"蔓延三焦"的理解:所谓"蔓延三焦",是指暑湿之邪盛于里而上中下三焦俱病。上焦主要指肺气不化,中焦主要为热盛阳明,下焦则表现为膀胱不利。三焦密切相关,上下互相影响,上焦肺气不化,则下焦水道不利;不道不利,则暑湿难以外泄。其主要表现是身热、面赤足冷、脘部痞满、小便短涩、大便黄色稀水而肛门灼热等症状,可见其病机仍属暑湿病邪盛于气分。所以,治疗主用三石汤清泄气分邪热,兼以化湿宣气。

2.对本条所述"热搏血分"的理解:本条仅举出舌绛一症,不可轻率地将其归入血分证,从所用的加味清宫汤的组成分析,其功效实际上对营分证更为适用。因此,如果确实以神昏为主,则应以清宫汤配合紫雪丹之类清心营而开窍闭。

第四十二条

【原文】　暑温伏暑,三焦均受①,舌灰白,胸痞闷,潮热②呕恶,烦渴自利,汗出溺短者,杏仁滑石汤主之。

舌白胸痞,自利呕恶,湿为之也。潮热烦渴,汗出溺短,热为之也。热处湿中,湿蕴生热,湿热交混,非偏寒偏热③可治,故以杏仁、滑石、通草,先宣肺气,由肺而达膀胱以利湿④,厚朴苦温而泻湿满,芩、连清里而止湿热之利,郁金芳香走窍而开闭结,橘、半强胃而宣湿化痰以止呕恶。俾三焦混处之邪,各得分解矣。

杏仁滑石汤方(苦辛寒法)

杏仁三钱 滑石三钱 黄芩二钱 橘红一钱 五分黄连一钱 郁金二钱 通草一钱 厚朴二钱 半夏三钱

水八杯,煮取三杯,分三次服。

【注释】 ①三焦均受:指邪气散漫,三焦病证均见。②潮热:证名。见《伤寒论》。指发热如潮汛而有定时。有虚、实之别。实证潮热,热退不清,每至日晡时(下午三至五时左右)热势增高,故又称日晡所发潮热,常兼见大便不通,是阳明里实热证得热型之一。虚证潮热,以阴虚和血虚者为多,常在午后或夜间发热,一般在早晨热能退清,伴见汗出乏力,脉细数等症,可见于久病及多种慢性虚弱疾患。此处指前者。③偏寒偏热:偏于寒凉的药物,或者偏于温燥的药物。④由肺而达膀胱以利湿:肺主气,为气机升降之枢,政肺气宣降,则水液通调,膀胱气化,水液得行。湿浊以此可排出体外。

【译文】 暑温和伏暑病,病邪已经侵犯到上、中、下三焦,患者出现舌苔灰白,胸皖部痞塞胀闷,下午发热显著,恶心呕吐,烦躁口渴,大便溏泻,全身出汗,小便短少等症状,可用杏仁滑石汤治疗。

本病证中出现的舌苔色白、胸脘痞闷、大便稀溏、恶心呕吐等症状,是由湿邪内阻所致。下午热盛、烦躁口渴、有汗、小便短少等症状,是邪热亢盛造成的。此时热邪交混于湿邪之中,而湿邪蕴结日久也会产生热邪,致使湿邪与热邪相互交混,治疗不可单纯用偏于寒或偏于热的药物。所以本方用苦杏仁、滑石、通草宣畅肺气,肺气宣通,水湿就能下达膀胱而排出体外;厚朴味苦而性温,可以燥湿理气,消除胀满;黄芩、黄连能清除里热,燥湿止泻,尤其适用于湿热引起的腹泻;郁金气味芳香,可以疏通窍道,开散闭结;橘红、半夏能健胃降逆,宣化痰湿,善于治疗恶心呕吐。以上药物配合运用,可使三焦交混的湿热病邪各得分解。

杏仁滑石汤方(苦辛寒法)

苦杏仁9克 滑石9克 黄芩6克 橘红4.5克 黄连3克 郁金6克 通草3克 厚朴6克 半夏9克

上药加水8杯,煮成3杯药液,分3次服下。

【解析】 1.本证与三石汤证的异同。本证与三石汤证均属暑湿蔓延三焦之证,治疗皆以清热、宣气、化湿为法。但三石汤证暑热偏甚而湿邪轻微,故治以清暑热为主,兼以化气利湿;本证则湿热交混而暑湿俱盛,症见舌苔灰白、胸闷脘痞、呕恶下利,乃湿阻气机,中焦升降悖逆之象;潮热烦渴、汗出溺短,系里热郁蒸的表现。由于证属"湿处热中,湿蕴生热",湿与热相互交混,故治疗须清热化湿并重。既不可专事清热,亦不可纯予化湿。方用杏仁滑石汤,正是取其宣开气机、清化湿热之效。

2.对暑温与伏暑证治的正确理解。吴氏在文中将暑温和伏暑合并论述,主要依据是两者有共同的病机特点和相似的证候表现。严格来说,伏暑的成因和发病季节与暑温不尽相同，但在病变过程中两者均可出现暑湿交混的证候类型，所以在治疗上可以互通。然而伏暑一证变化甚多，证候复杂，其治疗绝非三石汤和杏仁滑石汤两方所能包括。因此，叶氏所举伏暑治法，只可作为参考，临床治疗时应根据其不同阶段的证候演变，随证制方、灵活化裁。

寒湿

所谓"寒湿"，一指寒与湿相合的病邪，即寒湿病邪，正如吴氏所说："湿与寒水之气相搏也"。二指湿浊内困中焦脾胃，损伤脾阳，或平素脾肾阳虚而又致水湿内停产生的寒湿病证。寒湿一证，一般不列属温病范畴，但是湿热与寒湿并非一成不变，它们之间可以相互转化，或由于体质因素，或由于治疗不当，致使湿遏不化，热湿就有可能转化为寒湿，故列寒湿一节，以利于临床辨治。另外，吴氏列寒湿是与热湿（湿热）做对照，以资临床相互鉴别。

第四十三条

【原文】 湿之入中焦①，有寒湿②，有热湿③，有自表传来④，有水谷内蕴⑤，有内外相合。其中伤也，有伤脾阳，有伤脾阴，有伤胃阳，有伤胃阴，有两伤脾胃，伤脾胃之阳者十常八九，伤脾胃之阴者十居一二。彼此混淆，治不中綮⑥，遗患无穷。临证细推，不可泛论⑦。

此统言中焦湿证之总纲也。寒湿者，湿与寒水之气相搏也，盖湿水同类，其在天之阳时为雨露，阴时为霜雪，在江河为水，在土中为湿，体本一源，易于相合，最损人之阳气。热湿者，在天时长夏之际，盛热蒸动湿气流行也，在人身湿郁，本身阳气久而生热也，兼损人之阴液。自表传来，一由经络而脏腑，一由肺而脾胃。水谷内蕴，肺虚不能化气，脾虚不能散津，或形寒饮冷，或酒客中虚。内外相合，客邪既从表入，而伏邪又从内发也。伤脾阳，在中则不运痞满，传下则洞泄腹痛。伤胃阳，则呕逆不食，膈胀胸痛。两伤脾胃，既有脾证，又有胃证也。其伤脾胃之阴若何？湿久生热，热必伤阴，古称湿火者是也。伤胃阴，则口渴不饥。伤脾阴，则舌先灰滑，后反黄燥，大便坚结。湿为阴邪，其伤人之阳也，得理之正，故多而常见。其伤人之阴也，乃势之变，故罕而少见。治湿者必须审在何经何脏，兼寒兼热，气分血分，而出辛凉、辛温、甘温、苦温、淡渗、苦渗之治，庶所投必效。若脾病治胃，胃病治脾，兼下焦者，单治中焦，或笼统混治，脾胃不分，阴阳寒热不辨，将见肿胀、黄疸、洞泄、衄血、便血，诸证峰起矣。惟在临证者细心推求，下手有准的耳。盖土为杂气，兼证甚多，最难分析，岂可泛论湿气而已哉！

【注释】 ①湿之入中焦：指湿邪侵袭人体，最易进入中焦，影响脾胃功能。②寒湿：寒邪与湿邪相合为病。③热湿：热邪与湿邪相合为病。④自表传来：指外感六淫之邪,先伤及体表(上焦),后由表(上焦)传及里(中焦)。故中焦之湿邪由表(上焦)传来。⑤水谷内蕴:正常水谷,经消化后成为精微而输布营养于全身。只因肺脾气虚,运化功能低下,水谷不行而蕴藏聚积,化为湿浊之邪气,更加影响原本功能低下的脾胃,湿浊内生。⑥中窾:空,空隙。中窾,指中靶心,达到目的。⑦泛沦:泛泛地不深入的讨论。

【译文】 湿邪侵犯中焦之后,有的表现为寒湿,有的表现为热湿。其中焦的湿邪,有的是由肌表传入,有的是因脾胃不能运化水谷而内生,还有的是内湿和外湿相互结合而致病。湿邪对中焦的损伤有以下几种情况:有的主要损伤脾阳,有的主要损伤脾阴,有的主要损伤胃阳,有的主要损伤胃阴,有的可使脾胃同时损伤。一般说来,损伤脾胃阳气的多占十之八九,损伤脾胃阴液的常为十之一二。如果对以上所说的不同之处彼此混淆,治疗就不可能切中病情的要害,甚至造成无穷后患。临床遇到这类病证,一定要仔细推敲、分析,决不可笼统、泛泛地判断病情。

本条是概括论述湿邪在中焦所致各种病证的总纲。所谓寒湿,是指湿邪与寒气相结合。寒的五行属性为水,湿与水的性质相类似,一般在天气暖和时可表现为雨露,在气候寒冷时可表现为霜雪,在江河之中为水的形式,在泥土之中又以湿的形式出现。因此,水和湿的实体是同一个来源,两者很容易结合,最能损伤人体的阳气。所谓热湿,是指在夏末至秋初这段时间里,气候炎热,湿气较重,热邪与湿气易于结合,如果人体之中湿气久郁,则会影响体内的阳气生发,日久必然化热,也能形成湿热之邪。湿热病邪不仅能损伤人体的阳气,还会消耗机体的阴液。湿邪从肌表侵入中焦,一方面可由经络传入脏腑,另一方面也可由肺传入脾胃。水谷之气的输布,必须依靠肺的转输、脾的运化布散,如果肺虚不能转输水谷之气,脾虚不能运化布散津液,或者感受寒邪,饮服冷水,或者嗜酒的人因饮酒过多损伤了脾胃之气,都可以使水湿内生。内湿与外湿相互结合而致病,是说外在湿邪从表侵入,在内的湿邪又从中焦为患。湿邪损伤了脾的阳气,在中焦可导致气机运行障碍而出现脘腹痞闷胀满,影响到肠可引起腹泻不止以及腹痛;湿邪损伤了胃的阳气,可出现呕吐,不思进食,胃脘作胀,胸部疼痛。湿邪同时损伤脾与胃,既可见脾病的表现,又可见胃病的证候。湿邪又是怎样耗伤脾和胃阴液的呢?湿邪久蕴可以化热,邪热必然会耗竭机体的阴液,这就是古人所说的湿火。热邪损伤胃阴,可表现为口渴而无饥饿感;损伤脾阴,可见舌苔由原先的色灰滑润转变为黄而干燥,大便坚硬难解。湿的性质属于阴,又称阴邪,主要损伤人体的阳气,这个道理很容易明白,临床上也较为常见。湿邪损伤人体的阴液,是病情的一种特殊变化,所以较为少见。治疗湿邪所引起的病证,必须仔细审察病邪在哪一经哪一脏,是否兼有寒邪或热邪,以及病位是在气分还是血分,从而制定出辛凉、辛温、甘温、苦温、淡渗、苦渗等治疗方法,只有这样才能取得较好疗效。如果属于脾的病变而去治胃,属于胃的病变而去治脾,或者兼有下焦病变的,却仅仅治疗中焦,或者对三焦病证不加区别地笼统治疗,不认真区分脾病和胃病的不同,不仔细辨别病证的寒热属性,就必然会导致肿胀、黄疸、滑泄不止、衄血、便血等许多变证的产生。医生只有在诊察疾病时细心推求,正确辨证,才能做到立法处方准确无误。脾胃属土,而土为万物所归,兼夹的病邪及引起的病证很多,因而比较难以分析判断,怎么可以笼统地只知道湿气就行了呢?

第四十四条

【原文】 足太阴寒湿①,痞结胸满②,不饥不食,半苓汤主之。

此书以温病名,并列寒湿者,以湿温紧与寒湿相对,言寒湿而湿温更易明析。

痞结胸满,仲景列于太阴篇中,乃湿郁脾阳③,足太阴之气不为鼓动运行。脏病而累及腑,痞结于中,故亦不能食也。故以半夏、茯苓培阳土以吸阴土之湿,厚朴苦温以泻湿满,黄连苦以渗湿,重用通草以利水道,使邪有出路也。

半苓汤方(此苦辛淡渗法也)

半夏五钱　茯苓块五钱　川连一钱　厚朴三钱　通草八钱(煎汤煮前药)

水十二杯,煮通草成八杯,再入余药煮成三杯,分三次服。

【注释】 ①足太阴寒湿:脾与胃,太阴与阳明,同居中焦,互为表里。阳明为阳,太阴为阴,寒湿犯中焦,统称为足太阴寒湿。②痞结胸满:痞为胀满无形,多指脘腹部位;或指虚而不通不畅。结为聚结,为实而不通不畅。胸满为胸部满闷痞塞。总以气机不畅,乃湿浊粘腻滞塞所致。③湿郁脾阳:湿浊为阴邪,最能伤人阳气,湿属土,脾也属土,同气相求,故粘腻滞塞脾阳,使之运化功能降低。《伤寒论》太阴篇云:"太阴之为病,腹满而吐,食不下,自利益甚,时腹自痛,若下之,必胸下结硬。"所论为寒邪侵袭,伤及脾阳,出现的症状,与湿无关。但证属脾阳虚,可与湿郁脾阳之证相关,因为寒湿同为阴邪也。

【译文】 足太阴脾被寒湿所侵犯,出现胸脘痞满,无饥饿感,不思进食等症状,用半苓汤治疗。

本书以《温病条辨》作为名称,将寒湿病证列入其中,是因为温病中的湿温病与寒湿相对应,通过讨论寒湿,对湿温病就更容易明白。

胸脘痞塞胀满,张仲景在《伤寒论》中将其列入太阴病篇,是由于湿邪郁遏脾阳,则足太阴脾的气机不能鼓动运行。脾脏的病变影响到胃腑,导致胃的气机郁滞不通,因而不能进食。所以方中用半夏、茯苓健胃气以燥脾湿;厚朴性味苦温,用来祛湿除满;黄连味苦可以燥湿,并重用通草畅利

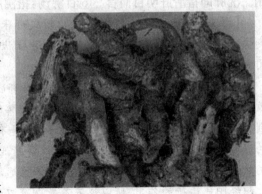

川连

国学经典文库

中医四大名著

温病条辨·各论

图文珍藏版

水道,从而使湿邪有外出之路。

半苓汤方(苦辛淡渗法)

半夏15克 茯苓块15克 川连3克 厚朴9克 通草24克(煎汤煮前药)

用水十二杯,先煎煮通草成八杯,再加入其他的药物煎煮成三杯药液,分三次服下。

第四十五条

【原文】 足太阴寒湿,腹胀,小便不利,大便溏而不爽,若欲滞下①者,四苓加厚朴秦皮汤主之,五苓散亦主之。

《经》②谓太阴所至,发为膜胀③,又谓厥阴气至为膜胀,盖木克土也。太阴之气不运,以致膀胱之气不化,故小便不利。四苓辛淡渗湿,使膀胱开而出邪,以厚朴泻胀④,以秦皮洗肝⑤也。其或肝气不热,则不用秦皮,仍用五苓中之桂枝以和肝,通利三焦而行太阳之阳气,故五苓散亦主之。

四苓加厚朴秦皮汤方(苦温淡法)

茅术三钱 厚朴三钱 茯苓块五钱 猪苓四钱 秦皮二钱 泽泻四钱

水八杯,煮成八分三杯,分三次服。

五苓散(甘温淡法)

猪苓一两 赤术一两 茯苓一两 泽泻一两六钱 桂枝五钱

共为细末,百沸汤⑥和服三钱,日三服。

【注释】 ①滞下:痢疾的古称。以腹痛、里急后重,便利脓血为主要表现,即现称的"痢疾"。②经:指《内经》。③膜胀:此处指腹部胀满。《素问·阴阳应象大论》:"浊气在上,则生膜胀。"膜(chēn 音称)。④厚朴泻胀:厚朴行气,以除满胀。⑤秦皮洗肝:秦皮苦涩寒,入大肠、肝、胆,具有清热燥湿、止咳、祛痰、凉肝明目的作用。洗肝即指清肝明目而言。⑥百沸汤:指沸腾多时的开水。

【译文】 寒湿侵犯足太阴脾,出现腹部胀满,小便不通畅,大便稀溏而解时不爽快,如同痢疾那样有里急后重的感觉等症状,可用四苓加厚朴秦皮汤治疗,也可用五苓散治疗。

《内经》说:足太阴脾的病变,会引起腹部胀满。还说:足厥阴的病变也可以导致腹部胀满,这是肝能克脾土的缘故。太阴脾的气机不通畅,可以造成膀胱气化不利,所以见到小便不通畅。四苓散味辛淡,具有渗湿的作用,能使膀胱排泄出体内的湿邪,并配合厚朴以消除胀满,秦皮以清肝泄热。如果肝热不甚,则可不用秦皮,仍然用五苓散中的桂枝来平和肝气,可产生通利三焦水道而祛邪外出,具有促使足太阳经阳气运行的作用,所以说五苓散也可以治疗本证。

四苓加厚朴秦皮汤方(苦温淡法)

茅术9克 厚朴9克 茯苓块15克 猪苓12克 秦皮6克 泽泻12克

上药加水8杯,煮成3杯药液,分3次服下。

五苓散(甘温淡法)

猪苓30克　赤术30克　茯苓30克　泽泻48克　桂枝15克

上药共同研为细末,服时用滚开的水调和,每次服9克,1日服3次。

第四十六条

【原文】　足太阴寒湿,四肢乍冷①,自利,目黄②,舌白滑③,甚则灰,神倦不语④,邪阻脾窍⑤,舌謇语重⑥,四苓加木瓜草果厚朴汤主之。

脾主四肢,脾阳郁故四肢乍冷。湿渍脾而脾气下溜,故自利。目白睛属肺,足太阴寒则手太阴不能独治,两太阴同气也,且脾主地气,肺主天气,地气上蒸,天气不化,故目睛黄也。白滑与灰,寒湿苔也。湿困中焦,则中气虚寒,中气虚寒,则阳光不治。主正阳者心也,心藏神,故神昏。心主言,心阳虚故不语。脾窍在舌,湿邪阻窍,则舌謇而语声迟重。湿以下行为顺,故以四苓散驱湿下行,加木瓜以平木,治其所不胜⑦也。厚朴以温中行滞,草果温太阴独胜之寒,芳香而达窍,补火以生土,驱浊以生清也。

四苓加木瓜厚朴草果汤方(苦热兼酸淡法)

生於白术三钱　猪苓一钱五分　泽泻一钱五分　赤苓块五钱　木瓜一钱　厚朴一钱　草果八分　半夏三钱

水八杯,煮取八分三杯,分三次服。阳素虚者,加附子二钱。

【注释】　①四肢乍冷:四肢作冷。②目黄:下文作者自注"目睛黄也"。指黄疸发黄,即目之白睛黄染。③舌白滑:此指舌苔而言,寒湿盛,故舌苔白而滑。④神倦不语:下文自注"神昏"。乃湿浊太盛,心阳受到蒙蔽,故精神倦怠,不欲多言,甚则蒙蔽心窍而神昏。⑤脾窍:下文自注"在舌"。叶氏医案"经言脾窍在舌"。《素问·金匮真言论》谓:"开窍于口,藏精于脾,故病在舌本。"《灵枢·脉度篇》谓:"脾气通于口,脾和则口能知五谷矣。"故脾窍为口,心窍为舌。但足太阴脾经连舌本,散舌下,以及上文之"知五谷"乃舌之功能。故脾与舌有联系。⑥舌謇语重:舌头不灵活而语言不流利,因湿浊所致,故声音重浊。⑦所不胜:按照五行生克顺序,克己一方为己所不胜。

【译文】　寒湿侵犯足太阴脾,四肢有时发冷,大便稀薄而次数增多,眼白发黄,舌苔色白而滑润,甚至为灰色,精神倦怠,不想说话,病邪阻碍于脾所开窍的口,语言謇涩而重浊,用四苓加木瓜草果厚朴汤治疗。

脾主四肢,脾阳被寒湿困遏不能温煦四肢,所以四肢有时发冷。湿邪侵犯于脾,导致脾的运化失常,水湿下趋而引起大便稀薄泄泻。眼白在眼部五轮中属肺金,足太阴脾有寒湿必然影响到手太阴肺,这是因为手足太阴有着十分密切的关系。而且脾土主地之气,肺金主天之气,地气向上蒸腾而天气不化,脾土之色现于肺金处,所以眼白可见发黄。舌苔色白滑润或呈灰色,是寒湿侵袭人体的表现。湿邪困阻中焦,会造成脾胃虚寒,使阳气受到严重损伤。而人身的正阳由心所主管,心具有藏神的重要功能,所以可出现神志昏迷的症状。心还具有主语言的功能,心阳虚弱则不想说话。脾的外窍是舌,如果湿邪阻滞于脾窍,则可见舌转动不灵而说话声音重浊。湿邪以下行为顺,因此,用四苓散驱除湿邪从小便而出,再加木瓜以平泻肝木,防止肝木克犯脾土;用厚朴温运脾胃,行气导滞;草果温脾阳而散寒,其芳香之气又可直达脾窍,温补脾阳以健脾助运,祛除湿浊以利清气升发。

四苓加术瓜厚朴草果汤方(苦热兼酸淡法)

生於白术9克　猪苓4.5克　泽泻4.5克　赤苓块15克　木瓜3克　厚朴3克　草果2.4克　半夏9克

上药加水八杯,煮成三杯药液,分三次服下。平素阳气虚弱的,加入附子6克。

第四十七条

【原文】　足太阴寒湿,舌灰滑[①],中焦滞痞[②],草果茵陈汤主之;面目俱黄,四肢常厥[③]者,茵陈四逆汤主之。

湿滞痞结,非温通而兼开窍不可,故以草果为君。茵陈因陈生新,生发阳气[④]之机最速,故以之为佐。广皮、大腹、厚朴,共成泻痞之功。猪苓、泽泻,以导湿外出也。若再加面黄肢逆,则非前汤所能济,故以四逆回厥,茵陈宣湿退黄也。

草果茵陈汤方(苦辛温法)

草果一钱　茵陈三钱　茯苓皮三钱　厚朴二钱　广皮一钱五分　猪苓二钱大腹皮二钱　泽泻一钱五分

水五杯,煮取二杯,分二次服。

茵陈四逆汤方(苦辛甘热复微寒法)

附子三钱(炮)　干姜五钱　炙甘草二钱　茵陈六钱

水五杯,煮取二杯。温服一杯,厥回止后服;仍厥,再服;尽剂,厥不回,再作服。

【注释】　①舌灰滑:指舌苔灰色,为白苔色暗者,并兼滑腻之象。②滞痞:滞为停滞不行,即湿浊腻滞,脾气不运,包括纳呆食不下之意;痞为塞痞胀满。③四肢常厥:脾主四肢,脾阳不振,四肢厥冷,脉不出。④生发阳气:《神农本草经》引张隐庵曰:"茵陈因旧苗而春生,盖因冬令水寒之气,而具阳春生发之机"。《内经》云:"春三月,此谓发陈"。茵陈生长于阳气生发的春季,故具有生发阳气的功能。

【译文】　寒湿侵犯足太阴脾,出现舌苔色灰而滑润,脘腹部痞胀不舒等症状,可用草果茵陈四逆汤治疗;如果面部皮肤和眼白都已发黄,并有四肢时常发冷等症状,宜用茵陈四逆汤治疗。

湿邪阻滞中焦而导致的痞胀不舒,一定要采用温通阳气、兼开脾窍的方法进行治疗,所以方中用草果为君药。茵陈有由陈而生新的作用,最能生发阳气,故用此药为佐。再配合广皮、大腹皮、厚朴，诸药协同具有消除脘腹部痞塞胀满的功效。使用猪苓、茯苓，是为了使湿邪能从小便排出。如果同时伴有面部皮肤发黄和四肢发冷，用上方治疗已无济于事，必须投用四逆汤温阳以治肢冷，再配用茵陈宣化湿邪以消退黄疸。

草果茵陈汤方(苦辛温法)

草果3克　茵陈9克　茯苓皮9克　厚朴6克　广皮4.5克　猪苓6克　大腹皮6克　泽泻4.5克

上药加水5杯，煮成2杯药液，分2次服下。

茵陈四逆汤方(苦辛甘热复微寒法)

附子9克(炮)　干姜15克　炙甘草6克　茵陈18克

上药加水5杯，煮成2杯药液。乘温先服1杯，如果四肢转温，则不必再服；假若四肢仍然发冷，就再服另一杯；如服完1剂后四肢仍不转温，可以再煎1剂服下。

第四十八条

【原文】　足太阴寒湿，舌白滑，甚则灰，脉迟，不食，不寐，大便窒塞①，浊阴凝聚，阳伤腹痛②，痛甚则肢逆③，椒附白通汤主之。

此足太阴寒湿，兼足少阴、厥阴证也。白滑灰滑，皆寒湿苔也。脉迟者，阳为寒湿所因，来去俱迟也。不食，胃阳痹④也。不寐，中焦湿聚，阻遏阳气不得下交于阴也。大便窒塞，脾与大肠之阳不能下达也。阳为湿困，返逊位于浊阴，故浊阴得以蟠踞⑤中焦而为痛也；凡痛皆邪正相争之象，虽曰阳困，究竟阳未绝灭，两不相下，故相争而痛也(后凡言痛者仿此)。椒附白通汤，齐通三焦之阳，而急驱浊阴也。

椒附白通汤方

生附子(炒黑)三钱　川椒(炒黑)二钱　淡干姜二钱　葱白三茎　猪胆汁半烧酒杯(去渣后调入)

水五杯，煮成二杯，分二次凉服。

[方论]此苦辛热法复方也。苦与辛合，能降能通，非热不足以胜重寒而回阳。附子益太阳之标阳，补命门之真火，助少阳之火热。盖人之命火与太阳之阳、少阳之阳旺，行水自速。三焦通利，湿不得停，焉能聚而为痛？故用附子以为君，火旺则土强。干姜温中逐湿痹，太阴经之本药；川椒燥湿除胀消食，治心腹冷痛，故以二物为臣。葱白由内而达外，中空通阳最速，亦主腹痛，故以为之使。浊阴凝聚不散，有格阳⑥之势，故反佐以猪胆汁。猪水畜，属肾，以阴求阴也。胆乃甲木，从少阳，少阳主开泄，生发之机最速。此用仲景白通汤⑦，与许学士⑧椒附汤，合而裁制者也。

【注释】　①大便窒塞：大便不通。②阳伤腹痛：阴湿秽浊凝聚中焦，阳气损伤，阳气为阴邪所困，不通则痛。③肢逆：四肢逆冷。④胃阳痹：胃之阳气被困阻。痹，闭阻不通之意。⑤蟠踞：曲折环绕而踞，难以解除。⑥格阳：指体内阴寒过盛，阳气被阻格于外,出现内真寒而外假热的证候。⑦白通汤:《伤寒论》方。原方:葱白四茎 干姜一两 生附子一枚 水煎,分二次服。功能驱逐阴寒,温通阳气。治少阴病,下利。⑧许学士:即许叔微,著有《伤寒发微论》《伤寒九十论》等。

【译文】 寒湿侵犯足太阴脾,症见舌苔色白而滑润,甚至呈灰色,脉象迟缓,不思进食,夜难入睡,大便闭结不通,这是因为寒湿浊阴凝聚于中焦,阳气受损则腹痛,如果疼痛剧烈引起四肢发冷,可用椒附白通汤治疗。

本病证不仅是寒湿侵犯足太阴脾,寒湿还兼犯于足少阴肾和足厥阴肝。白滑苔和灰滑苔,都是寒湿的表现。脉象迟缓,是阳气被寒湿困过的缘故,其特点是脉的来去都较缓慢。不思进食,是因为寒湿困阻了胃阳。夜不安眠,是由于中焦寒湿凝聚,使阳气被阻过而不能下交于阴。大便闭塞不通,是脾与大肠的阳气不能通达所造成的。阳气被湿邪困阻,则浊阴之邪必然更盛,因浊阴阻于中焦而引起腹痛。凡出现疼痛都是邪正相争的反应,此时虽然寒湿困过了阳气,但毕竟阳气还没有衰亡,以致阳气与寒湿相互抗争而发生疼痛(本书以后谈到痛证,其原因大多与此相类似)。椒附白通汤,可以同时温通三焦的阳气,迅速祛除湿浊之邪。

椒附白通汤方

生附子(炒黑)9克 花椒(炒黑)6克 淡干姜6克 葱白3茎 猪胆汁半烧酒杯(去渣后调入)

上药加水5杯,煮成2杯药液,放凉后分2次服下。

[方论]本方为苦辛热法的复方。苦味药与辛味药配合,即能降又能通,且不用热药不足以祛除严重的阴寒之气使阳气回复。附子不仅能补益太阳经的阳气,还能补益命门的真火,助长少阳的火热。如果人体的命门之火和太阳的阳气、少阳的阳气都很旺盛,就能很快地祛除水湿。三焦畅通无阻,湿邪难以在体内停留,怎么可能聚集在中焦而引起疼痛呢?所以用附子为君药,使阳气旺盛则脾土强壮。干姜能温通中焦之阳以驱除湿邪的郁结,是治疗太阴脾病的主要药物;花椒能燥湿,解除胀满,消化食积。可以治疗心腹部发冷而疼痛的证候,所以用这2味药作为臣药。葱白具有从内而达外的作用,其形状中空,温通阳气的功效最快,也能治疗腹痛。因而以此作为使药。寒湿为浊阴之邪,如果凝聚郁结于体内,有可能会造成阳气被格拒于外的严重状况,所以本方用猪胆汁是一种反佐之法。猪在五行归类中属水畜,与肾有关,用猪胆汁来治疗寒湿困阻阳气的病证是"以阴求阴"的方法。胆属于甲木,与少阳有关,少阳主持开泄,因此用胆汁能够迅速升发。本方是用张仲景的白通汤和许叔微的椒附汤组合加减而成。

第四十九条

【原文】 阳明寒湿①,舌白腐②,肛坠痛,便不爽,不喜食,附子理中汤去甘草加广皮厚朴汤主之。

九窍不和,皆属胃病,胃受寒湿所伤,故肛门坠痛而便不爽;阳明失阖③,故不喜食。理中之人参补阳明之正,苍术补太阴而渗湿,姜、附运坤阳④以劫寒,盖脾阳转而后湿行,湿行而后胃阳复。去甘草,畏其满中也。加厚朴、广皮,取其行气。合而言之,辛甘为阳,辛苦能通之义也。

附子理中汤去甘草加厚朴广皮汤方(辛甘兼苦法)

生茅术三钱　人参一钱五分　炮干姜一钱五分　厚朴二钱　广皮一钱五分生附子(炮黑)一钱五分

水五杯,煮取八分二杯,分二次服。

【注释】　①阳明寒湿:寒湿伤及脾阳为太阴寒湿;而伤及胃阳者称之为阳明寒湿。②舌白腐:指舌苔白,如豆腐渣堆在舌面,颗粒大,松而厚,容易刮脱,表示内聚浊邪,由于胃中浊腐之气上升而成。③阖:本意为关闭,句中泛指开合而言。④坤阳:坤,八卦之一,代表地。脾为中土,故坤阳即脾阳。

【译文】　寒湿伤于足阳明胃,出现舌苔白腐,肛门有下坠疼痛的感觉,大便解时不爽快,不想进食,可用附子理中汤去甘草加广陈皮厚朴汤治疗。

人体九窍不正常,都与胃的病证有关。胃的阳气被寒湿所困阻,因而出现肛门下坠疼痛,大便不爽快;胃气损伤,受纳功能障碍,所以不想进食。《伤寒论》理中汤方中的人参能补阳明胃的正气,苍术可以补益太阴脾,并能渗湿下行,干姜、附子温运脾阳,驱除寒邪,脾阳运转则水湿通行畅利,水湿得行胃阳就可以振复。用附子理中汤去甘草,是怕甘草会加重脘腹部的胀满,加入厚朴、广陈皮以疏理气机。总而言之,本方体现了辛甘为阳,辛苦能通的方义。

附子理中汤去甘草加厚朴广陈皮汤方(辛甘兼苦法)

生茅术9克　人参4.5克　炮干姜4.5克　厚朴6克　广陈皮4.5克　生附子(炮黑)4.5克

上药加水五杯,煮成二杯药液,分二次服下。

第五十条

【原文】　寒湿伤脾胃两阳,寒热①,不饥,吞酸②,形寒③,或脘中痞闷,或酒客湿聚,苓姜术桂汤主之。

此兼运脾胃,宣通阳气之轻剂也。

苓姜术桂汤方(苦辛温法)

茯苓块五钱　生姜三钱　炒白术三钱　桂枝三钱

水五杯,煮取八分二杯,分温再服。

【注释】　①寒热:外感时令之寒湿,自表传里,在胃则热,在脾则寒,表里同病,故时寒时热。②吞酸:胃酸自胃中上涌至咽喉,咽喉受酸味刺激后,随即吞咽而下,称之为吞酸。③形寒:形为形体。形寒即形体表现出阴寒状态,如四末及躯体冰冷,自身恶寒,面色㿠白,身倦体怠等。

【译文】 寒湿损伤了脾和胃的阳气,恶寒发热,无饥饿感,胃中有酸水上泛,身体时常发冷,或者出现脘腹部痞塞满闷不舒,或者平素嗜好饮酒而导致湿邪内聚,用苓姜术桂汤治疗。

本方是既温运脾胃,又宣通阳气的轻剂。

苓姜术桂汤方(苦辛温法)

茯苓块15克 生姜9克 炒白术9克 桂枝9克

上药加水五杯,煮成二杯药液,分二次乘温服。

第五十一条

【原文】 湿伤脾胃两阳,既吐且利,寒热身痛,或不寒热,但腹中痛,名曰霍乱①。寒多②,不欲饮水者,理中汤主之。热多③,欲饮水者,五苓散主之。吐利汗出,发热恶寒,四肢拘急,手足厥逆,四逆汤主之。吐利止而身痛不休者,宜桂枝汤小和之。

按:霍乱一证,长夏最多,本于阳虚寒湿凝聚,关系非轻,伤人于倾刻之间。奈时医不读《金匮》,不识病源,不问轻重,一概主以霍香正气散,轻者原有可愈之理,重者死不旋踵④。更可笑者,正气散中加黄连、麦冬,大用西瓜治渴欲饮水之霍乱,病者岂堪命乎! 瑭见之屡矣,故将采《金匮》原文,备录于此。胃阳不伤不吐,脾阳不伤不泻,邪正不争不痛,营卫不乖不寒热。以不饮水之故,知其为寒多,主以理中汤(原文系理中丸,方后自注云:然丸不及汤,盖丸缓而汤速也;且恐丸药不精,故直改从汤)温中散寒。人参甘草,胃之守药;白术甘草,脾之守药;干姜能通能守,上下两泄者,故脾胃两守之;且守中有通,通中有守,以守药作通用,以通药作守用。若热欲饮水之证,饮不解渴,而吐泄不止,则主以五苓。邪热须从小便去,膀胱为小肠之下游,小肠,火腑也,五苓通前阴,所以守后阴⑤也。太阳不开,则阳明不阖,开太阳正所以守阳明也。此二汤皆有一举两得之妙。吐利则脾胃之阳虚,汗出则太阳之阳亦虚;发热者,浮阳在外也;恶寒者,实寒在中也;四肢拘急,脾阳不荣四末;手足厥冷,中土湿而厥阴肝木来乘病者。四逆汤善救逆,故名四逆汤。人参、甘草守中阳,干姜、附子通中阳,人参、附子护外阳,干姜、甘草护中阳,中外之阳复回,则群阴退避,而厥回矣。吐利止而身痛不休者,中阳复而表阳不和也,故以桂枝汤温经络而微和之。

理中汤方(甘热微苦法,此方分量以及后加减法,悉照《金匮》原文,用者临时斟酌)

人参 甘草 白术 干姜各三两

水八杯,煮取三杯,温服一杯,日三服。

【加减法】若脐上筑⑥者,肾气动也,去术、加桂四两。吐多者,去术、加生姜三两。下多者还用术。悸者加茯苓二两。渴欲饮水者，加术足前成四两半。腹中痛者，加人参足前成四两半。寒者，加干姜足前成四两半。腹满者，去术、加附子一枚。服汤后，如食顷，饮热粥一升许，微自汗，勿发揭衣服⑦。

五苓散方（见前）

【加减法】腹满者，加厚朴、广皮各一两。渴甚面赤，脉大紧而急，搧扇不知凉，饮冰不知冷，腹痛甚，时时躁烦者，格阳也，加干姜一两五钱（此条非仲景原文，余治验也）。

百沸汤和，每服五钱，日三服。

四逆汤方（辛甘热法，分量临时斟酌）

炙甘草二两　干姜一两半　生附子一枚（去皮）　加人参一两

水五茶碗，煮取二碗，分二次服。

按：原方无人参，此独加人参者，前条寒多不饮水，较厥逆尚轻，仲景已用人参；此条诸阳欲脱，中虚更急，不用人参，何以固内？柯韵伯《伤寒注》云：仲景凡治虚证，以里为重，协热下利，脉微弱者，便用人参；汗后身痛，脉沉迟者，便加人参。此脉迟而利清谷⑧，且不烦不咳，中气大虚，元气已脱，但温不补，何以救逆乎！观茯苓四逆，之烦躁，且以人参，况通脉四逆岂得无参。是必有脱落耳，备录于此存参。

【注释】　①霍乱：病名出自《内经》五乱等篇。以起病忽然，大吐大泄，烦闷不舒为特征。以其"挥霍之间，便致缭乱"故名。因饮食生冷不洁，或感受寒邪、暑湿、疫疠之气所致。有寒热之分、干湿之别及转筋之变。②寒多：如前页注①所示，霍乱有寒热之辨。寒霍乱又称寒气霍乱，多因阳气素虚，内伤生冷，外感寒湿所致。症见上吐下泻，吐利清水，或如米泔水，不甚秽臭，腹痛轻微，恶寒，四肢清冷，口唇及指甲青紫，脉沉紧或沉伏。③热多：热霍乱又称热气霍乱；多因饮食厚味所伤，或外感暑热、湿热、秽臭郁遏中焦所致。症见腹中绞痛，呕吐泄泻，泻下热臭，胸闷，心烦，发热，口渴，小便黄赤，舌苔黄腻，脉洪数或沉数。本条原文以欲饮水否来辨寒热，即由口渴否而别，为概括语。以上所列症候可做临床参考。④旋踵：即转身的一霎，形容时间很短。⑤通前阴，所以守后阴也：指利小便而实大便的治法，特别对某些虚性泄泻，临床疗效显著。⑥脐上筑者：脐上筑筑然跳动。⑦微自汗，勿发揭衣服：指饮热粥后的反应及处理方法。《伤寒论》原文为"微自温，勿发揭衣被"。⑧利清谷：指下利，便质清晰，夹杂有未消化的食物。

【译文】　湿邪损伤了脾胃的阳气，出现呕吐和腹泻并作，恶寒发热，身体疼痛等症状，或者没有恶寒发热，仅见有腹中疼痛，这种病证称为霍乱。寒象比较明显，表现为不想喝水的，可用理中汤治疗；发热比较明显，口渴想喝水的，可用五苓散治疗。如果症见呕吐、腹泻交作，身有汗出，发热恶寒，四肢拘挛不能伸展，手足发冷的，应投四逆汤治疗。如果呕吐、腹泻已停止，但身体疼痛未好转的，宜用桂枝汤调和营卫。

按：霍乱这种病证，以夏末秋初最为多见，发生的原因是机体阳气虚弱而寒湿凝聚，往往病情较重，在短时间内就会危及生命。无奈现在的许多医生不学习《金匮》，不知道本病的病源，也不问病情轻重，全部用藿香正气散来治疗，如果是较轻的病证，基本上还能够治愈，如果属于重证，该方则无济于事，患者会很快死亡。更为可笑的是，有人在藿香正气散中加黄连、麦冬，并大用西瓜来治疗口渴想要饮水的霍乱患者，患者还有不死亡的吗？我对这些情况见得多了，所以把《金匮》中的有关原文摘录下来，以供大家参考。胃的阳气不受伤就不会呕吐，脾的阳气不受伤就不会腹泻，邪气和正气不抗争就不会引起疼痛，营卫之气不失于调和就不会恶寒发热。从患者不想喝水的表现，可以了解病证偏于寒性，须用理中汤（原文是理中丸，该方后的自注说：丸不如汤，由于丸剂作用较缓而汤剂作用较快，而且恐怕丸药的制作不精细，所以直接改为汤剂）以温补中阳，驱散寒邪。人参和甘草，是胃的守药；白术和甘草，是脾的守药；干姜既能通又能守。本病有上下两泄的特点，表现为呕吐、腹泻并作，所以既要守脾又要守胃，而且要守中有通、通中有守，以守药作为通药用，以通药作为守药用。如果患者口渴想要喝水，但喝了不少水后仍不解渴，并且呕吐和腹泻不止的，其病证偏于热性，当用五苓散治疗。体内的邪热应从小便中排出，膀胱属于小肠的下游，而小肠为火腑，又可移热于膀胱，因而通利膀胱可达到泻小肠之火的目的。所以用五苓散通前阴利小便，小便得通则可以守后阴而实大便。太阳为开，阳明为合，太阳不开则阳明不能合，用五苓散开太阳则可使阳明合而得守，吐泻也会自然而止，因此以五苓散治疗本病有一举两得之妙。呕吐、腹泻不止，会造成脾胃阳气虚弱；大量汗出，会导致足太阳经的阳气不足；发热，是阳气浮现于外的表现；恶寒，是由于实寒阻滞于中焦；四肢拘挛伸展不利，是因为脾阳虚弱不能荣养四肢；手足发冷，是脾胃阳虚，肝木乘虚侵犯所引起的。四逆汤最善于治疗四肢逆冷的病证，所以称为四逆汤。人参、甘草可以守补中焦的阳气，干姜、附子能够温通中焦的阳气，假如人身体表的阳气和内脏的阳气都得以恢复，阴寒之邪自然难以停留，四肢就会随之转温。如果呕吐、腹泻停止，身体疼痛仍然不止的，是中焦阳气已恢复正常，而体表阳气尚未调和所致，因此可用桂枝汤温通经络，轻微调和营卫。

理中汤方（甘热微苦法。本方药物用量以及后面的加减法，全部按照《金匮》的原文，使用时可根据病情灵活掌握）

人参　甘草　白术　干姜各90克

上药加水8杯，煮成3杯药液，乘药温时服下1杯，每日服3次。

[加减法]如果脐上部筑筑而动的，是肾气上攻所致，上方去白术，加桂枝120克；呕吐较严重的，上方去白术，加生姜90克；腹泻较严重的，还应使用白术；有心悸的，加入茯苓60克；口渴想饮水的，将白术用量加至135克；腹中疼痛的，增加人参用量至135克；寒象较严重的，将干姜用量加至135克；腹部胀满的，上方去白术，加附子1枚。服下汤药后，大约经过吃一顿饭的时间，可喝热粥1升左右，使患者微微有些出汗，此时不要揭开衣被。

五苓散方（方剂见前）

[加减法] 有腹部胀满的，加厚朴、广皮各30克；如口渴严重而颜面红赤，脉象大紧而急，身热用扇子扇也不觉得凉快，饮冰水亦不觉得冷，腹痛较严重，不时出现烦躁症状的，属于阳气被格拒于外的病证，可加入干姜45克（本条不是张仲景的原文，是我的临床治疗经验）。

用滚开的水调和，每次服15克，1日3次。

四逆汤方（辛甘热法，药物用量可临用时根据具体情况灵活掌握）

炙甘草60克　干姜45克　生附子1枚（去皮）　加人参30克

上药加水5茶碗，煮成2碗药液，分2次服下。

按：原方中没有人参，此处唯独加用了人参，这是因为上条讨论的是寒象较重而不想喝水的病证，比四肢逆冷为轻，张仲景已经使用了人参，本条病证为内外阳气都即将外脱，中焦的虚弱更加危急，如果不用人参，怎么能固护在内的阳气呢？柯韵伯在《伤寒注》中说：张仲景凡是治疗虚证，都以里证为主，只要有发热而下利，脉微弱的，便加入人参；如出汗后身体疼痛，脉沉迟的，也要加人参。本病证脉象迟而下利完谷不化，并且没有烦躁、咳嗽症状者，说明中气严重损伤，元气已经外脱，假如仅用温药而不用补药，怎么能够救此逆证呢？《伤寒论》茯苓四逆汤的烦躁之症，都能用人参，何况通脉四逆汤，难道反而不用人参吗？所以《伤寒论》的原文中一定有条文字句的脱落，特地记录在这里以备参考。

第五十二条

【原文】　霍乱兼转筋[①]者，五苓散加防己桂枝薏仁主之；寒甚脉紧者，再加附子。

肝藏血，主筋，筋为寒湿搏急而转，故于五苓和霍乱之中，加桂枝温筋，防己急驱下焦血分之寒湿，薏仁主湿痹脚气，扶土抑木，治筋急拘挛。寒甚脉紧，则非纯阳之附子不可。

五苓散加防己桂枝薏仁方

即于前五苓散内，加防己一两，桂枝一两半，足前成二两[②]，薏仁二两。寒甚者，加附子大者一枚。

杵为细末[③]，每服五钱，百沸汤和，日三，剧者日三夜一，得卧则勿令服[④]。

【注释】　①转筋：俗名"抽筋"。常见于小腿腓肠肌，甚则牵连腹部，发生抽搐拘急。多由血虚或津液脱尽而成，也有寒湿搏击而发生。②足前成二两：指加桂枝一两半之后，与五苓散原方中的桂枝一起共成二两。③细末：五苓散原为散剂，故为细末。④得卧则勿令服：指病人若能安睡，就不要打扰，不再令其服药了。

【译文】　霍乱病兼有四肢筋肉拘急挛缩的，用五苓散加防己桂枝薏仁方治疗。寒象较重而脉紧的，再加入附子。

肝藏血,主筋脉,寒湿之邪搏去于筋脉,就会出现四肢筋肉拘急挛缩的现象。所以在用五苓散治疗霍乱时加重桂枝温通筋脉,并用防己迅速驱除下焦血分的寒湿,再加入擅长治疗湿痹和脚气的薏仁,以健运脾胃,平抑肝木,从而达到治疗筋脉拘急挛缩的目的。如果寒象较为严重而脉紧的,则非用辛热温阳的附子不可。

五苓散加防己桂枝薏仁方

本方即在前述五苓散中加入防己30克,桂枝45克,与原方中用量合并共60克,再加薏仁60克。寒象严重的,可加较大的附子1枚。

上药捣为细末。每次服十五克,用滚开的水调和后服下,一日三次。病情严重的可白天服三次,夜里服一次,如果已能安卧则不必再服。

第五十三条

【原文】 卒中寒湿,内挟秽浊,眩冒欲绝①,腹中绞痛,脉沉紧而迟,甚则伏,欲吐不得吐,欲利不得利,甚则转筋,四肢欲厥,俗名发痧,又名干霍乱②。转筋者,俗名转筋火,古方书不载(不载者,不载上三条之俗名耳;若是证,当于《金匮》腹满、腹痛、心痛、寒疝诸条参看自得),蜀椒救中汤主之,九痛丸亦可服;语乱者,先服至宝丹,再与汤药。

按:此证夏日湿蒸之时最多,故因霍乱而类记于此。中阳本虚,内停寒湿,又为蒸腾秽浊之气所干,由口鼻而直行中道,以致腹中阳气受逼,所以相争而为绞痛;胃阳不转,虽欲吐而不得;脾阳困闭,虽欲利而不能;其或经络亦受寒湿,则筋如转索,而后者向前矣;中阳虚而肝木来乘,则厥。俗名发痧者何?盖以此证病来迅速,或不及延医,或医亦不识,相传以钱或用磁碗口,蘸姜汤或麻油,刮其关节,刮则其血皆分,住则复合,数数分合,动则生阳,关节通而气得转,往往有随手而愈者,刮处必现血点,红紫如沙,故名痧也。但刮后须十二时不饮水,方不再发。不然则留邪在络,稍受寒发怒,则举发矣。以其欲吐不吐,欲利不利而腹痛,故又名干霍乱。其转筋名转筋火者,以常发于夏月,夏月火令,又病迅速如火也,其实乃伏阴与湿相搏之故。以大建中之蜀椒,急驱阴浊下行,干姜温中,去人参、胶饴者,畏其满而守也,加厚朴以泻湿中浊气,槟榔以散结气,直达下焦,广皮通行十二经之气。改名救中汤,急驱浊阴,所以救中焦之真阳也。九痛丸一面扶正,一面驱邪,其驱邪之功最迅,故亦可服。再按前吐泻之霍乱,有阴阳二证,干霍乱则纯有阴而无阳,所谓天地不通,闭塞而成冬,有若否卦③之义。若语言乱者,邪干心包,故先以至宝丹,驱包络之邪也。

救中汤方(苦辛通法)

蜀椒(炒出汗)三钱 淡干姜四钱 厚朴三钱 槟榔二钱 广皮二钱

水五杯,煮取二杯,分二次服。兼转筋者,加桂枝三钱,防己五钱,薏仁三钱。厥者加附子二钱。

九痛丸方(治九种心痛,苦辛甘热法)

附子三两　生狼牙[④]一两　人参一两　干姜一两　吴茱萸一两　巴豆(去皮心熬碾如膏)一两

蜜丸梧子大,酒下,强人[⑤]初服三丸,日三服,弱者[⑥]二丸。

兼治卒中恶,腹胀痛,口不能言。又治连年积冷,流注心胸痛,并冷冲上气、落马、坠车、血病等证皆主之。忌口如常法。

[方论]《内经》有五脏胃腑心痛,并痰虫食积,即为九痛也。心痛之因,非风即寒,故以干姜、附子驱寒壮阳,吴茱萸能降肝脏浊阴下行,生狼牙善驱浮风,以巴豆驱逐痰虫陈滞之积,人参养正驱邪。因其药品气血皆入,补泻攻伐皆备,故治中恶腹胀痛等证。

附录《外台》走马汤,治中恶、心痛、腹胀、大便不通,苦辛热法。沈目南注云:中恶之证,俗谓绞肠乌痧,即秽臭恶毒之气,直从口鼻入于心胸肠胃脏腑,壅塞正气不行,故心痛腹胀,大便不通,是为实证。非似六淫侵入而有表里清浊之分。故用巴豆极热大毒峻猛之剂,急攻其邪,佐杏仁以利肺与大肠之气,使邪从后阴一扫尽除,则病得愈。若缓须臾,正气不通,营卫阴阳机息则死,是取通则不痛之义也。

巴豆(去心皮熬)二枚　杏仁二枚

上二味,以绵缠槌令碎,热汤二合,捻取白汁饮之,当下。老小强弱量之。通治飞尸鬼击病。

按:《医方集解》中,治霍乱用阴阳水一法,有协和阴阳,使不相争之义。又治干霍乱用盐汤探吐一法,盖闭塞至极之证,除针灸之外,莫如吐法通阳最速。夫呕,厥阴气也,寒痛,太阳寒水气也。否,冬象也,冬令太阳寒水,得厥阴气至,风能上升,则一阳开泄,万象皆有生机矣。至针法,治病最速,取祸亦不缓,当于《甲乙经》中求之,非善针者,不可令针也。

立生丹(治伤暑、霍乱、痧证、疟、痢、泄泻、心痛、胃痛、腹痛、吞吐酸水及一切阴寒之证,结胸,小儿寒痉)

母丁香一两二钱　沉香四钱　茅苍术一两二钱　明雄黄一两二钱

上为细末,用蟾酥八钱,铜锅内加火酒一小杯,化开,入前药末,丸绿豆大。每服二丸,小儿一丸,温水送下。又下死胎如神。凡被蝎蜂螫者,调涂立效,惟孕妇忌之。

此方妙在刚燥药中加芳香透络。蟾乃土之精,上应月魄,物之浊而灵者,其酥入络,以毒攻毒,而方又有所监制,故应手取效耳。

独胜散(治绞肠痧痛急,指甲唇俱青,危在顷刻)

马粪(年久弥佳)

不拘分两,瓦上焙干为末。老酒冲服二、三钱,不知,再作服。

此方妙在以浊攻浊。马性刚善走,在卦为乾,粪乃浊阴所结,其象圆,其性通,故能摩荡浊阴之邪仍出下窍。忆昔年济南方劼庵莅任九江,临行,一女子忽患痧证,就地滚嚎,声嘶欲绝。讱庵云:偶因择日不谨,误犯红痧,或应此乎? 余急授此方,求马粪不得,即用骡粪,并非陈者,亦随手奏功。

【注释】 ①眩冒欲绝:眩晕或忽然眼前昏暗,甚或达到昏昧不清的程度。②干霍乱:病名。出自《诸病源候论·霍乱病诸候》。又名"搅肠痧"。其病证严重,头晕,神昏,欲吐泻而反不能,腹中绞痛明显。③否卦:《易经》中的六十四卦之一。④生狼牙:狼牙又称牙子。《本经》:下品苦寒有毒。主治:邪气热气,疥瘙恶疡疮痔,去白虫;治浮风瘙痒,煎汁洗恶疮;杀腹脏一切虫,止赤白痢。⑤强人:身体强壮之人,说明正气充足。⑥弱者:体质虚弱,正气不足之人。

【译文】 寒湿之邪突然侵袭中焦,并夹杂有秽浊之气,患者出现严重的头晕目眩,腹中疼痛如绞,脉象沉紧而迟,甚至脉伏症状。同时,患者想吐但吐不出来,想泻也泻不出来,病情严重的还可见到筋肉拘急抽搐,四肢发冷等症状,这种病证俗称"发痧",又称"干霍乱"。此时所发生的筋肉拘急抽搐,俗称"转筋火",在古代医书中没有相关记载(这里所说的没有记载,是指以上3个俗名在古医书中没有记载,而对这种病证的诊治,应当参照《金匮》腹满、腹痛、心痛、寒疝各条,自然就会明白),可用花椒救中汤治疗,九痛丸也可以服用。如果见有语言错乱的,可先服至宝丹,再给服前面所说的汤药。

按:本病证在夏季湿气上蒸的时候最为多见,由于前面讨论的霍乱与此病证相类似,所以附记于这里。本病证的发生,原因是中焦阳气虚弱,内有寒湿停滞,又被夏季蒸腾的秽浊之气所侵犯。病邪从口鼻而入直接犯于脾胃,以致腹中的阳气被病邪所遏阻,邪正相互抗争而发生腹痛如绞;寒湿困遏胃阳和脾阳,导致脾胃的升降功能失常,从而出现想吐又吐不出来、要泻也泻不出来的症状;如果经络也受到了寒湿的侵犯,则可见筋肉拘急抽搐;中阳虚衰则肝木乘机克伐中土,因而引起四肢发冷。为什么俗称"发痧"呢? 是因为本病证来势急骤,有的来不及请医生诊治,有的连医生也不知道是什么病,只能按长期相传的方法,用铜钱或者瓷碗的碗口,蘸姜汤或麻油,刮患者关节部位的皮肤,刮时血液分散,不刮时则血液又汇合,这样经过几次刮动,可以起到疏通气血的作用,关节得以疏通而气机能够运转,往往有人在刮完后很快就能痊愈。由于刮过的皮肤处会出现细小的出血点,色红紫,形状如沙,所以将此病证称为"发痧"。但应注意,刮后24小时以内不能喝水,只有这样病情才不会复发。否则,病邪会留滞于经络,稍微不慎感受寒邪,或情志恼怒,就会导致病情复发。因为本病证的特点是想吐而吐不出来,想泻也泻不出来,并有剧烈腹痛,所以又称"干霍乱"。此外,将所发生的"转筋"称"转筋火",是由于本病证多发生在夏季,夏季属于火热当令,加上病情发展迅速如同火势的缘故,实际上,本病证并不是火热所致,而是由内伏的阴寒之气与湿邪相互搏结引起的。治疗常选用大建中汤加减,方中用花椒快速驱除阴浊之邪,以干姜温中散寒,将原方中的人参、胶饴去掉不用,是恐怕这2味药壅滞内守不利于寒湿的祛除,再加上厚朴燥湿化浊,槟榔驱散郁结之气,并能直接通达下焦,还用广皮疏通十二经的气机。由于本方具有迅速祛除寒湿浊阴之邪，救助中焦真阳之气的作用，因而把该方改名为救中汤。九痛丸可以一面扶正，一面驱邪，而且驱除阴浊病邪的作用非常快捷，所以也可治疗本病。前面所谈到的上吐下泻的霍乱病，有阴、阳2种类型，干霍乱则只有属阴寒性质的，一般无阳证，这就是所谓天地之气不通，闭塞而成为寒冬，如同八卦中的否卦。假如又出现语言错乱，是病邪犯于心包，因此，应当先投用至宝丹，以驱除心包络的病邪。

救中汤方(苦辛通法)

蜀椒(炒出汗)9克　淡干姜12克　厚朴9克　槟榔6克　广皮6克

上药加水5杯，煮成2杯药液，分2次服。如兼有"转筋"的，可加桂枝9克、薏苡仁9克、防己15克；如有四肢发冷的，可加附子6克。

九痛丸方(治疗9种心痛，苦辛甘热法)

附子90克　生狼牙30克　人参30克　干姜30克　吴茱萸30克　巴豆(去皮心熬碾如膏)30克

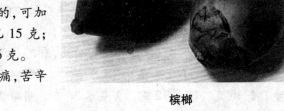

槟榔

上药用蜜调和制成药丸，如梧桐子大，以酒送服。身体强健的人，开始服3丸，每日服3次；身体较弱的人，开始服2丸。

本方还可以治疗突然中恶，腹部胀满疼痛，口不能说话的病证，也能够治疗因多年寒冷内积流注心胸部而引起的疼痛，以及冷气从下向上冲逆、从马上坠落、由车中坠下、各种血病等。饮食禁忌和通常的忌口要求相同。

[方论]据《内经》记载，五脏和胃腑都可以引起心痛，再加上痰、虫、食积所致的心痛，就成为9种心痛。心痛发生的原因，若不是风，就是寒，因此方中用干姜、附子驱除寒邪，温壮阳气，吴茱萸能使肝脏的阴寒浊气下行，生狼牙擅长驱除浮风，再用巴豆来攻逐痰、虫、肠道久留的积滞等病邪，用人参补养正气以增强机体的驱邪能力。由于方中所用的药物既能入气又能入血，而且补益正气和攻逐病邪的作用同时兼备，所以本方能够治疗中恶、腹胀疼痛等病证。

此处附录《外台》中的走马汤：治中恶、心痛、腹胀、大便不通，属苦辛热治法。沈目南注：中恶这种病证，俗称"绞肠乌痧"，是因为秽臭恶毒之气从口鼻侵入人体，直接犯于心胸肠胃各脏腑，导致正气壅阻滞塞不能通行，所以出现心痛、腹部胀满等症状，属于实证。本病证不像六淫之邪侵犯人体那样，有表里和清浊的区别，因此使用巴豆这味性质极热、有较强毒性、作用峻猛的药物，来迅速攻逐病邪，并佐以苦杏仁通利肺与大肠的气机，使病邪从大便一扫而尽，疾病就可以获得痊愈。如果治疗稍微迟缓片刻，就会造成正气不通，人体营卫和阴阳之气停息不行而死亡。

所以,本方主要体现了"通则不痛"的治疗思想。

巴豆(去心皮热)2枚　苦杏仁2枚

上2味药,用棉布缠好以后,用槌捣碎,放进2合热开水中,捻揉使药汁渗入水中,然后将药水服下,服后一定会引起腹泻。药物的剂量应根据患者年龄的大小和体质的强弱灵活掌握。

按:在《医方集解》中,治疗霍乱有一种阴阳水的方法,是取其调和阴阳,使邪正不相争的意思。另外,还有用盐汤探吐来治疗干霍乱的方法,这是因为干霍乱是一种上下闭塞非常严重的病证,除了针灸以外,别的方法都不如吐法通行阳气的作用迅速。呕吐是由于厥阴之气犯胃,寒痛是因为太阳寒水之气闭塞。否,在八卦当中代表了冬季,冬季是太阳寒水主令,如果能使厥阴之气发挥作用,风木主上升宣发,可促使呕吐的发生,吐后升发之气宣畅,则万象都有生机。至于用针法,虽然治疗疾病收效很快,但如果使用不当,也会迅速引起不良后果,所以应当认真研读《甲乙经》,不善于针法的人,不能随便下针。

立生丹(治伤暑、霍乱、痧证、疟疾、痢疾、泄泻、心痛、胃痛、腹痛、吞吐酸水,及一切阴寒之证、结胸、小儿寒痉)

母丁香36克　沉香12克　茅苍术36克　明雄黄36克

上药共同碾成细末。铜锅内加入烧酒1小杯,加蟾酥24克化开,再将碾好的药末加入,制成药丸如绿豆大小。每次服2丸,小儿服1丸,用温水送下。此方还具有下死胎的功能,效果甚佳。凡是被蝎子、峰虿伤的,用本丸化开涂患处,能立即见效,但孕妇忌用。

本方配伍的巧妙之处,在于刚燥性烈的药中加入芳香透络之品。蟾属于土之精的动物,上应于天之月亮,性浊而有清灵之气,蟾酥可以通络,其性毒能够以毒攻毒,方中又有其他药物监制毒性,所以用后能够很快取得效果。

独胜散(治绞肠痧急剧疼痛,指甲、口唇均为青紫色,危险在顷刻之间)

马粪(年久的更佳)

不限分量多少,放在瓦上焙干,然后碾成细末。用老酒冲服6~9克,如不见效,可以再服。

本方配伍的巧妙之处在于"以浊攻浊",即用秽浊的马粪来治疗浊阴的病证。马性情刚烈而善于奔跑,在八卦中属于乾卦,其粪便为浊阴所结成,形状圆,其性主通,故能荡涤浊阴之邪,并使病邪从大便而出。我回忆起往年有济南人方讱庵去九江赴任,临行时,有一女子忽然患了痧证,腹痛剧烈,在地上打滚号哭,声音嘶哑而将死。方讱庵说:"这是由于我没有选择好日子,所以才犯了红痧证。"我急忙教给他这个方法,但当时找不到马粪,就用骡粪代替,也不是陈粪,用后也同样取得了效果。

【解析】　从43条至本条主要论述中焦寒湿证治,其内容来源于叶天士的《临证指南医案》及《伤寒论》等著作。

1.中焦寒湿证的病因、病机：吴氏认为其证系寒湿相搏为患，湿邪有从外感受的，有内蕴而生的，亦有内外相合的。寒湿入侵中焦，损伤脾胃阳气是其病机关键。其中又有伤脾阳、伤胃阳及脾胃阳气两伤的区别。

2.中焦寒湿证的证候表现：主要可见脘痞胸满，自利或便溏不爽，或大便窒塞，或既吐且利，腹胀腹痛，不饥不食或不喜食，吞酸，苔白滑或灰滑，以及目黄、肢冷等。

3.中焦寒湿证的治疗：本证的治疗原则是以温通为主。其中，寒湿蕴脾、中焦痞结，表现为胸脘痞满、不饥不食者，可用半苓汤。寒湿困脾、肝木乘逆，表现为腹胀、小便不利、大便溏而不爽者，可用四苓加厚朴秦皮汤或五苓散。寒湿伤脾、邪阻脾窍，表现为四肢乍冷、自利、目黄、舌白滑甚则灰、神倦不语、舌蹇语重者，可用四苓加木瓜草果厚朴。寒湿困脾而酿成痞疸，表现为面目俱黄、四肢厥逆者，可用茵陈四逆汤。此外，寒湿困脾、浊阴凝聚者，可用椒附白通汤。阳明寒湿、胃阳受伤，表现为舌白腐、肛坠痛、便不爽、不喜食者，用附子理中汤加减。寒湿损伤脾胃两阳，运化失职，表现为寒热、不饥、吞酸、形寒，或脘中痞闷者，用苓姜术桂汤。寒湿损伤脾胃两阳，既吐且利，寒热身痛，或不寒热，但腹中痛者名曰霍乱，寒多、不欲饮水者，理中汤主之；热多、欲饮水者，五苓散主之。吐利汗出、发热恶寒、四肢拘急、手足厥逆者，四逆汤主之。吐利止而身痛不休者，宜桂枝汤小和之。霍乱转筋者，可用五苓散加防己、桂枝、薏苡仁方，寒甚者可再加附子。卒中寒湿、内夹秽浊而发为痧证者，可用花椒救中汤或九痛丸。邪干心包语言错乱者，则宜先服至宝丹，急重之势缓解，再酌情选用上述诸方。

4.论述中焦寒湿证治的目的：吴氏在此处连续多条专论中焦寒湿，其目的是与中焦病证多见的暑湿、湿热证鉴别。提示医者临床治疗中焦病证时，不可仅着眼于热、湿两大因素，属寒湿者亦当重视。由于湿热与寒湿性质完全不同，治疗更是一以清化，一以温通，相差甚远，一旦误治则后果严重。所以，可通讨详细分析寒湿证治以达到强调的目的。

湿温（附：疟、痢、疸、痹）

湿温是由湿热病邪引起的，以脾胃为病变中心的外感热病。其初起以恶寒少汗，身热不扬，身重肢倦，胸闷脘痞，苔腻脉缓为主要证候表现。发病缓慢，病势缠绵，病程较长，稽留气分，好发于夏末秋初雨湿较盛、气候炎热的季节。

"疟"，指疟疾。"痢"，指痢疾。"疸"指黄疸。"痹"指痹证。从《内经》开始，它们已作为独立疾病而专篇论述。吴氏在《温病条辨》中也把它们列于九种温病之外，但是，由于其与湿温从发病季节、病因及病变性质、证候类型等有许多相同之处。因此，吴氏在论述湿温时兼论了疟、痢、疸、痹的辨治，提出了不少新的见解，为这些病的诊治积累了许多宝贵的治疗经验。上述四种疾病现今放在中医内科中论述,此处不赘。

第五十四条

【原文】 湿热上焦未清,里虚内陷①,神识如蒙,舌滑脉缓②,人参泻心汤加白芍主之。

湿在上焦,若中阳不虚者,必始终在上焦,断不内陷;或因中阳本虚,或因误伤于药,其势必致内陷。湿之中人也,首③如裹,目如蒙,热能令人昏,故神识如蒙,此与热邪直入包络谵语神昏有间④,里虚故用人参以护里阳,白芍以护真阴;湿陷于里,故用干姜、枳实之辛通;湿中兼热,故用黄芩、黄连之苦降。此邪已内陷,其势不能还表,法用通降⑤,从里治也。

人参泻心汤方(苦辛寒兼甘法)

人参二钱　干姜二钱　黄连一钱五分　黄芩一钱五分　枳实一钱　生白芍二钱

水五杯,煮取二杯,分二次服,渣再煮一杯服。

【注释】 ①内陷:指湿温之邪入里。一则由表入里,即由上焦入中焦。此与逆传心包不同。②舌滑脉缓:指舌苔滑腻,脉象缓慢,皆为湿停于里之证。③首:指头。④有间:有区别。⑤通降:主要释本方为畅调气机而设。人参、干姜、枳实,升提走窜,黄连、黄芩、白芍苦降收敛。上通下降,气机得畅,湿温得除。

【译文】 湿热病邪在上焦未能清化,若病人正气亏虚,湿热就会内陷,出现神志昏蒙、舌滑、脉缓等表现,用人参泻心汤加白芍治疗。

湿热之邪在上焦时,若中焦阳气不虚,则病邪始终在上焦,不会内陷生变。恒如果中阳亏虚或用药有误,损伤了中焦阳气,必然会导致病邪内传。湿邪伤人的症状为头重如裹、视物如蒙,热邪则能使人神昏,因此湿热之邪内陷会导致神志昏蒙不清,这种神志异常与热邪侵犯心包而产生的神昏、谵语有所不同。由于有正气亏虚,所以用人参护养中阳,白芍护养真阴。又因湿邪内陷,故用干姜、枳实辛散温通化湿;由于湿邪兼加热邪,故用黄芩、黄连苦寒清热。本病证属湿热内陷,不能从表而解,必须采用辛苦通降法,祛除在里的湿热。

人参泻心汤方(苦辛寒兼甘法)

人参6克　干姜6克　黄连4.5克　黄芩4.5克　枳实3克　生白芍6克

上药用水五杯,煎煮成二杯,分二次服。药渣可加水再煎煮一杯服下。

第五十五条

【原文】 湿热受自口鼻,由募原①直走中道,不饥不食,机窍②不灵,三香汤主之。

此邪从上焦来,还使上焦去法也。

三香汤方(微苦微辛微寒兼芳香法)

栝蒌皮三钱　桔梗三钱　黑山栀二钱　枳壳二钱　郁金二钱　香豉二钱　降香末三钱

水五杯,煮取二杯,分二次温服。

〔方论〕按此证由上焦而来,其机尚浅,故用蒌皮、桔梗、枳壳微苦微辛开上,山栀轻浮微苦清热,香豉、郁金、降香化中上之秽浊而开郁。上条以下焦为邪之出路,故用重[3];此条以上焦为邪之出路,故用轻[4],以下三焦均受者,则用分消。彼此互参,可以知叶氏之因证制方,心灵手巧处矣!惜散见于案中而人多不察,兹特为拈[5]出,以概其余。

【注释】　①募原:又称"膜原",胸膜与膈肌部位,或温热辨证指半表半里的位置;也有释为肠之脂膜者。②机窍:生命的关键部位和孔窍。机者"机关",窍者"孔窍"。③重:指药物味厚质重,其性沉降,因上条病证已不在上焦,而是内陷于里,故用药应沉降下行,才能到达病所,正如吴鞠通曰:"治下焦如权,非重不沉"。④轻:指药物轻清上扬,因本条病证在上焦,故选药应质地轻扬上行,即吴鞠通:"治上焦如羽,非轻不举"。⑤拈,用手指搓捏或拿东西。本处指挑选出来。

【译文】　湿热之邪从口鼻侵入,由募原直接传到中焦脾胃,出现不知饥饿,不思饮食,神机失灵等症状,可用三香汤治疗。

本条是讨论病邪从上焦传来,再使其从上焦祛除的治法。

三香汤方(微苦微辛微寒兼芳香法)

瓜蒌皮9克　桔梗9克　降香末9克　黑山栀6克　枳壳6克　郁金6克　香豆豉6克

上药用水5杯,煎煮成2杯,分2次温服。

〔方论〕本病证由上焦传变而来,其病机尚属轻浅,所以用瓜蒌皮、桔梗、枳壳微苦微辛的药物开泄上焦,用质轻浮味微苦的栀子清热,以香豆豉、郁金、降香芳香宣化上、中焦秽浊之邪而开通郁闭。上条的治疗是使邪从下焦而出,故用药侧重于沉降;本条的治疗是使邪从上焦宣透,所以用药侧重于轻清;下条病证是三焦均受病邪,故治疗用分消的方法。这3条内容均录自叶天士《临证指南医案》,相互参照,可以看出叶氏根据病证变化制方用药的巧妙之处。但可惜的是,这些内容散见于叶氏的医案中,人们大多未予注意,所以特别选出予以论述,这样对其他相关内容大致也可触类旁通了。

【解析】　1.本证与上证的异同:湿热之邪受自口鼻,先伏募原,直走中道,这在吴又可《温疫论》、薛生白《湿热病篇》中均有明论。湿为阴邪,易蒙蔽清阳,导致机窍不利,患者常见神志不清。本条与上条均见有神志症状,但上条是湿温病阳虚而致湿热内陷的一种变证;本条则属湿邪阻遏清阳所致。前者治以人参泻心汤加白芍,取其扶正祛邪,辛开苦降;后者治以三香汤,取其开泄上焦气机,兼以宣郁泄热。

因其与热入心包不同,故两者均不用开窍之法。

2.两证的性质及特点:上条所说的"里虚内陷",是相对而言,虽称其里虚,实际上仍以湿热邪实为主,所以治疗主以祛邪,适当配合人参以"护里阳";本条病在上焦,病较轻浅,以湿热痹阻气机为病机关键。患者不饥不食的脾胃证候,实因上焦气机痹阻而影响脾胃运化功能所致,湿热虽然未清,但邪势已不过甚。所以,治疗主用轻清芳化,以辛开微苦之品宣畅气机,清泄余邪。即所谓"以上焦为邪之出路"。

3.对"此邪从上焦来,还使上焦去法也"的理解:这是吴氏在自注中分析本条治法提出的观点,实际上并不妥当。因为临床立法制方,总以证候为据,无论治上焦、中焦抑或下焦,并不以邪之来路为准。即使其证邪从上焦而来,但此时病机已属中焦或下焦,辨治仍应依据现证立法制方,不可再拘泥于上焦。

第五十六条

【原文】 吸受①秽湿,三焦分布②,热蒸头胀,身痛呕逆,小便不通,神志昏迷,舌白,渴不多饮,先宜芳香通神利窍,安宫牛黄丸;继用淡渗分消浊湿,茯苓皮汤。

按:此证表里经络脏腑三焦,俱为湿热所困,最畏内闭外脱,故急以牛黄丸宣窍清热而护神明;但牛黄丸不能利湿分消,故继以茯苓皮汤。

安宫牛黄丸(方法见前)

茯苓皮汤(淡渗兼微辛微凉法)

茯苓皮五钱　生薏仁五钱　猪苓三钱　大腹皮三钱　白通草三钱　淡竹叶二钱

水八杯,煮取三杯,分三次服。

【注释】 ①吸受:湿温之邪从口鼻而入,故称之吸受。②三焦分布:一般湿温之邪从口鼻而入,经膜原至中焦胃;也有由表及里,遍及经络脏腑者,再加之湿邪的特点是重浊趋下,故其侵犯人体,最易导致上、中、下三焦皆被湿浊弥满。

【译文】 秽湿之邪从口鼻而入,遍布于三焦,热邪亢盛而内蒸,头涨,身体疼痛,呕吐,小便不通,神识昏迷,舌苔色白,口渴而不想多喝水。治疗应先用芳香开窍醒神法,用安宫牛黄丸;神志清醒后,再用淡渗利水,分消湿浊法,可用茯苓皮汤。

按:上述病证是湿热之邪困阻表里、经络、脏腑、三焦所造成的。这种病变最怕出现内闭外脱之证,所以必须立即给予安宫牛黄丸开窍清热以保护神明,但安宫牛黄丸没有利湿的作用,而本病是因湿热所致,故接着要用茯苓皮汤淡渗利湿。

安宫牛黄丸(处方和治法见前文)

茯苓皮汤(淡渗兼微辛微凉法)

茯苓皮15克　生薏苡仁15克　猪苓9克　大腹皮9克　白通草9克　淡竹叶6克

以上药物用水8杯,煎煮成3杯,分3次服。

【解析】　本条虽属湿热浊邪分布三焦气分,但病机重点在于湿浊阻于下焦而上蒙清窍,其突出症状是小便不通和神昏。尽管见症以清窍蒙蔽为急,病位实际仍在气分,而非热陷心包营分,所以当先用开窍剂开通心窍,文中提出用安宫牛黄丸,倘若秽浊较甚,也可用至宝丹,有时热邪不著者也可用苏合香丸。窍闭得开,再转手用茯苓皮汤利湿祛浊。心为一身之大主,凡邪热犯心其证多较重险,治疗必须以开窍为先,否则邪热内闭,正气外脱,则多难救治。这是临证治疗的一般规律。本条与前两条皆有神志症状,但本条病情其程度显然要比前两条者为甚,治法也有很大的不同,临床当详加分辨。

第五十七条

【原文】　阳明湿温,气壅①为哕②者,新制橘皮竹茹汤主之。

按:《金匮》橘皮竹茹汤③,乃胃虚受邪之治,今治湿热壅遏胃气致哕,不宜用参甘峻补,故改用柿蒂。按柿成于秋,得阳明燥金之主气,且其形多方,他果未之有也,故治肺胃之病有独胜(肺之脏象属金,胃之气运属金)。柿蒂乃柿之归束处,凡花皆散,凡子皆降,凡降先收,从生而散而收而降,皆一蒂为之也,治逆呃之能事毕矣(再按:草本一身,芦与蒂为升降之门户,载生气上升者芦也,受阴精归藏者蒂也,格物者不可不于此会心焉)。

新制橘皮竹茹汤(苦辛通降法)

橘皮三钱　竹茹三钱　柿蒂七枚　姜汁三茶匙(冲)

水五杯,煮取二杯,分二次温服;不知,再作服。有痰火者,加竹沥、栝蒌霜。有瘀血者,加桃仁。

【注释】　①气壅:正常气之升降出入为气化,脾胃为气机升降之枢纽,今为湿热邪气所壅遏,当升不升,当降不降,称之为气壅。②哕:两种含义:一为呃逆,如上焦篇中的宣痹汤;二为干呕。按吴氏本人的注解,本条也指呃逆而言(参见中焦篇八条注解)。③橘皮竹茹汤:《金匮》谓:哕逆者,橘皮竹茹汤主之。其方组成:橘皮竹茹　大枣　生姜　甘草　人参。

【译文】　湿温病如病邪影响到阳明胃时,可以引起胃气壅滞,气机上逆而出现呃逆,用新制橘皮竹茹汤治疗。

按:《金匮》中的橘皮竹茹汤,是用来治疗胃气虚损又感受病邪导致呃逆的方剂,现在用来治疗因湿热壅遏胃气所致的呃逆,不宜用人参、甘草等壅补的药物,所以将上述药物改为柿蒂。柿子成熟于秋季,禀受了阳明燥金的主气,且其形状为方形,这是其他果物所没有的,因而治疗肺胃疾病具有独特的作用(肺脏的五行属性为金,胃的气运也属金)。柿蒂为柿的归束之处,从开花至结果都源于此处。凡是花其性能都升散,凡是子其性能皆沉降,而沉降之前必然先收聚,所以柿蒂与收散和沉降均有关系,因而擅长治疗呃逆(从草木的整体性质分析,芦和蒂为升降的门户,载生发之气上升的是芦,接受阴精之气归藏的是蒂,研究事物作用的人,不可不在这些方面钻研)。

新制橘皮竹茹汤(苦辛通降法)

橘皮9克 竹茹9克 柿蒂7枚 姜汁3茶匙(冲)

上药用水五杯,煎煮成二杯,分二次趁热服下。若效果不明显,可再次服用。痰热较甚者,加竹沥、栝蒌霜。兼有瘀血者,加桃仁。

【解析】 哕证,在中医文献中有两种含义,一种又称呃逆,俗称打嗝,另一种是指干呕。此证总属胃气上逆所致,但亦有虚实寒热之分。吴氏在上焦篇第46条、中焦篇第8条及本条、下焦篇第15条中均有论及。本条所述是湿热壅遏中焦,胃气不得下降引起的哕证,临床每多伴有脘痞苔腻、渴不欲饮等湿热中阻见症,以新制橘皮竹茹汤治疗的目的是利气和胃,降逆止呃。该方由《金匮》橘皮竹茹汤化裁而来,临床用时尚可加入藿香梗、佩兰梗、半夏等芳香化湿、和胃降逆之品。

第五十八条

【原文】 三焦湿郁,升降失司①,脘连腹胀,大便不爽,一加减正气散主之。

再按:此条与上第五十六条同为三焦受邪,彼以分消开窍为急务,此以升降中焦为定法,各因见证之不同也。

一加减正气散方

藿香梗二钱 厚朴二钱 杏仁二钱 茯苓皮二钱 广皮一钱 神曲一钱五分 麦芽一钱五分 绵茵陈二钱 大腹皮一钱

水五杯,煮二杯,再服。

[方论]正气散本苦辛温兼甘法,今加减之,乃苦辛微寒法也。去原方之紫苏、白芷,无须发表也。去甘、桔,此证以中焦为扼要,不必提上焦。只以藿香化浊,厚朴、广皮、茯苓、大腹泻湿满,加杏仁利肺与大肠之气,神曲、麦芽升降脾胃之气,茵陈宣湿郁而动生发之气,藿香但用梗,取其走中不走外也。茯苓但用皮,以诸皮皆凉②,泻湿热独胜也。

【注释】 ①升降失司:湿邪郁阻、气之升降失调,这里是指脾胃的功能失调,即脾之不运不升,胃之不行不降。临床表现为脾胃证候,如脘连腹胀、呕恶、呃逆、呕吐,大便不爽等。②诸皮皆凉:以药物的皮与其内质相比较而言,性质有偏凉的这一情况。

【译文】 湿邪郁阻三焦,气机升降失常,出现脘腹胀满,大便不爽利等症状,用一加减正气散治疗。

再按:本条与以上第五十六条所论述的病证,均为病邪侵犯三焦,但五十六条病证的治疗以开窍醒神、分制湿邪为首要方法,而本条病证的治疗则以升降中焦气机为基本大法,这是由于二者临床表现不相同的缘故。

一加减正气散方

藿香梗6克 厚朴6克 杏仁6克 茯苓皮6克 广陈皮3克 神曲4.5克 麦芽4.5克 绵茵陈6克 大腹皮3克

上药用水五杯,煎煮成二杯,分作二次服。

[方论]藿香正气散原本是苦辛温兼甘法,现经过加减而成为苦辛微寒法。去原方中的紫苏、白芷,是因为没有表证而不须解表,去甘草、桔梗,是因为本证病位在中焦而不必升提上焦。方中以藿香芳香化湿,厚朴、广皮、茯苓、大腹皮理气化湿,消除胀满,再加杏仁宣利肺和大肠之气,神曲、麦芽升降中焦脾胃的气机,茵陈宣透湿邪之瘀滞而鼓舞生发之气。藿香只用其梗,是利用其只作用于中焦而不作用于体表的功效。茯苓只用皮,是因为各种皮的性能大多属于寒凉,对于清化湿热有独特的功效。

第五十九条

【原文】 湿郁三焦,脘闷,便溏,身痛,舌白,脉象模糊①,二加减正气散主之。

上条中焦病重,故以升降中焦为要。此条脘闷便溏,中焦证也,身痛舌白,脉象模糊,则经络证矣,故加防己急走经络中湿郁;以便溏不比大便不爽,故加通草、薏仁,利小便所以实大便也;大豆黄卷从湿热蒸变而成,能化蕴酿之湿热,而蒸变脾胃之气也。

二加减正气散(苦辛淡法)

藿香梗三钱 广皮二钱 厚朴二钱 茯苓皮三钱 木防己三钱 大豆黄卷二钱 川通草一钱五分 薏苡仁三钱

水八杯,煮三杯,三次服。

【注释】 ①脉象模糊:语出《临证指南》医案中,其意一为模糊难以辨别,二为脉弱的触摸不到。但如吴氏归纳为经络证,乃以"身痛"为根据。

【译文】 湿邪郁阻三焦,脘腹痞闷,大便稀溏,身体疼痛,舌苔白,脉象模糊不清,用二加减正气散治疗。

上条所论述的病变重点在中焦,所以治疗以升降中焦脾胃气机为大法。本条所讨论的病证既有脘闷、便溏等湿邪困阻中焦脾胃的症状,又有身体疼痛、舌苔白、脉象模糊等湿邪阻滞经络的表现,所以用防己迅速祛除经络中的湿邪。由于本证出现大便稀溏而不是大便不爽,所以加用通草、薏仁,通过利小便而达到使大便正常的目的。大豆黄卷是经过湿热蒸变后形成的,故能清化体内蕴阻之湿热,健运脾胃之功能。

二加减正气散(苦辛淡法)

藿香梗9克 广陈皮6克 厚朴6克 茯苓皮9克 木防己9克 大豆黄卷

6克　川通草4.5克　薏苡仁9克

上药以水八杯,煎煮成三杯,分三次服。

第六十条

【原文】　秽湿着里①,舌黄脘闷,气机不宣②,久则酿热,三加减正气散主之。

前两法,一以升降为主,一以急宣经隧为主。此则以舌黄之故,预知其内已伏热。久必化热,而身亦热矣,故加杏仁利肺气,气化则湿热俱化,滑石辛淡而凉,清湿中之热,合藿香所以宣气机之下宣也。

三加减正气散方(苦辛寒法)

藿香(连梗叶)三钱　茯苓皮三钱　厚朴二钱　广皮一钱五分　杏仁三钱滑石五钱

水五杯,煮二杯,再服。

【注释】　①秽湿着里:湿浊之邪不在表,而是留著于里,久郁必然有化热之趋向。着者著也。②气机不宣:气机被湿热闭阻而不能畅行。宣为宣畅,升降宣发之性。

【译文】　秽湿之邪留于体内,出现舌苔发黄,胃脘胀闷等症状,这是秽湿久留郁而化热,气机失于宣畅的缘故,可用三加减正气散治疗。

前述两种治法,一是以升降脾胃的气机为主,一是以宣通经络、祛除湿邪为主。本条病证出现了黄色舌苔,因而可以判断体内有热邪内伏。湿邪久郁而化热,身体必然发热,所以治疗时加苦杏仁宣利肺气,肺气宣畅则湿热之邪易于清化;方中滑石辛淡而凉,可清利湿热,配合藿香既可化湿又可宣通气机。

三加减正气散方(苦辛寒法)

藿香(连梗叶)9克　茯苓皮9克　厚朴6克　广皮4.5克　苦杏仁9克　滑石15克

上药以水5杯,煎煮成2杯,分2次服。

第六十一条

【原文】　秽湿着里,邪阻气分①,舌白滑,脉右缓②,四加减正气散主之。

以右脉见缓之故,知气分之湿阻,故加草果、楂肉、神曲,急运坤阳,使足太阴之地气不上蒸手太阴之天气也。

四加减正气散方(苦辛温法)

藿香梗三钱　厚朴二钱　茯苓三钱　广皮一钱五分　草果一钱　楂肉(炒)五钱　神曲二钱

水五杯,煮二杯,渣再煮一杯,三次服。

【注释】　①气分：一般指阳明气分，多影响脾胃之运化水谷的作用。脾与胃相表里，以膜相连，为胃行其津液，故又言之为脾阳。②脉右缓：右寸脉为肺，关为脾，尺为命门。其脉缓乃命门火衰，脾虚不运，肺虚不宣是也。

【译文】　秽湿之邪留于体内，阻滞中焦气分，舌苔白滑，脉右手较缓，用四加减正气散治疗。

本病证因有右手脉缓等症状，故可判断其病机为湿邪阻于气分，所以在方中加入草果、楂肉、神曲祛除中焦湿邪，运化脾胃气机，使足太阴脾的湿邪不至于向上影响手太阴肺宣降功能。

四加减正气散方（苦辛温法）

藿香梗9克　厚朴6克　茯苓9克　广陈皮4.5克　草果3克　楂肉(炒)15克　神曲6克

上药用水五杯，煎煮成二杯，药渣加水再煮一杯药液，分三次服。

第六十二条

【原文】　秽湿着里，脘闷便泄①，五加减正气散主之。

秽湿而致脘闷，故用正气散之香开②；便泄而知脾胃俱伤，故加大腹运脾气，谷芽升胃气也。以上二条，应入前寒湿类中，以同为加减正气散法，欲观者知化裁古方之妙，故列于此。

五加减正气散（苦辛温法）

藿香梗二钱　广皮一钱五分　茯苓块三钱　厚朴二钱　大腹皮一钱五分　谷芽一钱　苍术二钱

水五杯，煮二杯，日再服。

按：今人以藿香正气散统治四时感冒，试问四时止一气行令乎？抑各司一气，且有兼气乎？况受病之身躯脏腑，又各有不等乎？历观前五法，均用正气散，而加法各有不同，亦可知用药非丝丝入扣，不能中病。彼泛论四时不正之气，与统治一切诸病之方，皆未望见轩岐③，之堂室者也，乌可云医乎？

【注释】　①便泄：大便泄泻。其脾阳虚者可以出现此证；湿盛则濡泻，也可出现此证。其实阳虚和湿盛是一个问题的两个方面，即阳虚则湿停，湿甚则伤阳。②香开：芳香醒脾，从而开动脾气的升降之机。③轩岐：黄帝轩辕氏与其臣岐伯的并称。他们被视作中国医药的始祖。也指高明的医术。

【译文】　秽湿之邪留于体内，出现脘部发闷，大便泄泻等症状，用五加减正气散治疗。

由于秽湿之邪阻于中焦而导致脘部发闷，所以用藿香正气散芳香宣通气机。从大便泄泻可知脾胃受损，所以用大腹皮健运脾气，用谷芽升发胃气。上述两条病证均属寒湿性质，应列入寒湿类中，但因同为正气散的加减应用，为使读者理解对于古代方剂灵活加减的妙处,所以并列于此。

五加减正气散(苦辛温法)

藿香梗6克 广陈皮4.5克 茯苓块9克 厚朴6克 大腹皮4.5克 谷芽3克 苍术6克

上述药物用水五杯,煎煮成二杯,一日服二次。

按:现在的医生都用藿香正气散治疗一年四季所有的感冒,请问,四季只有一气行令吗?况且病人的体质,脏腑的机能状况又各不相同,怎么能用藿香正气散治疗一切感冒呢?纵观上述五种治法,虽均用正气散,但药物加减各有不同,由此可知,治疗用药若不能做到丝丝入扣,就不能切中病机,获得疗效。那些只是泛泛谈论四时不正之气,仅仅用几张方剂治疗所有病证的人,都没有掌握高深的医学理论,怎能称为医生呢?

【解析】 1.5个加减正气散的性质:以上所列的5个加减正气散是吴氏根据叶天士《临证指南医案》中的病案整理而成的,反映了叶氏对藿香正气散的灵活运用和对该方变化的深刻理解。总的来说,该方所适用的病证主要是湿邪犯于肌表及脾胃,病邪的性质以湿为主,热邪不明显,或属寒湿之性,如已有明显的化热,则不再适宜用该方。在临床上,对藿香正气散的变化运用还有许多,上述5种加减法也只能作为举例。

2.5个加减正气散功效及适应证的差异:吴氏加减的正气散,是指《局方·治伤寒方》中的藿香正气散,由藿香、大腹皮、紫苏叶、白芷、茯苓、半夏曲、白术、陈皮、厚朴、桔梗、甘草组成。该方原是治疗感受寒湿,既有寒热表证,又有吐泻里证者。一加减正气散的治疗重点在于疏化中焦湿浊,升降脾胃之气。适应证是湿盛热微阻于三焦,脾胃升降失司。临床以腹胀、大便不爽等症状为特点。虽然原文称其为"苦辛微寒法",但该方清热之力甚微。二加减正气散的作用在于宣气利湿,疏通经隧。适应证是湿热之邪郁于三焦,并阻滞经络,特点是湿邪内蕴脾胃而外着经络。临床除外脾胃症状,尚有身痛等湿滞经络的表现。因而在治疗时,使用了木防己、薏苡仁、大豆黄卷等宣通经络湿邪之品。三加减正气散的主要功效是宣气化湿,兼以泄热。适应证是湿邪在里,日久化热。从原文及病机分析,临床除可见苔黄(当为黄而腻)之外,还可见胸闷、身热、小便短赤等症状。所以治疗加入滑石以清湿中之热。本方用药重视宣通肺气,目的是宣利肺气以化湿。应当注意的是,本证性质虽属湿热,但仍为湿重于热,所以用药侧重于祛湿,清热之力较轻。四加减正气散重在疏化中焦浊滞,适应证是湿邪在里,损伤脾阳,夹有食滞。从原文及病机分析,临床可见舌白滑,脉右缓,脘痞腹胀,以及湿盛伤阳、食滞内留的表现。因其并非单纯的湿着阻气之证,故以正气散疏化湿浊的同时加入山楂肉、神曲等消食导滞药物。五加减正气散主以燥湿健脾,行气温中,除螨止泻。适应证为湿邪郁阻于脾,脾运失健而泄泻。临床以脘闷、泄泻为特征,治疗重在化湿和中,健运脾胃。

3.一、二加减正气散所治病证与第56条所述之证的区别:3证虽然均属湿邪郁于三焦气分,但病机重点各有不同,所以治法亦异。一、二加减正气散所治病证的病机实以中焦为中心,湿热困阻脾胃为其病机关键。其中一加减正气散更适用于脾胃气机升降失司者,二加减正气散则更适用于脾胃湿困而兼有湿滞经络者。两方治疗重在祛除中焦湿浊,前者长于理气化湿;后者长于祛湿,并兼以疏通经隧。第56条所述之证的特点是湿阻于下而蒙蔽于上,所以治以开窍为先,继以淡渗分利。

<h1 style="text-align:center">第六十三条</h1>

【原文】 脉缓身痛,舌淡黄而滑,渴不多饮,或竟不渴,汗出热解,继而复热。内不能运水谷之湿,外复感时令之湿,发表攻里,两不可施,误认伤寒,必转坏证。徒清热则湿不退,徒祛湿则热愈炽。黄芩滑石汤主之。

脉缓身痛,有似中风①,但不浮,舌滑不渴饮,则非中风矣。若系中风,汗出则身痛解而热不作矣。今继而复热者,乃湿热相蒸之汗,湿属阴邪,其气留连,不能因汗而退,故继而复热。内不能运水谷之湿,脾胃困于湿也;外复受时令之湿,经络亦困于湿矣。倘以伤寒发表攻里之法施之,发表则诛伐②无过之表,阳伤而成痉③,攻里则脾胃之阳伤,而成洞泄④寒中⑤,故必转坏证也。湿热两伤,不可偏治,故以黄芩、滑石、茯苓皮清湿中之热,蔻仁、猪苓宣湿邪之正,再加腹皮、通草,共成宣气利小便之功,气化则湿化,小便利则火腑⑥通而热自清矣。

黄芩滑石汤方(苦辛寒法)

黄芩三钱　滑石三钱　茯苓皮三钱　大腹皮二钱　白蔻仁一钱　通草一钱
猪苓三钱

水六杯,煮取二杯,渣再煮一杯,分温三服。

【注释】 ①中风:即《伤寒论》中的太阳病中风。②诛伐:责罚、伤害之意。③痉:又称动风,以项背强急、口噤、四肢抽搐、角弓反张等为表现的症候。有虚、实之分。④洞泄:病名。出自《内经》。临床上两种情况均可出现:一是寒泄,表现为食已即泄,完谷不化。二是濡泄,见《医宗必读》。⑤寒中:中阳受伤而形成的虚寒证。

【译文】 湿温病过程中,出现脉缓,身体疼痛,舌苔色淡黄而滑,口渴而饮水不多,或竟然不觉口渴,发热,出汗后热势下降,但不久又再度发热。这是由于脾胃不能运化水谷而内生湿邪,同时又外感了时令之湿邪,内外湿邪相合致病。这种病证的治疗,解表法与攻下法均不适宜,如果误认为是伤寒而用解表攻里法治疗,必然转成难以治疗的坏证。如果单纯用清热法治疗,则湿邪不能祛除;如果仅用祛湿法治疗,则热势必然更加炽烈,所以此时应以黄芩滑石汤治疗。

湿温病初期,出现脉缓,身体疼痛等症状,与伤寒的中风证有相似之处,但是其脉不浮,舌苔滑腻,不多饮水,可知其并非中风证。如果是中风证,在汗出之后邪随汗解,则身痛消除,发热减退而不会再起。现在所见的病证在汗出后热势虽减,但

不久又作,这是由于此为湿热相争而致的出汗,湿为阴邪,性质黏腻,留连难去,不能通过出汗而完全解除,所以热退不久又复发热。本病证的本质是:内因于机体不能正常地运化水谷之湿,脾胃被湿邪困阻;外因是感受时令之湿邪,困阻经络。此时如果以伤寒解表攻下等法治疗,必然转成难治的坏证,解表会攻伐无邪的肌表,损伤阳气,甚至导致发痉;通里攻下则会更加损伤脾胃阳气,形成虚寒内盛泄泻不止的病证。由于本病证既有湿邪又有热邪,所以治疗不能只侧重于一方,仅治湿或仅治热,必须湿热同治。本方以黄芩、滑石、茯苓皮清湿中之热,以豆蔻、猪苓宣化渗利湿邪,再加上大腹皮、通草,使全方具有宣气化湿、通利小便的作用。通过宣展气机则湿邪得化,又通过利小便而清泄小肠火腑之热,这样湿热之邪自然得以清化。

黄芩滑石汤方(苦辛寒法)

黄芩9克 滑石9克 茯苓皮9克 大腹皮6克 豆蔻3克 通草3克 猪苓9克

上药用水6杯,煎煮成2杯,药渣加水再煎煮1杯,分3次趁热服下。

【解析】 1.湿热蕴阻中焦的治疗原则及辨证要点:吴氏强调本证"徒清热则湿不退,徒祛湿则热愈炽",应治以清热化湿并举。其辨证的关键:一是舌苔黄滑;二是渴不多饮;三是汗出热可暂退,但热退之后又复发热,这是湿热蕴蒸的重要特征。

2.黄芩滑石汤的功效与特点:黄芩滑石汤由辛淡苦寒之品组成,既有清热之品,又有化湿、利湿之品,是治疗湿热病的代表方之一。功能清湿中之热、化蕴热之湿,具有清热而不寒滞,化湿而不温燥的特点。但本方清热作用较弱,更适用于湿重于热者,对于湿已化火,邪热较盛者,则应另选他方或加强清热之力。

第六十四条

【原文】 阳明湿温,呕①而不渴者,小半夏加茯苓汤主之;呕甚而痞②者,半夏泻心汤去人参、干姜、大枣、甘草加枳实、生姜主之。

呕而不渴者,饮多热少,故主以小半夏加茯苓逐其饮而呕自止。呕而兼痞,热邪内陷③,与饮相搏,有固结不通④之患,故以半夏泻心,去参、姜、甘、枣之补中,加枳实、生姜之宣胃也。

小半夏加茯苓汤

半夏六钱 茯苓六钱 生姜四钱

水五杯,煮取二杯,分二次服。

半夏泻心汤去人参干姜甘草大枣加枳实生姜方

半夏六钱 黄连二钱 黄芩三钱 枳实三钱 生姜三钱

水八杯,煮取三杯,分三次服。虚者复纳人参、大枣。

【注释】 ①呕:证名。指饮食、痰涎从胃中上涌,自口而出。有声无物为呕,有物无声为吐,有物有声为呕吐。现在一般统称为呕吐,而将有声无物,称为干呕。②痞:本处指胸腹痞满不舒。③热邪内陷:热邪指湿热之邪,内陷指陷入脾胃中焦,影响脾胃之功能。④固结不通:水饮与邪热互相搏结,导致气机闭塞不通。

【译文】 湿温病,病在阳明胃,出现呕吐而口不渴等症状,用小半夏加茯苓汤治疗;呕吐严重而脘腹痞胀的,用半夏泻心汤去人参、干姜、大枣、甘草加枳实、生姜治疗。

呕吐而口不渴,说明饮邪在胃,热邪不甚,用小半夏加茯苓汤为主,祛除饮邪则呕吐自然停止。呕吐严重又兼有胃脘痞胀的,说明热邪内陷与饮邪相搏,痼结于中焦形成上下不通的病势,所以用半夏泻心汤去人参、干姜、甘草、大枣等温补中阳的药物,加枳实、生姜宣通胃气。

小半夏加茯苓汤

半夏18克　茯苓18克　生姜12克

上药用水五杯,煎煮成二杯,分两次服。

半夏泻心汤去人参干姜甘草大枣加枳实生姜方

半夏18克　黄连6克　黄芩9克　枳实9克　生姜9克

上药用水八杯,煎煮成三杯,分三次服。若体质虚弱者可以再加入人参、大枣。

【解析】 呕吐一症成因颇多,就湿温而言,有邪热犯胃、胃气上逆所致者,有湿饮停聚、胃失和降所致者,其辨证关键是口渴与否。一般而言,呕而不渴说明呕吐非胃热上冲之故,多为湿饮停聚且"饮多热少"之候,因而以小半夏加茯苓汤涤饮和胃、降逆止呕;

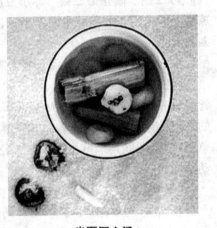

半夏泻心汤

倘若呕吐较甚且心下痞满,则多系湿热饮邪交阻于中,胃气失却和降之故,其舌苔必见黄滑,口渴而不欲多饮,所以治以半夏泻心汤加减,取其辛开苦降、和胃降逆。但应注意,吴氏以呕而不渴辨其饮多热少虽有一定临床意义,但仅凭此症尚不够全面,还应结合舌苔腻等症状。同时,判断湿热与饮邪相合,也不能仅依据是否有痞满,还应结合苔黄、脉数等症状。

第六十五条

【原文】 湿聚热蒸,蕴①于经络,寒战热炽,骨骱②烦疼,舌色灰滞,面目痿黄,病名湿痹,宣痹汤主之

《经》谓:风寒湿三者合而为痹,《金匮》谓:经热则痹。盖《金匮》诚补《内经》

之不足。痹之因于寒者固多,痹之兼乎热者,亦复不少,合参二经原文,细验于临证之时,自有权衡。本论因载湿温而类及热痹,见湿温门中,原有痹证,不及备载痹证之全,学者欲求全豹③,当于《内经》《金匮》、喻氏、叶氏以及宋元诸名家,合而参之自得。大抵不越寒热两条,虚实异治。寒痹势重而治反易,热痹势缓而治反难,实者单病躯壳④易治,虚者兼病脏腑夹痰饮腹满等证,则难治矣,犹之伤寒两感也。此条以舌灰目黄,知其为湿中生热;寒战热炽,知其在经络,骨骱疼痛,知其为痹证。若泛用治湿之药,而不知循经入络,则罔效矣。故以防己急走经络之湿,杏仁开肺气之先,连翘清气分之湿热,赤豆清血分之湿热,滑石利窍而清热中之湿,山栀肃肺而泻湿中之热,薏苡淡渗而主挛痹⑤,半夏辛平而主寒热,蚕砂化浊道中清气。痛甚加片子姜黄、海桐皮者,所以宣络而止痛也。

宣痹汤方(苦辛通法)

防己五钱　杏仁五钱　滑石五钱　连翘三钱　山栀三钱　薏苡五钱　半夏(醋炒)三钱　晚蚕砂三钱　赤小豆皮三钱(赤小豆乃五谷中之赤小豆,味酸肉赤,凉水浸取皮用。非药肆中之赤小豆,药肆中之赤豆乃广中野豆,赤皮蒂黑肉黄,不入药者也)

水八杯,煮取三杯,分温三服。痛甚加片子姜黄二钱,海桐皮三钱。

【注释】　①蕴:包含着,藏着的意思。②骨骱:骨指骨骼,骱为骨关节。统称骨骼关节。③欲求全豹:比喻想对事物或学问更加全面掌握和了解。④躯壳:身体的外表,指实邪只侵袭体表。⑤挛痹:病证名,语出《素问·异法方宜论》。筋脉拘急为"挛",肌肤疼痛麻木为"痹"。泛指痹证的筋脉拘急,肌肤麻木、疼痛和关节活动不灵的一类症状。

【译文】　湿热之邪蕴阻薰灼于经络,出现身热炽甚而寒战,骨节剧烈疼痛,心中烦躁,舌苔灰滞,面目痿黄,这种病证名为湿痹,用宣痹汤治疗。

《内经》说:风寒湿三种病邪相合侵犯人体就会形成痹证,而《金匮》又补充了《内经》的不足,指出痹证的形成虽然由于寒邪引起的比较多,但兼有热邪的亦不少,结合二者的原文,再仔细于临床中体验,自然就可掌握了。本书中因论述湿温病而涉及热痹,在湿温门中原来就包括了痹证,但不能全面地详细论述痹证的证治,如果学习者要全面了解痹证的辨证论治,当认真研究《内经》《金匮》、喻嘉言、叶天士和宋元时期各名家的论述,综合参照自有收获。大凡痹证的辨证不外寒热二条,治疗不离虚实两端。寒痹病势重但治疗反而容易,热痹病势较缓但治疗反而困难。实证者仅仅病在肢体经络故容易治疗,虚证者则有脏腑病变并兼有痰饮腹满等症,所以治疗困难,就如同伤寒中的两感证一样,病变较重而治疗困难。本病证舌苔灰滞,眼睛发黄,可知湿中已生热。寒战而热势炽烈,可知病变在经络,周身骨节疼痛是痹证的特点。如果只是泛泛地用治湿邪的药物,而不知道用疏通经络的药物,则不可能取得效果。所以以防己祛除经络的湿邪,杏仁开宣肺气,连翘清气分中的湿热,赤小豆清血分中的湿热,滑石通利小便以清热中之湿,山栀清肃肺气以泻湿中之热,薏苡仁淡渗而主治筋脉挛急疼痛,半夏性味辛平主治寒热,蚕砂能化生浊道中的清气。若疼痛较甚可加片姜黄、海桐皮,以宣通经络而止痛。

宣痹汤方(苦辛通法)

防己15克 杏仁15克 滑石15克 连翘9克 山栀9克 薏苡15克 半夏(醋炒)9克 晚蚕砂9克 赤小豆皮9克(赤小豆是指五谷中的赤小豆,味酸肉红,用凉水浸泡后取皮用。不是药店中的赤小豆,药店中的赤小豆多为两广地区产的野豆,皮红蒂黑肉黄,不能入药)

上药用水八杯,煎煮成三杯,分三次趁热服下。若骨节疼痛严重,可加片姜黄6克,海桐皮9克。

【解析】 1.本条所述痹证的性质:痹证多由风、寒、湿引起,也有风湿热邪所致者,或因风寒湿久郁而成湿热之证。本证所述的痹证实为湿热痹,由于湿热郁滞经络,营卫失和,则寒战热炽;经气痹阻不通则骨骱烦痛,这是本证的主症。舌苔灰滞、面目萎黄,均系湿蕴生热之征。治以宣痹汤,作用在于清利湿热,宣痹通络。

2.《温病条辨》中两个宣痹汤的区别:本书上焦篇与中焦篇各有一宣痹汤,上焦篇第46条之宣痹汤以枇杷叶、郁金、射干、白通草、香豆豉组成,重在宣畅肺气佐以化湿,主治湿热郁闭肺气所致的呃逆;本条宣痹汤由防己、苦杏仁、滑石、连翘、栀子、薏苡仁、半夏、晚蚕沙、赤小豆皮组成,重在清利湿热、宣痹通络,主治湿热痹证。因此,2方名虽同而组成、作用、主治各不相同,应注意区别使用。

第六十六条

【原文】 湿郁经脉,身热身痛,汗多自利①,胸腹白疹②,内外合邪,纯辛走表③,纯苦清热,皆在所忌,辛凉淡法,薏苡竹叶散主之。

上条但痹在经脉,此则脏腑亦有邪矣,故又立一法。汗多则表阳开,身痛则表邪郁,表阳开而不解表邪,其为风湿无疑。盖汗之解者寒邪也,风为阳邪,尚不能以汗解,况湿为重浊之阴邪,故虽有汗不解也。学者于有汗不解之证,当识其非风则湿,或为风湿相搏也。自利者小便必短,白疹者,风湿郁于孙络毛窍④。此湿停热郁之证,故主以辛凉解肌表之热,辛淡渗在里之湿,俾表邪从气化而散,里邪从小便而驱,双解表里之妙法也,与下条互斟自明。

薏苡竹叶散方(辛凉淡法,亦轻以去实法)

薏苡五钱 竹叶三钱 飞滑石五钱 白蔻仁一钱 五分连翘三钱 茯苓块五钱 白通草一钱五分

共为细末,每服五钱,日三服。

【注释】 ①自利:根据吴氏自注文:"自利者小便必短",可知自利指大便自利,并有轻度泄泻之意。②白疹:即"白㾦"。由于湿热之邪郁于肌表,不能透泄而发。颈项初生,渐至胸腹,亦可见于四肢,先少后多,状如水晶,饱满透彻为良;水泡呈枯白色者,称之为枯瘩,是气阴枯竭之候,预后不良。③纯辛走表:指辛温发汗。④孙络毛窍:指极细之络脉和玄府而言。也可以理解为肌腠皮毛之间处。

【译文】 湿邪阻滞经脉,出现发热,身体疼痛,多汗,大便泄泻,胸腹部有白疹等症状,这是体内湿邪与外感湿邪相合致病的缘故。此时单纯辛散发表或单纯苦寒清泻里热,都属治疗禁忌,当用辛凉淡渗的方法,以薏苡竹叶散治疗。

上条论述的病证是湿热仅仅阻滞经脉的湿痹,本条所述的病证湿热之邪不仅阻于经脉,而且蕴滞脏腑,所以治疗须另外立法。汗出较多说明体表阳气疏通,身体疼痛为邪郁肌表的表现,体表阳气疏通而表邪不能得解,这肯定是风湿为患。寒邪得汗可以外解,而风属阳邪,不能随汗而解,何况湿邪为性质重浊的阴邪,更难通过出汗而解,所以虽然出汗较多但病邪不能外解。学习医学的人对于有汗而病不解的病证,应当知道其性质不是属风就是属湿,或者是风湿相合致病。大便泄泻,水湿从肠道下泄,小便必然会短少。胸腹部出现白疹,是风湿之邪郁阻于体表的孙络、毛窍所致。总之,本证是湿邪内留、热邪郁遏的证候,所以治疗用辛凉透解肌表邪热,辛淡渗利在里湿邪,使在表的病邪通过气化从表透散,在里的湿邪从小便而去,这是一种表里双解的巧妙治法,如与下条的病证相互参照,则更加明确。

薏苡竹叶散方(辛凉淡法,也是轻以去实法)

薏苡仁15克　淡竹叶9克　飞滑石15克　豆蔻4.5克　连翘9克　茯苓块15克　白通草4.5克

上药共研为细末,每次服15克,每日3次。

【解析】 本条所述之白疹,即为白痦,是湿温过程中常见的皮疹,多见于胸腹部。其发生多因气分湿热不解,郁蒸肌腠而成。湿郁热蒸故身热汗多,汗多而邪不外解,以致郁发白痦,这是本证的重要特点之一。此证邪虽在表,但与表证不同,也与一般的肌表风湿有别,所以对本证的治疗,忌用纯辛发表;加之外发白痦津气易受耗损,所以纯苦清热亦在所忌。吴氏提出用"辛凉淡法"治疗,即清宣、疏解、淡渗并用,使郁于肌表的湿热之邪得以宣透、分利。薏苡竹叶散辛凉甘淡,泄热利湿而无耗津之弊,用于本证确甚合拍。此法在自注中被称为"双解表里",在理解时应注意不可与一般所说的解表和清里并用的"双解表里"相混淆。

第六十七条

【原文】 风暑寒湿①,杂感混淆②,气不主宣③,咳嗽头胀,不饥舌白,肢体若废④,杏仁薏苡汤主之。

杂感混淆,病非一端,乃以气不主宣四字为扼要,故以宣气之药为君。既兼雨湿中寒邪,自当变辛凉为辛温。此条应入寒湿类中,列于此者,以其为上条之对待也。

杏仁薏苡汤(苦辛温法)

杏仁三钱　薏苡三钱　桂枝五分　生姜七分　厚朴一钱　半夏一钱五分　防己一钱五分　白蒺藜二钱

水五杯,煮三杯,渣再煮一杯,分温三服。

【注释】　①风暑寒湿:泛指六淫之邪气。②杂感混淆:邪气有兼挟,先后又相异,交错混杂,共同作用于机体。③气不主宣:气不主宣是指气机在升发宣散方面的作用失调。引申为升降出入的整个气化受到影响。邪气不同,对人体影响也不同,但影响人体气机升降是一致的。④肢体若废:肢体活动不灵活的表现。废,废除,消失。

【译文】　风暑寒湿四种病邪混杂侵犯人体,肺气不能宣化,出现咳嗽,头胀,不知饥饿,舌苔白,肢体活动不利等症状,用杏仁薏苡汤治疗。

多种病邪混杂致病,病情必然复杂。然而以肺气不宣为病机关键,因而治疗用宣化气机的药物为主药。由于本病证中兼夹有雨湿寒邪,所以治疗当把辛凉改为辛温之法。本条的内容应列入寒湿病证之中,之所以放在湿温中讨论,是为了与上条的内容相互参照。

杏仁薏苡汤(苦辛温法)

杏仁9克　薏苡9克　桂枝1.5克　生姜2.1克　厚朴3克　半夏4.5克　防己4.5克　白蒺藜6克

上药用水五杯,煎煮成三杯,药渣再加水煎煮成一杯,分三次趁热服下。

第六十八条

【原文】　暑湿痹者,加减木防己汤主之。

此治痹之祖方也。风胜则引,引者(吊痛挛痛之类,或上或下,四肢游走作痛,经谓行痹是也)加桂枝、桑叶。湿胜则肿,肿者(土曰敦阜)加滑石、萆薢、苍术。寒胜则痛,痛者加防己、桂枝、姜黄、海桐皮。面赤口涎自出者(《灵枢》谓:胃热则廉泉开),重加石膏、知母。绝无汗者,加羌活、苍术。汗多者加黄芪、炙甘草。兼痰饮者,加半夏、厚朴、广皮。因不能备载全文,故以祖方加减如此,聊示门径而已。

加减木防己汤(辛温辛凉复法)

防己六钱　桂枝三钱　石膏六钱　杏仁四钱　滑石四钱　白通草二钱　薏仁三钱

水八杯,煮取三杯,分温三服。见小效不即退者,加重服,日三夜一。

【注释】　①风胜则引:《素问·阴阳虚象大论》有"风胜则动"一词,与此相近"引"有牵拉而动之义。故吴氏自释吊痛挛痛、游走作痛。

【译文】　由于感受暑湿之邪形成的痹证,可用加减木防己汤治疗。

这是治疗痹证的基本方。风气较甚可致四肢拘挛,即所谓"风胜则引"(引是指肢体吊痛、挛痛等,或在上部或在下部,四肢游走作痛,即《内经》所说的行痹),

可加重桂枝的用量,并加入桑叶。湿气较甚可致病处肿胀,即"湿胜则肿"(湿邪属土,湿胜称为敦阜),可加重滑石用量,并加入草薢、苍术。寒气较甚可致疼痛,即所谓"寒胜则痛",应加重防己、桂枝的用量,并加入姜黄、海桐皮。面红、流涎说明胃热较甚,(《灵枢》中说:"胃有热则廉泉开而涎出"),可重用石膏,并加入知母。全身无汗的,可加入羌活、苍术。汗出较多可加入黄芪、炙甘草。兼有痰饮可加入半夏、厚朴、广皮。因为不能把治疗痹证的全部内容记载于此,所以用其基本方进行加减以反映治疗痹证的基本大法。

加减木防己汤(辛温辛凉复法)

防己18克　桂枝9克　石膏18克　苦杏仁12克　滑石12克　白通草6克
薏苡仁9克

上药用水8杯,煎煮成3杯,分了次趁热服。若药后有一些效果而没有完全止痛者,可以加重用量再服,日间服3次,夜间服1次。

【解析】　本条所述的暑湿痹证亦即湿热痹证,属于热痹范围。其形成可因外感湿热蕴阻经络,亦可因风寒湿邪郁久化热。其证除肢体痹痛,必有身热口渴及关节红肿发热等现象可据。木防己汤功能泄热利湿,宣痹通络,故为热痹常用之方。吴氏自注中所述随证加减诸法,甚切实用,颇有临床参考价值。

第六十九条

【原文】　湿热不解,久酿成疸①,古有成法,不及备载,聊列数则,以备规矩(下疟、痢等证仿此)。

本论之作,原补前人之未备,已有成法可循者,安能尽录。因横列四时杂感,不能不列湿温,连类而及②,又不能不列黄疸、疟、痢,不过略标法则而已。按湿温门中,其证最多,其方最伙。盖土居中位,秽浊所归,四方皆至,悉可兼证,故错综参伍③,无穷极也。即以黄疸一证而言,《金匮》有辨证三十五条,出治一十二方,先审黄之必发不发,在于小便之利与不利;疸之易治难治,在于口之渴与不渴;再察瘀热入胃之因,或因外并,或因内发,或因食谷,或因酣酒,或因劳色,有随经蓄血,入水黄汗;上盛者一身尽热;下郁者小便为难;又有表虚里虚,热除作哕,火劫致黄。知病有不一之因,故治有不紊之法;于是脉弦胁痛,少阳未罢,仍主以和;渴饮水浆,阳明化燥,急当泻热;湿在上,以辛散,以风胜;湿在下,以苦泄,以淡渗;如狂蓄血,势所必攻;汗后溺白,自宜投补;酒客多蕴热,先用清中,加之分利,后必顾其脾阳;女劳④有秽浊,始以解毒,继以滑窍⑤,终当峻补真阴;表虚者实卫,里虚者建中;入水火劫,以及治逆变证,各立方论,以为后学津梁⑥。至寒湿在里之治,阳明篇中,惟见一则,不出方论,指人以寒湿中求之。盖脾本畏木而喜风燥,制水而恶寒湿。今阴黄一证,寒湿相搏,譬如卑监之土⑦,须暴风日之阳,纯阴之病,疗以辛热无疑,方虽不出,法已显然。奈丹溪云:不必分五疸,总是如盦酱⑧相似。以为得治黄之扼要,殊不知以之治阳黄,犹嫌其混,以之治阴黄,恶乎可哉! 喻嘉言于阴黄一证,竟谓仲景方论亡失,恍若无所循从。惟罗谦甫⑨具有卓识,力辨阴阳,遵仲景寒湿之旨,出茵陈四逆汤之治。瑭于阴黄一证,究心有年,悉用罗氏法而化裁之,无不应手取效。间有始即寒湿,从太阳寒水之化,继因其人阳气尚未十分衰败,得燥热药数帖,阳明转燥金之化而为阳证者,即从阳黄例治之。

【注释】 ①疸:即黄疸,多由湿浊壅滞而成,证见身黄、目黄、小便黄。②连类而及:把相似相类的事物联系起来,涉及范围广泛。③错综参伍:内容广泛,错综复杂,数目之多,不可定论。④女劳:女劳疸是黄疸的一种,临床以身黄,额上黑,微汗出,手足心热,薄暮即发,膀胱急,小便自利为特征。因系房事伤肾,肾精亏损所致,故名"女劳疸"。⑤滑窍:清利下焦的治法。⑥津梁:桥,比喻为后学者所引导的工具。⑦卑监之土:语见《素问·五常政大论》。土运不及曰卑监。此处指脾胃中湿邪较甚,运化功能失于正常。⑧盦酱:盦,音 ān,古代一种器皿。盦酱比喻酱的产生过程是湿热蕴积而成。⑨罗谦甫:即罗天益,字谦甫,从师于李东垣,著《卫生宝鉴》一书。

【译文】 湿热之邪在体内久留不能外解,湿热酝酿日久则可以形成黄疸。对于黄疸的治疗,古书中已有现成的方法,在此不能全面论述,只能列举几条,作为参考(以下所论述的疟、痢等病证都可参考此例)。

撰写本书的目的就是为了补充前人认识的不足,对于前人已有现成治法可供参考的,怎能全部记载呢? 由于本书讨论的是四时感受各种病邪所致疾病的证治,因此必须列入湿温病,而黄疸、疟疾、痢疾等病证性质与其相似,所以连带进行讨论,但只能简略说明其治疗法则。湿温包括的病证种类很多,用方也数量很大。这是因为脾胃属土,位居中焦,各种秽浊之邪都可侵犯脾胃,而且许多病证在其发展过程中也会传至脾胃,从而出现多种兼证,所以湿温病证候错综复杂,难以详尽论述。就以黄疸这一病证来说,《金匮》中有辨治黄疸的条文 35 条,方剂 12 首。对于黄疸的辨证,提出了黄疸是否发生取决于小便是否通利,黄疸容易治疗或难以治疗可观察口渴与否。分析瘀热入胃的原因,有的是外感,有的是内伤,有的是饮食宿滞,有的是嗜酒,有的是房劳过度,有的是由于病邪随经络运行停滞下焦成为蓄血,有的因为出汗后入水沐浴而致汗液发黄,有的由于火热亢盛于上而致全身发热,有的由于病邪郁阻于下而致小便不利,还有的表现为表虚、里虚、热退后呃逆不止、误用艾灸、温针等火劫发汗的方法而形成黄疸。明确了黄疸发生有各种原因,治疗时就可以采取针对性的治法。若见脉象弦,胁部疼痛,属少阳病证还未解除,仍然以和解为主要治法;口渴而喜饮水,说明阳明燥热较甚,应当迅速清泄邪热;湿邪偏于上焦,治疗以辛散为主,多用祛风药;湿邪偏于下焦,治疗以苦泄为主,多用淡渗药;神志如狂的蓄血证,必须攻逐瘀热;出汗以后小便由黄色转为清白的,当用补法;嗜酒的人大多内有蕴热,治疗应先清中焦邪热,配合分利湿邪,然后顾护脾胃阳气;房劳过度的多有秽浊之邪,治疗初期应注重解毒,然后用通利下窍的方法,最后则填补真阴;表虚的治疗以固表充实卫气为主;里虚的治疗以扶助中气为主;汗出入水或误用火劫,以及多种治疗不当而变生逆证发黄的,均各有论述和处方,作为学医者的准绳。对于寒湿入里的治法,仅在阳明篇中记有一例,但没有方剂,这是提示人们应当在寒湿类病证中寻找治法。脾土的性质是畏肝木克伐,喜风性干燥,能运化水湿,但厌恶寒湿困阻。现在所说的阴黄病证,由寒湿相互搏结所致,就像泥土中湿气过盛,必须风吹日晒才能干燥一样,对于脾土被寒湿困阻的纯阴之证,也必须用辛热的药物治疗,虽然没有具体的处方,但治疗大法是显而易见的。可是,朱丹溪认为治疗时不必区分5种黄疸,因为其形成与酝酿制酱的道理相似,这似乎是治疗黄疸的概要之论,却不知道如果按此方法去治疗阳黄,尚且嫌过于笼统含糊,如果再以此法去治疗阴黄,那是万万不可的。对于阴黄病证的治疗,喻嘉言竟然认为张仲景的论述和处方均已失传,似乎也无所遵循了。只有罗谦甫独具高明的见识,强调要明辨黄疸之阴黄、阳黄,并根据张仲景所述阴黄属寒湿的宗旨,提出用茵陈四逆汤治疗。我对于阴黄病证研究多年,治疗全用罗氏的方法加减变化,没有不很快取得效果的。偶尔有患者为太阳经寒水致病,开始患病就属寒湿性质,但因其阳气尚未衰败,在投用了几帖温燥药组成的方剂后,寒湿按阳明燥金之性而发生转化,继而成为湿热性质的阳证,这时就应当按阳黄来治疗了。

【解析】 黄疸一证每与湿邪有关,但其中又有湿热和寒湿之分。本条所述乃指湿热黄疸,其形成多因湿热久郁不解,蒸酿而成。温病中的湿热病证虽与湿热黄疸及湿热疟、痢不同,但其因均系湿热之邪为患,病位总以脾胃为主,治疗上亦有互通之处,所以本书在论述湿温之后,亦对此类病证的治疗作了简要论述。

本条对治疸诸法进行了较全面的归纳,有关阴黄证治的论述也颇精辟,但有些观点尚需商榷。其一,黄疸发与不发与小便的关系。文中提出,黄之必发不发在于小便利不利。虽然《金匮要略》有"小便不利者,皆发黄"之说,即湿热能否外出与小便能否通利有关,但证之临床,未必发黄疸者都有小便不利,因此不可过于拘执。其二,黄疸易治难治与口渴的关系。《金匮要略》中有"疸而渴者,其疸难治;疸而不渴者,其疸可治"。所以文中提出疸之易治难治,在于口之渴与不渴。实际上,是否口渴只能反映热邪轻重和阴伤程度,与病之易治难治虽有一定关系,但也不是绝对的。临床上,影响黄疸病病情轻重的原因很多,并非仅限于此。

第七十条

【原文】 夏秋疸病,湿热气蒸,外干时令①,内蕴水谷②,必以宣通气分③为要,失治则为肿胀。由黄疸而肿胀者,苦辛淡法,二金汤主之。

此揭疸病之由与治疸之法,失治之变,又因变制方之法也。

二金汤方(苦辛淡法)

鸡内金五钱　海金沙五钱　厚朴三钱　大腹皮三钱　猪苓三钱　白通草二钱

水八杯,煮取三杯,分三次温服。

【注释】 ①外干时令:指夏秋之时,在湿热为盛的气候条件下,湿热之邪侵袭人体。②内蕴水谷:内因脾胃失调,不能正常运化水谷,而生水湿痰饮。③宣通气分:宣通气机,使人体气化升降归于正常,清得升,浊得降,湿浊得化。

【译文】 夏秋季节发生的黄疸病,多由湿热之邪蕴蒸引起。在外感受了时令湿热之邪的侵袭,在内脾胃不能运化水谷而酿生湿热。所以治疗必须以宣通气分为重点,若治疗不当就可能导致肿胀。如果是由黄疸而转变成的肿胀病证,应治以苦辛淡法,用二金汤。

本条揭示了黄疸的病因、治疗大法,以及治疗不当的变证,并制定了变证的治法、处方。

二金汤方(苦辛淡法)

鸡内金15克　海金沙15克　厚朴9克　大腹皮9克　猪苓9克　白通草6克

上药用水8杯,煎煮成3杯,分3次趁热服。

【解析】 由于黄疸病在气分,所以治疗以宣气泄热、化湿退黄为基本方法,以使气分湿热分解而达到退黄的目的。但黄疸的种类较多,治法也各不相同,不能仅强调宣气一法。即使是湿热黄疸,也是以清热化湿为主,若只着眼于宣气则过于片面。本条所列的二金汤源自《临证指南医案》中的黄疸肿胀案,体现了"苦辛渗利"的治疗方法,适用于一般的湿热黄疸,兼有气机不畅者亦可使用。但如肿胀明显,单用二金汤恐不能完全胜任。《临证指南医案》该病案中除了用二金汤一些药物外,还用浚川丸(出自《证治准绳》,由大戟、芫花、沉香、檀香、木香、槟榔、莪术、大腹皮、桑白皮、黑白牵牛、巴豆组成)以逐水消肿,吴氏在收入本案时未提及该丸药未免欠妥。

第七十一条

【原文】 诸黄疸小便短者,茵陈五苓散主之。

沈氏目南云:此黄疸气分实证通治之方也。胃为水谷之海,营卫之源,风入胃家气分,风湿相蒸,是为阳黄[①];湿热流于膀胱,气郁不化,则小便不利,当用五苓散宣通表里之邪,茵陈开郁而清湿热。

茵陈五苓散(五苓散方见前。五苓散系苦辛温法,今茵陈倍五苓,乃苦辛微寒法)

茵陈末十分　五苓散五分

共为细末,和匀,每服三钱,日三服。

《金匮》方不及备载,当于本书研究,独采此方者,以其为实证通治之方,备外风内湿[②]一则也。

【注释】　①阳黄：由湿热熏蒸而成，湿热并重或者热重于湿，黄色鲜明。要注意茵陈五苓散治黄疸偏于湿盛者。②外风内湿：按以上沈氏注："风湿相蒸"而言，可理解为外邪入里化热与内湿相交蒸形成的黄疸。

【译文】　各种黄疸出现小便短少症状的，可用茵陈五苓散治疗。

沈目南说：这是黄疸气分病变的实证都可运用的治疗方法。胃为水谷之海，是营气、卫气的源泉，如风邪进入胃的气分，风邪与湿邪相互蕴蒸，则形成阳黄。如湿热之邪下流膀胱，造成气机郁滞而气化失常，则小便不利。治疗当以五苓散宣通表里的病邪，茵陈升发郁滞而清化湿热。

茵陈五苓散（五苓散处方见前，五苓散是苦辛温法，现茵陈的用量为五苓散的一倍，所以是苦辛微寒法）

茵陈末 10 份　五苓散 5 份

上药一起研成细末，拌和均匀，每次服 9 克，每日三次。

《金匮》中治疗黄疸的方剂不一一列举，应当对本书进行研究，这里唯独摘录茵陈五苓散，因为他是治疗实证黄疸的通用方，即可治外风，又可祛内湿。

第七十二条

【原文】　黄疸脉沉，中痞①恶心，便结溺赤，病属三焦里证，杏仁石膏汤主之。

前条两解表里，此条统治三焦，有一纵一横之义，杏仁、石膏开上焦，姜、半开中焦，枳实则中驱下矣，山栀通行三焦，黄柏直清下焦。凡通宣三焦之方，皆扼重②焦，以上焦为病之始入，且为气化之先，虽统宣三焦之方，而汤则名杏仁石膏也。

杏仁石膏汤方（苦辛寒法）

杏仁五钱　石膏八钱　半夏五钱　山栀三钱　黄柏三钱　枳实汁每次三茶匙（冲）　姜汁每次三茶匙（冲）

水八杯，煮取三杯，分三次服。

【注释】　①中痞：由中焦脾胃运化失职，形成的脘腹痞塞胀满之证。②扼重：把握住重点的意思。

【译文】　黄疸病出现脉象沉，脘腹痞满，恶心，大便秘结，小便黄赤等症状。这是湿热充斥三焦的里证，可用杏仁石膏汤治疗。

前两条是采用两解表里的治法，此条则是三焦同治的方法，其论述方式一是从纵的角度，一是从横的角度。方中用苦杏仁、石膏宣散上焦病邪，姜汁、半夏宣通中焦，枳实将中焦病邪驱向下焦，栀子通利三焦，黄柏清泻下焦。大凡宣通三焦的方剂，其均侧重于治疗上焦，这是因为上焦为病邪侵入之处，而且是机体气化的关键，所以本方虽然能宣通上中下三焦，但方名还是以杏仁石膏命名。

杏仁石膏汤方（苦辛寒法）

苦杏仁 15 克　石膏 24 克　半夏 15 克　栀子 9 克　黄柏 9 克　枳实汁每次 3

茶匙（冲）　姜汁每次3茶匙（冲）

上药用水8杯，煎煮成3杯，分3次服。

【解析】　本条所述黄疸为热重于湿蕴蒸三焦气分之证，其发生机制虽与上焦不宣、中焦不运、下焦气结有关，但从证候表现和临床用药分析，病机实以中焦为主。治疗应重在宣通上焦、清热化湿，苦杏仁石膏汤宣气泄热，和中降逆，其组方用药充分体现了这一治疗思想。因肺主一身之气，气化则湿亦易化，故方中首用苦杏仁宣开肺气，以利湿热清化。

第七十三条

【原文】　素积劳倦，再感湿温，误用发表①，身面俱黄，不饥溺赤，连翘赤豆饮煎送保和丸。

前第七十条，由黄而变他病，此则由他病而变黄，亦遥相对待。证系两感②，故方用连翘赤豆饮以解其外，保和丸以和其中，俾湿温、劳倦、治逆，一齐解散矣。保和丸苦温而运脾阳，行在里之湿；陈皮、连翘由中达外，其行湿固然矣。兼治劳倦者何？经云：劳者温之。盖人身之动作行为，皆赖阳气为之主张，积劳伤阳。劳倦者，因劳而倦也，倦者，四肢倦怠也，脾主四肢，脾阳伤，则四肢倦而无力也。再肺属金而主气，气者阳也；脾属土而生金，阳气虽分内外，其实特一气之转输耳。劳虽自外而来，外阳既伤，则中阳不能独运，中阳不运，是人之赖食湿以生者，反为食湿所困。脾既困于食湿，安能不失牝马之贞，而上承乾健乎③？古人善治劳者，前则有仲景，后则有东垣，皆从此处得手。奈之何后世医者，但云劳病，辄用补阴，非惑于丹溪一家之说哉！本论原为外感而设，并不及内伤，兹特因两感而略言之。

连翘赤豆饮方（苦辛微寒法）

连翘二钱　山栀一钱　通草一钱　赤豆二钱　花粉一钱　香豆豉一钱

煎送保和丸三钱。

保和丸方（苦辛温平法）

山楂　神曲　茯苓　陈皮　萝子　连翘　半夏

【注释】　①误用发表：误认为风寒外感而用辛温发表药治疗。②两感：这里指的是表里同病者，谓之两感。③安能不失牝马之贞，而上承乾健乎：比喻因阴气太盛（食湿困阻），不能与相对之阳相和合。牝：雌性。乾，八卦之一，象征阳性或刚健。《易·说卦》："乾，健也"。今联为一词。

【译文】　长期过度劳倦，又感受湿热之邪，治疗时再误用发表药，导致身体面部都发黄，不知饥饿，小便短赤。可用连翘赤小豆饮煎液送服保和丸。

前面第70条讨论由黄疸而转变为其他病证的证治，本条则是论述由其他病证转变为黄疸的证治，两者相互对应可做比较。本条病证的病机有脾胃内伤和外感湿热两个方面，故治疗以连翘赤小豆饮解外感之湿热，保和丸调和脾胃，化在里之湿,使湿热之邪、劳倦内伤、误治变递等均能得到解除。保和丸性味苦温能温运脾阳,祛除里湿,陈皮、连翘可使病邪由中达外,祛除湿邪,这是显而易见的,但为什么能治疗劳倦伤脾呢?《内经》指出:劳者温之,这是因为人体的一切行为活动都必须依赖阳气的推动,长期过度劳累必然损伤阳气。所谓劳倦是指因劳累而倦,倦是指四肢倦怠无力,脾主四肢,脾阳受伤则四肢必然倦怠无力。此外,肺属金而主人身之气,气属于阳,脾属土,按五行理论土可生金,阳气虽然有主内和主外的不同,但实际上都是依靠气来传输、转运的。劳累虽然主要损伤外表的阳气,但外阳一伤,在内的阳气也就不能单独温运,中阳不能温运,使原本依靠食物和水为生的人,反而被食物和水湿所困,脾被食物和水湿困阻后,怎能不失去其原有的功能呢?善于治疗劳倦致病的古代医家,前有张仲景,后有李东垣,都是从调理脾胃着手的。无奈后世的医生,一提到劳倦致病马上就用补阴的方法,这不是被朱丹溪的一家之说所迷惑而造成的吗?本书原来是论述外感病的,并不涉及内伤,现因本病证是由内伤兼外感所致,故稍加讨论。

连翘赤小豆饮方(苦辛微寒法)

连翘6克　栀子3克　通草3克　赤小豆6克　天花粉3克　香豆豉3克

上药煎液送服保和丸9克。

保和丸(苦辛温平法)

山楂　神曲　茯苓　陈皮　卜子　连翘　半夏

第七十四条

【原文】　湿甚为热,疟①邪痞结②心下,舌白口渴,烦躁自利,初身痛,继则心下亦痛,泻心汤主之。

此疟邪结心下气分之方也。

泻心汤(方法见前)

【注释】　①疟:病名。是指间歇性寒战,高热、出汗(往来寒热,发作有时)为特征的一种疾病。一般分为寒疟和温疟两大类。寒疟乃风寒之阴邪诱发,治疗按《伤寒论》的分类法辨证论治;温疟乃由温热暑湿之阳邪而发,治疗按温病范畴的辨证论治的方法治疗。另外有按发作日期分为间日疟、三日疟、久疟、疟母等。②痞结:揭示此结有心下痞满之证;或者指郁闭而结之意。

【译文】　湿邪都久化热,发为疟疾,病邪结于心下而致痞满,舌苔白,口渴,烦躁,大便泄泻等。初起身体疼痛,接着心下也疼痛。用泻心汤治疗。

这是治疗疟邪结于心下的方法。

泻心汤方(处方和用法见前)

第七十五条

【原文】 疮家①湿疟②,忌用发散,苍术白虎汤加草果主之。

《金匮》谓疮家忌汗,发汗则病痉。盖以疮者血脉间病,心主血脉,血脉必虚而热,然后成疮;既成疮以后,疮脓又系血液所化,汗为心液,由血脉而达毛窍,再发汗以伤其心液,不痉何待! 故以白虎辛凉重剂,清阳明之热湿,由肺卫而出;加苍术、草果,温散脾中重滞之寒湿,亦由肺卫而出。阳明阳土,清以石膏、知母之辛凉;太阴阴土,温以苍术、草果之苦温;适合其脏腑之宜,矫其一偏之性而已。

苍术白虎汤加草果方(辛凉复苦温法)

即前白虎汤内加苍术、草果。

【注释】 ①疮家:身体患有痈、疽、疔疮、疖肿、流注、流痰、累疬等病的患者。②湿疟:指外受雨露,内停水湿引起疟疾。然《症因脉治》谓:"湿疟即署疟。"证见身体重痛,肢节烦疼,呕逆胀满,胸脯不舒,脉浮紧、浮缓或弦洪数等。治宜燥湿散邪为主。根据吴氏用苍术白虎汤加草果方,可能指的是后者。

【译文】 素有疮病的病人,再患湿邪偏盛的疟疾,不可用发散的方法治疗,用苍术白虎汤加草果治疗。

《金匮》中提出患疮病的病人不能用发汗的方法治疗,误用发汗可导致痉病。这是因为疮病是血脉间的病变,而心主血脉,如果血脉虚而邪热甚则必然会形成疮病。疮病形成后,其脓液又为血液所化生。汗为心液,由血脉外达毛窍,如果再用发汗的方法治疗,必然更伤心液,心液损伤严重怎能不发生痉病呢? 所以当用白虎汤辛凉重剂清泻阳明邪热,使湿邪由肺卫透达于外。再加上苍术、草果温散凝滞于脾的寒湿,使其也从肺卫而出。阳明胃属阳土,故用石膏、知母等辛凉药物以清泄,太阴脾属阴土,所以用苍术、草果等苦温药物来温燥。上述治法适合脏腑的特点,并能矫正病邪的偏胜之性。

苍术白虎汤加草果方(辛凉复苦温法)

即前白虎汤内加苍术、草果。

第七十六条

【原文】 背寒,胸中痞结,疟来日晏①,邪渐入阴②,草果知母汤主之。

此素积烦劳,未病先虚,故伏邪不肯解散,正阳馁弱③,邪热固结。是以草果温太阴独胜之寒,知母泻阳明独胜之热,厚朴佐草果泻中焦之湿蕴,合姜、半而开痞结,花粉佐知母而生津退热;脾胃兼病,最畏木克,乌梅、黄芩清热而和肝,疟来日晏,邪欲入阴,其所以升之使出者,全赖草果(俗以乌梅、五味等酸敛,是知其一,莫知其它也。酸味秉厥阴之气,居五味之首,与辛味合用,开发阳气最速,观小青龙汤自知)。

草果知母汤方(苦辛寒兼酸法)

草果一钱五分　知母二钱　半夏三钱　厚朴二钱　黄芩一钱五分　乌梅一钱五分　花粉一钱五分　姜汁五匙(冲)

水五杯,煮取二杯,分二次温服。

按:此方即吴又可之达原饮去槟榔,加半夏、乌梅、姜汁。治中焦热结阳陷之证,最为合拍。吴氏乃以治不兼湿邪之温疫初起,其谬甚矣。

再按:前贤制方,与集书者选方,不过示学者知法度,为学者立模范而已,未能预测后来之病证,其变幻若何? 其兼证若何? 其年岁又若何? 所谓大匠诲人,能与人规矩,不能使人巧;至于奇巧绝伦之处,不能传,亦不可传,可遇而不可求,可暂而不可常者也。学者当心领神会,先务识其所以然之故,而后增减古方之药品分量,宜重宜轻,宜多宜寡,自有准的,所谓神而明之,存乎其人!

【注释】　①日晏:发作的时间越来越晚,即两次发作间延长。晏,晚、迟。《墨子·尚贤中》:"蚤朝晏退"。②入阴:应做"入里"理解。即"中焦热结阳陷"是也。③正阳馁弱:正气虚弱,不能抗邪。

【译文】　疟疾患者出现背部寒冷,胸中痞满胀闷,寒热发作逐渐推迟,这是疟邪逐渐深入阴分所致,可用草果知母汤治疗。

这是因为患者长期劳累,未患疟疾前正气已虚,所以得病后病邪深伏而不易祛除。由于机体阳气虚弱,邪热固结难解,所以用草果温燥困阻于太阴脾的寒湿,知母清泻阳明亢盛的邪热,厚朴佐草果燥化中焦的寒湿,配合姜汁、半夏开通痞结,天花粉佐知母生津养液以退热。脾胃同病时,最怕肝木来克伐,所以用乌梅和黄芩清热而和肝。寒热发作时间逐渐推迟,说明病邪将要进入阴分,要使病邪能够升提而出,全靠草果的作用。(一般认为乌梅、五味子等是酸敛的药物,这是只知其一,不知其他。酸味承受了厥阴之气,为五味之首,若能与辛味配合,最能升发阳气,看一下小青龙汤中五味子的作用就能明白。)

草果知母汤方(苦辛寒兼酸法)

草果4.5克　知母6克　半夏9克　厚朴6克　黄芩4.5克　乌梅4.5克　天花粉4.5克　姜汁5匙(冲)

上药用水5杯,煎煮成2杯,分2次趁热服。

按:本方是吴又可的达原饮去槟榔,加半夏、乌梅、姜汁而成,治疗中焦热邪郁结,湿邪困阻而阳气大伤的病证最为合适。吴又可用此方治疗不兼湿邪的温疫病初起证候,是非常不妥的。

再按:不论前代著名医家创制方剂,还是有人将方剂编集选录,都是为学医的人提示治疗用药的原则,不可能预先知道病证的各种变化,如证情如何演变,出现哪些兼证,患者的年龄大小,等等。再高明的人传授自己的知识,也只能教给人大体的规律,不可能使人掌握全部技巧。对于非常精细巧妙之处,是不可能传授也是不容易传授的。这些精巧之处,在实际运用中是可以遇到的。但若有意去寻找却不一定能找到,它们的出现是暂时的而不是经常的。所以学医者必须首先理解其道理,做到心领神会,这样在临证时才能灵活加减方中的药物和分量,或重用或轻投,或多用或少投,自然会有正确的标准。这就是通常所说的医生治病要"神而明之",这主要依靠医生本人丰富的经验和高超的技术。

第七十七条

【原文】 疟伤胃阳,气逆不降,热劫胃液,不饥不饱,不食不便,渴不欲饮,味变酸浊①,加减人参泻心汤主之。

此虽阳气受伤,阴汁被劫②,恰偏于阳伤为多。故救阳立胃基之药四,存阴泻邪热之药二,喻氏所谓变胃而不受胃变③之法也。

加减人参泻心汤(苦辛温复咸寒法)

人参二钱 黄连一钱五分 枳实一钱 干姜一钱 生姜二钱 牡蛎二钱

水五杯,煮取二杯,分二次温服。

按:大辛大温,与大苦大寒合方,乃厥阴经之定例。盖别脏之与腑,皆分而为二,或上下,或左右,不过经络贯通,臁膜相连耳;惟肝之与胆,合而为一,胆即居于肝之内,肝动则胆亦动,胆动而肝即随。肝宜温,胆宜凉,仲景乌梅圆、泻心汤,立万世法程矣;于小柴胡,先露其端。此证疟邪扰胃,致令胃气上逆,而亦用此辛温寒苦合法者何? 盖胃之为脏,体阳而用阴,本系下降,无上升之理,其呕吐哕痞,有时上逆,升者胃气,所以使胃气上升者,非胃气也,肝与胆也。故古人以呕为肝病,今人则以为胃病已耳。

【注释】 ①味变酸浊:指口中发酸,且不清爽;或释为吞酸。乃胃气上逆而形成的。②阴汁被劫:阴液受损。③变胃而不受胃变:脾土弱而肝木乘之。出现了脾胃病证。实土以制木,即加强了脾胃的功能,木乘土也被抑制了。

【译文】 疟邪损伤胃阳,气机上逆而不得通降,邪热劫伤胃液,出现不知饥饱,不想进食,大便不通,口渴而不想饮水,口中有酸腐浊腻的感觉等症状,可用加减人参泻心汤治疗。

此病证既有阳气损伤,又有阴液耗损,但侧重于阳气受损。所以用4味药救胃阳以固胃的根基,用2味药保存胃阴清泄邪热。这就是喻嘉言所说的治疗胃病不一定用治胃的方法,而是通过治肝胆达到降胃气的目的。

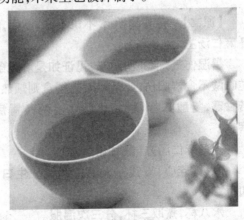

人参泻心汤

加减人参泻心汤(苦辛温复成寒法)

人参6克　黄连4.5克　枳实3克　干姜4.5克　生姜6克　牡蛎6克

上药用水5杯,煎煮成2杯,分2次趁热服。

按:用大辛大热与大苦大寒的药物配合组方,是治疗厥阴病的规律。因为其他的脏和与之相合的腑都分为2处,有的一上一下,有的一左一右,都是通过经络相互贯通或筋膜相互联系,只有肝与胆是合在一起的,胆被包在肝内,所以肝胆的病变更容易相互影响。肝适宜温而胆适宜凉,所以张仲景创制的乌梅丸、泻心汤都是寒热药并用,成为万世不变的规则,这一点从小柴胡汤的组成就能看出其思路。本病证是疟邪干扰于胃,导致胃气上逆,为什么也用辛温与苦寒相合的治法呢? 这是因为胃作为六腑之一,实质属阳而功用属阴,应该以下降为顺,没有上升的道理。如果胃气上逆就会出现呕吐、呃逆、胃脘痞塞等症状。而且,虽然上升的是胃气,但引起胃气上升的却是肝胆。因此古代医家把呕吐作为肝病,而现在的医生却认为是胃病。

【解析】　本条所述为疟疾之变证。疟疾由湿热所致,湿邪可伤阳,热邪可伤阴,所以疟疾中可出现胃阳胃阴俱伤之证。其病机是中虚气逆,湿热蕴阻,纳运呆滞,故治以加减人参泻心汤益气和中,辛开苦降。本证治疗以救阳为主,所用的加减人参泻心汤既是"大辛大温,与大苦大寒合方",又可以认为是辛开苦降之方。既能温中泄热,又能清化湿热。至于吴氏提出的"大辛大温,与大苦大寒合方"是治疗厥阴病的定例,则是从治肝胆的角度来说的,其目的是为了抑木扶土。但其所谓"疟伤胃阴""阴液被劫",则不甚确切。此外,方中选用牡蛎并不恰当,该药虽有镇逆之功,但有敛邪碍胃之弊,仍用半夏似更为合适。因半夏既能降逆止呕,又能和胃化湿,且与黄连、干姜相伍,能增强辛开苦降之效。

第七十八条

【原文】　疟伤胃阴①,不饥不饱,不便,潮热,得食则烦热愈加,津液不复者,麦冬麻仁汤主之。

暑湿伤气,疟邪伤阴,故见证如是。此条与上条不饥不饱不便相同。上条以气逆味酸不食辨阳伤,此条以潮热得食则烦热愈加定阴伤也。阴伤既定,复胃阴者莫若甘寒,复酸味者,酸甘化阴也。两条胃病,皆有不便者何? 九窍不和,皆属胃病也。

麦冬麻仁汤方(酸甘化阴法)

麦冬(连心)五钱　火麻仁四钱　生白芍四钱　何首乌三钱　乌梅肉二钱

知母二钱

水八杯,煮取三杯,分三次温服。

【注释】　①疟伤胃阴:疟病属于湿热性质,偏于湿盛则如上条伤胃阳;偏于热盛则伤胃阴。

【译文】　疟邪损伤胃阴，出现不知饥饱，没有大便，潮热，进食则更加心烦发热等症状，这是津液未能恢复所致，可用麦冬麻仁汤治疗。

暑湿损伤胃气，疟邪损伤胃阴，故出现上述表现。本条所出现的不饥不饱，不解大便等症状和上一条相同，但上条从口中酸腐感和不思饮食辨为胃阳受伤，本条从潮热，进食则烦热加重辨为胃阴损伤。既然是阴伤，那么补胃阴的最好方法莫过于甘寒养阴，之所以加上酸味药，是因为酸味药配合甘味药更能加强养阴的作用，即所谓"酸甘化阴"的治法。上条和本条均是论述疟邪伤胃的病证，都有大便不通的表现，这是为什么呢？因为九窍不调和都与胃的病变有关，所以胃病易致便秘。

麦冬麻仁汤方(酸甘化阴法)

麦冬(连心)15克　火麻仁12克　生白芍12克　何首乌9克　乌梅肉6克知母6克

上药用水8杯，煎煮成5杯，分3次趁热服。

【解析】　本条为疟久损伤胃阴所致的病证，故治以麦冬火麻仁汤生津益胃，润燥通便。该方组成采用甘酸合化之法，确具巧思。本条与上条相较虽均属疟邪伤胃，但前者偏于胃阳损伤，本证则系热伤胃阴，吴氏在自注中对两者的辨证要点作了归纳，颇有临床参考价值。此外，麦冬火麻仁汤并非治疟之剂，只是疟后的调理之方，临床亦不可不知。

第七十九条

【原文】　太阴脾疟①，寒起四末②，不渴多呕③，热聚心胸，黄连白芍汤主之；烦躁甚者，可另服牛黄丸一丸。

脾主四肢，寒起四末而不渴，故知其为脾疟也。热聚心胸而多呕，中土病而肝木来乘，故方以两和肝胃为主。此偏于热甚，故清热之品重，而以芍药收脾阴也。

黄连白芍汤方(苦辛寒法)

黄连二钱　黄芩二钱　半夏三钱　枳实一钱五分　白芍三钱　姜汁五匙(冲)

水八杯，煮取三杯，分三次，温服。

【注释】　①太阴脾疟：疟病辨证，依据《伤寒论》六经辨证。分为太阳疟(寒疟)、阳明疟(热疟)、少阳疟(风疟)三阳疟，为三阳气分受邪。若疟邪入里，可表现为太阴疟、厥阴疟、少阴疟三阴疟。太阴疟除寒热交作，发作有时外，常有腹满、自利、善呕，呕后发作乃衰。本条太阴疟偏于热甚；八十条偏于虚寒；八十一条偏邪气更甚。②寒起四末：即四末清凉而冷，是为阳虚之象，阳虚分肾阳和脾阳不足。若兼见中满纳呆者为脾阳虚，若兼见腰膝酸软，胫前酸冷者为肾阳虚。本条属于前者。③呕：指呕吐，其呕吐物为酸腐者，乃为热为宿食，呕吐清稀痰涎者。乃为寒为饮。

【译文】　疟疾出现足太阴脾的表现，称为"太阴脾疟"。发作时，寒冷的感觉从四肢的末端开始，口不渴，呕吐明显，这是由于热邪聚集于心胸部，用黄连白芍汤治疗。烦躁明显的，可另外加服牛黄丸一粒。

脾主四肢，所以疟疾发作时寒冷的感觉从四肢末端开始，并且口不渴，据此知道其为"脾疟"。热邪聚结于心胸部故呕吐严重，这是由于脾土有病而肝木来乘所致，因而治疗以调和肝胃为主。本条病证热邪偏重用清热之品，并以芍药收敛脾阴。

黄连白芍汤方(苦辛寒法)

黄连6克　黄芩6克　半夏9克　枳实4.5克　白芍9克　姜汁5匙(冲)

上药用水八杯，煎煮成三杯，分三次趁热服。

第八十条

【原文】　太阴脾疟，脉濡寒热，疟来日迟①，腹微满，四肢不暖，露②姜饮主之。

此偏于太阴虚寒，故以甘温补正，其退邪之妙，全在用露，清肃能清邪热，甘润不伤正阴，又得气化之妙谛。

露姜饮方(甘温复甘凉法)

人参一钱　生姜一钱

水两杯半，煮成一杯，露一宿，重汤温服。

【注释】　①疟来日迟：同七十六条的"疟来日晏"。②露：指把药汁露天放置一宿，接受自然界产生的露水。其露水是靠近地面的水蒸气，夜间遇冷凝结成的小水珠。此水得秋凉肃杀之气，故具有清降滋润之作用。

【译文】　太阴脾疟，出现脉濡，发热发冷，疟疾发作逐渐推迟，腹部微有胀满，四肢不温等症状，用露姜饮治疗。

本条病证偏重于太阴虚寒，所以以甘温药补助正气。本方祛邪的巧妙之处全在于用"露"的方法，既有清凉之性可退邪热，又具甘润之质而不伤人体阴液，还能促进机体的气化作用。

露姜饮方(甘温复甘凉法)

人参3克　生姜3克

上药用水两杯半，煎煮成一杯。放在室外露一宿，然后再加温服。

第八十一条

【原文】　太阴脾疟，脉弦而缓，寒战①，甚则呕吐噫气，腹鸣溏泄，苦辛寒法不中与也；苦辛温法，加味露姜饮主之。

上条纯是太阴虚寒，此条邪气更甚，脉兼弦则土中有木矣，故加温燥泄木退邪。

加味露姜饮方(苦辛温法)

人参一钱　半夏二钱　草果一钱　生姜二钱　广皮一钱　青皮(醋炒)一钱

水二杯半,煮成一杯,滴荷叶露②三匙,温服,渣再煮一杯服。

【注释】　①寒战:又称"振寒""战栗"。自觉寒冷且躯体震颤。②荷叶露:晨起取荷叶上的露水珠。

【译文】　太阴脾疟,出现脉象弦而缓,怕冷而全身发抖,严重的伴有呕吐,嗳气,腹中肠鸣,大便溏泻等症状。对于这种病证治疗时不能采用苦辛寒法,应当用苦辛温法,以加味露姜饮治疗。

上条所述病证是太阴虚寒证,本条病证邪气更为严重,脉兼弦象,说明在太阴虚寒的基础上又兼肝木过强,所以加温燥药泄肝木以退邪。

加味露姜饮方(苦辛温法)

人参3克　半夏6克　草果3克　生姜6克　广皮3克　青皮(醋炒)3克

上药用水2杯半,煎煮成1杯,滴入荷叶露3匙,趁热服下。药渣可加水再煎煮1杯药液服下。

【解析】　以上3条均论述太阴脾疟的证治。临床应注意以下几点:

1.太阴脾疟的临床表现及病机:一般认为,太阴脾疟的临床表现主要有寒热定时发作,腹满自利,善呕,呕后发作渐减。主要病机是湿热内蕴,脾运失健,气机阻滞。脾疟有偏热、偏寒之别,第79条所述病证属偏于热者,以热聚胸脘,胃气上逆为主;第80条及第81条所述病证则属偏寒者,以太阴虚寒,湿浊内盛为主。

2.太阴脾疟的治疗:根据脾疟的寒热偏盛不同,治疗亦有苦辛寒法和苦辛温法。脾疟之偏热者,治用苦辛寒之黄连白芍汤,其特点是苦辛通降,泄热降逆;脾疟之偏寒者,治用苦辛温之露姜饮或加味露姜饮。具体而言,黄连白芍汤实质上也属辛开苦降之法,方中以黄芩、黄连苦寒泄降,以半夏、枳实辛散,主治中焦湿热;对于脾阳不振、温运无权者,应治以露姜饮益气温中,助正达邪。本方用药单纯,补气温中尚可,截疟祛邪则力所不及。若脾虚寒盛,又兼有肝木横逆,见有寒战、脉弦缓、腹鸣溏泻者,则应治以加味露姜饮补脾温中、燥湿化浊、泄肝理气。即在露姜饮人参、生姜的基础上,再加半夏、草果燥湿散寒,青皮、陈皮以泄肝理气。

3.有关"露"的特点:第80条及第81条在药用方法上较为特殊,即要求煎好后,放在室外露一宿,故方名为露姜饮,吴氏还提出"其退邪之妙,全在用露",取其得秋凉肃杀之气,能清降邪热。因方中所用的人参、生姜都无清热作用,全赖用露之清润,当然,其清热之力甚弱。有人提出,在临床上也可在晨间取草叶上的露水放入煎剂内,如第81条即加入荷叶露,以增强原方的清热作用,但是否真有如此功效尚待证实。

4.注意点:其一,牛黄丸不宜早用。第79条提出,若胸中之热进而内闭心包,症见心烦躁扰特甚者,可另服牛黄丸以清心开窍。但应注意,如热邪尚未内闭而仅因邪热内扰心神以致烦躁者,本方则不宜早用。其二,脾疟之偏于热者,可见寒起四末的表现,其病机是湿热郁里,气机郁阻,应结合全身证候加以辨证,切不可据此断为阳虚之证。

第八十二条

【原文】 中焦疟①,寒热久不止,气虚留邪②,补中益气汤主之。

留邪以气虚之故,自以升阳益气立法。

补中益气汤方

炙黄芪一钱五分　人参一钱　炙甘草一钱　白术(炒)一钱　广皮五分　当归五分　升麻(炙)三分　柴胡(炙)三分　生姜三片　大枣(去核)二枚

水五杯,煮取二杯,渣再煮一杯,分温三服。

【注释】 ①中焦疟:指脾胃证候为主的疟病。以往无此名称。②气虚留邪:如自注"留邪以气虚之故。"正气虚弱,不能祛邪外出,而致邪留体内,以气虚为主,虽有邪,但少而微,正盛邪自却。

【译文】 中焦疟疾,寒热发作日久不止,这是由中气虚弱不能驱除邪气而致病邪久留不去所致。可用补中益气汤治疗。

病邪久留不去是由于中气虚弱的缘故,所以治疗时采用升阳益气法。

补中益气汤方

炙黄芪4.5克　人参3克　炙甘草3克　白术(炒)3克　广皮1.5克　当归1.5克　升麻(炙)0.9克　柴胡(炙)0.9克　生姜3片　大枣(去核)2枚

上药用水5杯,煎煮成2杯,药渣加水再煎煮成1杯,分3次趁热服下。

【解析】 "中焦疟"是指以脾胃症候为主要表现的疟疾。若见疟疾发作久治不愈,则每与中气不足有关。中气虚弱无力却邪,可致寒热发作久而不止,但文中仅列出"寒热久不止"一症显然是不全面的,必当有其他气虚证候可据。同时,因久疟不止的原因甚多,并不限于气虚。治以补中益气汤目的在于扶正益气、助正达邪,其方本身并无治疟之功,所以亦可作为疟后体虚调养之用。

第八十三条

【原文】 脉左弦,暮热早凉,汗解渴饮,少阳疟①偏于热重者②,青蒿鳖甲汤主之。

少阳切近三阴,立法以一面领邪外出,一面防邪内入为要领。小柴胡汤以柴胡领邪,以人参、大枣、甘草护正;以柴胡清表热,以黄芩、甘草苦甘清里热;半夏、生姜两和肝胃,蠲内饮,宣胃阳,降胃阴,疏肝;用生姜、大枣调和营卫。使表者不争,里者内安,清者清,补者补,升者升,降者降,平者平,故曰和也。青蒿鳖甲汤,用小柴胡法而小变之,却不用小柴胡之药者,小柴胡原为伤寒立方,疟缘于暑湿,其受邪之源,本自不同,故必变通其药味,以同在少阳一经,故不能离其法。青蒿鳖甲汤以青蒿领邪,青蒿较柴胡力软,且芳香逐秽开络之功,则较柴胡有独胜。寒邪伤阳,柴胡汤中之人参、甘草、生姜,皆护阳者也;暑热伤阴,故改用鳖甲护阴,鳖甲乃蠕动之物,且能入阴络搜邪。柴胡汤以胁痛、干呕为饮邪所致,故以姜、半通阳降阴而清饮邪;青蒿鳖甲汤以邪热伤阴,则用知母、花粉以清热邪而止渴,丹皮清少阳血分,桑叶清少阳络中气分。宗古法而变古方者,以邪之偏寒偏热不同也,此叶氏之读古书,善用古方,岂他人之死于句下者所可同日语哉!

青蒿鳖甲汤方(苦辛咸寒法)

青蒿三钱　知母二钱　桑叶二钱　鳖甲五钱　丹皮二钱　花粉二钱

水五杯,煮取二杯,疟来前,分二次温服。

【注释】　①少阳疟:根据《伤寒论》六经辨证中的三阳疟之一。一般寒热往来,兼恶寒身痛者为太阳疟;寒热往来,热多寒少,口渴引饮者为阳明疟;寒热往来,寒热相等,胸胁苦满,口苦咽干,心烦喜呕者为少阳疟。②偏于热重者:少阳疟本为寒热相等,今偏于热重,因少阳疟本身是由感受暑湿病邪引起,故偏热重。

【译文】　左手脉弦,傍晚起发热到第二天清晨热退,热退时出汗,口渴欲饮水,这是少阳疟疾偏重于热的病证,可用青蒿鳖甲汤治疗。

少阳的部位靠近三阴,在治疗少阳病时,一方面要将病邪领出,另一方面要防止病邪进一步深入。小柴胡汤以柴胡领邪外出,以人参、大枣、甘草顾护正气。在用柴胡清泄表热的同时,用黄芩、甘草苦甘药物清泄里热,半夏、生姜调和肝胃,温化痰饮,宣通胃阳,泄降胃中浊阴之气,疏肝理气,以生姜、大枣调和营卫。使在表的病邪不与正气相争,内在的脏腑之气得以安和,从而使该清的得清,该补的得补,该升的得升,该降的得降,该平的得平,故把本方称为"和剂"。青蒿鳖甲汤是取小柴胡汤的方法而略加变化制定的,其中不用小柴胡汤的药,是因为小柴胡汤本来是为感受寒邪引发疾病而设的方剂,而疟疾感受的是暑湿之邪,两者感受的病邪不同,所以在用药上应当有所变化,但两者均为少阳经的病变,因此在治疗大法上是一致的。青蒿鳖甲汤用青蒿领邪外出,青蒿比柴胡的作用缓和,但具有芳香逐秽、疏通经络的功效,这是柴胡不具备的独特作用。寒邪易损伤阳气,小柴胡汤中所用的人参、甘草、生姜都是保护阳气的。暑热易损伤阴液,故改用鳖甲保护阴液,鳖甲出自蠕动的动物,能深入阴络搜剔病邪。小柴胡汤所治疗的病症中,胁痛、干呕等症状为饮邪所致,所以用生姜、半夏宣通阳气,泄降饮邪。青蒿鳖甲汤所治疗的病症属于邪热伤阴,故用知母、天花粉清泄邪热,生津止渴,牡丹皮清泄少阳血分的邪热,桑叶清少阳络中气分邪热。本条内容是根据叶天士医案整理而成的,可见其既推崇古法,又善于对古方进行变化,根据病邪的寒热属性选择不同的药物。这是叶天士研读古书而又善用古方治病的典范,与某些人拘泥于教条不知灵活应用,怎么能同日而语呢?

【解析】　1.少阳疟的主要特点及治法:少阳疟的主要特点是寒热往来,伴有胸

温病条辨·各论

图文珍藏版

胁苦满,口苦咽干,心烦喜呕、脉弦等症状。本条所述为少阳疟偏于热重之证,因此还可见暮热早凉、汗解渴饮等热盛伤阴的症状。疟属少阳,所以治以清泄少阳之法。

2.青蒿鳖甲汤的作用以及与小柴胡汤的区别:少阳病本以小柴胡汤为主方,但本证由暑湿引起,所以针对其证热重阴伤的病机特点,师其法而变其制,变小柴胡汤法为青蒿鳖甲汤法,作用在于清泄少阳,滋阴透邪。该方与小柴胡汤的主要区别是:用芳香逐秽之品以祛湿,且重视护阴,因而不用小柴胡汤中的护阳之品。具体来说,方中以青蒿易柴胡清芳宣透,以鳖甲易人参滋阴搜邪,伍以知母、天花粉、牡丹皮、桑叶以增强清热养阴之效。

此外,本证的发热特征是"暮热早凉",因此,只要具备该方适应证的临床特点,各种发热病证均可酌情使用。

第八十四条

【原文】 少阳疟如伤寒证①者,小柴胡汤主之,渴甚者去半夏,加栝蒌根。脉弦迟②者,小柴胡加干姜陈皮汤主之。

少阳疟如伤寒少阳证,乃偏于寒重而热轻,故仍从小柴胡法。若内躁渴甚,则去半夏之燥,加栝蒌根生津止渴。脉弦迟则寒更重矣,《金匮》谓脉弦迟者,当温之,故于小柴胡汤内,加干姜、陈皮温中,且能由中达外,使中阳得伸,逐邪外出也。

小柴胡汤方(苦辛甘温法)

柴胡三钱 黄芩一钱五分 半夏二钱 人参一钱 炙甘草一钱五分 生姜三片 大枣(去核)二枚

水五杯,煮取二杯,分二次温服。加减如《伤寒论》中法。渴甚者去半夏,加栝蒌根三钱。

小柴胡加干姜陈皮汤方(苦辛温法)

即于小柴胡汤内,加干姜二钱,陈皮二钱。

水八杯,煮取三杯,分三次温服。

【注释】 ①如伤寒证:此指《伤寒论》中的少阳证。如"口苦、咽干、目眩、往来寒热、胸胁苦满、心烦喜呕、默默不欲饮食"等。②脉弦迟:弦脉主肝胆,迟者主虚主寒,说明寒邪更盛。

【译文】 少阳疟疾表现与伤寒少阳证一样的,用小柴胡汤治疗。若口渴明显,去半夏加入栝蒌根。若脉象弦而迟的,用小柴胡加干姜陈皮汤治疗。

少阳疟的表现与伤寒少阳证相似,是指疟疾的寒象偏重而热象较轻,所以仍可按小柴胡汤的治法。若体内燥热较甚而口渴明显,则减去性燥伤津的半夏,加栝蒌根生津止渴。若脉象弦而迟,说明寒象更为严重。《金匮》中指出脉象弦迟的,应当用温药,故在小柴胡汤中加入干姜、陈皮温中,由中焦外达,使中焦阳气伸展,从而祛邪外出。

小柴胡汤方(苦辛甘温法)

柴胡9克　黄芩4.5克　半夏6克　人参3克　炙甘草4.5克　生姜3片
大枣(去核)2枚

上药用水五杯,煎煮成二杯,分二次趁热服。其加减的方法可依照《伤寒论》。
口渴明显的,去半夏加栝蒌根9克。

小柴胡加干姜陈皮汤方(苦辛温法)

即于小柴胡汤内加干姜6克,陈皮6克。

上药用水八杯,煎煮成三杯,分三次趁热服。

【解析】　1.少阳疟的分类及治疗:少阳疟分为偏于热和偏于寒两类,上条所述
的少阳疟是偏于热盛者,治以清泄少阳法,方用青蒿鳖甲汤;而本条所述的少阳疟
是偏于寒甚者,治以和解少阳法,方用《伤寒论》小柴胡汤,若兼口渴较甚,则为胃
津不足之象,可去半夏之温燥,加入瓜蒌根以生津止渴。若脉见弦迟,则为寒邪偏
重之征,可加干姜、陈皮以温中散寒。但应注意,此处所说的偏热、偏寒是针对少阳
疟相对而言的,不可理解为热疟、寒疟之类。

2.小柴胡汤是否为治疟专方?《伤寒论》之小柴胡汤本是针对伤寒邪在少阳而
设,是和解少阳的代表方剂,临床用于证如伤寒的少阳疟疾乃是合拍之治。但该方
并非治疗疟疾的专方,疟疾有寒热虚实之分,有些疟疾不可滥用小柴胡汤,如对疟
疾偏于热者该方就不尽相宜,于暑湿时疟则更属禁忌。不过这是就小柴胡汤的运
用而言,临床如根据证候需要适当取其加减配伍则不在此列。如暑湿时疟之证,临
床治疗可在清解暑湿方中,根据疟属少阳的病机特点和证候表现,酌情伍以小柴胡
汤中之柴胡、黄芩、半夏等品,亦属切中病机。这不仅不违背暑湿时疟忌用小柴胡
之禁,而且更符合辨证施治要求,有助于提高临床治疗效果。因此,后世用小柴胡
汤治疗疟疾,乃是本着异病同治原则而灵活运用经方,其运用的关键是:在正确辨
证的前提下,根据证候的兼变随证化裁、灵活加减,或师其法而变其则,或选其药而
变其方。不可拘执不化,不懂变通。

第八十五条

【原文】　舌白脘闷,寒起四末①,渴喜热饮,湿蕴之故,名曰湿疟,厚朴草果汤
主之。

此热少湿多之证。舌白脘闷,皆湿为之也;寒起四末,湿郁脾阳,脾主四肢,故
寒起于此;渴,热也,当喜凉饮,而反喜热饮者,湿为阴邪,弥漫于中,喜热以开之也。
故方法以苦辛通降,纯用温开,而不必苦寒也。

厚朴草果汤方(苦辛温法)

厚朴一钱五分　杏仁一钱五分　草果一钱　半夏二钱　茯苓块三钱　广皮

一钱

水五杯,煮取二杯,分二次温服。

按:中焦之疟,脾胃正当其冲。偏于热者胃受之,法则偏于救胃;偏于湿者脾受之,法则偏于救脾。胃,阳腑也,救胃必用甘寒、苦寒;脾,阴脏也,救脾必用甘温、苦辛。两平者,两救之。本论列疟证,寥寥数则,略备大纲,不能遍载。然于此数条反复对勘,彼此互印,再从上焦篇究来路②,下焦篇阅归路③,其规矩准绳,亦可知其大略矣。

【注释】 ①四末:四肢末端。②上焦篇究来路:参阅上焦篇五十条至五十三条。③下焦篇阅归路:参考下焦篇五十八至六十二条。

【译文】 舌苔白,胸脘发闷,疟疾发作时寒冷的感觉从四肢末梢开始,口渴喜喝热水,这是由于湿邪蕴滞所致,名为湿疟,用厚朴草果汤治疗。

这是热邪较轻而湿邪较重的病证。舌苔白、脘闷是由湿邪所致。脾主四肢,湿邪郁阻脾阳,阳气失于温养,故寒冷的感觉从四肢末梢开始。口渴大多是热象的表现,应当喜喝凉水,本证却反喜喝热水,这是因为湿为阴邪,弥漫中焦,困阻阳气,所以喜喝热水以求帮助驱散阴邪。因而对于本证的治疗以苦辛通降为主,可单纯用温散开通的药物,不必用苦寒的药物。

厚朴草果汤方(苦辛温法)

厚朴4.5克 杏仁4.5克 草果3克 半夏6克 茯苓块9克 广陈皮3克

上药以水五杯,煎煮成二杯,分二次趁热服。

按:中焦疟疾的病位主要在脾胃,热邪偏甚的,病位侧重于胃,治疗大法以救胃为主;湿邪偏甚的,其病位侧重于脾,治疗大法以救脾为主。胃属于阳腑,救胃必然要用甘寒、苦寒的药物;脾属于阴脏,救脾必然要用甘温、苦辛的药物。要同时使脾胃二者恢复平和,就必须同时救脾和救胃。本书论述疟疾的证治仅列举了很少几则,简略介绍了其治疗法则,不可能做全面的论述。不过如果能对这几条内容认真反复地对照,相互印证,再从上焦篇探求疟疾的来路,从下焦篇看疟疾的结局,就可以大体上掌握疟疾的证治规律了。

【解析】 湿疟即疟之偏于湿重者,亦即吴氏在自注中所说"此热少湿多之证"。症见舌白脘闷乃湿阻之征,寒起四末系湿邪困脾、脾阳不运所致,渴喜热饮为湿浊中阻、津液不布的表现。病机为湿浊中阻,困遏脾阳,阻滞气机。故治以厚朴草果汤着重燥湿化浊,宣开气机。湿疟在前第75条中已有论述,但本条所述病证寒盛且湿浊郁闭脾阳较甚,所以治疗时除了祛湿之力较强外,还用了理气、健脾之品。本证病位主要在中焦脾胃,吴氏提出治疗须"两平者,两救之",即分别对胃热阴伤与脾寒湿困采用不同治法的配合,提出"胃,阳腑也,救胃必用甘寒、苦寒;脾,阴脏也,救脾必用甘温、苦辛",其论可谓精辟,但实际上脾胃不可能截然分开,因而治疗时亦是多法并用。

第八十六条

【原文】 湿温内蕴，夹杂饮食停滞，气不得运，血不得行，遂成滞下①，俗名痢疾②，古称重证，以其深入脏腑③也。初起腹痛胀者易治：日久不痛并不胀者难治。脉小弱者易治；脉实大数者难治。老年久衰，实大小弱并难治；脉调和者易治。日数十行者易治；一二行或有或无者难治。面色便色鲜明者易治；秽暗者难治。噤口痢④属实者尚可治；属虚者难治。先滞（俗所谓痢疾）后利（俗谓之泄泻）者易治；先利后滞者难治。先滞后疟者易治；先疟后滞者难治。本年新受⑤者易治；上年伏暑，酒客积热，老年阳虚积湿者难治。季胁少腹无动气⑥疝瘕⑦者易治；有者难治。

此痢疾之大纲。虽罗列难治易治十数条，总不出邪机向外者易治，深入脏络⑧者难治也。谚云：饿不死的伤寒，膹⑨不死的痢疾。时人解云：凡病伤寒者，当禁其食，令病者饿，则不至与外邪相搏而死也。痢疾日下数十行，下者既多，肠胃空虚，必令病者多食，则不至肠胃尽空而死也。不知此二语，乃古之贤医金针度人处，后人不审病情，不识句读，以致妄解耳。按《内经》热病禁食，在少愈之际，不在受病之初。仲景《伤寒论》中，现有食粥却病之条，但不可食重浊肥腻耳。痢疾暑湿夹饮食内伤，邪非一端，肠胃均受其殃，古人每云淡薄滋味，如何可以恣食，与邪气团成一片，病久不解耶！吾见痢疾不戒口腹而死者，不可胜数。盖此二语，饿字膹字，皆自为一句，谓患伤寒之人，尚知饿而思食，是不死之证；其死者，医杀之也。盖伤寒暴发之病，自外而来，若伤卫而未及于营，病人知饿，病机尚浅，医者助胃气，捍外侮，则愈，故云不死，若不饿则重矣。仲景谓："风病能食，寒病不能食"是也。痢疾久伏之邪，由内下注，若脏气有余，不肯容留邪气，彼此互争则膹，邪机向外，医者顺水推舟则愈，故云不死。若脏气已虚，纯逊邪气，则不膹而寇深矣。

【注释】 ①滞下：痢疾的古称。见《千金要方·脾病》。因排便有脓血粘腻，滞涩难下，故名。《济生方》谓："今之所谓痢疾者，古所谓滞下是也"。②痢疾：古称"滞下"。《内经》称"肠澼"。《伤寒杂病论》以痢疾与泄泻通称为"下利"。为夏秋季常见的急性肠道疾病之一。主要是内伤饮食生冷，积滞于肠中；外感受湿热疫毒而致。主症便次增多，但每次量少、腹痛、里急后重，下粘液或伴有脓血。从病因分为暑痢、湿热痢、寒痢、热痢等；从大便性状分为赤痢、白痢、赤白痢、脓血痢、五色痢等；从病程和病情轻重分为疫痢、毒痢、气痢、噤口痢、休息痢、奇恒痢、久痢、虚痢等。③深入脏腑：痢疾乃湿热壅于脾胃、大肠，故云"深入脏腑"。④噤口痢：指痢疾患者饮食不进或呕不能食。多内由疫痢、湿热痢演变而成，或见于疫痢、湿热痢病程中的某一阶段。⑤本年新受：当年感受病邪，感而即发。即当年所患的痢疾。⑥动气：跳动感。⑦疝瘕：泛指体腔内容物向外突出的病证或腹内有边缘不整齐的包块等。⑧脏络：脏为内脏、络为经络之络，但这络是指器官之内的深部的络脉。如病久入络之络，说明邪气痼结于内，部位较深。⑨膹：chēn，音称。此处指吃得过饱。

【译文】 湿热之邪郁阻体内,并夹杂饮食停滞,脾胃的气机不能运化,血行也不通畅,于是产生滞下,俗称为痢疾。古代认为这是比较严重的病症,是因为病邪深入脏腑后发生的。初起时腹部胀满的容易治疗,病久而腹部不痛不胀的较难治疗。脉象小而弱的容易治疗,脉象实大而数的较难治疗。老年人或久病体衰者其脉象不论实大或是弱小都比较难治,而脉象调和者容易治疗。每日大便十几次的容易治疗,而每日大便仅一两次或者有时能解有时解不出来的较难治疗。面色和大便颜色鲜明的容易治疗,晦暗污浊者较难治疗。噤口痢属于实证的尚可以治疗,属于虚证的难以治疗。先表现为滞下(通常所说的痢疾)后转变为下利(通常所说的泄泻)的容易治疗,先表现为下利后转变为滞下的较难治疗。先病滞下后患疟疾的容易治疗,先病疟疾后患滞下的较难治疗。感受病邪后当年发病的容易治疗,上年感受暑邪,病邪内伏过年才发的,或平素嗜酒的人,素体湿热内盛而又患滞下;或老年阳虚而湿邪郁结在内又患滞下者,治疗都比较困难。季胁部和少腹部位无筑筑跳动和疝气积聚的容易治疗,有上述表现的治疗比较困难。

本条讨论了痢疾的证治大纲。对于其预后的判断,虽然列举了十几种易治和难治的情况,但概括起来无非是病邪向外透达的容易治疗,深入脏腑经络的难以治疗。俗话说:"饿不死的伤寒,膜不死的痢疾"。现在人们大多解释为:凡是患伤寒病的人应当禁止饮食,使病人饥饿,这样可以避免饮食与外邪相互搏结而加重病情。痢疾病人每日大便几十次,泻下的次数多,肠胃必然空虚,因此要让病人多进饮食,这样才可避免因肠胃过分空虚而加重病情。然而,这种解释并没有真正说明古代高明医生珍贵的经验,是后人既不能详察病情,又没有弄懂文义,从而做出的不正确解释。《内经》中所说的热病禁食,是指疾病将要痊愈的时候,而不是指发病初期。张仲景《伤寒论》中,还有进食热粥来帮助祛除病邪的条文,只是提出不能进食油腻重浊的食物而已。痢疾的病机为外感暑湿又夹有饮食内伤,病邪比较复杂,肠胃均受损伤。古人都强调饮食应清淡味薄,怎么可以过多地进食,以致病邪与饮食相互搏结使疾病久久不能痊愈呢?我所见到的痢疾病人因不注意节制饮食而导致病情加重甚至死亡的,不胜枚举。以上二句谚语中,饿字和膜字都各表达了一层意思,即患伤寒的人,如果还能知道饥饿而想进食,就是可以治好而不会死亡的病证,如果病人死亡,那是医生治疗失误造成的。因为伤寒多起病突然,病邪从外侵入人体,如果病邪仅犯于卫表而没有深入营血,病人知道饥饿,说明病变尚轻浅,此时医生只需扶助胃气而祛邪外出就可治愈,所以说不会死亡。若病人不知道饥饿就说明病情较重,张仲景说:"风病能食,寒病不能食"也是这个道理。痢疾是体内久伏之暑湿病邪下注于大肠,如果脏腑气机充实,不能让病邪停留,必然相互斗争,所以出现胀满,这是病邪向外透出的表现,医生如果能顺水推舟,透邪外达,疾病即可痊愈,所以说不会死亡。如果脏腑之气已虚,不能抵抗病邪,就不会发生膜胀而病邪必然逐渐深入。

【解析】 1.湿热痢疾的成因:痢疾古称滞下,其形成多因湿热之邪夹杂饮食停滞,蕴蒸肠腑,气血运行失常所致,临床以痢下赤白、里急后重为主要表现。由于痢疾为病,证属邪势深入,脏腑气血受损,故其病势较一般肠热下利为重。

2.痢疾的轻重转归:吴氏列举了各种证候表现,来辨析痢疾的易治难治,其内容虽然很广,但判断其轻重转归的依据,总不出邪势轻重浅深和正气强弱盛衰的范围。正如吴氏在自注中所说:"罗列难治易治十数条,总不出邪机向外者易治,深入脏络者难治也。"也就是说,患痢疾之后,凡正能胜邪,邪势外达者,其病大多轻浅,治疗较易;反之,正不胜邪,邪势深入者,则病多深重,治疗较为困难。

第八十七条

【原文】 自利不爽,欲作滞下[①],腹中拘急[②],小便短者,四苓合芩芍汤主之。

既自利(俗谓泄泻)矣,理当快利,而又不爽者何?盖湿中藏热,气为湿热郁伤,而不得畅遂其本性,故滞。脏腑之中,全赖此一气之转输,气既滞矣,焉有不欲作滞下之理乎!曰欲作,作而未遂也;拘急,不爽之象,积滞之情状也;小便短者,湿注大肠,阑门(小肠之末,大肠之始)不分水,膀胱不渗湿也。故以四苓散分阑门,通膀胱,开支河,使邪不直注大肠;合芩芍法宣气分,清积滞,预夺其滞下之路也。此乃初起之方,久痢阴伤,不可分利,故方后云:久利不在用之。

按:浙人倪涵初,作疟痢三方,于痢疾条下,先立禁汗、禁分利、禁大下、禁温补之法,是诚见世之妄医[③]者,误汗、误下、误分利、误温补,以致沉疴不起,痛心疾首而有是作也。然一概禁之,未免因噎废食;且其三方,亦何能包括痢门诸症,是安于小成,而不深究大体也。瑭勤求古训,静与心谋,以为可汗则汗,可下则下,可清则清,可补则补,一视其证之所现,而不可先有成见也。至于误之一字,医者时刻留心,犹恐思虑不及,学术不到,岂可谬于见闻而不加察哉!

四苓合芩芍汤方(苦辛寒法)

苍术二钱　猪苓二钱　茯苓二钱　泽泻二钱　白芍二钱　黄芩二钱　广皮一钱五分　厚朴二钱　木香一钱

水五杯,煮取二杯,分二次温服,久痢不在用之。

【注释】 ①自利不爽,欲作滞下:如自注原文,自利即泄泻。但其泻不畅通,好似要形成滞下不通的样子。②拘急:一般形容四肢抽搐状,今用于"腹中",即腹部感到一阵阵紧缩不舒。但又非腹痛的证候。③妄医:医术不佳,治疗方法错误或马虎草率、胡乱应付的医生。

【译文】 病人泄泻但排便不爽,这是将成为痢疾病的表现。如果伴有腹部拘急不适,小便短少的,用四苓合芩芍汤治疗。

既然是泄泻,一般应排便爽快,但为什么会表现为大便不爽快呢?这是因为系湿热病邪为患,湿热之邪郁滞气机,损伤正气,使肠胃的正常通降功能受到影响,因而出现大便不爽。人体的各个脏腑都依赖气的转输,如果气机郁滞,怎么会不发生大便不爽的痢疾呢?然而文中说将要成为痢疾,是指要形成痢疾而又尚未完全成为痢疾。腹中拘急,是指腹中不舒、大便不爽的情况,为胃肠有积滞内停的表现。小便短少,是由于湿邪下注大肠,阑门(在大肠与小肠交界处)不能分利水湿,膀胱也不能将水湿排出而造成的。所以治疗应当以四苓散促使阑门分利水气,通调膀胱,让水湿从小便而去,使其不再直接注入大肠而造成大便泄泻。配合黄芩、芍药是为了清宣胃肠气分,以助祛除积滞,从而防止痢疾的发生。这是指痢疾初起的治法,如果痢疾日久而阴液损伤,则不可用分利小便的方法,所以在下面的方剂用法之后强调久痢不可用此方法。

按:浙江人倪涵初曾制定治疗疟、痢的三首方剂,并在论述痢疾时,制定了治疗痢疾应禁用发汗、分利、重剂攻下、温补等方法,这实在是看到世间的庸医在治疗痢疾时滥用发汗、分利、温补等法,导致病情加重,甚至死亡,痛心疾首而提出的观点。然而一律禁用上述治法,则未免因噎废食,而且仅有三首方剂,怎么能包括痢疾的所有证治呢?这只是仅有某一方面的心得,而没有深入研究痢疾证治规律的表现。我认真学习古代医家的论述,潜心思考,认为对于痢疾的治疗,可以发汗就当发汗,可以攻下就当攻下,可以清热就当清热,可以补益就当补益。一律应当根据其证候表现,不可先抱有成见而不敢投治。对治疗中的"误"字,医生必须时刻注意。即使这样还有考虑不周、学识不全面的时候,怎么可以相信错误的观点而不仔细加以辨察呢?

四苓合芩芍汤方(苦辛寒法)

苍术6克　猪苓6克　茯苓6克　泽泻6克　白芍6克　黄芩6克　广陈皮4.5克　厚朴6克　木香3克

上药用水五杯,煎煮成二杯,分二次趁热服。若痢疾日久不可用此方法。

第八十八条

【原文】　暑湿风寒杂感①,寒热迭作②,表证正盛,里证复急③,腹不和④而滞下者,活人败毒散主之。

此证乃内伤水谷之酿湿,外受时令之风湿,中气本自不足之人,又气为湿伤,内外俱急。立方之法,以人参为君,坐镇中州,为督战之帅;以二活、二胡合芎劳从半表半里之际,领邪外出,喻氏所谓逆流挽舟⑤者此也;以枳壳宣中焦之气,茯苓渗中焦之湿,以桔梗开肺与大肠之痹,甘草和合诸药,乃陷者举之之法,不治痢而治致痢之源,痢之初起,憎寒壮热者,非此不可也。若云统治伤寒、温疫、瘴气则不可,凡病各有所因,岂一方之所得而统之也哉! 此方在风湿门中,用处甚多,若湿不兼风而兼热者,即不合拍,奚况温热门乎! 世医用此方治温病,已非一日,吾只见其害,未见其利也。

活人败毒散(辛甘温法)

羌活　独活　茯苓　川芎　枳壳　柴胡　人参　前胡　桔梗以上各一两　甘
草五钱

共为细末,每服二钱,水一杯,生姜
三片,煎至七分,顿服之。热毒冲胃禁口
者,本方加陈仓米各等分,名仓廪散,服
法如前,加一倍。噤口属虚者勿用之。

【注释】　①杂感:痢疾多发于夏秋
之季,故以暑湿为主,但人处炎热之中,
喜贪凉露宿,故又易感受风寒,如此称之
为"暑湿风寒杂感"。②迭作:交替发作。
③里证复急:里证也比较急重,与前句合
在一起说明表里同时受邪而病。④腹不
和:腹部胀满疼痛证候。⑤逆流挽舟:如
逆水中挽船上行,喻使在里之邪从表而

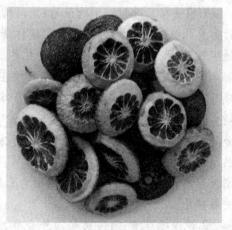
枳壳

出,是痢疾的治法之一。主治痢疾初起,病邪由表陷里,表里俱病的证候。

【译文】　暑湿与风寒相合致病,患者出现恶寒发热,表证明显,里证较重,腹
部不舒服,大便里急后重等表现,可用活人败毒散治疗。

本证为素体脾胃虚弱不能正常运化水湿,又感受了时令的风湿外邪所致。脾
胃原本亏虚的人,中气又被湿邪损伤,所以表证和里证均很明显。对于本证的治
疗,以人参为主药,大补脾胃之气,好像坐镇于中州督战的元帅;用羌活、独活、柴
胡、前胡配合川芎,从半表半里处把病邪逐出,即喻嘉言所说的"逆流挽舟"之意;
用枳壳宣通中焦气机,茯苓渗除中焦湿邪,桔梗宣开肺和大肠气机的闭阻,甘草调
和诸药。这是对下陷的中气和侵入的病邪投以升举的方法,即"陷者举之",不是
直接治疗痢疾而是治疗造成痢疾的根源,对于痢疾初起有明显恶寒发热的,一定要
用这种治法。但如果说本方能治疗所有的伤寒、温疫、瘴气,那就错了,因为各种疾
病都有不同的病因,怎么能用一首方剂来治疗所有的疾病呢? 本方对于风湿引起
的疾病是经常运用的,但如果湿邪不兼风而兼热即湿热之邪,就不适宜了,更何况
是温热病呢! 现在一般的医生用本方治疗各种温病,已经很长时间了,我只见到各
种害处,没有看到什么好处。

活人败毒散(辛甘温法)

羌活　独活　茯苓　川芎　枳壳　柴胡　人参　前胡　桔梗各30克　甘草
15克

上药一起研为细末,每次用6克,加水1杯,生姜3片,煎煮到7成左右,1次服
下。若热毒犯胃而致口噤不能进食的,本方加陈仓米,用量与上述药物相同,名为
仓廪散。用法与前相同,但方剂用量要增加1倍。如噤口是由于胃气虚败而引起

的,不能用本方。

　　【解析】　上条与本条均论述疾病初起的证治,但在内容上却有明显差异。应注意以下几点:

　　1.痢疾初起欲作滞下的证治:泄泻稀便而不爽利,为湿热内蕴、肠腑气滞之象,乃痢疾的前驱表现,故原文谓之"欲作滞下"。腹中拘急、小便短少,系湿滞内阻,肠腑气滞,水道不利的征象。本证主要见于痢疾初起,为湿热阻滞肠腑,痢疾欲作而未成之候。治以四苓合芩芍汤,目的在于分利湿邪,清肠化滞。痢疾不可分利的禁忌古已有之,但本条却以四苓散配伍芩芍汤,原因何在?实际上,本条取自《临证指南医案》,原案明确提出"先泄而后滞下",即先有泄泻,所以用四苓散并未犯忌分利之禁。但因其将转为痢疾,故治疗方中加入芩、芍、厚朴、木香、陈皮以理气清热。但是,由于本证治疗方药偏于分利,有伤阴之弊,故只宜用于痢疾未成而见泌别失职之候。若湿热已伤及气血而为下痢脓血者,本方则不适宜,至于久痢伤阴则更属禁忌。

　　2.逆流挽舟法:痢疾初起内外合邪、表里同病,症见恶寒发热,腹中不和、痢下不爽,这是风寒束表卫气郁闭、中气不足湿阻气滞所致。其证候特点在于外有表邪、内有湿阻,表证明显而痢下尚不太显著,所以治以活人败毒散着重疏风散寒以解表邪,兼以理气化湿、助正达邪。一旦卫表疏通,邪得外达,则痢症亦可获缓解。此即喻嘉言所说的"逆流挽舟"之法。若表解之后而痢证仍未解除的,则又不宜滥予解表,当投以治痢之剂。本证如无明显中气不足征象者,方中之人参可不必应用。从临床而言,对痢疾的诊断除了腹痛、里急后重外,尚需观察大便中红白黏液的情况,以此判断病之属性。并且,对痢疾初起的治疗,仅以逆流挽舟法者亦较少见,大多在此基础上加清肠止痢之品,此法更加符合临床实际。若痢疾无明显风寒束表证候者,本法则不宜使用。

　　3.噤口痢的特点及性质:痢疾患者见口噤不能进食,即称为噤口痢。其性质有虚实两端,一是热毒犯胃,一是胃气虚败。从临床证候分析,凡属热毒犯胃者,可见下痢频繁,不思饮食,恶心呕吐,胸脘痞闷,舌质红,苔黄腻,脉濡数;属胃气衰败者,可见痢下次数及便量较前者略减,呕逆频作,甚至食入即吐,水浆不入,精神萎靡,舌绛而干,脉细无力。

第八十九条

　　【原文】　滞下已成[①],腹胀痛,加减芩芍汤主之。

　　此滞下初成之实证,一以疏利肠间湿热为主。

　　加减芩芍汤方（苦辛寒法）

　　白芍三钱　黄芩二钱　黄连一钱五分　厚朴二钱　木香（煨）一钱　广皮二钱

　　水八杯,煮取三杯,分三次温服。忌油腻生冷。

【加减法】肛坠②者,加槟榔二钱。腹痛甚欲便,便后痛减,再痛再便者,白滞③加附子一钱五分,酒炒大黄三钱;红滞④加肉桂一钱五分,酒炒大黄三钱,通爽后即止,不可频下。如积未净,当减其制,红积⑤加归尾一钱五分,红花一钱,桃仁二钱。舌浊脉实有食积者,加楂肉一钱五分,神曲二钱,枳壳一钱五分。湿重者,目黄舌白不渴,加茵陈三钱,白通草一钱,滑石一钱。

【注释】 ①滞下已成:痢疾病证明显。②肛坠:肛门下坠感,即里急后重之重症。③白滞:指滞下之物白色粘液多,湿气盛。以气滞为主。④红滞:指滞下之物红色粘液多,热盛血瘀为主。⑤积:"红积""痢积"语出《临证指南·痢》,其含义有待进一步研究,就其用药推测,"积"比"滞"要严重一些。

【译文】 痢疾已经形成,大便脓血,里急后重,腹部胀痛的,用加减芩芍汤治疗。

本条所述的是痢疾初起的实证,治疗应当以疏利肠胃间的湿热为主。

加减芩芍汤方(苦辛寒法)

白芍9克 黄芩6克 黄连4.5克 厚朴6克 木香(煨)3克 广皮6克

上药用水八杯,煎煮成三杯,分三次趁热服。服药期间忌食油腻生冷的食物。

【加减法】肛门坠胀的,加槟榔6克。腹部疼痛厉害,想解大便,排便后腹痛减轻,但不久腹痛又作,又欲大便,大便以白色粘液为主的,可加附子4.5克,酒炒大黄9克;大便以红色粘液为主的,加肉桂4.5克,酒炒大黄9克,待大便通畅爽快后,不可再用攻下药。如果肠胃积滞未净,可减轻上述药物的用量,大便中有红色粘液的,加归尾4.5克,红花3克,桃仁6克。舌苔浊腻,脉象沉实有宿食积滞的加楂肉4.5克,神曲6克,枳壳4.5克。湿邪较重,眼白发黄,舌苔白,口不渴的,加茵陈9克,白通草3克,滑石3克。

第九十条

【原文】 滞下湿热内蕴,中焦痞结,神识昏乱①引,泻心汤主之。

滞下由于湿热内蕴,以致中痞,但以泻心治痞结之所由来,而滞自止矣。

泻心汤(方法并见前)

【注释】 ①神识昏乱:神志昏迷,语言错乱。

【译文】 湿热内蕴而导致的痢疾,中焦气机闭塞不通,出现神志昏乱,可用泻心汤治疗。

痢疾病由于湿热蕴结于内而造成中焦气机闭塞,治疗只需用泻心汤辛开苦降,疏通痞塞,痢疾可自然得止。

泻心汤(处方和治法都见前)

第九十一条

【原文】 滞下红白,舌色灰黄①,渴不多饮②,小溲不利,滑石藿香汤主之。

此暑湿内伏,三焦气机阻窒,故不肯见积治积③,乃以辛淡渗湿宣气,芳香利窍,治所以致积之因,庶积滞不期愈④而自愈矣。

滑石藿香汤方(辛淡合芳香法)

飞滑石三钱　白通草一钱　猪苓二钱　茯苓皮三钱　藿香梗二钱　厚朴二钱
白蔻仁一钱　广皮一钱

水五杯,煮取二杯,分二次服。

【注释】 ①舌色灰黄:指舌苔色灰黄,灰主湿,黄主热。②渴不多饮:湿热在内,热则口渴。湿闭阻气分,故又不多饮。③见积治积:有积滞不通之证,则用攻逐积滞的方法治疗。④不期愈:没有期望痊愈。

【译文】 痢疾出现大便有红白黏液,舌苔灰黄,口渴而喝水不多,小便不利等症状,可用滑石藿香汤治疗。

本条病证是由于暑湿之邪内伏,三焦气机阻塞而形成的。对于本证的治疗不可因有胃肠积滞而只治积滞,必须用辛淡渗湿、宣通气机、芳香化湿、分利窍道的药物来治疗形成积滞的病因,这样才可使积滞不治而去,痢疾自然得以痊愈。

滑石藿香汤方(辛淡合芳香法)

飞滑石9克　白通草3克　猪苓6克　茯苓皮9克　藿香梗6克　厚朴6克
豆蔻3克　广皮3克

上药用水5杯,煎煮成2杯,分2次服。

【解析】 以上3条均论述湿热痢疾的证治,但证候有异,治法不同。其一,湿热痢酿成之后,初期多为邪在气分,属于实证。临床除见下痢不爽、里急后重外,腹胀腹痛尤为明显,乃邪阻气滞所致,故治以清化湿热为大法,可选用加减芩芍汤。方中以清热解毒之芩、连与通气导滞之厚朴、木香、陈皮相伍,临床应用时可根据湿热积滞的偏轻偏重、病机在气在血进行加减。其二,若湿热波及中焦,在肠腑湿热积滞内蕴的基础上,患者兼有胃脘痞闷不适等中焦痞结的证候,甚或因湿热蒙扰心神而见神志昏乱危重征象,则应治以辛开苦降、泄热消痞,选用泻心汤。其三,若湿热阻滞三焦气机,患者出现滞下红白、舌色灰黄、渴不欲饮、小便不利等证候,则应治以宣通气机,分利湿热,方选滑石藿香汤。该方以淡渗宣气为大法。渗湿以宣通三焦,可谓是治痢的一种变法,临证应以湿邪内阻而气机不畅为辨证要点,以免治疗错误。

第九十二条

【原文】　湿温下利,脱肛①,五苓散加寒水石主之。

此急开支河②,俾湿去而利自止。

五苓散加寒水石方(辛温淡复寒法)

即于五苓散内加寒水石三钱,如服五苓散法,久痢不在用之。

【注释】　①脱肛:病名。出《诸病源候论》。多因气虚下陷或湿热下注大肠而致肠头突出肛门,老人、小儿多患。②急开支河:以另开沟渠疏通河道,比喻利小便,使湿邪从小便而走,从而达到止利的目的。

【译文】　湿热之邪造成的泄泻,严重的可出现肛门外脱,可用五苓散加寒水石治疗。

这是通过利小便使湿邪下出而泄泻自然得止的方法。

五苓散加寒水石方(辛温淡复寒法)

即在五苓散内加寒水石9克,煎服方法和五苓散相同。如果是久痢,不能用此方剂。

【解析】　下痢而伴脱肛之症,每见于久痢患者,多因痢久伤气,中气下陷所致。故治疗多以补中益气、升陷固脱为法。本证治以五苓散加寒水石,表明其证仍属湿中蕴热阻于下焦,脱肛是湿阻下焦膀胱不利,影响肠腑气机升降所致。吴氏所谓"急开支河",即是指通利小便而言。

对湿温下利而发生脱肛者,是否当用五苓散加寒水石,历来颇有争议。按治痢大法,不当用利尿之剂。值得注意的是,本条出自《临证指南医案》中,但叶案中称"湿温下痢",而本条改为"湿温下利",是否吴氏也认为痢疾不当用本方,而下利的含义要广泛得多,包括了泄泻在内,对泄泻的治疗是可以用淡渗之法的。对下利脱肛的治疗,本法有祛湿止泻之作用,但无治脱肛之功。而吴氏文中也强调,久痢脱肛不可用本法。

第九十三条

【原文】　久痢阳明不阖①,人参石脂汤主之。

九窍不和,皆属胃病,久痢胃虚,虚则寒,胃气下溜②,故以堵截③阳明为法。

人参石脂汤方(辛甘温合涩法,即桃花汤之变法也)

人参三钱　赤石脂(细末)三钱　炮姜二钱　白粳米(炒)一合

水五杯,先煮人参、白米、炮姜令浓,得二杯,后调石脂细末和匀,分二次服。

【注释】　①阳明不阖:太阳主开,少阳主枢,阳明主阖。今不阖者,失去其正常功能之意。②胃气下溜:脾胃气虚,不能温固肠道,而致下利不止。③堵截:补益固涩之意。

【译文】 痢疾日久不愈,导致肠腑不能闭合者,可用人参石脂汤治疗。

人体九窍不和,都与脾胃相关。痢疾日久脾胃也会亏损,虚损就会内生寒气,胃气下泄不能关闭,所以用堵截阳明胃肠的大法治疗。

人参石脂汤方(辛甘温合涩法,是桃花汤的变法)

人参9克 赤石脂(细末)9克 炮姜6克 白粳米(炒)30克

上药用水五杯,先煎煮人参、白米、炮姜,待药液浓缩成二杯,再调入赤石脂细末并和匀,分二次服。

第九十四条

【原文】 自利腹满,小便清长①,脉濡而小②,病在太阴,法当温脏③,勿事通腑④,加减附子理中汤主之。

此偏于湿,合脏阴无热之证,故以附子理中汤,去甘守之人参、甘草,加通运之茯苓、厚朴。

加减附子理中汤方(苦辛温法)

白术三钱 附子二钱 干姜二钱 茯苓三钱 厚朴二钱

水五杯,煮取二杯,分二次温服。

【注释】 ①小便清长:小便通畅,量多,色白,说明里无热象。②脉濡而小:濡脉主湿,脉形细小主无热阳虚。③温脏:温运中焦脾胃,散寒祛湿。④通腑:攻下腑实。

【译文】 大便泄泻,腹部胀满,小便清长,脉象濡而小,病邪在足太阴脾,治法应温运太阴脾脏,不可用通下肠腑的方法,可用加减附子理中汤治疗。

本病证是湿邪偏甚而且脾脏偏于阴寒而无热邪,所以治疗以附子理中汤为主,去掉甘味内守的人参、甘草,加入温通运化的茯苓、厚朴。

加减附子理中汤方(苦辛温法)

白术9克 附子6克 干姜6克 茯苓9克 厚朴6克

上药用水五杯,煎煮成二杯,分二次趁热服。

第九十五条

【原文】 自利不渴者属太阴①,甚则哕(俗名呃忒),冲气逆②,急救土败③,附子粳米汤主之。

此条较上条更危,上条阴湿与脏阴相合,而脏之真阳未败,此则脏阳结④而邪阴与脏阴毫无忌惮⑤,故上条犹系通补⑥,此则纯用守补⑦矣。扶阳抑阴之大法如此。

附子粳米汤方(苦辛热法)

人参三钱　附子二钱　炙甘草二钱　粳米一合　干姜二钱

水五杯,煮取二杯,渣再煮一杯,分三次温服。

【注释】　①自利不渴者属太阴:语出《伤寒论》:"以其脏有寒故也,当温之,宜服四逆辈。"不渴者为无内热之证。②冲气逆:冲一脉之气上逆,这里泛指气机上逆。③土败:脾阳衰败。④脏阳结:脏腑阳气衰败。⑤毫无忌惮:任意胡作非为,丝毫没有顾忌和畏惧。此处为脾阳衰弱、寒湿阴邪过盛之意。⑥通补:补益之中,兼挟泻实。如补益中,或兼清热,或兼理气,或兼活血,或兼消导,或兼攻下,或兼利水,或兼祛痰。⑦守补:纯补或涩补之法为守补。

【译文】　大便泄泻而口不渴的,属足太阴脾的病证。病情严重的可出现哕(俗称呃忒),气冲上逆,这是脾土衰败的表现,应当急予救治,可用附子粳米汤治疗。

本条所述的病证比上条更加危重,上条是湿之阴与脾之阴相合,而脏腑的真阳没有衰败。本条是真阳已败,寒湿阴邪则可肆无忌惮,属邪甚正败的危证。因此上条病证的治疗可以用通补法,而本条病证的治疗采用守补的方法。这是扶助阳气以抑制阴邪的治疗大法。

附子粳米汤方(苦辛热法)

人参9克　附子6克　炙甘草6克　粳米30克　干姜6克

上药用水五杯,煎煮成二杯,药渣加水再煎煮一杯,分三次趁热服。

第九十六条

【原文】　疟邪热气①,内陷②变痢,久延时日,脾胃气衰,面浮腹膨,里急肛坠,中虚伏邪③,加减小柴胡汤主之。

疟邪在经者多,较之痢邪在脏腑者浅,痢则深于疟矣。内陷云者,由浅入深也。治之之法,不出喻氏逆流挽舟之议,盖陷而入者,仍提而使之出也。故以柴胡由下而上,入深出浅,合黄芩两和阴阳之邪,以人参合谷芽宣补胃阳,丹皮、归、芍内护三阴,谷芽推气分之滞,山楂推血分之滞。谷芽升气分故推谷滞,山楂降血分故推肉滞也。

加减小柴胡汤(苦辛温法)

柴胡三钱　黄芩二钱　人参一钱　丹皮一钱　白芍(炒)二钱　当归(土炒)一钱五分　谷芽一钱五分　山楂(炒)一钱五分

水八杯,煮取三杯,分三次温服。

【注释】　①疟邪热气:疟疾的湿热邪气。②内陷:疟疾邪气常居经络,痢疾湿热位在大肠脾胃。经络之湿毒湿邪进入脏腑而转变成痢疾,是由外入内,由浅入深,故称之为内陷。③中虚伏邪:主要是用来概括本条病机,正因为脾胃中焦正气虚弱,所以邪气才内陷入里,此邪气潜伏于内,从而形成以上证候,并且缠绵不愈。

【译文】 疟疾病,邪热内陷而形成痢疾,病情久延不愈,导致脾胃虚弱,出现面部浮肿,腹部膨胀,里急后重,肛门下坠等症状,为中气已虚而病邪内伏,可用加减小柴胡汤治疗。

疟疾病其病邪大多在经络,与痢疾病邪在脏腑相比病位较浅,故痢疾病较疟疾病重。所谓"内陷",是指病邪由浅入深。对此病证的治疗方法,不出喻嘉言所提出的逆流挽舟法的范围,因为是病邪陷入,所以仍须升提而使其外出。故方中用柴胡由下而上,由深出浅,与黄芩配合调和阴阳之邪;用人参配合谷芽宣补胃阳,以丹皮、当归、芍药顾护肝、脾、肾三个分别属于足厥阴、足太阴、足少阴的脏腑,谷芽推导胃肠气分的积滞,山楂活化血分的瘀滞。谷芽可以升发胃肠的气机,所以可推动谷物的积滞,山楂可以疏通血脉,故可推动肉类的积滞。

加减小柴胡汤(苦辛温法)

柴胡9克 黄芩6克 人参3克丹皮3克 白芍(炒)6克 当归(土炒)4.5克 谷芽4.5克 山楂(炒)4.5克

上药用水八杯,煎煮成三杯,分三次趁热服。

第九十七条

【原文】 春温①内陷下痢,最易厥脱②,加减黄连阿胶汤主之。

春温内陷,其为热多湿少明矣。热必伤阴,故立法以救阴为主。救阴之法,岂能出育阴坚阴两法外哉!此黄连之坚阴,阿胶之育阴,所以合而名汤也。从黄连者黄芩,从阿胶者生地、白芍也,炙草则统甘苦而并和之。此下三条,应列下焦,以与诸内陷并观,故列于此。

加减黄连阿胶汤(甘寒苦寒合化阴气法)

黄连三钱 阿胶三钱 黄芩二钱 炒生地四钱 生白芍五钱 炙甘草一钱五分

水八杯,煮取三杯,分三次温服。

【注释】 ①春温:春温是春季发生的一种急性热病,以发病突然,病情严重,传遍快,初起即见里热和伤阴证候。此书上焦篇首列九种温病为"温之大纲",但缺春温与伏暑,大概都包括在温热和暑病中了。②厥脱:正气溃败而亡脱,包括亡阴和亡阳,这里主要是指亡阴。厥:昏厥,厥逆。脱:脱失,亡失。

【译文】 春温病,病邪内陷而发生痢疾,很容易产生昏厥和虚脱,可用加减黄连阿胶汤治疗。

春温病病邪内陷,其病证性质为热多湿少,这是很明确的。热邪容易损伤阴液,所以治疗大法以救护阴液为主,而救阴的方法怎么能超出育阴和坚阴两大方法的范围呢?故本方用黄连坚阴,阿胶育阴,并以黄连、阿胶作为本方的方名。与黄连配合的是黄芩,与阿胶相配的是生地、白芍,炙甘草则用来调和甘苦的药物。下述三条病证,本应列入下焦篇,但为了与各种内陷病证对比,所以列在此处讨论。

加减黄连阿胶汤(甘寒苦寒合化阴气法)

黄连9克　阿胶9克　黄芩6克　炒生地12克　生白芍15克　炙甘草4.5克

上药用水八杯,煎煮成三杯,分三次趁热服。

第九十八条

【原文】　气虚下陷,门户不藏①,加减补中益气汤主之。

此邪少虚多,偏于气分②之证,故以升补为主。

加减补中益气汤(甘温法)

人参二钱　黄芪二钱　广皮一钱　炙甘草一钱　归身二钱　炒白芍三钱　防风五分　升麻三分

水八杯,煮取三杯,分三次温服。

【注释】　①门户不藏:指泻利过甚,肛门失去正常的约束控制功能。②气分:指属于气虚的病证,与血虚、阴虚相对而言。

【译文】　气虚不能固摄而下陷,门户失于闭藏导致泄泻不止,可用加减补中益气汤治疗。

本条病证的病机属病邪已衰,而正气损伤较甚,病位偏于气分,所以治疗以升举补益为主。

加减补中益气汤(甘温法)

人参6克　黄芪6克　广皮3克　炙甘草3克　归身6克　炒白芍9克　防风1.5克　升麻0.9克

上药用水8杯,煎煮成3杯,分3次趁热服。

【解析】　以上数条分别论述了久痢伤正的不同证治方法。病久损伤正气,不外阴阳气血虚弱,大致有以下几端:

1.久痢滑脱:久痢中气不固可致滑脱,即吴氏在自注中所说"胃气下流""气虚下陷,门户不藏"。患者因痢久伤气、气虚下陷,以致肛门失固,既可出现滑脱不禁,也可发生脱肛。其治疗之法有二,一是治以人参赤石脂汤补气温中,涩肠固脱,即吴氏所谓"堵截阳明"之法。但该方药偏温补,性善固涩,痢疾初起邪滞蕴阻者忌用。叶氏所说"初痢不可服"亦即此意。二是主以升补,用加减补中益气汤。该方以补中益气汤去柴胡之燥、白术之滞,加入防风升阳、白芍敛阴缓急。临床上,对气虚甚而阳亦虚者,尚可加入附子、煨姜、肉桂等。尚应指出,在泻痢病证中发生气虚下陷,表现为滑脱不禁,或肛门外脱,多属虚证,常见于久病之人,但亦有因急性泻痢而气大伤者。

2.久痢伤阳：痢疾迁延不愈，湿伤脾阳可致脾胃虚寒。吴氏在自注中所说"此偏于湿，合脏阴而无热之证"，即是指寒湿伤脾的病机特点而言。脾阳受损，运化失职，故自利腹满；寒湿困脾而无热象，所以小便清长，脉濡而小。由于病在太阴，证属虚寒，故治当温中健脾，而不必疏通肠腑积滞。加减附子理中汤系附子理中汤去人参、甘草，加厚朴、茯苓而成。所以本方不仅可温中散寒，且能理气化湿。并且，吴氏此处称自利而不言痢，提示可用于多种下利病证，其使用适应证是脾虚阳衰，便泻腹胀。加减附子理中汤中加用了厚朴，有理气除胀之效，更适用于有腹胀者。如果脾虚正衰更加严重，甚至因脾阳衰败，阴寒之气冲逆而呃逆，是病情重险的表现。应治以附子粳米汤温补脾阳，益气散寒。该方化湿之力甚弱，更侧重于温补脾阳，即所谓"扶阳抑阴"法。

3.久痢伤阴：吴氏此处主要指热痢伤阴。热痢阴伤火炽而腹中急痛较甚者，应治以加减黄连阿胶汤育阴清热。本方由《伤寒论》黄连阿胶汤去鸡子黄加白芍、甘草而成，不仅适用于"春温内陷下痢"，湿热痢湿邪化燥损伤阴血者亦可使用。

第九十九条

【原文】 内虚下陷①，热利下重②，腹痛，脉左小右大，加味白头翁汤主之。

此内虚湿热下陷，将成滞下之方。仲景厥阴篇，谓热利下重者，白头翁汤主之。按热注下焦，设不差，必圊③脓血；脉右大者，邪从上中而来；左小者，下焦受邪，坚结不散之象。故以白头翁无风而摇者，禀甲乙之气，透发下陷之邪，使之上出；又能有风而静，禀庚辛之气，清能除热，燥能除湿，湿热之积滞去而腹痛自止。秦皮得水木相生之气，色碧而气味苦寒，所以能清肝热。黄连得少阴水精，能清肠僻之热。黄柏得水土之精，渗湿而清热。加黄芩、白芍者，内陷之证，由上而中而下，且右手脉大，上中尚有余邪，故以黄芩清肠胃之热，兼清肌表之热；黄连、黄柏但走中下，黄芩则走中上，盖黄芩手足阳明、手太阴药也；白芍去恶血，生新血，且能调血中之气也。按仲景太阳篇，有表证未罢，误下而成协热下利④之证，心下痞硬之寒证，则用桂枝人参汤；脉促之热证，则用葛根黄连黄芩汤，与此不同。

加味白头翁汤（苦寒法）

白头翁三钱　秦皮二钱　黄连二钱　黄柏二钱　白芍二钱　黄芩三钱

水八杯，煮取三杯，分三次服。

【注释】 ①内虚下陷：概括本条之病机。由于正气虚，湿热入里，从上焦而中焦，最后影响至下焦。②热利下重：泄泻伴有"里急后重"，说明湿热下注伤及气血，有即将转为痢疾之势。③圊：厕所，此处意为大便。④协热下利：出自张仲景《伤寒论》，原指太阳病桂枝汤证，本当解肌发表而误用下法，邪气陷阳明而致下利不止。表未解又见里热下利，故称"协热下利"。方用葛根黄连黄芩汤。

【译文】 体内正气虚损，湿热陷入下焦，发热泄利，肛门坠胀，腹部疼痛，脉象左手小而右手大,用加味白头翁汤治疗。

　　这是体内正气虚损,湿热之邪深入下焦而将成为痢疾的治疗方法。张仲景《伤寒论》厥阴篇中指出:热痢里急后重,以白头翁汤治疗。若热邪注于下焦而不愈,必然会引起大便脓血。右手脉象较大,是因为病邪从上焦、中焦传变而来;左手脉象较小,是因下焦有病邪结聚不散的缘故。方中的白头翁在无风的时候也会摇动,具有甲乙风木的属性,能升发透举下陷的病邪,使病邪从上而透出;白头翁在有风的时候却又不动,具有庚辛燥金的属性,金性清而能泻热,燥能祛湿,湿热积滞得去则腹痛自然可止。秦皮具有水木相生的特性,颜色碧绿而气味苦寒,擅长清肝经之热。黄连具有少阴寒水的特性,能清除引起痢疾的邪热。黄柏具有水土之性,可以渗湿而清热。加黄芩、白芍是由于本病证是因病邪内陷所致,邪从上焦侵入中焦再深入下焦,并且右手脉象较大,说明上、中焦尚有剩余病邪,所以用黄芩清泻肠胃中邪热,并兼以清除肌表的邪热;黄连、黄柏只能清中、下焦的邪热,黄芩则能清上、中焦的邪热,这是因为黄芩为手足阳明、手太阴的药。白芍可祛除恶血,化生新血,而且能调理血中之气,所以方中加入黄芩、白芍。在张仲景《伤寒论》太阳篇中,有论述表证未解因误用下法而成协热下利的病证,对出现心下痞硬症状的寒证,用桂枝人参汤治疗,对出现脉促的热证,用葛根黄连黄芩汤治疗,与本条所论述的病证有所不同。

　　加味白头翁汤(苦寒法)

　　白头翁9克　秦皮6克　黄连6克　黄柏6克　白芍6克　黄芩9克

　　上药用水八杯,煎煮成三杯,分三次服。

　　【解析】　本条所述是急性热痢,故里急后重伴见腹痛、脉左小右大,乃湿热蒸酿肠腑所致。治用加味白头翁汤清肠化湿,泄热止痢。该方为湿热痢疾而设,但方中攻积之品不足,与通导清化治痢者有所不同,临床上应掌握好各自的适应证。

秋燥

　　秋燥是秋季感受燥热病邪,初起以邪袭肺卫并具有津气干燥特征的急性外感热病。该病一般传变较少,病程较短,易于痊愈,传入下焦肝肾者极少。主要发病于秋季,尤其是秋分后小雪前多见。

　　秋燥病之在中焦,主要以燥热亢盛,伤耗津液为主,尤其是伤耗胃阴为多。治疗重点在于滋养胃阴,以甘寒生津药为主,如五汁饮、沙参麦门冬汤、牛乳饮、益胃汤、玉竹麦门冬汤等方剂;若热象偏重,治以清热为主,养阴生津为辅,如加减玉女煎等清热凉血、养阴生津之方可用。

第一百条

【原文】 燥伤胃阴,五汁饮主之,玉竹麦门冬汤亦主之。

五汁饮(方法并见前)

玉竹麦门冬汤(甘寒法)

玉竹三钱　麦冬三钱　沙参二钱　生甘草一钱

水五杯,煮取二杯,分二次服。土虚者,加生扁豆;气虚者,加人参。

【译文】 燥邪损伤胃阴,可用五汁饮治疗,也可用玉竹麦门冬汤治疗。

五汁饮(处方和用法均见前)

玉竹麦门冬汤(甘寒法)

玉竹9克　麦冬9克　沙参6克　生甘草3克

上药用水5杯,煎煮成2杯,分2次服。若脾土虚弱者,可加生扁豆以健脾;气虚者,加人参以补气。

【解析】 对秋燥胃阴伤者,主以五汁饮、玉竹麦门冬汤,以甘寒之剂治之甚为适宜。实际上,临床其他温病后期的胃阴伤证此法亦可使用。并且,上述2方不仅有益胃生津之功,亦有润肺养阴之效,所以也是肺胃阴伤者的常用方剂。

第一百零一条

【原文】 胃液干燥①,外感已净者,牛乳饮主之。

此以津血填津血法也。

牛乳饮(甘寒法)

牛乳一杯

重汤炖熟,顿服之,甚者日再服。

【注释】 ①胃液干燥:燥热病邪侵犯人体,最易损伤人体津液,在后期造成肺胃津液不足。

【译文】 秋燥病胃中津液干燥,外邪已解的,可用牛乳饮治疗。

这是用津血来填补津血的治法。

牛乳饮(甘寒法)

牛乳1杯

隔水炖熟,1次服下,病重的1日服2次。

【解析】 本条论述秋燥燥热已净而胃液干燥的食物调治之法。燥热已净而胃液干燥之证,主要见于秋燥病恢复期阶段,此时外邪已完全解除,惟胃液干燥未复,故治疗当着重滋养胃液。牛乳系津血所化,用于病后胃液未复的调治,确是良好的食疗方法。本条内容与上条相似,只是选用了牛乳治疗。但应注意,牛乳属血肉有情之品,有恋邪之弊,因此只适用于温病恢复期病邪已尽者,临床不可滥用。

第一百零二条

【原文】 燥证^①气血两燔^②者,玉女煎主之。

玉女煎方(见上焦篇)

【注释】 ①燥证:指外感燥热之邪而引起的秋燥病。②气血两燔:温热病气分的热邪未解,而营分血分热邪已盛,以致形成气(营)血同病的证候,称为气血两燔证。燔,焚烧,指火盛。

【译文】 秋燥病出现气血两燔证的,可用玉女煎治疗。

玉女煎方(见上焦篇)

卷三　下焦篇

【题解】　本篇主要讨论温病后期,邪传下焦肝肾的病变,所以称为下焦篇。不过本篇在重点论述下焦肝肾病变的同时,也论述了下焦小腹部位有关脏器的病变,如肠、胞宫、膀胱病变,这些病证虽然病位不在肝肾,但大多亦属温病后期病变,病位偏下,故一并讨论。从所列病证性质来看,多为阴虚内热之证,也有部分阴阳俱虚或阳虚湿阻证。

　　温病始上焦,历中焦,深入下焦之时,虚多邪少,以虚为主。足少阴肾的病变,主要由于热邪久留,肾阴耗伤所致。临床是以低热、面潮红、手足心热甚于手足背、口燥咽干、神倦脉虚为主症,治疗以加减复脉汤滋养肾阴为主。亦可据证选用救逆汤,一、二、三甲复脉汤等。若肾阴亏损但邪火仍盛的,则宜黄连阿胶汤滋阴泻火;若余邪留伏阴分而不能外解者,则宜青蒿鳖甲汤滋阴透邪。足厥阴肝的病变,多受累于肾阴耗损太甚,导致肝阴亦虚,不能濡养筋脉,出现虚风内动的病证。临床主以手足蠕动甚或瘛疭、心中憺憺大动、精神倦怠、舌绛少苔、脉象虚弱为主症,治疗可选三甲复脉、大定风珠等;如兼自汗,心无所主,用救逆汤。下焦少阴温病若以咽疼为主,甚或溃烂生疮的,可选猪肤汤、桔梗汤、苦酒汤方治疗。暑温、伏暑,暑邪传入下焦少阴,导致阴虚火炽的,治宜连梅汤滋阴泻火;暑入厥阴,导致正虚火炽,上下格拒的,治宜椒梅汤泻热扶正;若暑邪在下焦久留,气阴两虚的,则宜三才汤养阴益气。湿温、湿热郁结下焦,肠腑闭塞不通之证,治疗用宣清导浊汤化湿导浊、通利气机。秋燥,邪传下焦,久留不解,也可损伤下焦肝肾阴液,治疗可选三甲复脉、大定风珠、专翕大生膏等。

　　由于下焦病变,从传变和病程讲,多属温病后期,所以下焦篇还提出了温病病后调理的内容,除认为温病病后调理以养阴生津为主,可选牛乳饮、五汁饮、益胃汤、专翕大生膏等外,还提出不能拘泥养阴生津,要具体情况具体对待的其他调治方法。如愈后失眠证,选用半夏汤;愈后不能进食证,用半夏桂枝汤;愈后阳虚汗出证,选用桂枝汤;愈后面黄不食证,用小建中汤治疗等。

　　另外关于邪热侵犯下焦小腹部位有关脏器的病变,如下焦蓄血,热入血室的证候,治宜凉血散血、通瘀破结等,根据病情可选犀角地黄汤、桃仁承气汤、抵当汤、护阳和阴汤、竹叶玉女煎等。

　　本篇最后,还论述了与下焦温病有关的一些杂证,如痰饮、寒湿、疟疾、痢疾等内容。尤其对久痢的论述全是经验之谈,例如吴氏认为,久痢培本为要,但扶正亦不忘驱邪,"可下则下,可清则清,可补则补"不能一味补虚,且对症审药,精选巧配,绝不呆板,甚益临床。

风温 温热 温疫 温毒 冬温

第一条

【原文】 风温、温热、温疫、温毒、冬温,邪在阳明久羁^①,或已下,或未下,身热面赤,口干舌燥,甚则齿黑唇裂,脉沉实者,仍可下之;脉虚大,手足心热甚于手足背者,加减复脉汤主之。

温邪久羁中焦,阳明阳土^②,未有不克少阴癸水^③者,或已下而阴伤,或未下而阴竭。若实证居多,正气未至溃败,脉来沉实有力,尚可假手于一下^④,即《伤寒论》中急下以存津液之谓。若中无结粪,邪热少而虚热多,其人脉必虚,手足心主里,其热必甚于手足背之主表也。若再下其热,是竭其津而速之死也。故以复脉汤复其津液,阴复则阳留,庶可不至于死也。去参、桂、姜、枣之补阳,加白芍收三阴^⑤之阴,故云加减复脉汤。在仲景当日,治伤于寒者之结代^⑥,自有取于参、桂、姜、枣,复脉中之阳;今治伤于温者之阳亢阴竭,不得再补其阳也。用古法而不拘用古方,医者之化裁也。

【注释】 ①羁:有留滞、停留之意。②阳明阳土:此处指阳明燥热。阳明指胃,脾胃共居中焦均属土,由于胃为腑属阳,故称胃为阳土。③癸水:指肾水、肾精。《素问·上古天真论》:"七七,任脉虚,太冲脉衰少,天癸竭,地道不通,故形坏而无子也。"④假手于一下:这里指借助于攻下这一方法。⑤三阴:指太阴、少阴、厥阴。⑥结代:两种脉象。结脉:脉来迟缓而有不规则的间歇;代脉:脉来缓弱而有规则的间歇。

【译文】 风温、温热、温疫、温毒、冬温等温病,邪热在中焦阳明气分阶段久留不解,无论已经使用下法或尚未运用下法,症状表现为身热不退,面部红赤,口中发干,舌体干燥少津,病情严重的还可见到牙齿焦黑,口唇干裂。若脉象沉实有力的,仍可运用攻下法治疗;若脉象虚大无力,手心和脚心部位的热度高于手背和脚背的,则应用加减复脉汤治疗。

温热之邪久留中焦,病位在阳明胃肠,阳明实热久留不去,最容易损伤少阴肾水。其中有因已用攻下方药而损伤阴液的,也有未经攻下而肾阴已经耗竭的。如果患者的实证表现仍然比较明显,正气还没有溃败的迹象,脉象沉实有力的,还可以采用攻下的方法治疗,这就是《伤寒论》中关于急下存阴论述的具体运用。如果患者中焦并无燥屎内结,温热实邪的病变少,而以阴伤虚热的病变为主,这时患者的脉象必现虚弱,手、脚心部位的热度也必然高于手、脚背,这是因为手、脚心热属阴虚内热,而手、脚背部热属病邪在表。这时若再用攻下法泻下实热,必然会使已经损伤的阴液进一步耗竭而加速患者的死亡。所以治疗当用复脉汤以滋养阴液，阴液恢复，阳气就可以有所依附，不至于导致阴阳离决而死亡。具体运用时，须去掉复脉汤中温补阳气的人参、桂枝、生姜、大枣，再加白芍以养血敛阴，所以定名为加减复脉汤。汉代张仲景当时用复脉汤治疗的是伤于寒邪，阳气损伤而致的脉象结代病证，所以方中必须用人参、桂枝、生姜、大枣等，以恢复血脉中的阳气。现在用该方治疗温病过程中阴液耗竭而阳气偏亢的证候，所以就不能再用这些药物温补阳气了。采用古人的治法而用药又不能完全照搬古方，医生必须根据临床实际灵活加减变化。

【解析】　1.少阴病证的成因：温病邪热传入中焦，易于形成阳明燥热实结之证，如能及时、适当地治疗，邪热多可外解，而病渐向愈，不再传变。倘若治不及时，或治疗不当，阳明邪热不能外解，则势必深入下焦而劫烁肾水，形成少阴病证。但应注意，临床上肾阴耗伤的原因并非只限于这一原因。特别是当邪入营血、内陷厥少等，都能耗及肾阴而发生本证。

2.少阴病证的治疗：原文中提出，少阴阴液耗伤在治疗方法上有两种可能，一是腑实未去，真阴已伤，临床特点是脉沉实，并伴见身热面赤，口干舌燥，甚则齿黑唇裂等症状，治疗仍用攻下之法；二是腑实已去，以真阴耗伤为主，脉呈虚大，手足心热甚于手足背，治疗应以复其阴液为主，阴液得复，水火相济，则虚热可除。加减复脉汤由《伤寒论》复脉汤（亦名炙甘草汤）加减而成。复脉汤原为滋阴养血、温通心阳之剂，在叶天士《临证指南医案》中对该方多有加减而治疗肾阴不足之证，吴氏将复脉汤中的参、桂、姜、枣去除，因其性偏温补，不利于阴伤之证。再加入芍药补益阴血，以助滋养阴血之力。

此外，对肾阴耗伤证的判断，除了原文所述之外，还应参考温病的病期、全身症状做出全面考虑。

第二条

【原文】　温病误表，津液被劫，心中震震①，舌强②神昏，宜复脉法复其津液，舌上津回则生；汗自出，中无所主③者，救逆汤④主之。

误表动阳，心气伤则心震，心液防则舌蹇⑤，故宜复脉复其津液也。若伤之太甚，阴阳有脱离之象，复脉亦不胜任，则非救逆不可。

【注释】　①心中震震：指心脏跳动急速，心悸不安的表现。②舌强：即舌体强硬，运动不灵活。③中无所主：意为心中空虚，心跳慌乱不能自主。④救逆汤：即加减复脉汤去麻仁，加生龙骨、生牡蛎。⑤舌蹇：指舌体卷缩，特动迟钝或强硬不能言语。蹇，迟钝之意。

【译文】　温病误用辛温之剂发汗解表，津液被劫灼耗损，以致出现心中悸动不宁，舌体强硬，神志昏迷等症状，治疗宜用加减复脉汤恢复其阴液。服药后如果患者舌面由干燥转为润泽,这是阴液有所恢复的表现,则预后良好。若患者不断出汗,心中空虚而慌乱无主的,应用救逆汤治疗。

温病误用辛温药物发汗解表,势必损伤阳气。心气受伤则心悸不宁;心液受伤则舌体强硬不灵活,所以治疗宜用加减复脉汤恢复津液。若阴液损伤太甚,阳气失去依附,阴阳有离决的表现,这时用加减复脉汤已不能胜任,必须用救逆汤治疗。

【解析】 加减复脉汤一般用于温病后期肝肾阴伤证,但临床也不可过于拘泥。复脉汤本为治疗心阴大伤所设,因此在温病过程中,凡出现心气心阴受损者,也可酌情使用加减复脉汤治疗,包括初起温邪在表时,因误用辛温发汗而损伤心气心阴,见有心中震震、舌强神昏等表现者。所以,加减复脉汤不仅可用于肾阴亏损者,同样也可用于心阴亏损者;既多用于温病后期,又不限于温病后期。

第三条

【原文】 温病耳聋,病系少阴,与柴胡汤者必死。六七日以后,宜复脉辈复其精。

温病无三阳经证,却有阳明腑证(中焦篇已申明腑证之由矣)、三阴脏证。盖脏者藏也,藏精者也。温病最善伤精,三阴实当其冲。如阳明结则脾阴伤而不行,脾胃脏腑切近相连,夫累及妻,理固然也,有急下以存津液一法。土实①则水虚②,浸假③而累及少阴矣,耳聋不卧等证是也。水虚则木强④,浸假而累及厥阴矣,目闭痉厥等证是也。此由上及下,由阳入阴之道路,学者不可不知。

按:温病耳聋,《灵》《素》称其必死,岂少阳耳聋,竟至于死耶?《经》谓肾开窍于耳,脱精者耳聋。盖初则阳火上闭,阴精不得上承,清窍不通,继则阳亢阴竭,若再以小柴胡汤直升少阳,其势必至下竭上厥⑤,不死何待!何时医悉以陶氏《六书》⑥,统治四时一切疾病,而不究心于《灵》《素》《难经》也哉!瑭于温病六七日以外,壮火少减,阴火内炽耳聋者,悉以复阴得效。曰宜复脉辈者,不过立法如此,临时对证,加减尽善,是所望于当其任者。

【注释】 ①土实:指阳明实热内结。②水虚:指阴液亏虚、肾水不足。③浸假:逐渐之意。④木强:指肝阳亢盛。⑤下竭上厥:指阴精耗竭于下则阳气厥脱于上。⑥陶氏六书:指陶节庵的《伤寒六书》。

【译文】 温病出现耳聋,病属少阴肾精亏损,若误用小柴胡汤治疗,必致病情恶化。温病发病六七日以后,宜用加减复脉汤之类的方剂治疗,以恢复其阴精。

温病过程中无太阳、少阳、阳明等《伤寒论》三阳经证,但却有阳明腑证(本书中焦篇已经阐明腑证形成的原因)和太阴、少阴、厥阴三阴经的脏证。脏有藏的意思,具有贮藏阴精的功能。温病最易伤精耗液,而三阴脏多首当其冲。如阳明实热内结,则脾阴亦可受伤而不能正常运行。因为脾与胃一脏一腑,位置贴近,相互关联.互相影响,犹如丈夫有问题常连累到妻子,这是一般的常理。阳明热结阴伤可用急下存阴的方法治疗。阳明实热内结则易致阴液亏虚，久则逐渐累及少阴，肾精亏损则可见耳聋失眠等证。肾水亏虚，肝阳就会亢盛，足少阴之病逐渐影响到足厥阴肝亦病，以致出现目闭不开，手足抽搐等症状。这些由上及下，由阳腑进入阴脏的传变途径，学者不应该不知道。

按：温病耳聋，《灵枢》和《素问》都认为这是必死之症，难道伤寒邪在少阳耳聋，就可以死吗？《内经》中有"肾开窍于耳""精脱者耳聋"之说。温病早期，耳聋多由阳热火邪阻闭，阴精不能上行滋养清窍，耳窍闭塞不通所致；继则阳热进一步亢盛，阴精更加耗竭，这时若用小柴胡汤，直接升散少阳邪火，势必导致阴精耗竭于下而阳气厥脱于上的严重后果，显然这是必死无望了。不知何时，医生全都依据陶节庵的《伤寒六书》来统治四季一切疾病，而不细心研究《灵枢》《素问》《难经》了。我对于温病得之六七天以后，实火渐衰而虚火内盛所致的耳聋，均以滋阴为主而获良效。至于所说宜用复脉一类方剂，不过讲立法应该这样，临床运用时必须依据具体证候，精确的加减化裁，这是我对医生的希望所在。

【解析】　温病发生耳聋的原因很多，其性质有虚实之别，治法也有很大差异。肾开窍于耳，病入下焦少阴，阴精耗而不能上承，则可致耳聋失聪。本条所述之耳聋即属此类，因而主用复脉汤之类进行治疗。此证与《伤寒论》中少阳证的耳聋病机迥然不同，当然，两者伴见的症状也各不相同。何廉臣曾在《重订广温热论》中指出，温热证后期发生耳聋，原因不出三者：一因余邪留于胆经，二因痰火上升，三因肾虚精脱。临床可作为参考。

第四条

【原文】　劳倦内伤，复感温病，六七日以外不解者，宜复脉法。

此两感治法也。甘能益气，凡甘皆补，故宜复脉。服二三贴后，身不热而倦甚，仍加人参。

【译文】　劳累过度精气内伤，如果再感受温邪发为温病，病后六七日病情仍不能缓解的病人，宜用加减复脉汤法治疗。

这是内伤外感两感证的治疗方法。甘味药能益气，大凡甘味药也都具有一定的滋补作用，所以本证治疗宜用加减复脉汤类方药。若服二三剂药后，身不热而神疲体倦加重，则应在加减复脉汤中加入人参。

【解析】　本证为体虚外感之证，一般的治疗原则是祛邪与扶正并用，正虚甚者，当以扶正为先。本证属肾阴耗损、虚多邪少之候，所以治疗重在滋补阴精、助正达邪，选用复脉汤。但应注意，临床体虚患者的情况十分复杂，即便是劳倦内伤引起者，也有伤脾、伤肾之别，伤脾者多为气虚，伤肾者则多为阴亏，未必都表现为肾阴耗损，所以是否当用滋养肾阴之复脉注，还应视具体情况辨证而定。

另外，文中提到的"两感"是指内虚而外感，与一般所说的病邪同时犯于表里两经的"两感"含义不同,也应注意区别。

第五条

【原文】 温病已汗而不得汗,已下而热不退,六七日以外,脉尚躁盛者,重与复脉汤。

已与发汗而不得汗,已与通里而热不除,其为汗下不当可知。脉尚躁盛,邪固不为药衰,正气亦尚能与邪气分争,故须重与复脉,扶正以敌邪,正胜则生矣。

【译文】 温病已经用了发汗法而没有出汗,已经用了攻下法而身热仍不退,发病六七天以上,脉象仍然躁急有力者,应给与重剂加减复脉汤治疗。

温病已用解表发汗而未见汗出,已用通里攻下而热仍不退,可知是因运用汗法、攻下法不当所致。但若脉象仍然躁急有力,说明邪虽没有因汗、下药物的作用而削弱,但正气尚能与邪气抗争,所以必须用加重了分量的加减复脉汤,扶助正气以驱除邪气,只要正能胜邪,预后自然良好。

【解析】 本证是否都要用复脉汤治疗,临床不可一概而论。如果用汗、下法祛邪后邪势已衰,表现出肾阴耗伤显著者,应以复脉汤之类滋养肾阴,扶正以祛邪。但如邪热之势仍未衰减,则复脉类不可轻投,以免留邪助热加重病情。

第六条

【原文】 温病误用升散,脉结代,甚则脉两至者,重与复脉,虽有他证,后治之。此留人治病法也。即仲景里急,急当救里之义。

【译文】 温热病错误的使用升提、发散方药,而出现结脉或代脉,甚至一呼一吸间脉仅搏动两次,须用重剂加减复脉汤治疗,即使有其他症状,也置后再行治疗。

这是一种保留人体正气为先的治疗方法.即张仲景所说里虚为急时,治疗应当优先救治里虚的道理。

【解析】 对于结代脉的治疗,张仲景《伤寒论》中用复脉汤,而本证用加减复脉汤,方虽相似,但病机却稍有不同。前者属心阴心阳俱虚但偏于心阳虚,故以养阴药与参、桂、姜、枣同用;本证为心之气液俱虚但以心阴亏损为主,故治以加减复脉汤。

第七条

【原文】 汗下后,口燥咽干,神倦欲眠,舌赤苔老,与复脉汤。

在中焦下后与益胃汤,复胃中津液,以邪气未曾深入下焦。若口燥咽干,乃少阴之液无以上供,神昏欲眠,有少阴但欲寐之象,故与复脉。

【译文】 温病用发汗、攻下法治疗之后,口咽干燥无津,精神疲倦,昏昏欲睡,舌质红赤,舌苔焦老干燥,用加减复脉汤治疗。

温病邪在中焦经攻下法治疗后,应给与益胃汤,以补充胃中津液,这是因为此时中焦邪热还没有深入下焦的缘故。若病人口燥咽干,神倦昏昏欲睡,此乃少阴肾的阴液亏损,不能上济所致。这里有少阴病"但欲寐"的现象,故应用加减复脉汤治疗。

第八条

【原文】 热邪深入,或在少阴,或在厥阴,均宜复脉。

此言复脉为热邪劫阴之总司也。盖少阴藏精,厥阴必待少阴精足而后能生,二经均可主以复脉者,乙癸同源[1]也。

加减复脉汤方(甘润存津法)

炙甘草六钱干地黄六钱(按:地黄三种用法:生地者,鲜地黄未晒干者也,可入药煮用,可取汁用,其性甘凉,上中焦用以退热存津;干地黄者,乃生地晒干,已为丙火[2]炼过,去其寒凉之性,本草[3]称其甘平;熟地制以酒与砂仁,九蒸九晒而成,是又以丙火、丁火[4]合炼之也,故其性甘温。奈何今人悉以干地黄为生地,北人并不知世有生地,金[5]谓干地黄为生地,而曰寒凉,指鹿为马,不可不辨) 生白芍六钱麦冬(不去心)五钱阿胶三钱麻仁三钱(按:柯韵伯谓:旧传麻仁者误,当系枣仁。彼从"心悸动"三字中看出传写之误,不为无见。今治温热,有取于麻仁甘益气,润去燥,故仍从麻仁)

水八杯,煮取八分三杯,分三次服。剧者加甘草至一两,地黄、白芍八钱,麦冬七钱,日三、夜一服。

【注释】 ①乙癸同源:即指肝肾同源。②丙火:这里是指自然界太阳之火热。③本草:我国记载药物的著作。④丁火:这里是指炉火。⑤金:全、都之意。

救逆汤方(镇摄法)

即于加减复脉汤内去麻仁,加生龙骨四钱,生牡蛎八钱,煎如复脉法。脉虚大欲散者,加人参二钱。

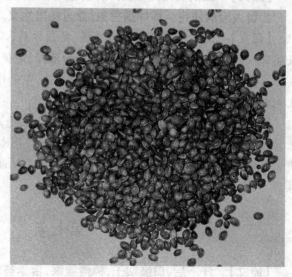

麻仁

【译文】 温病邪热深入于内,或侵犯足少阴肾,或侵犯足厥阴肝,均应用加减复脉汤治疗。

这里所说的加减复脉汤治法,是温病邪热劫灼下焦真阴的基本治疗大法。因为足少阴肾内藏阴精,足厥阴肝的功能活动,必须在充足的足少阴肾精滋养下才能正常发挥。足少阴肾经和足厥阴肝经的病变,都可用加减复脉汤治疗,就是因为"乙癸同源"的缘故。

加减复脉汤(甘润存津法)

炙甘草18克　干地黄18克(按:地黄有3种使用方法:生地黄即没有晒干的鲜地黄,既可入煎剂煎煮内服,又可捣烂取汁内服。生地黄性味甘寒,温病上、中焦病证可以用其祛邪退热,保存津液。干地黄即晒干的生地黄,由于经过太阳的曝晒,去掉了寒凉之性,所以本草书中称它的性味甘平。熟地黄是用干地黄加酒和砂仁,经过9次蒸煮和9次曝晒制成。由于它既经过太阳的曝晒,又经过炭火的蒸煮,所以性味甘温。遗憾的是现在某些医生都把干地黄当作生地黄,北方的医生甚至不知道世界上有生地黄这味药,都把干地黄称为生地黄,并认为它的性味寒凉,这实在是犯了指鹿为马的错误。临床运用时不可不辨别清楚)　生白芍18克　麦冬(不去心)15克　阿胶9克　麻仁9克(按:柯韵伯说,过去传说复脉汤中用的是火麻仁其实是错误的,应该是酸枣仁。他是从复脉汤所主证候中有"心动悸"3字中看出是抄写流传的错误,也是没有道理。现在用本方治疗温病,需要用火麻仁的味甘补气和质润去燥作用,所以方中仍用火麻仁)

上药用水8杯,煎煮至3杯,分3次服下。病情较重的,甘草的用量可增加至30克,地黄、白芍加至24克,麦冬加至21克。白天服药3次。夜间服药1次。

救逆汤方(镇慑法)

即加减复脉汤中去火麻仁,加生龙骨12克、生牡蛎34克,煎法与加减复脉汤相同。脉象虚大欲散的,再加入参6克。

【解析】 1.关于肝肾同治:本条从"乙癸同源"立论,提出少阴、厥阴病的治法相同,都可用复脉法。在生理上,由于少阴肾为癸水之脏,主藏阴精,是一身诸阴之本;而厥阴肝为风木之脏,须赖肾水涵养以维持其主疏泄的功能活动,所以当肾阴亏损太甚时,则易致肝木失养而导肝风内动。由于这种动风是因肾阴亏虚"水不涵木"所致。故称"阴虚风动"。因此,温病邪入下焦,无论病在少阴的阴精亏损,还是病在厥阴的虚风内动,其病机总属真阴亏虚,所以治疗均可用复脉汤滋补真阴,有虚风内动时,还应加用介类潜阳熄风之品。但应注意,也并非所有的厥阴病治疗都与少阴病相同,特别是厥阴病中肝热动风证,应主以清热凉肝,就不是从少阴论治。

2.对"复脉为热邪劫阴之总司"的理解:此句容易令人误解,因温病中热邪伤阴有伤胃阴和伤肾阴的不同,并不是均用复脉法,在学习时应加以注意。

3.复脉汤用火麻仁还是酸枣仁?对复脉汤中用火麻仁是否为酸枣仁之误,现已难以考证。从功效分析,火麻仁能益气润燥,与本证病情相合,较为可取。但如患者有心悸等证,枣仁亦属可用。

第九条

【原文】 下后大便溏甚,周十二时三四行,脉仍数者,未可与复脉汤,一甲煎主之;服一二日,大便不溏者,可与一甲复脉汤。

下后法当数日不大便,今反溏而频数,非其人真阳素虚,即下之不得其道,有亡阴之虑。若以复脉滑润,是以存阴之品,反为泻阴之用。故以牡蛎一味,单用则力大,即能存阴,又涩大便,且清在里之余热,一物而三用之。

一甲煎(咸寒兼涩法)

生牡蛎二两(碾细)

水八杯,煮取三杯,分温三服。

一甲复脉汤方

即于加减复脉汤内,去麻仁,加牡蛎一两。

【译文】 温病使用攻下法后,大便泄泻较重,一昼夜三四次,但脉象仍数的,不能用加减复脉汤,须用一甲煎治疗。服药一二天后大便不再稀溏的,可用一甲复脉汤治疗。

温病用攻下法后,一般情况应当好几天不大便,现在反而大便溏稀次数增多,并非病人平素真阳虚弱,是攻下方法使用不当,有阴液衰亡的危险。这时若用滋阴滑润的加减复脉汤治疗,则滋阴的药物,反做泻阴使用了。所以只用牡蛎一味,单味用则功力大,既能保存阴液,又能固涩大便,而且还可清泄在里的余热,一味药可有三个方面的作用。

一甲煎(咸寒兼涩法)

生牡蛎60克(碾成细末)

上药加水八杯,煎煮成三杯,分三次温服。

一甲复脉汤方

即在加减复脉汤中去麻仁,加牡蛎30克。

第十条

【原文】 下焦温病,但大便溏者,即与一甲复脉汤。

温病深入下焦劫阴,必以救阴为急务。然救阴之药多滑润,但见大便溏,不必待日三四行,即以一甲复脉法,复阴之中,预防泄阴之弊。

【译文】 下焦温病,但见大便稀溏的,立即用一甲复脉汤治疗。

温病邪热深入下焦劫灼肾阴,治疗必须以救阴为当务之急。但是救阴之药大多滑润,所以只要出现大便稀溏,不必等到大便一日泄三四次的程度,即刻使用一甲复脉汤治疗,可以在恢复阴液的同时,预防再度耗伤阴液的弊端。

【解析】 本条提出下焦温病出现便溏者,可直接用一甲复脉汤养阴固涩。与上条相比,两者均有便溏,但上条是在温病用下法后导致的阴伤便溏,且便溏较甚,故先涩而后补,先用一甲煎,待大便不溏,再用一甲复脉汤;本条是下焦温病出现便溏而不甚,故补涩并用,用一甲复脉汤。要注意的是,如果大便泄泻较甚,特别是攻下后因脾胃大虚或下焦固摄无权所致者,则应针对其原因辨证治疗,并非都适合用一甲煎或一甲复脉汤。

第十一条

【原文】 少阴温病①,真阴欲竭,壮火②复炽,心中烦,不得卧者,黄连阿胶汤主之。

按:前复脉法为邪少虚多之治。其有阴既亏而实邪正盛,甘草即不合拍。心中烦,阳邪挟心阳独亢于上,心体之阴③,无容留之地,故烦杂无奈;不得卧,阳亢不入于阴,阴虚不受阳纳,虽欲卧得乎! 此证阴阳各自为道,不相交互,去死不远,故以黄芩从黄连,外泻壮火而内坚真阴;以芍药从阿胶,内护真阴而外捍亢阳。名黄连阿胶汤者,取一刚以御外侮,一柔以护内主之义也。其交关④变化神明不测之妙,全在一鸡子黄,前人训鸡子黄,金谓鸡为巽木⑤,得心之母气,色赤人心,虚则补母而已,理虽至当,殆未尽其妙。盖鸡子黄有地球之象,为血肉有情,生生不已,乃奠安中焦之圣品,有甘草之功能,而灵于甘草;其正中有孔,故能上通心气,下达肾气,居中以达两头,有莲子之妙用;其性和平,能使亢者不争,弱者得振;其气焦臭,故上补心;其味甘咸,故下补肾;再释家⑥有地水风火之喻,此证大风一起,荡然无余,鸡子黄镇定中焦,通彻上下,合阿胶能预熄内风之震动也。然不知人身阴阳相抱之义,必未能识仲景用鸡子黄之妙,谨将人身阴阳生死寤寐⑦图形,开列于后,以便学者入道有阶也。

黄连阿胶汤方(苦甘咸寒法)

黄连四钱 黄芩一钱 阿胶三钱 白芍一钱 鸡子黄二枚

水八杯,先煮三物,取三杯,去滓,内胶烊尽⑧,再内鸡子黄,搅令相得,日三服。

【注释】 ①少阴温病:本证阴虚火炽导致心肾不交,为少阴心与少阴肾并病,故称少阴温病。②壮火:指实热、邪火。③心体之阴:指心这个脏腑的阴液。④交关:是言黄连阿胶汤能交通心肾、调和阴阳。⑤巽木:巽八卦之一,属风木。《易·说卦》:"巽为木、为风",故巽木并称。⑥释家:泛指从事佛教的人。释,为释迦牟尼(佛教创始人)的简称。⑦寤寐:睡眠与睡醒。寤,睡醒;寐,睡。⑧内胶烊尽:放入阿胶完全溶化。烊,溶化。

【译文】 温病邪热传入下焦足少阴肾,真阴耗损将要枯竭,而邪火仍然炽盛,症见心烦不宁，不能入睡的，用黄连阿胶汤治疗。

按：前面所说的加减复脉汤法，是用于温热实邪已经衰微，而阴液耗伤较为明显的邪少虚多证的治疗方法。本条所说的是阴液虽已亏虚，但温热实邪仍然炽盛的证候，因此加减复脉汤中的甘草就不适用了。本证出现的心烦不宁，是由于阳热实邪夹心火炽盛于上，心阴严重消耗，阴阳不能交通，因而见有心中烦躁不适的症状；不能入睡，是因为阳气亢盛不能进入阴分，阴液亏虚又不能接受阳气进入，因此即使想睡，又怎么能够入睡呢？本证在病机上阴阳都已产生病变，不能相互协调而保持动态平衡，所以病情严重，极易导致死亡。所以治疗用黄芩配合黄连，清泻在外的实火而坚敛在内的真阴；用白芍配合阿胶，保护内在真阴而平抑亢盛于外的阳热。方名之所以称黄连阿胶汤，是取黄连性味之刚强以抗御侵扰心经的邪热，阿胶性味之柔润以保护心脏阴液的意思。本方交通心肾、调和阴阳作用的奥妙之处，全在于用了鸡子黄这味药。前人在讲鸡子黄时都说：鸡属于八卦中的"巽"卦，与风木相应。由于肝属木，心属火，而木能生火，所以属于风木的鸡，便自然获得了能生心火的母气。因为它色呈红赤，所以能够入心经。前人所说的这些内容，只不过是子虚补母的道理，虽然道理正确，但没有说清楚其中的奥妙所在。鸡子黄有地球的形象，属于血肉有情一类的药物，具有生生不断的特性，是安定中焦的理想药物。既有甘草的功能而又优于甘草。因为它正中有孔，所以能上通心气，下达肾气，安定中焦而又能通达到上焦和下焦，有类似莲子的奇妙功用。鸡子黄性味和平，能使偏亢的阳气不再炽盛，虚弱的真阴得到恢复；其气味焦臭，所以能上补心阴；其味甘而咸，所以又能下补肾阴。此外，佛教有地上的水可被风火消灼的比喻，本证若一旦出现肝风内动的变化，则阴液必然会被完全消灼干净，而鸡子黄能镇守并安定中焦，可通达上下心肾，配合阿胶就能预防虚风内动的发生。如果人们不了解阴阳相互依存、相互协调的道理，就必然不能理解张仲景在黄连阿胶汤中用鸡子黄的奥妙所在。现将人体阴阳与生和死、醒和睡之间的关系列出示意图于下，以便于学习者容易理解和掌握。

黄连阿胶汤（苦甘咸寒法）

黄连12克　阿胶9克　黄芩3克　白芍3克　鸡子黄2个

取水8杯，先煎煮黄连、黄芩、白芍3味药，煎成药液3杯后去掉药渣，加入阿胶并使其完全溶化，再加入鸡子黄，搅拌调匀，1日分3次服。

【解析】1.心肾不交的证治：本证属阴虚火炽证，吴氏提出其临床特征是心烦不宁、不能入睡。实际上，除了原文所述之外，还有一些诊断依据，如患者身热不甚，或热势已退，舌红苔薄黄而干或薄黑而干，脉细数等。主要病机是温病后期，肾阴受伤不能上济心火，心肾不交。由于本证的病变关键是阴虚阳亢，水火失济，所以用黄连阿胶汤清心火、滋肾水。该方出自《伤寒论》，在临床上应用范围甚广，目前对各种神经衰弱、原发性高血压等出现心烦、不得眠者也有较好的疗效。

2.本证与前述诸证的区别：本证虽亦属下焦少阴病，但病机与前述诸证不尽相同。前述诸证乃邪少虚多之候,真阴损伤显著而邪热不甚,所以治用加减复脉汤滋补阴精,助正达邪。本证为真阴亏损而邪热犹盛,所以治用黄连阿胶汤以育阴清热。

第十二条

【原文】 夜热早凉,热退无汗,热自阴来者,青蒿鳖甲汤主之。

夜行阴分而热,日行阳分而凉,邪气深伏阴分可知;热退无汗,邪不出表而仍归阴分,更可知矣,故曰热自阴分而来,非上中焦之阳热也。邪气深伏阴分,混处气血之中,不能纯用养阴,又非壮火,更不得任用苦燥。故以鳖甲蠕动之物[1],入肝经至阴之分,既能养阴,又能入络搜邪;以青蒿芳香透络,从少阳领邪外出;细生地清阴络之热;丹皮泻血中之伏火;知母者,知病之母也,佐鳖甲、青蒿而成搜剔之功焉。再此方有先入后出之妙,青蒿不能直入阴分,有鳖甲领之入也;鳖甲不能独出阳分,有青蒿领之出也。

青蒿鳖甲汤方(辛凉合甘寒法)

青蒿二钱　鳖甲五钱　细生地四钱　知母二钱　丹皮三钱

水五杯,煮取二杯,日再服。

【注释】 ①蠕动之物:原指柔软、慢慢爬行的蠕形动物,这里系指血肉有情的动物药。

【译文】 夜间发热,清晨热退身凉,热退时不伴汗出,这是邪热深伏阴分的表现,用青蒿鳖甲汤治疗。

卫气夜行于阴分而发热,白天行于阳分而热退身凉,由此可知,发热是邪气深伏阴分所致。热退时不伴汗出,更加证实了邪不在肌表,仍深伏阴分,所以说邪热来自阴分,并非上焦或中焦的阳热之邪。邪气深伏阴分,混处于气血之中,治疗不能纯用养阴的方法,又因邪非壮盛实火,更不得滥用苦燥药物。因此,选血肉有情的动物药鳖甲,深入肝经而到达阴分,既能养阴,又能深入血络搜索病邪;用青蒿芳香透络,并引邪自少阳外出;细生地可清泄阴络中的热邪;丹皮能清泻血分中的伏火;知母,顾名思义为知病之母,与鳖甲、青蒿相配合,可完成搜寻、祛除病邪的任务。另外,此方还有先入后出的奥妙,青蒿虽然不能直接进入阴分,但有鳖甲能够引导他深入阴分;鳖甲虽然不能独自外出阳分,但有青蒿能够引导它外出阳分。

青蒿鳖甲汤方(辛凉合甘寒法)

青蒿6克　鳖甲15克　细生地12克　知母6克　丹皮9克

上药用水五杯,煎煮成二杯,一日分二次口服。

【解析】 1.邪留阴分的病机及证候特点:温病后期出现夜热早凉,热退无汗,这是余邪留伏阴分的表现。其病机重点是阴液虽虚而未致欲竭,虽有邪热而不过甚,属余邪留伏营分血络中,故吴氏称"邪气深伏阴分"。临床辨证须与邪热内盛引起的发热相鉴别,一般可参考本证发生的病程阶段,以及伴见形体较瘦,舌红苔少,脉沉细数等症状。此外,本证亦常见于内科杂病的低热病证,如肺结核、小儿夏季热、甲状腺功能亢进等病及原因不明的低热,如出现"夜热早凉,热退无汗"等发热特点,即可考虑按本证进行治疗。

2.邪留阴分的治疗:本证治疗可用青蒿鳖甲汤以滋养营阴、凉营透邪。方中青蒿芳香透络,与鳖甲相伍可入阴搜邪。鳖甲滋阴,合青蒿可使阴分之邪易于外透而解,两药相伍,相得益彰。再合以生地黄、牡丹皮、知母等品,以助养阴清热之效。另外,中焦篇第83条也有青蒿鳖甲汤,其用药略有不同,但方义大同小异。

第十三条

【原文】 热邪深入下焦。脉沉数,舌干齿黑,手指但觉蠕动,急防痉厥①,二甲复脉汤主之。

此示人痉厥之渐也。温病七八日以后,热深不解,口中津液干涸,但觉手指掣动②,即当防其痉厥,不必俟其已厥③而后治也。故以复脉育阴,加入介属④潜阳,使阴阳交纽⑤,庶厥不可作也。

二甲复脉汤方(咸寒甘润法)

即于加减复脉汤内,加生牡蛎五钱,生鳖甲八钱。

【注释】 ①痉厥:痉是指肢体拘挛或手足抽搐的痉证,又称动风、痉挛或抽筋;厥有神志不清的昏厥和四肢清冷不温的含义,但由于临床上痉、厥常常并见,故痉厥并称。此处指痉,即动风。②掣动:抽动。掣。③厥:这里仍指痉。④介属:指动物甲壳类药物。⑤阴阳交纽:指阴阳互相依存,相互交通,阳生阴长的正常生理状态。

【译文】 热邪深入下焦,脉象沉数,舌面干燥,牙齿焦黑,手指微微抽动,急需防止痉厥的发生,用二甲复脉汤治疗。

这里提示人们掌握痉厥发生的先兆。温病发病七八天以后,热邪深入而不能外解,口中干燥无津,只发现手指抽动,即应当防止病人发生痉厥,不必等到痉厥已经发生才开始治疗。所以用加减复脉汤以滋养阴液,加入甲壳类药物潜阳息风,使阴阳交通,就可避免痉厥的发生。

二甲复脉汤方(咸寒甘润法)

即在加减复脉汤中再加入生牡蛎15克、生鳖甲24克。

第十四条

【原文】 下焦温病,热深厥甚,脉细促,心中憺憺大动①,甚则心中痛者,三甲复脉汤主之。

前二甲复脉,防痉厥之渐;即痉厥已作,亦可以二甲复脉止厥。兹又加龟板名三甲者,以心中大动,甚则痛而然也。心中动者,火以水为体,肝风鸱张②,立刻有吸尽西江之势,肾水本虚,不能济肝而后发痉,既痉而水难猝补,心之本体欲失,故憺憺然而大动也。甚则痛者,"阴维③为病主心痛",此证热久伤阴,八脉④丽于肝肾,肝肾虚而累及阴维故心痛,非如寒气客于心胸之心痛,可用温通。故以镇肾气补任脉通阴维之龟板止心痛,合入肝搜邪之二甲,相济成功也。

三甲复脉汤方(同二甲汤法)

即于二甲复脉汤内,加生龟板一两。

【注释】 ①心中憺憺大动:形容心跳很快,心跳撞击胸壁,有心虚震动之感。憺,震动之意。②肝风鸱张:形容肝风来势猛烈。鸱,鹞鹰,猛禽的一种。③阴维:指阴维脉,奇经八脉之一。起于内踝上方,经下肢内侧、腹部、胸部、咽喉,止于后颈部。本经有病时,有心痛的症状。④八脉:又称奇经八脉,包括任脉、督脉、冲脉、带脉、阳维脉、阴维脉、阳跷脉、阴跷脉。

【译文】 温病热邪传入下焦肝肾,由于邪热深入,以致四肢抽搐厥冷的症状非常严重,脉象细小而短促,心中剧烈跳动,甚至出现心中疼痛的,用三甲复脉汤治疗。

前面所说的二甲复脉汤法,主要作用是防止痉厥的发生,但即使痉厥已经发生了,也可用二甲复脉汤熄风止痉。本法在上方中加入龟甲,并定名为三甲复脉汤,主要是因为出现心中剧烈跳动,甚至心中疼痛的症状。心中剧烈跳动的原因是,在生理上心火依赖肾水的滋养,本证肝风大动,有立刻耗尽肾水的趋势,而肝风内动引起的痉厥,又起因于肾水亏虚不能滋养肝木。因此,当痉厥已经发生,耗损的肾水又难以在短时间内得到恢复,心脏失去了肾水的滋养,所以产生了心中剧烈跳动的症状。病情严重的患者还会出现心中疼痛,正如《内经》所说"阴维脉病变的主要表现是心痛",本证邪热久留不解,损伤肝肾真阴,由于人体奇经八脉都隶属于肝肾,肝肾阴虚就会累及阴维脉,以致出现心中疼痛的症状。这种心痛在治疗上不同于寒邪侵犯心胸的心痛可用温通的方法,所以采用具有潜镇肾气、滋补任脉、通调阴维脉作用的龟甲治疗心痛,再配合能入肝搜邪的鳖甲、牡蛎,三者协同发挥作用,可望获得良好的治疗效果。

三甲复脉汤方(同二甲复脉汤法)

即在二甲复脉汤中再加龟甲30克。

【解析】 1.本条与上条病证的区别:本证与上条所述病证皆为肾阴大伤,不能濡养筋脉所致的虚风内动证,其主要病机为"水不涵木"。上条病证用二甲复脉汤,本证则用三甲复脉汤,两方均系加减复脉汤加味而成。具体来说,两证虽病性相似,证候相类,但仍有明显差异。上条临床表现以手指蠕动为特点,为虚风内动的轻症,病位在肾与肝,故在用复脉汤滋养肾阴的同时,加入牡蛎、鳖甲以育阴潜阳熄风,以防止痉厥加重。本证大多由上证发展而来,在虚风内动的基础上,又见有心中憺憺大动,甚则心中疼痛,这是肝风鸱张、阴血亏虚不能养心的表现,病变涉及肾、肝、心3脏,证候明显且较上证为重,所以治疗时须用三甲复脉汤,即用二甲复脉汤再加龟甲以助滋阴潜镇之力。

2.注意区别肝风内动的虚实:动风有热盛动风与阴虚动风之别,在温病过程中均为常见之候。上条与本证所述者属虚风,故而应与属实者相鉴别。一般来说,虚风发生在温病的后期,多表现为手足蠕动、肢体拘急,甚至心中憺憺大动,并伴有神情倦怠无力,舌多干绛,脉细数而虚等见症。此与实风多见于温病的极期,手足剧烈抽搐、并伴高热等热盛之象迥然有别。

第十五条

【原文】 既厥且哕①(俗名呃忒),脉细而劲②,小定风珠主之。

温邪久踞下焦,烁肝液为厥③,扰冲脉为哕,脉阴阳俱减则细,肝木横强则劲,故以鸡子黄实土④而定内风;龟板补任(谓任脉)而镇冲脉;阿胶沉降,补液而熄肝风;淡菜生于咸水之中而能淡,外偶内奇,有坎卦⑤之象,能补阴中之真阳,其形翕阖⑥,故又能潜真阳之上动;童便以浊液仍归浊道,用以为使也。名定风珠者,以鸡子黄宛如珠形,得巽木之精,而能熄肝风,肝为巽木,巽为风也。龟亦有珠,具真武之德⑦而镇震木。震为雷,在人为胆,雷动未有无风者,雷静而风亦静矣。亢阳直上颠顶⑧,龙上于天也,制龙者,龟也。古者豢龙御龙⑨之法,失传已久,其大要不出乎此。

小定风珠方(甘寒咸法)

鸡子黄(生用)一枚真阿胶二钱生龟板六钱童便一杯淡菜三钱

水五杯,先煮龟板、淡菜得二杯,去滓,入阿胶,上火烊化,内鸡子黄,搅令相得,再冲童便,顿服之。

【注释】 ①哕:因胃气上逆而发出的呃声,即呃逆。②劲:指脉象坚强有力,是弦急之象。③厥:此处指虚风内动的痉证。④实土:胃为土脏,实土意为补充胃液。本条证为真阴亏,胃阴涸,阴虚肝火犯胃,故以滋肾阴补胃液治呃逆。⑤坎卦:八卦之一,代表水。⑥翕阖:收敛闭合。翕有合、收敛之意;阖,关闭之意。⑦真武之德:真武乃传说中的北方之神,真武之德,指有北方神灵的能力。⑧颠顶:指头顶。⑨豢龙御龙:养龙以制龙,此处意喻用养阴的方法治疗阴虚风动证。

【译文】 下焦温病既有手足发痉厥冷,又见呃逆频频(俗称打呃忒),脉象细而弦劲有力的,用小定风珠治疗。

温邪留滞下焦日久,消烁肝脏阴液则出现手足发痉厥逆,病变影响冲脉则导致呃逆频频,脉细是阴阳气血都已虚衰的表现,又因肝风内动则细而弦劲有力。所以方中用鸡子黄培补脾胃而镇静肝风,用龟甲滋补任脉而潜镇冲脉;阿胶药性沉降,能够滋补阴液而内熄肝风;淡菜虽生长在咸味的海水中,却味道清淡,它的结构外面成双而内部却是单个,很像八卦中坎卦的形状,所以能补养少阴肾中的真阳;它的外形呈收敛关合的状态,所以又能潜镇下焦真阳的向上冲逆;童便属于浊液,因浊液易归下焦浊道,故以它作为使药。本方之所以命名为定风珠,是因为方中鸡子黄很像珠子的形状,它获得了与八卦中巽卦相应的木之精华,所以能够平熄肝风。按五行归类,肝与属巽卦的木相对应,巽卦同时又主风。龟能生蛋,蛋也有珠子的外形,它如同传说中威震北方的真武神灵一样能镇住与震卦相应的木。震卦与雷相应,在人体与胆相对应,天上打雷的时候没有不起风的,一旦雷声停止,风也就随之平静。亢盛的阳气向上直达巅顶部位,就像龙在天上游动一般,而能够制伏龙的只有龟。古代就有驯养龙的方法,虽然早已失传,但其精华大致如此。

小定风珠方(甘寒咸法)

鸡子黄(生用)1枚　真阿胶6克　生龟甲18克　童便1杯　淡菜9克

上药用水5杯,先煮龟甲、淡菜,煎至药液剩2杯时去掉药渣,加入阿胶,继续放在炉火上加温使其完全溶化,然后加入鸡子黄,并搅拌调匀,最后冲入童便,1次服下。

【解析】　哕证可发生于温病的上焦、中焦和下焦不同阶段,应参考上、中焦篇的相关内容掌握理解。一般发于下焦者属虚证,本条论其症状为厥且哕、脉细而劲。另外,其哕声亦多断续而声低无力。主要原因为下焦肝肾阴虚,虚风内动,冲气上逆。因此,本证并非单纯秽证,实际上还兼有阴虚动风。因此临床还可伴见手指蠕动、心悸、神倦、舌干绛少苔等症状,治疗选用小定风珠以育阴潜阳熄风。但从本方的药物组成看,其潜镇之力并不太强,而是侧重于滋养阴血,可见其病机当以阴伤为主。

第十六条

【原文】　热邪久羁,吸烁真阴,或因误表,或因妄攻,神倦瘛疭[①],脉气虚弱,舌绛苔少,时时欲脱者,大定风珠主之。

此邪气已去八九,真阴仅存一二之治也。观脉虚苔少可知,故以大队浓浊填阴塞隙,介属潜阳镇定。以鸡子黄一味,从足太阴,下安足三阴,上济手三阴,使上下交合,阴得安其位,斯阳可立根基,俾阴阳有眷属一家之义,庶可不致绝脱欤!

大定风珠方(酸甘咸法)

生白芍六钱　阿胶三钱　生龟板四钱　干地黄六钱　麻仁二钱　五味子二钱　生牡蛎四钱　麦冬(连心)六钱　炙甘草四钱　鸡子黄(生)二枚　鳖甲(生)四钱

水八杯,煮取三杯,去滓,再入鸡子黄,搅令相得,分三次服。喘加人参,自汗者加龙骨、人参、小麦,悸者加茯神、人参、小麦。

【注释】　①瘛疭:泛指手足时缩时伸,拘挛抽动的症状,俗称"抽风"。瘛,筋脉拘急而缩;疭:筋脉缓纵而伸。

【译文】 热邪长久滞留下焦,消灼真阴,或因误用辛温解表,或因乱用苦寒攻下,以致精神倦怠,手足抽搐,脉象虚弱,舌绛少苔,时时有虚脱表现者,用大定风珠治疗。

这是邪热已祛除八九,真阴仅存一二的治疗方法。观察病人脉象虚、舌绛少苔就可以知道,所以治疗以大剂性味厚浊的药物填补真阴,用甲壳之类的药物潜阳镇定,用鸡子黄这味药从脾居中,下可安定足三阴,上可接济手三阴,使上下交通会合,阴液充足而内藏,阳气则有立足的基础,使阴阳如同夫妻一样相互依存,就可避免阴竭阳脱的证候出现。

大定风珠方(酸甘咸法)

生白芍18克　阿胶9克　生龟板12克　干地黄18克　麻仁6克　五味子6克　生牡蛎12克　麦冬(连心)18克　炙甘草12克　鸡子黄(生)2个　鳖甲(生用)12克

上药用水八杯,煎煮成三杯,去掉药渣,加入鸡子黄搅拌均匀,分三次服用。兼气喘者,加人参,兼自汗的加龙骨、人参、小麦,兼心悸的加茯神、人参、小麦。

【解析】 1.虚风重证的病机:本条所述病证与三甲复脉汤证相似,为真阴大伤引起虚风内动而欲厥脱者。本证的发生原因在临床上是复杂的,远非原文中所提及的几方面,但最常见的是热邪久羁而劫烁真阴,或因治不得法,或误表,或误攻而损伤阴液者,此外,邪入营血亦可耗伤真阴导致真阴大伤。本证以虚为主,因阴精亏虚而心神失养,可见神态疲倦;水不涵木则虚风内动而手足瘛疭;真阴大伤,故脉虚弱而舌绛少苔。本证的特点是"邪少虚多",如阴精耗伤过甚,阳无以恋,可有阴阳离绝之虞。

2.治法及方药:本证治以滋阴熄风,扶正固脱。所用的大定风珠即是三甲复脉汤加五味子、鸡子黄,方中增加了血肉有情之品,对于肾精亏虚较甚而伴有时时欲脱者更为适宜。

3.大定风珠与三甲复脉汤证治比较:两方所治病证均属阴虚风动,但本证真阴耗伤更甚,动风也更为显著,且时时欲脱,证情较上证更为严重,所以大定风珠填补真阴及潜镇之力更强。阴精得复,阴平阳秘,就不致有厥脱之变。如兼虚喘可加人参补益元气,如自汗可加龙骨、人参、小麦以敛津止汗、益气养心,如心悸可加茯神、人参、小麦宁心安神、补心益气。此外,大定风珠比三甲复脉汤用药更加味厚滋腻,脾胃虚弱者应谨慎使用,必要时可配合健胃助运之品。

第十七条

【原文】 壮火尚盛者,不得用定风珠、复脉。邪少虚多者,不得用黄连阿胶汤。阴虚欲痉者,不得用青蒿鳖甲汤。

此诸方之禁也。前数方虽皆为存阴退热而设,其中有以补阴之品,为退热之用者;有一面补阴,一面搜邪者;有一面填阴,一面护阳者;各宜心领神会,不可混也。

【译文】 邪火仍然炽盛的,不能用大小定风珠、加减复脉汤治疗。邪火轻微阴虚较重的,不能用黄连阿胶汤治疗。阴虚将要动风的,不能使用青蒿鳖甲汤治疗。

这是讨论以上诸方的治疗禁忌。前面所列的几个方剂虽然都是为滋阴退热所设置的,但其中有的方剂是用补阴的药物达到退热的目的;有的方剂是一面滋补阴液,一面搜除病邪;还有的方剂是一面填补真阴,一面保护阳气。各个方剂的作用特点都应心中有数细心体会。

【解析】 本条论述了下焦病证主要治疗方剂的使用禁忌,强调不仅要掌握各自的适应证,对禁忌证也应重视。总体而言。前述大小定风珠、黄连阿胶汤、青蒿鳖甲汤等下焦病证用方,都具有滋养肾阴的作用,但祛邪之力甚微,因此对病邪亢盛、不属下焦证者则不适宜。例如,大定风珠、加减复脉汤皆属填补真阴之剂,对邪热尚盛者禁用;而黄连阿胶汤则属滋水清心之剂,对火热之象不显著者则禁用;同时,青蒿鳖甲汤属清虚热之剂,所以对肾阴大虚而虚风内动者禁用,特别是该方中的青蒿,性偏升散透泄,有"次柴胡"之称,如误用于虚风内动之证,可导致风阳更加鸱张而加重病情。尤应注意。

第十八条

【原文】 痉厥神昏,舌短,烦躁,手少阴证未罢者,先与牛黄紫雪辈,开窍搜邪;再与复脉汤存阴,三甲潜阳,临证细参,勿致倒乱。

痉厥神昏,舌蹇[①]烦躁,统而言之为厥阴证。然有手经足经之分:在上焦以清邪为主,清邪之后,必继以存阴;在下焦以存阴为主,存阴之先,若邪尚有余,必先以搜邪,手少阴证未罢,如寸脉大,口气重,颧赤,白睛赤,热壮之类。

【注释】 ①舌蹇:指舌体活动不利,导致言语涩滞,吐词不连贯,不清楚。蹇,迟钝、涩滞。

【译文】 抽搐神昏,舌体短缩,烦躁不安,手少阴心包证候没有尽解的,先用安宫牛黄丸、紫雪丹之类的方药,清心开窍、泄热达邪。然后再用加减复脉汤滋养阴液,用牡蛎、鳖甲、龟板这三甲潜阳,临床辨证须据证详审,不要颠倒混乱。

痉厥神昏,舌钝不利,烦躁不安,总起来讲都是厥阴经的证候。但厥阴有手厥阴经和足厥阴经之分:邪在上焦的手厥阴病证,治疗应以清泻邪热为主,邪热清除以后,必须继续滋养阴液;邪在下焦的足厥阴病证.治疗应以滋补阴液为主,但在滋阴之前,如果邪火仍盛的,必须首先搜除余邪。手少阴心经证未尽解,常见症状如寸口脉大,口气浊臭,颧红目赤,热势壮盛等。

【解析】 本条提出的"在上焦以清邪为主,清邪之后,必继以存阴;在下焦以存阴为主,存阴之先,若邪尚有余,必先以搜邪",言简意赅,对治疗温病具有重要的指导意义。

第十九条

【原文】 邪气久羁,肌肤甲错①,或因下后邪欲溃,或因存阴得液蒸汗,正气已虚,不能即出,阴阳互争而战者,欲作战汗②也,复脉汤热饮之。虚盛者加人参;肌肉尚盛者,但令静,勿妄动也。

按:伤寒汗解必在下前,温病多在下后。缚解而后得汗,诚有如吴又可③所云者。凡欲汗者,必当先烦,乃有汗而解。若正虚邪重,或邪已深入下焦,得下后里通;或因津液枯燥,服存阴药,液增欲汗,邪正努力纷争,则作战汗,战之得汗则生,汗不得出则死。此系生死关头,在顷刻之间。战者,阳极而似阴也,肌肤业已甲错,其津液之枯燥,固不待言。故以复脉加人参助其一臂之力,送汗出表。若其人肌肤尚厚,未至大虚者,无取复脉之助正,但当听其自然,勿事骚扰可耳,次日再议补阴未迟。

【注释】 ①肌肤甲错:指肌肤干燥粗糙,甚则干燥如鳞甲。②战汗:指战果而后汗出的症状。③吴又可:明末温病学家,著有我国第一部温病学专著《温疫论》。

【译文】 温邪长久滞留不解,皮肤粗糙干燥如鳞状,此时或者是因为用攻下法后邪热将要溃散,或者因为滋补阴液后可蒸液为汗达邪外出,但正气已经亏虚,不能立即驱邪外出,而出现正邪交争恶寒战栗的,是即将要发生战汗,宜煎加减复脉汤趁热饮用。正气过虚者加入人参;若肌肉未消瘦尚壮实的,只需让其静卧,勿随意活动即可。

按:伤寒病邪从汗解是在用攻下法之前,而温病汗解多在用攻下法之后。确有如吴又可所说那样,郁邪外解之后才能出汗。大凡将要战汗的患者,必先出现烦躁不安,而后才汗出邪气外解。如果正气虚弱邪气又重,或者邪气已深入下焦,通过用攻下后腑气已通,或者因津液枯竭,给服滋阴补液药后,阴液恢复将要汗出,正邪奋力交争,则可导致战汗,战栗后,汗不得出则预后不良。这是生死存亡的紧急关头,生死即在顷刻之间。战栗者,是阳气极盛而产生类似阴证的表现。肌肤已经出现粗糙干燥,说明津液耗竭,这已不用多说,所以用加减复脉汤再加人参以助正气一臂之力,促使蒸汗抗邪外出。如果病人肌肤尚丰厚,津液亏耗不著者,无须用加减复脉汤扶助正气,只需随其自然,不要干扰就可以了,次日再讨论滋补阴液不迟。

第二十条

【原文】 时欲漱口不欲咽,大便黑而易者,有瘀血也,犀角地黄汤主之。

邪在血分,不欲饮水,热邪燥液口干,又欲求救于水,故但欲漱口,不欲咽也。

瘀血溢于肠间,血色久瘀则黑,血性柔润,故大便黑而易也。犀角味咸,入下焦血分以清热,地黄去积聚而补阴,白芍去恶血,生新血,丹皮泻血中伏火,此蓄血自得下行,故用此轻剂以调之也。

犀角地黄汤方(甘咸微苦法)

干地黄一两　生白芍三钱　丹皮三钱　犀角三钱

水五杯,煮取二杯,分二次服,渣再煮一杯服。

【译文】　不时要用水漱口又不愿下咽,大便色黑而容易排出者,是内有瘀血的表现,用犀角地黄汤治疗。

邪热深入血分,不愿饮水,而热邪伤津耗液必口中干燥,又想饮水自救。所以出现不时漱口,又不愿下咽的表现。由于瘀血渗溢于肠道,血色因长时间瘀滞而变黑,血液的品性阴柔滑润,所以大便色黑而容易排出。犀角味咸,能深入下焦血分以清泻邪热,地黄能祛除积聚而补阴液,白芍可去除瘀血而滋生新血,丹皮能泻血中邪火。这样蓄血自然能下行外解,所以选此清热凉血之剂来进行治疗。

犀角地黄汤方(甘咸微苦法)

干地黄30克　生白芍9克　丹皮9克　犀角9克

上药用水五杯,煎煮成二杯,分二次服,药渣再煮成一杯服。

【解析】　本条针对瘀热的病机,提出了与前面不同的治法,即用犀角地黄汤治疗。该方有凉血化瘀之效,但祛瘀作用较弱,如瘀滞较甚,本方可再加入活血化瘀之品。

第二十一条

【原文】　少腹坚满,小便自利,夜热昼凉,大便闭,脉沉实者,蓄血也,桃仁承气汤主之,甚则抵当汤。

少腹坚满,法当小便不利,今反自利,则非膀胱气闭可知。夜热者,阴热也;昼凉者,邪气隐伏阴分也。大便闭者,血分结也。故以桃仁承气通血分之闭结也。若闭结太甚,桃仁承气不得行,则非抵当不可,然不可轻用,不得不备一法耳。

桃仁承气汤方(苦辛咸寒法)

大黄五钱　芒硝二钱　桃仁三钱　当归三钱　芍药三钱　丹皮三钱

水八杯,煮取三杯,先服一杯,得下止后服,不知再服。

抵当汤方(飞走攻络苦咸法)

大黄五钱　虻虫(炙干为末)二十枚桃仁五钱　水蛭(炙干为末)五分

水八杯,煮取三杯,先服一杯,得下止后服,不知再服。

【译文】　小腹坚硬胀满,小便自利,夜间发热,白天则热退身凉,大便闭结不通,脉象沉实有力,下焦蓄血的征象,宜用桃仁承气汤治疗,严重的则用抵当汤治疗。

少腹坚硬胀满,大多应当小便不利,现反自利,说明本证并非是膀胱之气郁闭所致。入夜则发热,可知是阴分有热;白天热退身凉,是邪热隐伏阴分的缘故。大便闭结不通,是瘀血内结的表现。所以用桃仁承气汤通泄血分瘀滞闭结。如果瘀滞闭结太甚,桃仁承气汤不能通闭散结,则非用抵当汤治疗不可。但抵当汤不可轻易使用,这是万不得已所准备的一种方法。

桃仁承气汤方(苦辛咸寒法)

大黄15克　芒硝6克　桃仁9克　当归9克　芍药9克　丹皮9克

上药用水八杯,煎煮成三杯,先服一杯,若大便得通,则停服余药,无反应则继服。

抵当汤方(飞走攻络苦咸法)

大黄15克　蛀虫(炙干燥后磨为粉末)20个　桃仁15克　水蛭(炙干燥后磨为粉末)1.5克

上药加水八杯,煎煮成三杯,先服一杯,若大便得通,则停服余药,无反应则继续再服。

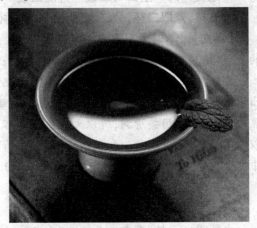

桃仁承气汤

【解析】　1.下焦蓄血证的临床表现:下焦蓄血证的临床表现有多种类型,本条所述为瘀滞较甚者,症见少腹胀满,按之坚硬等。由于该证瘀血有蓄于膀胱者,有蓄于肠道或蓄于胞宫者,所以又可伴见不同的表现,并非一定是文中所说的"小便自利""大便闭",如瘀血在肠道,大便多不闭而小便自利;如瘀血在膀胱,则小便亦可艰涩疼痛;如瘀血在胞宫,则对大小便多无影响。

2.桃仁承气汤的特点:对本证的治疗,吴氏遵循《伤寒论》之法,用桃仁承气汤治疗,若瘀血蓄结较甚,则用抵当汤。两方均出自《伤寒论》,但桃仁承气汤与《伤寒论》的桃核承气汤在组成上略有不同。方中用大黄、芒硝通闭破结,使瘀热能下行;伍以桃仁、当归、芍药、牡丹皮破瘀活血、凉解血热。因此,该方实际是用桃核承气汤去辛温之桂枝,甘缓之甘草,再加入凉血散血的牡丹皮、芍药、当归组成,所以桃仁承气汤的清热化瘀作用更强,更适合温病下焦蓄血证。

第二十二条

【原文】　温病脉,法当数,今反不数而濡小者,热撤里虚也。里虚下利稀水,或便脓血者,桃花汤主之。

温病之脉本数,因用清热药撤其热,热撤里虚,脉见濡小,下焦空虚则寒,即不下利,亦当温补,况又下利稀水脓血乎!故用少阴自利,关闸不藏[①],堵截阳明法。

桃花汤方(甘温兼涩法)

赤石脂一两(半整用煎,半为细末调)炮姜五钱　白粳米二合

水八杯,煮取三杯,去渣,入石脂末一钱五分,分三次服。若一服愈,余勿服。虚甚者加人参。

【注释】　①关闸不藏:是指肾气虚,致胃之关门不利,胃肠通泻过甚而不闭藏。

【译文】　温病的脉象,照理应当是数的,现脉不数反而濡小的,是热邪虽退而阳气已虚弱。阳虚下利稀水,或大便脓血,用桃花汤治疗。

温病的脉象应该是数脉,因为用清热药清泻邪热,邪热虽清退,而出现阳气虚弱证,故脉象濡小,下焦阳气虚弱则寒自内生,即使不出现大便下利,也应该用温补的方法治疗,何况还有下利稀水脓血之症呢! 所以采用治疗少阴病下利,胃肠泻下过甚而不闭藏的堵塞阳明肠腑法。

桃花汤方(甘温兼涩法)

赤石脂30克(其中一半整块煎煮,一半研为细末调服)炮姜15克　白粳米60克

上药用水八杯,煎煮成三杯,去掉药渣后加入赤石脂粉末4.5克,分三次服。如果服一次病愈,剩余的药就不必再服。里虚严重的加入人参。

【解析】　温病下利或便脓血不是仅见于下焦病证,在病之早、中、后期都可见到,而本条所论者,属"热撒里虚"的后期虚证,所以列于下焦篇中讨论。虚证见有下利、便脓血.其性质较为复杂,既有阳虚、阴虚之别,又有侧重于脾、侧重于肾之异。本证所列者属里有虚寒、脾肾阳虚之证,其下利稀水,或便脓血,是下焦虚寒,关闭不藏所致,所以治以桃花汤甘温助阳、收涩止泻,但不可片面地理解为温病后期凡见下利、便脓血者都用该方。本条内容可与中焦篇第93条互参。

第二十三条

【原文】　温病七八日以后,脉虚数,舌绛苔少,下利日数十行,完谷不化,身虽热者,桃花粥主之。

上条以脉不数而濡小,下利稀水,定其为虚寒而用温涩。此条脉虽数而日下数十行,至于完谷不化,其里邪已为泄泻下行殆尽。完谷不化,脾阳下陷,火灭之象;脉虽数而虚,苔化而少,身虽余热未退,亦虚热也,纯系关闸不藏见证,补之稍缓则脱。故改桃花汤为粥,取其逗留中焦之意,此条认定完谷不化四字要紧。

桃花粥方(甘温兼涩法)

人参三钱　炙甘草三钱　赤石脂六钱(细末)　白粳米二合

水十杯,先煮参、草得六杯,去渣,再入粳米煮得三杯,纳石脂末三钱,顿服之。利不止,再服第二杯,如上法;利止停后服。或先因过用寒凉脉不数身不热者,加干姜三钱。

【译文】　温病发病七八天以后,脉象虚数,舌质红绛少苔,大便泄泻一天数十次,粪中夹有未消化的食物残渣,虽然仍发热,也应用桃花粥治疗。

上一条是以病人脉象不数而濡小,下利稀水确诊为虚寒证而用温涩的方法治疗。本条脉虽然数,同时下利日数十次,并夹有未消化的食物残渣,说明邪气已经基本随泄泻排出干净。完谷不化,是脾阳下陷,阳气衰微的征象;脉象虽然数但虚弱无力,舌苔消退而少,虽然身有余热未退,也属虚热,完全是大肠关门不固之证,若此时补涩治疗稍微迟缓则有气液外脱的危险。所以治疗将桃花汤改变为桃花粥,取其药粥能在中焦留滞时间长一些的意思。本条辨证关键在于"完谷不化"这四个字。

桃花粥方(甘温兼涩法)

人参9克　炙甘草9克　赤石脂18克(研为细末)　白粳米60克

上药加水十杯,先煎人参、甘草,煎取药液六杯,去掉药渣,再加入粳米煎煮成三杯,加入赤石脂末9克,一次服下。如果大便下利不止,再服第二杯,方法如上;如果下利停止,则停服余药。如果此前先用过寒凉之品,致脉不数,身不发热的,加干姜9克。

【解析】　本证与上证相比,都是里虚下利而"关闸不藏",其区别在于上证偏于虚寒,故治用温涩;本证则兼有中虚气弱,所以治取甘温益气、涩肠止利。桃花粥以桃花汤之意去炮姜之温,而加入人参、炙甘草,并改汤为粥,充分体现了健脾补涩的宗旨。

第二十四条

【原文】　温病少阴下利,咽痛胸满心烦者,猪肤汤主之。

此《伤寒论》原文[1]。按:温病热入少阴,逼液下走,自利咽痛,亦复不少,故采录于此。柯氏云:少阴下利,下焦虚矣。少阴脉循喉咙,其支者出络心,注胸中,咽痛胸满心烦者,肾火不藏,循经而上走于阳分也;阳并于上,阴并于下,火不下交于肾,水不上承于心,此未济之象。猪为水畜而津液在肤,用其肤以除上浮之虚火,佐白蜜、白粉之甘,泻心润肺而和脾,滋化源[2],培母气[3],水升火降[4],上热自除,而下利自止矣。

猪肤汤方(甘润法)

猪肤一斤(用白皮从内刮去肥,令如纸薄)

上一味,以水一斗,煮取五升,去渣,加白蜜一升,白米粉五合,熬香,和令相得。

【注释】　①此《伤寒论》原文:二十四条、二十五条、二十六条原文均是讲少阴温病咽痛的证治,内容基本均来自《伤寒论·辨少阴病脉证并治》310条、311条和312条。②滋化源:指补益脾气,因脾为气血生化之源。③培母气:指润肺,因肺属金,肾属水,金能生水而为水之母,润肺即可滋肾。④水升火降:指肾水上济则心火下降。

【译文】 温病邪入下焦少阴，大便下利，咽喉疼痛，胸中满闷，心烦不安的，用猪肤汤治疗。

这是《伤寒论》的一条原文。温病邪热传入下焦少阴，逼迫阴液下行，见有大便下利，咽喉疼痛症状的，临床并不少见，所以特将这条原文抄录在这里。柯韵伯曾经说过："少阴病出现下利，是由于下焦虚寒所致。"足少阴肾经向上循行到咽喉，它的支脉连络到心，并进入胸中。本证所见的咽喉疼痛，胸中满闷，心烦不安等症，就是由于肾中之火不能潜藏，沿着少阴经脉浮越到上部属阳的部位，以致阳气行于上，阴液流于下，心火不能下交于肾水，肾水不能上承于心火，这是一种水火不能相济的现象。猪按五行归类是属于水的牲畜，它的津液主要保存在皮肤中，所以治疗用猪肤以消除上浮的虚火，配合甘味的白蜜、白米粉，以泻心火，润肺燥而调和脾胃。各药合用则能滋补阴液化生之源，培补脾胃之母的心火，使肾水能升，心火得降，则浮越于上的虚热自能消除，而下利也能自然停止。

猪肤汤方（甘润法）

猪肤 500 克（用洁白的猪皮，尽量将里面的肥肉油脂刮净，使它薄如纸一样）

上药 1 味加入水 5 升，煎煮取 2.5 升，去掉药渣，加白蜜 0.5 升、白米粉 150 克，煎熬至有香味溢出.调和均匀.

第二十五条

【原文】 温病少阴咽痛者，可与甘草汤；不差者，与桔梗汤。

柯氏云：但咽痛而无下利、胸满、心烦等证，但甘以缓之足矣。不差者，配以桔梗，辛以散之也。其热微，故用此轻剂耳。

甘草汤方（甘缓法）

甘草二两

上一味，以水三升，煮取一升半，去渣，分温再服。

桔梗汤方（苦辛甘升提法）

甘草二两桔梗二两

法同前。

【译文】 温病邪入少阴咽喉疼痛者，可用甘草汤治疗；若服药后不愈者，可换用桔梗汤治疗。

柯韵伯认为：单纯咽喉疼痛而无大便泄泻、胸闷、心烦等证的，治疗只用甘缓的甘草汤就可以了。若用药后仍不见好转的，配以桔梗，以辛味宣透邪热。因其热势轻微，所以治疗采用这药力较轻的方剂。

甘草汤方（甘缓法）

甘草 60 克

上药一味,川水 1.5 公升,煎煮成 0.75 公升,去掉药渣,分两次温服。

桔梗汤方(苦辛甘升提法)

甘草 60 克　桔梗 60 克

煎服方法同上。

第二十六条

【原文】　温病入少阴,呕而咽中伤,生疮不能语,声不出者.苦酒①汤主之。

王氏晋三云:苦酒汤治少阴水亏不能上济君火,而咽生疮声不出者。疮者,疳②也。半夏之辛滑,佐以鸡子清之甘润,有利窍通声之功,无燥津涸液之虑;然半夏之功能,全赖苦酒,摄入阴分,劫涩敛疮,即阴火沸腾,亦可因苦酒而降矣,故以为名。

苦酒汤方(酸甘微辛法)

半夏(制)二钱　鸡子一枚(去黄,内上苦酒鸡子壳中)

上二味,内半夏着苦酒中,以鸡子壳置刀环中,安火上,命三沸,去渣,少少含咽之。不差,更作三剂。

【注释】　①苦酒:即食醋,有说是米醋,有云是陈醋。②疳:这里指口疳,类似口腔溃疡。

【译文】　温病邪入少阴,呕吐且咽喉损伤,咽喉溃烂生疮不能言语,声音发不出者,用苦酒汤治疗。

王晋三指出:苦酒汤是用于治疗少阴肾水亏耗不能上济心火,而致咽喉溃烂生疮声音不能发出的症候。所谓疮,即溃腐糜烂的疳疮。方中半夏味辛性滑,辅以甘润的鸡子清,具有利清窍,通声音的功效,而无耗伤津液的顾虑。但是半夏功能的发挥,完全依赖苦酒的配合,苦酒引半夏入阴分,祛除痰涎,收敛疮面,即使少阴虚火炽盛上炎,也可以因苦酒而下降,所以命名为苦酒汤。

苦酒汤方(酸甘微辛法)

半夏(制用)6 克　鸡子一枚(去掉蛋黄,将醋灌入鸡蛋壳内)

上药备好,将半夏纳入醋中,然后将鸡蛋壳放在刀柄后的圆环中,置炉火上,煮沸三次,去掉药渣,取少量药汁含入口内缓缓咽下。如果用药后不愈,可再制作三剂服用。

第二十七条

【原文】　妇女温病,经水适来,脉数耳聋,干呕烦渴,辛凉退热,兼清血分,甚至十数日不解,邪陷发痉者,竹叶玉女煎主之。

此与两感证①同法。辛凉解肌,兼清血分者,所以补上中焦之未备;甚至十数日不解,邪陷发痉,外热未除,里热又急,故以玉女煎加竹叶,两清表里之热。

竹叶玉女煎方(辛凉合甘寒微苦法)

生石膏六钱　干地黄四钱　麦冬四钱　知母二钱　牛膝二钱　竹叶三钱

水八杯,先煮石膏、地黄得五杯,再入余四味,煮成二杯,先服一杯,候六时复之,病解停后服,不解再服(上焦用玉女煎去牛膝者,以牛膝为下焦药,不得引邪深入也。兹在下焦,故仍用之)。

【注释】　①两感证:指表证、里证并见。②六时:古六个时辰。现十二小时。

【译文】　妇女患温病过程中,月经正好来潮,出现脉数,耳聋,干呕,心烦,口渴,应用辛凉退热,兼清血分热邪的方法治疗。如果病情严重,10多日不能缓解,以致邪热内陷而发痉厥的,可用竹叶玉女煎治疗。

这一证候的治疗与表里两感证的治法相同。这里所用辛凉药物解除肌表之邪,又兼清血分邪热的治法,正可以补充上、中焦篇的证治内容,使其更加完备。病情严重的,10多日邪热仍不能解除,甚至邪热内陷导致痉厥发生,这是外在的气分邪热尚未清解,在里的血分热毒已盛的表现,所以用玉女煎加淡竹叶,两清表里气血的邪热。

竹叶玉女煎方(辛凉合甘寒微苦法)

生石膏18克　干地黄12克　麦冬12克　知母6克　牛膝6克　淡竹叶9克

上药用水8杯,先煎煮生石膏、干地黄,煎至药液约剩下5杯时,再加入其余4味药,煎成2杯,先服1杯,停12小时后再服1杯。服药后病情缓解,即停服余下汤药,若病仍不解,继续再服(上焦篇用玉女煎时减去牛膝,是因为牛膝为下焦药,以防引邪深入。本证为病在下焦,所以仍用牛膝)。

【解析】　本条为妇人温病,月经适来而邪入血分所致的气血两燔(严格说应是气营两燔)证。本证所见的脉数、干呕、烦渴等,为气分热盛之象;而兼见耳聋,为经水适来,阴血不足不能上荣所致,此与邪在少阳的风火上干清窍和邪在少阴肾精亏虚的耳聋不同。应注意,原文说本证属气分与血分并病,但本证中并未述及血分证当有的动血之象,因此其病机虽与血分有热有关,实际仍属气营两燔之证。因此,治疗仍以气营两清为主,用加减玉女煎加淡竹叶。方中以淡竹叶、石膏、知母清泄气分之热,用地黄、麦冬清血分(营分)之热,且可滋养阴血,再配合牛膝引入下焦。

第二十八条

【原文】　热入血室①,医与两清气血,邪去其半,脉数,余邪不解者,护阳和阴汤主之。

此系承上条而言之也。大凡体质素虚之人,驱邪及半,必兼护养元气,仍佐清邪,故以参、甘护元阳,而以白芍、麦冬、生地,和阴清邪也。

护阳和阴汤方(甘凉甘温复法,偏于甘凉,即复脉汤法也)

白芍五钱　炙甘草二钱　人参二钱　麦冬(连心炒)二钱　干地黄(炒)三钱

水五杯,煮取二杯,分二次温服。

【注释】　①血室:一指子宫,亦称胞宫。《类经附翼·求正录》:"故子宫者……医家以冲任之脉盛于此,则月经意以时下,故名曰血室。"二指肝。《伤寒来苏集·阴阳脉证上》:"血室者,肝也。肝为藏血之脏,故称血室。"三指冲脉。《妇科经论》:"王太仆曰:冲为血海,诸经朝会,男子则运而行之,女子则停而止之,谓之血室。"此处是指胞宫。

【译文】　温病邪热侵入血室,医生给气血两清治疗后,邪热祛除过半,脉数,余邪未完全解除的,用护阳和阴汤治疗。

这一条是紧接上条而说的。一般素体虚弱之人,驱除病邪一半时,就必须兼顾保养元气,当然仍要配合清除邪热的药物,所以方中用人参、甘草顾护元阳,而用白芍、麦冬、生地养阴清热。

护阳和阴汤方(甘凉甘温复法,偏于甘凉,即是加减复脉汤的治法)

白芍15克　炙甘草6克　人参6克　麦冬(连心炒用)6克　干地黄(炒用)9克

上药用水五杯,煎煮成二杯,分二次温服。

第二十九条

【原文】　热入血室,邪去八九,右脉虚数,暮微寒热者,加减复脉汤,仍用参主之。

此热入血室之邪少虚多,亦以复脉为主法。脉右虚数,是邪不独在血分,故仍用参以补气。暮微寒热,不可认作,邪实,乃气血俱虚,营卫不和之故。

加减复脉汤仍用参方

即于前复脉汤内,加人参三钱。

【译文】　热入血室,邪热已祛除十分之八九,病人右手脉象虚数,傍晚轻微恶寒发热者,用加减复脉汤仍用参方治疗。

这是热入血室,邪少虚多的证候,治疗也是用加减复脉汤为主要治方。脉象右手虚数,是病邪不单独在血分,所以仍使用人参以培补元气。傍晚有轻微恶寒发热,不能以为是实邪为患,而是气血俱虚,营卫不和的缘故。

加减复脉汤仍用参方

即在前述加减复脉汤内加入人参9克。

第三十条

【原文】 热病经水适至,十余日不解,舌萎饮冷,心烦热,神气忽清忽乱,脉右长左沉,瘀热在里也,加减桃仁承气汤主之。

前条十数日不解用玉女煎者,以气分之邪尚多,故用气血两解。此条以脉左沉,不与右之长同,而神气忽乱,定其为蓄血,故以逐血分瘀热为急务也。

加减桃仁承气汤方(苦辛走络法)

大黄(制)三钱　桃仁(炒)三钱　细生地六钱　丹皮四钱　泽兰二钱　人中白二钱

水八杯,煮取三杯,先服一杯,候六时,得下黑血,下后神清渴减,止后服。不知,渐进。

按:邵新甫云:考热入血室,《金匮》有五法:第一条主小柴胡,因寒热而用,虽经水适断,急提少阳之邪,勿令下陷为最。第二条伤寒发热,经水适来,已现昼明夜剧,谵语见鬼,恐人认阳明实证,故有无犯胃气及上二焦之戒。第三条中风寒热,经水适来,七、八日脉迟身凉,胸胁满如结胸①状,谵语者,显无表证,全露热入血室之候,自当急刺期门,使人知针力比药力尤捷。第四条阳明病下血谵语,但头汗出,亦为热入血室,亦刺期门,汗出而愈。第五条明其一证而有别因为害,如痰潮上脘,昏冒不知,当先化其痰,后除其热。仲景教人当知变通,故不厌推广其义,乃今人一遇是证,不辨热入之轻重,血室之盈亏,遽②与小柴胡汤,贻害必多。要之热甚而血瘀者,与桃仁承气及山甲、归尾之属;血舍空而热者用犀角地黄汤,加丹参、木通之属;表邪未尽而表证仍兼者,不妨借温通为使;血结胸,有桂枝红花汤,参入海蛤、桃仁之治;昏狂甚,进牛黄膏,调入清气化结之煎。再观叶案中有两解气血燔蒸之玉女煎法;热甚阴伤,有育阴养气之复脉法;又有护阴涤热之缓攻法。先圣后贤,其治条分缕析,学者审证定方,慎毋拘乎柴胡一法也。

【注释】 ①结胸:病证名,指邪结胸中而见胸胁触疼,亦有指从心窝到少腹,硬满疼痛拒按的病证。②遽:仓促、就。

【译文】 妇女患温热病,月经正好来潮,病邪10多日不能解除,症见舌体萎软,喜饮冷水,心中烦热,神志时而清醒时而错乱,脉象右手长而左手沉,是瘀热在里的表现,用加减桃仁承气汤治疗。

前条病邪10多日不解,用玉女煎治疗,是因其气分之邪仍然亢盛,所以用气血两清的方法治疗。本条根据患者左手脉象沉,与右手的长脉不同,而且神志时而清醒时而错乱等症状,确诊为内有蓄血,所以治疗以驱逐血分瘀热为当务之急。

加减桃仁承气汤方(苦辛走络法)

大黄(制用)9克　桃仁(炒用)9克　细生地黄18克　牡丹皮12克　泽兰6克　人中白6克

上药用水8杯,煎煮成3杯,先服1杯,等待12小时后,如果大便解出黑血,并且随着大便解后患者神志转清,口渴减轻,就可停止服药。如果服药后病情没有变化,则继续服第2杯,或再服第3杯。

按:邵新甫说,考查有关热入血室证治的文献,《金匮要略》中载有5种治法。第1条是用小柴胡汤治疗,主要根据患者有寒热往来而使用该方,虽然此时患者月经恰好干净,但治疗仍宜急速提透少阳病邪,不使其陷入下焦血室。第2条是伤寒病发热,月经正好来潮,患者已经出现白天神志清楚,夜间神志昏迷,言语错乱。张仲景唯恐他人误认为神志异常是阳明腑实证的表现,所以提出治疗本证切不可侵犯胃气和上、中二焦的告诫。第3条是中风证恶寒发热,患者月经正好来潮,迁延七八日后出现脉象迟缓,身凉不热,胸肋部胀满如同结胸证的表现,并有胡言乱语,这时显然已无表证,完全是一派热入血室的征象,治疗应立即针刺期门穴,从而提示人们针刺有时比药物疗效更加迅速。第4条是阳明病证见大便下血,胡言乱语,仅头部出汗,这也是热入血室的征象,治疗也用针刺期门的方法,针后如果见有出汗,病即可以痊愈。第5条明确指出热入血室证的表现,也有可能因其他原因所引起,要加以区别。如痰浊上壅胸脘蒙蔽清窍,也可见神志昏迷,人事不知,但治疗则应先化痰浊,而后再清除邪热。在这里张仲景的目的是教导人们治病要知道疾病的各种变化,所以不厌其烦地反复讲解其中的道理。可是现在的人一遇到热入血室证,不辨清热邪的轻与重,血室的充实与空虚,就鲁莽地给予小柴胡汤,必然造成很多危害。简要地说,热入血室证的辨治要点是:热邪重而兼有血瘀的,用桃仁承气汤以及穿山甲、当归尾之类;血室空虚而邪热盛的,用犀角地黄汤加丹参、木通之类;表邪没有完全解除仍兼有表证的,治疗不妨在当用主方中配合一些辛温通散的药物;瘀血结于胸中的,可用桂枝红花汤加入海蛤、桃仁的治法;神志昏迷、狂言乱语严重的,用牛黄膏调入清解气热、活血散结的汤药中。再看叶天士医案中有两清气血热邪燔蒸的玉女煎治法;热邪炽盛而阴液受伤的,有滋阴补气的复脉汤治法;还有保护阴液,涤除热邪的和缓攻下治法。古时和后代的高明医家,对本证的治疗分析得有条有理,后学者临床必须认真审查证候而确定使用的方药,千万不要仅拘泥于小柴胡汤一种治法。

【解析】 对热入血室而瘀热在下互结而出现"舌萎饮冷,心烦热,神气忽清忽乱,脉右长左沉"者,辨证仍属蓄血证之类。应注意的是,这种舌萎实际上是指舌体不如正常时灵活自如,与温病后期热伤肝肾之阴的舌体痿软而不能伸缩或伸不过齿者不同。从临床所见,热入血室而瘀热在里者,应还有少腹硬满疼痛拒按之症。舌质多有瘀斑或瘀点。治疗所用的加减桃仁承气汤方,由桃仁承气汤去芒硝、芍药、当归,加生地黄、泽兰、人中白组成,其攻下之力较桃仁承气汤稍减,而养阴通经之力较强。

第三十一条

【原文】 温病愈后,嗽稀痰而不咳,彻夜不寐者,半夏汤主之。

此中焦阳气素虚之人,偶感温病,医以辛凉甘寒,或苦寒清温热,不知十衰七八之戒,用药过剂,以致中焦反停寒饮,令胃不和,故不寐也。《素问》云:胃不和则卧不安,饮以半夏汤,覆杯则寐。盖阳气下交于阴则寐,胃居中焦,为阳气下交之道路,中寒饮聚,致令阳气欲下交而无路可循,故不寐也。半夏逐痰饮而和胃,秫米②秉燥金之气而成,故能补阳明燥气之不及而渗其饮,饮退则胃和,寐可立至,故曰覆杯则寐也。

半夏汤(辛甘淡法)

半夏(制)八钱 秫米二两(即俗所谓高粮是也,古人谓之稷,今或名为芦稷,如南方难得,则以薏仁代之。)

水八杯,煮取三杯,分三次温服。

【注释】 ①十衰七八之戒:是言素体阳虚之人,证应寒凉清热,但只能清凉到十分之七八,即要停药,过用有可能损伤阳气而犯此禁忌。②秫米:高粱米。秫,粘高粱、高粱。

【译文】 温病治愈后,咯吐稀痰,但不咳嗽,整夜不能入睡的,用半夏汤治疗。

这是平素中焦阳气虚弱的人,偶然感受温邪患温病后,医生在用辛凉、甘寒或苦寒清泻热邪时,不懂邪热去除十分之七八后就不能再用的治疗禁忌,寒凉药物使用过多,以致中焦反而出现寒饮停聚,使得胃气不和,所以不能入睡。《素问》指出:胃气不和睡不安稳,服用半夏汤,服后很快就能入睡。一般来说,阳气下行与阴气交会则入睡,胃居于中焦部位,是阳气下行与阴气交会的通道,中焦寒饮停聚,使阳气想要下行与阴气交会而无通道可行,所以不能入睡。半夏能驱逐痰饮而调和胃气,高粱米禀受秋天燥金之气而成熟,所以能补阳明燥热之气的不足而消退痰饮,痰饮退则胃气调和,睡眠也就立即改善,所以可获服药后即入睡的效果。

半夏汤(辛甘淡法)

半夏(制用)24克 秫米60克(即通常所说的高粱米,古人称它为稷,现在也有人称它为芦稷,如果南方难以得到它,则可以薏仁代替。)

上药用水八杯,煎煮成三杯,分三次温服。

【解析】 本条是温病后期中阳不振而痰饮内停的病证。温病愈后大多见阴虚,但亦有因患者素虚,在温病过程中或寒凉过剂,导致中阳虚弱而寒饮内停者。患者出现不寐亦与痰饮有关,故治以半夏汤化痰和中,痰化则胃和,胃和则能寐。但如真属"彻夜不寐",以半夏汤能否"复杯则寐",尚难以预料。

第三十二条

【原文】 饮退则寐,舌滑,食不进者,半夏桂枝汤主之。

此以胃腑虽和,营卫不和,阳未卒复,故以前半夏汤合桂枝汤,调其营卫,和其中阳,自能食也。

半夏桂枝汤方(辛温甘淡法)

半夏六钱　秫米一两　白芍六钱　桂枝四钱(虽云桂枝汤、却用小建中汤法。桂枝少于白芍者,表里异治也)　炙甘草一钱　生姜三钱　大枣(去核)二枚水八杯,煮取三杯,分温三服。

【译文】 痰饮消退能够入睡,但舌苔水滑,不能进食的,用半夏桂枝汤治疗。

这是胃腑虽然调和,但营卫不和,阳气还未及时恢复,所以用上条的半夏汤配合桂枝汤,调和其营卫,振奋其阳气,自然能够进食。

半夏桂枝汤方(辛温甘淡法)

半夏18克　秫米30克　白芍18克　桂枝12克(这里虽然说用桂枝汤,却用的是小建中汤法。桂枝用量少于白芍,是因为本证与桂枝汤证有表里的不同)　炙甘草3克　生姜9克　大枣(去核用)二枚

上药用水八杯,煎煮成三杯,分三次温服。

【解析】 本条紧接上条所论,温病愈后因痰饮内停而不寐者治后病情缓解,但余舌滑不食等中虚未复的症状,所以用半夏桂枝汤治疗。应注意本证用桂枝汤实际是取其建中之义,即小建中汤,并非吴氏文中提出的"营卫不和",因为患者并未出现营卫不和的表现。

第三十三条

【原文】 温病解后,脉迟,身凉如水,冷汗自出者,桂枝汤主之。

此亦阳气素虚之体质,热邪甫退,即露阳虚,故以桂枝汤复其阳也。

桂枝汤方(见上焦篇。但此处用桂枝,分量与芍药等,不必多于芍药也;亦不必啜粥再令汗出,即仲景以桂枝汤小和之法是也。)

【译文】 温病邪解后,出现脉象迟缓,肌肤凉如冷水一般,冷汗自出的,宜用桂枝汤治疗。

这也是素体阳气虚弱的病人,热邪才退,阳虚之象立即显露出来,所以治疗用桂枝汤恢复其阳气。

桂枝汤方(见上焦篇。但此处用桂枝,用量与芍药均等,不需要多于芍药;也不必要再喝热粥助病人出汗,这就是张仲景用桂枝汤轻调阴阳之法。)

【解析】 本证出冷汗是温病愈后卫阳虚弱、营卫不和所致,所以用桂枝汤甚

为合法。对文中所说的"复其阳",应理解为是恢复表之阳气而敛汗液,不可认为是桂枝汤是温阳之剂。如药后效果不明显,可加入附子以增强温阳之效,此即《伤寒论》中治卫阳虚汗漏不止所用的桂枝加附子汤。

第三十四条

【原文】 温病愈后,面色萎黄,舌淡,不欲饮水,脉迟而弦,不食者,小建中汤主之。

此亦阳虚之质也,故以小建中,小小建其中焦之阳气,中阳复则能食,能食则诸阳皆可复也。

小建中汤方(甘温法)

白芍(酒炒)六钱　桂枝四钱　甘草(炙)三钱　生姜三钱　大枣(去核)二枚　胶饴五钱

水八杯,煮取三杯,去渣,入胶饴,上火烊化,分温三服。

【译文】 温病愈后,病人面色萎黄,舌质淡,不想喝水,脉象弦缓,不思饮食的,用小建中汤治疗。

这也属于素体阳虚之人,所以用小建中汤,稍稍地建补其中焦阳气,中阳恢复则能进食,能进食则全身阳气均能得到恢复。

小建中汤方(甘温法)

白芍(酒炒)18克　桂枝12克　甘草(炙用)9克　生姜9克　大枣(去核)2枚　胶饴15克

上药用水八杯,煎煮成三杯,去掉药渣后加入胶饴,再置炉火上溶化,分三次温服。

第三十五条

【原文】 温病愈后,或一月,至一年,面微赤,脉数,暮热,常思饮不欲食者,五汁饮主之,牛乳饮亦主之。病后肌肤枯燥,小便溺管痛①,或微燥咳②,或不思食,皆胃阴虚也,与益胃、五汁辈。

前复脉等汤,复下焦之阴。此由中焦胃用之阴不降,胃体之阳独亢③,故以甘润法救胃用,配胃体,则自然欲食,断不可与俗套开胃健食之辛燥药,致令燥咳成痨也。

五汁饮、牛乳饮方(并见前秋燥门)

益胃汤(见中焦篇)

按:吴又可云:"病后与其调理不善,莫若静以待动,是不知要领之言也。夫病后调理,较易于治病,岂有能治病,反不能调理之理乎! 但病后调理,不轻于治病,若其治病之初,未曾犯逆,处处得法,轻者三五日而解,重者七八日而解,解后无余邪,病者不受大伤,原可不必以药调理,但以饮食调理足矣,《经》所谓食养尽之是也。若病之始受既重,医者又有误表、误攻、误燥、误凉之弊,遗殃于病者之气血,将见外感变而为内伤矣。全赖医者善补其过(谓未犯他医之逆[4];或其人阳素虚,阴素亏;或前因邪气太盛,故剂不得不重;或本虚邪不能张,须随清随补之类),而补人之过(谓已犯前医之治逆),退杀气(谓余邪或药伤),迎生气(或养胃阴,或护胃阳,或填肾阴,或兼固肾阳,以迎其先后天之生气),活人于万全,岂得听之而已哉!万一变生不测,推委于病者之家,能不愧于心乎!至调理大要,温病后一以养阴为主。饮食之坚硬浓厚者,不可骤进。间有阳气素虚之体质,热病一退,即露旧亏,又不可固执养阴之说,而灭其阳火。故本论中焦篇列益胃、增液、清燥等汤,下焦篇列复脉、三甲、五汁等复阴之法,乃热病调理之常理也;下焦篇又列建中、半夏、桂枝数法,以为阳气素虚,或误伤凉药之用,乃其变也。《经》所谓:"有者求之,无者求之。微者责之,盛者责之",全赖司其任者,心诚求之也。

【注释】 ①溺管痛:指尿道疼痛。②燥咳:属阴虚咳嗽。指干咳或少量粘痰,咯出不爽。③胃用之阴不降、胃体之阳独亢:是说胃具有体阳而用阴的生理特点。胃为腑属阳,胃阳受纳消化水谷,但须胃阴滋助,胃阴充足滋养胃体,才能生化无穷、正常通降,胃阴不足则胃阳相对亢盛。④未犯他医之逆:是言前医没有犯治疗错误。

【译文】 温病痊愈后,或经过1个月,或经过1年,患者面部微微发红,脉象数,夜间发热,常想喝水但不愿进食的,用五汁饮治疗,也可用牛乳饮治疗。温病后期,患者皮肤枯燥,小便时尿道疼痛,或有轻微的干咳,或不想进食,这都是胃阴虚的表现,给予益胃汤、五汁饮之类的方剂治疗。

前面所说的加减复脉汤等方剂,具有滋补下焦肝肾之阴的作用。本证因中焦胃阴不能和降而胃阳亢盛所致,所以用甘凉滋润的治法补胃阴,制胃阳,自然就能获得想进食的效果。治疗这种证候,千万不可套用一般开胃消食的辛燥药物,以免导致干咳甚至发展为痨病。

五汁饮、牛乳饮方(两方都可参见前面秋燥门)

益胃汤(参见中焦篇)

按:吴又可说:"温病后期与其药物调理不当而致病,还不如采取静养的方法,以等待机体正气自然恢复。"这是不了解病后调理要领的说法。一般而言,病后调理要比治病容易,哪有能够治病却反而不能病后调理的道理呢!但病后调理的重要性绝不亚于治疗疾病。如果在疾病治疗的早期阶段,治疗方法上没有出现差错,每一步处理得都很正确,那么病情轻的三五日就能缓解,重的七八日也能恢复。病情缓解后没有余邪内留,患者的正气没有受到严重损伤,就可以不必用药物进行调理,只需采用饮食调理就完全可以了,这就是《内经》所说的病后通过饮食调养以善后的意思。如果发病时感受邪气较重,医生治疗时又误用解表、误用攻下、误用温燥、误用寒凉等造成了不良影响,损伤了患者的气血,从而导致外感病迁延不愈而演变为内伤病。这时的治疗完全依靠医生善于处理病后所出现的各种变化(这里指治疗时并未出现差错,但或者患者阳气素虚,阴液素亏;或者由于前阶段病邪太重,所以治疗用药不得不重;或者患者元气素虚,邪热不能外达,因而治疗必须清热补益同用等情况),同时善于调治人为差错所产生的各种变化(指前面的治疗已经出现了错误),消除损伤机体的有害因素(指余邪或药物对机体所产生的损伤),恢复维持生命活动的先天和后天之气(或补养胃阴,或保护胃阳,或填补肾阴,或兼温肾阳,以恢复先天和后天的生生之气),万无一失地救治患者,怎么能够置之不理,听之任之呢?万一产生了严重后果,却把责任推卸于患者家属,能不感到于心有愧吗?至于病后调理的基本要领,温病后期一般以养阴为主。饮食中凡坚硬和浓稠味浊的食物,都不应1次大量进食。间或有阳气素虚体质的患者,当温病邪热消退时,往往立即显露出原有阳气虚弱的表现,这时治疗又不能固执于养阴为主的教条,滥用寒凉药物使阳气更受损伤。所以本书在中焦篇列出益胃汤、增液汤、清燥汤等方剂,在下焦篇列出加减复脉汤、三甲复脉汤、五汁饮等养阴增液的治法,这是热性病后期调理的常规治法;同时在下焦篇又列有小建中汤、半夏汤、桂枝汤等几种治法方药,则是用于阳气素虚或误用寒凉药物损伤阳气的情况,这是属于病后调理的变法。《内经》所说"有者求之,无者求之,微者责之,盛者责之"的内涵,完全要靠医生认真地去进行探求,才能有所体会。

【解析】 本证的病机特点是上中下三焦阴液均不足,但其重点在胃阴虚,所以治疗以滋养胃阴为主。

从第31条到第35条皆为热病后之余证,但其病位实际上都不在下焦,亦与肝肾病变无明显关系。所以对下焦篇中所论的病证要全面分析,不能一概认为是肝肾阴虚之证。

暑温 伏暑

第三十六条

【原文】 暑邪深入少阴消渴①者,连梅汤主之;入厥阴麻痹者,连梅汤主之;心热烦躁神迷甚者,先与紫雪丹,再与连梅汤。

肾主五液②而恶燥,暑先入心,助心火独亢于上,肾液不供,故消渴也。再心与肾均为少阴,主火,暑为火邪,以火从火,二火相搏,水难为济,不消渴得乎!以黄连泻壮火,使不烁津,以乌梅之酸以生津,合黄连酸苦为阴;以色黑沉降之阿胶救肾水,麦冬、生地合乌梅酸甘化阴,庶消渴可止也。肝主筋而受液于肾,热邪伤阴,筋经无所秉受,故麻痹也。再包络③与肝均为厥阴,主风木,暑先入心,包络代受,风火相搏,不麻痹得乎!以黄连泻克水之火,以乌梅得木气之先,补肝之正④,阿胶增液而息肝风,冬、地补水以柔木⑤,庶麻痹可止也。心热烦躁神迷甚,先与紫雪丹者,开暑邪之出路,俾梅、连有入路也。

连梅汤方(酸甘化阴酸苦泄热法)

云连二钱　乌梅(去核)三钱　麦冬(连心)三钱　生地三钱　阿胶二钱

水五杯,煮取二杯,分二次服。脉虚大而芤者,加人参。

【注释】　①消渴:此处指渴而多饮,饮不解渴的症状,而非多食、多饮、多尿、体重减少的三多一少消渴病。②五液:指汗、涕、泪、涎、唾五种液体。③包络:指心包络。④得木气之先,补肝之正:意为用原先获得的春木之气,现在来补养肝气,以木补木。⑤补水以柔木:指补肾水以滋养肝阴。

【译文】　暑热病邪深入下焦少阴,出现口渴多饮,但饮水又不能解渴的,用连梅汤治疗;暑热病邪深入厥阴,出现肢体麻痹没有知觉的,用连梅汤治疗;心中灼热,烦躁不宁,甚至神志昏迷的,先用紫雪丹,再用连梅汤治疗。

肾主汗、涕、泪、涎、唾5种液体而最怕干燥。暑邪侵犯人体,往往首先侵入心经,助长心火亢盛于上,肾中阴液不能供应于上,所以出现口渴多饮、饮水不能解渴的症状。并且,心和肾都属少阴,手少阴心主火,而暑邪又是火热之邪,火邪侵入火脏,两火相合,火势酷烈,则肾水难以上济制约心火,怎么能不产生消渴的症状呢?治疗用黄连清泄亢盛的实火,使火邪去除不再消灼津液;用酸味的乌梅滋生津液,且与黄连相配,酸苦合用可泄热保阴;用色黑而药性沉降的阿胶滋补肾水;麦冬、生地黄与乌梅配合,酸味与甘味相合以化生阴液,这样口渴而饮水不能解渴的

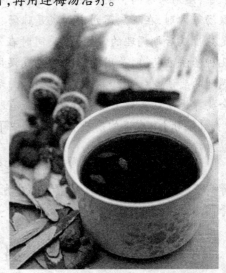

连梅汤

症状就可以缓解。肝主筋脉,而滋养筋脉的阴液则来源于肾。热邪损伤肾阴,筋脉得不到阴液的滋养,所以肢体麻木没有知觉。此外,心包络与肝都属于厥阴经,肝主风属木,暑为火邪易犯心经,由心包络代心受邪,从而形成了风火相煽、煎熬津液的局面,怎能不产生麻痹症状呢?治疗用黄连清泻最易损伤津液的火邪,用在生长时已获得木质之气的乌梅补养肝气,用阿胶滋养阴液而平熄肝风;麦冬、生地黄滋补肾水以柔润肝木,这样就可以治愈麻痹。若见心中烦热,烦躁不宁,甚至神志昏迷的,先用紫雪丹治疗,既能开通暑热之邪外达的出路,又能使乌梅、黄连进入厥阴经直达病所。

连梅汤方(酸甘化阴酸苦泄热法)

黄连6克　乌梅(去核)9克　麦冬(连心)9克、生地黄9克　阿胶6克

上药用水5杯,煎煮成2杯,分2次服。脉象虚大而芤的,加入人参。

【解析】　本条是暑热深入少阴、厥阴之证。因暑为火热之邪,心为火脏,肾主藏精,故暑入心肾则心火亢盛而肾水暗耗,出现消渴、肢体麻痹。此外,临床应还可伴见身热、烦躁、苔黑干燥,舌质红绛、脉细数或弦数等症状。治疗用连梅汤清热滋阴。本方实从《伤寒论》黄连阿胶汤加减而来,作用亦相似。

第三十七条

【原文】　暑邪深入厥阴,舌灰①,消渴,心下板实②,呕恶吐蛔,寒热,下利血水,甚至声音不出,上下格拒③者,椒梅汤主之。

此土败木乘④,正虚邪炽,最危之候。故以酸苦泄热,辅正驱邪立法,据理制方,冀其转关耳。

椒梅汤方(酸苦复辛甘法,即仲景乌梅圆法也,方义已见中焦篇)

黄连二钱　黄芩二钱　干姜二钱　白芍(生)三钱　川椒(炒黑)三钱　乌梅(去核)三钱　人参二钱　枳实一钱五分　半夏二钱

水八杯,煮取三杯,分三次服。

【注释】　①舌灰:指舌苔色灰。②心下板实:指胃脘部按之坚实硬满。③上下格拒:此处是指邪气阻隔,上下不通畅,以致上逆呕恶,下利便血等。④土败木乘:脾胃属土,肝属木,相克太过则为乘。脾胃衰败肝木乘虚侵袭称土败木乘。

【译文】　暑热病邪深入厥阴经,舌苔色灰,口渴引饮,饮不解渴,心下痞满坚硬,恶心呕吐,有时吐出蛔虫,恶寒发热,下利血水样粪便,严重的出现音哑不能出声,上下阻格不通,可用椒梅汤治疗。

这是中焦脾土衰败,肝木乘虚克土,正气亏虚而邪热仍炽的危重证候。所以用酸苦泄热、扶正祛邪的方法加以治疗,并据此制定相应方剂,希望能开格启闭获得转机。

椒梅汤方(酸苦复辛甘法,即张仲景的乌梅丸法,具体方义已见中焦篇)

黄连6克　黄芩6克　干姜6克　白芍(生)9克　花椒(炒黑)9克　乌梅(去核)9克　人参6克　枳实4.5克　半夏6克

上药用水8杯,煎煮成3杯,分3次服。

【解析】　《伤寒论》中用乌梅丸治疗蛔厥,而本条则是从《临证指南医案》中取来,但原案和吴氏都有“最危之症”之说,并称本证是“土败木乘”,可见该病情是危险的。文中强调本证的病机是“上下格拒”,即由邪犯肝胆,横逆乘脾胃,引起升降不通。在临床上,本证未必均见吐蛔,凡温病邪入厥阴,见有寒热呕恶、腹痛、下利血水者亦可以此治疗。

椒梅汤取义于乌梅丸,并含有半夏泻心汤之意,具有酸苦泄热、苦辛开降、培中

泻肝之功。主治脾土衰败、肝木克之而邪热仍炽的危重证候。但临床上,其适应证也未必均见吐蛔,温病邪入厥阴,寒热呕恶,腹痛,下利血水者亦可用之。本方寒热并用、扶正祛邪、辛开苦降而加酸苦化阴的特点,与上条连梅汤相似,但本方主以益气和中,而连梅汤则主以养阴扶正。

第三十八条

【原文】 暑邪误治,胃口①伤残,延及中下。气塞填胸②,燥乱③口渴,邪结内踞,清浊交混④者,来复丹主之。

此正气误伤于药,邪气得以窃据于中,固结而不可解,攻补难施之危证,勉立旋转清浊一法耳。

来复丹方(酸温法)

太阴元精石⑤一两 舶上⑥硫黄一两 硝石一两(同硫黄为末,微火炒结砂子大) 橘红二钱 青皮(去白)二钱 五灵脂二钱(澄去砂,炒令烟尽)

[方论]晋三王氏云:《易》⑦言一阳来复于下,在人则为少阳生气所出之脏。病上盛下虚,则阳气去,生气竭,此丹能复阳于下,故曰来复。元精石乃盐卤至阴之精,硫黄乃纯阳石火之精,寒热相配,阴阳互济,有扶危拯逆之功;硝石化硫为水,亦可佐元、硫以降逆;灵脂引经人肝最速,能引石性内走厥阴,外达少阳,以交阴阳之枢纽;使以橘红、青皮者,纳气必先利气,用以为肝胆之向导也。

【注释】 ①胃口:泛指胃脘部,此处指胃气、脾胃阳气。②气塞填胸:指气机闭塞,胸脘壅塞,呼吸不畅。③燥乱:指躁扰不安。④清浊交混:指清气不升,浊气不降,清浊相混。⑤太阴元精石:石类药物,古称玄精石。是古代盐仓中的盐卤渗入土中结成清白色如龟背状的结晶块,其味咸性寒,有清热化痰的功效。如《图经》指出:"太阴玄精出解县,今解池及通泰州积盐仓中亦有之,其色青,白色背者佳。"⑥舶上:指舶来品,外国输入的物品。⑦《易》:指《易经》。

【译文】 感受暑热病邪治疗失误,胃气损伤,邪气蔓延到中下焦,胸部壅塞痞闷,躁扰口渴,邪气盘踞固结在里,清气不升,浊气不降,清浊相混的,用来复丹治疗。

这是误治损伤正气,使邪气能够乘虚盘踞中焦,固结不解,形成用攻或用补都施用困难的危证,不得已才制订这一升清降浊的治法。

来复丹方(酸温法)

太阴元精石30克 进口硫黄30克 硝石30克(与硫黄共同研为细末,微火炒至结块如砂粒大小) 橘红6克青皮(去白)6克 五灵脂6克(用水沉淀,去掉药中的砂石,炒到不冒烟为止)

[方论]王晋三说:《易经》有:"一阳来复于下"之说,在人体少阳为"一阳",其源自于生生之气产生的脏腑。现病证为上盛下虚,阳气已衰,生气欲竭。用这种丹

药能恢复在下的阳气,故叫作来复丹。元精石性寒,是盐卤的结晶;硫黄属纯阳火性石块提炼,一寒一热相互配伍,阴阳互补,有挽救危险病势的功能。硝石能化硫黄为水,也可配合元精石、硫黄以降浊逆;五灵脂引诸药入肝经,使石类药物入厥阴.外达少阳,用以交通阴阳的枢纽;用橘红、青皮为使药,是因要纳气必须首先理气,并用它作为引诸药入肝胆的向导。

【解析】 本证因误治后寒凉损伤胃阳所致,其性质由暑热转为寒湿。或因感受暑湿之邪,损伤胃阳而引起。所用来复丹具有温中通阳,降浊升清的功效。

第三十九条

【原文】 暑邪久热,寝不安,食不甘,神识不清,阴液元气两伤者,三才汤主之。

凡热病久入下焦,消烁真阴,必以复阴为主。其或元气亦伤,又必兼护其阳。三才汤两复阴阳,而偏于复阴为多者也。温热、温疫末传,邪退八九之际,亦有用处。暑温末传,亦有用复脉、三甲、黄连阿胶等汤之处。彼此互参,勿得偏执。盖暑温不列于诸温之内,而另立一门者,以后夏至为病暑,湿气大动,不兼湿不得名暑温,仍归温热门矣。既兼湿,则受病之初,自不得与诸温同法,若病至末传,湿邪已化,惟余热伤之际,其大略多与诸温同法;其不同者,前后数条,已另立法矣。

三才汤方(甘凉法)

人参三钱　天冬二钱　干地黄五钱

水五杯,浓煎两杯,分二次温服。欲复阴者,加麦冬、五味子。欲复阳者,加茯苓、炙甘草。

【译文】 感受暑邪而热久不消退,睡不安宁,纳食无味,神迷倦怠,这是阴液元气都损伤的缘故,用三才汤治疗。

大凡温病迁延日久,邪入下焦,耗竭真阴,治疗必以滋阴复液为主。如果同时也损伤了元气,则要加入顾护元气的药物。三才汤是既可滋阴又可益气,但偏重于滋阴的方剂。温热病、温疫病的后期阶段,邪热已退去十分之八、九时,也可使用本方。暑温后期,也有用加减复脉、三甲复脉、黄连阿胶等方剂的时候。可以互相参考,不要偏执。另外,暑温病之所以不列入各种温热类温病的范围内,而要另立门户的原因,是因为夏至后发生暑病的季节,常常湿气较盛,如不兼湿就不能称为暑温,仍应归属于温热范围。既然暑温必兼湿,则发病初期阶段,就不能与各种温热类温病治疗方法相同,但若病发展到后期,湿邪已化尽,只剩余热伤阴的时候,其治疗方法大多与多种温热类温病相同。暑温不同于温热类温病的证候,本书中前后有数条,已另外列出治疗方法了。

三才汤方(甘凉法)

人参9克　天冬6克　干地黄15克

上药用水五杯,浓煎成两杯,分二次温服。如果偏重于养阴的,加入麦冬、五味子。如果偏重于复阳的,则加入茯苓、炙甘草。

【解析】 三才汤属纯补之剂,可补气益阴,尤偏于益阴,但必用于暑病后期气阴两虚而邪热已去者。应注意本证"神识不清"是指神情倦怠、懒与人言、神情恍惚,并可伴见气短、口干而不甚渴饮、舌淡红欠润、脉细数而软等症,临床应与邪在心包之神识不清相鉴别。

第四十条

【原文】 蓄血,热入血室,与温热同法。

【译文】 暑温的蓄血证、热入血室证,其治疗与其他温热病的蓄血证、热入血室证相同。

第四十一条

【原文】 伏暑、湿温胁痛,或咳,或不咳,无寒,但潮热,或竟寒热如疟状,不可误认柴胡证,香附旋覆花汤主之;久不解者,间用控涎丹。

按:伏暑、湿温,积留支饮①,悬于胁下,而成胁痛之证甚多,即《金匮》水在肝而用十枣之证②。彼因里水久积,非峻攻不可;此因时令之邪,与里水新搏,其根不固,不必用十枣之太峻。只以香附、旋覆,善通肝络而逐胁下之饮,苏子、杏仁,降肺气而化饮,所谓建金以平木③;广皮、半夏消痰饮之正;茯苓、薏仁,开太阳④而阖阳明,所谓治水者必实土,中流涨者开支河之法也。用之得当,不过三五日自愈。其或前医不识病因,不合治法,致使水无出路,久居胁下,恐成悬饮⑤内痛之证,为患非轻,虽不必用十枣之峻,然不能出其范围,故改用陈无择之控涎丹,缓攻其饮。

香附旋覆花汤方(苦辛淡合芳香开络法)

生香附三钱 旋覆花(绢包)三钱 苏子霜三钱 广皮二钱 半夏五钱 茯苓块三钱 薏仁五钱

水八杯,煮取三杯,分三次温服。腹满者,加厚朴,痛甚者,加降香末。

控涎丹方(苦寒从治法)

痰饮,阴病也。以苦寒治阴病,所谓求其属以衰之是也。按:肾经以脏而言,属水,其味咸,其气寒;以经而言,属少阴,主火,其味苦,其气化燥热。肾主水,故苦寒为水之属,不独咸寒为水之属也,盖真阳藏之于肾,故肾与心并称少阴,而并主火也,知此理则知用苦寒咸寒之法矣。泻火之有余用苦寒,寒能制火,苦从火化,正治⑥之中,亦有从治⑦泻水之太过,亦用苦寒,寒从水气,苦从火味,从治之中,亦有正治,所谓水火各造其偏之极,皆相似也。苦咸寒治火之有余,水之不足为正治,亦有治水之有余,火之不足者,如介属芒硝并能行水,水行则火复,乃从治也。

甘遂(去心制) 大戟(去皮制)白芥子

上等分为细末,神曲糊为丸,梧子大,每服九丸,姜汤下,壮者加之,羸者减之,以知为度。

【注释】　①支饮:病证名,指痰饮、水气停留于胸膈,上迫于肺,肺失肃降的胸膈不利病证。主要表现为喘咳上逆,胸满短气,倚息不能平卧,甚则浮肿等。②十枣之证:即十枣汤证。十枣汤功善攻逐水饮,主治水停胸胁的悬饮证、水肿腹胀偏实证者。③建金以平木:金指肺,木指肝,建金以平木是肃肺以抑肝的方法。即通过宣肃肺气使气机宣扬,肺气肃降,肝气也因之疏畅。本条是讲通过宣降肺气而化"肝水"。④开太阳:太阳指膀胱,开太阳是指宜开膀胱,化气行水,使小便正常排泄的一种治法。⑤悬饮:病证名,指水饮留于胁肋部的病证。因其上不在胸中,下不及腹中而命名。主要表现为胁下胀满不舒,甚者痞满疼痛、咳嗽短气等。⑥正治:是一种常规治疗方法,即采用与疾病性质相反的方法和药物来治疗。例如寒证用热药,热证用寒药等。⑦从治:也称反治,是采用与常规相反的治法,即采取顺从疾病假象的治法。例如温病又用温热药即是从治,也是不合常规的反治方法。

【译文】　伏暑、湿温病胁肋疼痛,或有咳嗽,或没有咳嗽,不恶寒,只有午后潮热,或者出现寒热往来与疟疾相似,临床不可将这种证候误认为是小柴胡汤证,当用香附旋覆花汤治疗;病情迁延日久不愈的,有时可用控涎丹治疗。

按:伏暑、湿温病程中,因水液积蓄形成支饮,停留在胁下而形成胁痛,是临床常见之证,这就是《金匮要略》所说的水停肝经而用十枣汤治疗的证候。但《金匮》十枣汤证水液停积体内日久,治疗不用峻猛攻下水饮的方法则难以奏效;而本证是新感时令之邪与体内停蓄的水饮相搏结而成,病根还不牢固,所以治疗不必用药力过于峻猛的十枣汤,只用香附、旋覆花,善于疏通肝络而驱逐停在胁下的水饮;紫苏子、苦杏仁(编者按:香附旋覆花汤中无杏仁)宣降肺气而化水饮,即所谓建强肺金以平抑肝木;广陈皮、半夏消除痰饮生成之源;茯苓、薏苡仁开通太阳膀胱而敛合阳明胃肠,即所谓治疗水湿之病必先充实中土、中流水位过高可开通支河以排泄的治法。如果这种治法使用得当,一般不超过三五日即可痊愈。如果因前医不清楚病因,治法不合证情,导致水液没有外出之路,久久停留在胁下,就有形成悬饮而胁下疼痛的可能。这种证候病情并不轻浅,虽然不必用药力峻猛的十枣汤治疗,但治疗大法仍不能超过这一范围,所以治疗改用陈无择的控涎丹,以缓缓攻逐内停的水饮。

香附旋覆花汤方(苦辛淡合芳香开络法)

生香附9克　旋覆花(用绢包裹入煎)9克　紫苏子霜9克　广皮6克　半夏15克　茯苓块9克　薏苡仁15克

上药用水8杯,煎煮成3杯,分3次温服。腹部胀满的,加厚朴。疼痛严重的,加降香末。

控涎丹方(苦寒从治法。痰饮病属于阴寒病证。用苦寒药物来治疗阴寒病证,这是根据其阴寒属性采用从治法以祛除痰饮的治疗方法。按:以所属的脏腑而言,肾脏属于水脏,主咸味,气化属于阴寒;以所属的经络而言,肾经属于少阴经,其经主火,主苦味,气化属于燥热。肾脏主水,所以性味苦寒的药物也具有水的属性,并非只有咸寒性味的药物具有水的属性。人体的真阳藏于肾脏,所以肾和心同称为少阴,并共同主火,明白了这个道理,就能理解用苦寒、咸寒法治疗的原因了。清泄火热亢盛要用苦寒药,其中寒凉药能制伏火热,苦味药又能苦燥化火,这是在用寒凉药物治热的正治法中,也有用苦燥药物治火的从治方法。泄利水气太过也用苦寒药,其中寒凉药物与水气性质相同,苦味药物苦燥化火,这是在药性与病性一致的从治法中,也有药性与病性相反的正治法。即所谓水与火在各自极度偏盛的情况下,都可以出现彼此相似的表现。用苦寒、咸寒药物治疗火气亢盛、水气不足,属于正治法,但也有用这类药物治疗水液有余、火气不足证候的,比如甲壳类药物和芒硝都能通利水湿,水液得行则火气就能恢复,这就属于从治法。)

甘遂(去心,制用)　大戟(去皮,制用)　白芥子

取上药相同剂量,研成细末,用神曲糊调和制成药丸,每粒像梧桐子大小,每次服9丸,用生姜汤送服。身体强壮的可适当增加剂量,体质虚弱者适当减量,以出现药效为准。

【解析】　胁痛是本证的主症,由肝络不和及悬饮所致。其治法当按悬饮病之法,轻则用香附旋覆花汤,甚者用控涎丹。本条提出该证发生在伏暑、湿温病中,但也未必尽然,临床不必过于拘泥,无论何病,只要见到本证,即可按其治之。

寒湿

第四十二条

【原文】　湿之为物也,在天之阳时为雨露。阴时为霜雪,在山为泉,在川为水,包含于土中者为湿。其在人身也,上焦与肺合,中焦与脾合。其流于下焦也,与少阴癸水[①]合。

此统举湿在天地人身之大纲,异出同源,以明土为杂气,水为天一所生,无处不合者也。上焦与肺合者,肺主太阴湿土之气,肺病湿则气不得化,有霜雾[②]之象,向之火制金者,今反水克火矣,故肺病而心亦病也。观《素问》寒水司天之年,则曰阳气不令,湿土司天之年,则曰阳光不治自知,故上焦一开肺气救心阳为治。中焦与脾合者,脾主湿土之质,为受湿之区,故中焦湿证最多;脾与胃为夫妻,脾病而胃不能独治,再胃之脏象为土,土恶湿也,故开沟渠,运中阳,崇刚土,作堤防之治,悉载中焦。上中不治,其势必流于下焦。《易》曰:水流湿,《素问》曰湿伤于下。下焦乃少阴癸水,湿之质即水也,焉得不与肾水相合。吾见湿流下焦,邪水[③]旺一分,正水[④]甲反亏一分,正愈亏而邪愈旺,不可为矣。夫肾之真水,生于一阳,坎中满也,

故治少阴之湿，一以护肾阳，使火能生土为主；肾与膀胱为夫妻，泄膀胱之积水，从下治，亦所以安肾中真阳也。脾为肾之上游，升脾阳，从上治，亦所以使水不没肾中真阳也。其病厥阴也奈何？盖水能生木，水太过，木反不生，木无生气，自失其疏泄之任，《经》有"风湿交争，风不胜湿"之文，可知湿土太过，则风木亦有不胜之时，故治厥阴之湿，以复其风木之本性，使能疏泄为主也。

本论原以温热为主，而类及于四时杂感。以宋元以来，不明仲景伤寒一书专为伤寒而设，乃以伤寒一书，应四时无穷之变，殊不合拍，遂至人著一书，而悉以伤寒名书。陶氏则以一人而屡著伤寒书，且多立妄诞不经名色，使后世学者，如行昏雾之中，渺不自觉其身之坠于渊也。今胪列四时杂感，春温、夏热、长夏暑湿、秋燥、冬寒，得其要领，效如反掌。夫春温、夏热、秋燥，所伤皆阴液也，学者苟能时时预护，处处提防，岂复有精竭人亡之虑。伤寒所伤者阳气也，学者诚能保护得法，自无寒化热而伤阴，水负火而难救之虞。即使有受伤处，临证者知何者当护阳，何者当救阴，何者当先护阳，何者当先救阴，因端竟委，可备知终始而超道妙之神。瑭所以三致意者，乃在湿温一证。盖土为杂气，寄旺四时，藏垢纳污，无所不受，其间错综变化，不可枚举。其在上焦也，如伤寒；其在下焦也，如内伤；其在中焦也，或如外感，或如内伤。至人之受病也，亦有外感，亦有内伤，使学者心摇目眩，无从捉摸。其变证也，则有湿痹、水气、咳嗽、痰饮、黄汗、黄瘅、肿胀、疟疾、痢疾、淋症、带症、便血、疝气、痔疮、痈脓等证，较之风火燥寒四门之中，倍而又倍，苟非条分缕析，体贴入微，未有不张冠李戴者。

【注释】　①癸水：指肾精。癸在五行中属水，肾主水，故此处以癸水替代足少阴肾。②霜雾：形容大雾弥漫、天地昏蒙。此处言肺通调水道，为水之上源，肺气失宣，水湿不能正常输布，就会像霜雾一样弥漫凝聚。霜，天色昏暗。③邪水：这里是指从外侵入的或病理产生的水湿。④正水：作为病证，是指全身浮肿，腹满而喘，脉象沉迟的一种水肿证候。此处是指肾水。

【译文】　湿作为一种物质，在天气晴暖时化为雨露，在天气阴冷时化为霜雪，在山中为水泉，在川中为河流，包含于泥土中的为湿。湿犯人体时，在上焦与肺相合，在中焦与脾相合，湿流窜于下焦，则与少阴肾相合。

这是概括湿存在于自然界与人体的一般规律。湿虽来源相同，但在自然界和人体表现各异，以此说明湿土之气为杂气。水湿为自然界所生，又与各处相合而存在。湿在上焦与肺合，是因为肺主太阴湿土的湿气，若肺受湿气而病则肺气失宣不能化湿，湿就会像霜雾一样弥漫凝聚。本来心火能够制约肺金，现在心火反受水湿所克，所以肺病时心也容易发生病变。综观《素问》可知。当寒水之气当令的年份，则阳气不能发挥正常作用，当水湿当令的年份，则可推断阳光不能正常照煦，所以湿在上焦都是以开肺气，救心阳为治疗大法。湿犯中焦所以与脾相合，是因为脾属湿土之脏，是湿邪易犯部位，所以中焦湿证最为多见。脾与胃如同夫妻，脾病则胃不能单独治理中焦，另外，胃在藏象上也属土，土最怕湿，所以用疏通水道，温运中阳,燥湿运脾,培补脾土等治水方法,这些在中焦篇有详细论述。湿在上焦、中焦不能及时治疗,湿邪势必下流而犯下焦。《易经》讲:水湿易下流。《素问》也指出:湿易侵犯人体下部。下焦是少阴肾水所在地,而湿的本质就是水,湿怎么能不与肾水相合! 我观察到湿邪侵入下焦后,水湿这种邪水旺一分,肾水反亏一分,肾水愈亏则邪水愈旺,如此难以治疗了。肾的真水,由肾阳所化生,如坎卦所示中满一样,所以治疗侵入下焦肾的湿邪,都以保护肾阳,使火能生土为主要方法。肾与膀胱如同夫妻样亲密,排泄膀胱中积蓄的水液,使水湿从下排出,也正是保护肾中真阳的治法。脾位于肾的上游。升发脾阳,从上游治疗,也是使水湿不损伤肾中真阳的治法。水湿侵犯厥阴肝木又该怎么办呢? 一般说,水能生木,但水太过,木反不生,木没有了生发之气,自然就失去了它的疏泄功能。《内经》中有"风湿交争,风不胜湿"的条文,由此可知,湿土之气太盛,则风木也有不能战胜它的时候。所以治疗侵入厥阴的湿邪,应以恢复风木之脏的本来特性,使它能够正常疏泄为主要原则。

本书所论原来是以温热类温病为主,同时联系四时各种病邪所致的外感病。自宋、元时代以来,不清楚张仲景的《伤寒论》一书是专门为伤寒病所著的,而以《伤寒论》这一本书,来统治四时多种不同的外感病,很难与实际病证合拍,以致人人著书,并且都用伤寒为书名。陶节庵一人就曾经著过多本以伤寒命名的书,而且书中有许多不合常理、荒谬的内容,使后来学习的人,如同在大雾中行走一样,毫不知觉其已掉入深渊之中。本书列举了四时各种不同病邪所致的外感病,包括春季的温邪、夏季的热邪、长夏的暑湿、秋季的燥邪、冬季的寒邪等病邪所致的病,掌握了它们的发病规律,治疗则易如反掌。春季的温邪、夏季的热邪、秋季的燥邪,其致病都容易损伤人体阴液,学者如能时时顾护阴液,处处提防阴伤,哪里还会有阴精耗竭而致人死亡的顾虑呢? 伤寒最易损伤的是人体阳气,学习者如果真正能够有效地保护阳气,自然没有寒邪久郁化热而伤阴,水不胜火而难以救治的顾虑了。即使某方面受到损伤,临床医生知道什么病证应当保护阳气,什么病证应当滋补阴液,什么病证应当首先保护阳气,什么病证应当首先滋补阴液,清楚病证的来龙去脉,就能掌握病证发生发展预后的规律,而得心应手的辨证治疗。我吴瑭所再三强调特别注意的,乃是湿温这一病证。因湿土之气为杂气,一年四季都能产生,其藏垢纳污能与一切秽浊之气相混杂,这中间错综复杂的变化不胜枚举。湿邪侵犯上焦,症状与伤寒相似,湿邪侵犯下焦,症状与内伤病相似,湿邪侵犯中焦或状如外感病,或状如内伤病。至于人体因感受湿邪所致的病证,既有感受外湿所致的,也有因内伤所致的,使学习者心中无数,眩惑不定,不知如何掌握。湿邪致病产生的变证,有湿痹、水气、咳嗽、痰饮、黄汗、黄瘅、肿胀、疟疾、痢疾、淋症、带症、便血、疝气、痔疮、痈脓等病证,比风、火、燥、寒四种病邪所致的病证种类多上好多倍,如不能仔细辨清条理,认真琢磨,很难不发生张冠李戴的错误。

【解析】 吴氏在本条对湿邪的性质及侵犯人体所发生的各种病变做了精辟的论述,从上、中、下三焦详细分析了湿邪为病与肺、脾、肾三脏的关系,对认识湿病的特点及治法有重要意义。

第四十三条

【原文】 湿久不治,伏足少阴,舌白身痛,足跗①浮肿,鹿附汤主之

湿伏少阴,故以鹿茸补督脉之阳。督脉根于少阴,所谓八脉丽于肝肾也;督脉总督诸阳,此阳一升,则诸阳听令。附子补肾中真阳,通行十二经,佐之以菟丝,凭空行气而升发少阴,则身痛可休。独以一味草果,温太阴独胜之寒以醒脾阳,则地气上蒸天气之白苔可除;且草果,子也,凡子皆达下焦。以茯苓淡渗,佐附子开膀胱,小便得利,而跗肿可愈矣。

鹿附汤方(苦辛咸法)

鹿茸五钱　附子三钱　草果一钱　菟丝子三钱　茯苓五钱

水五杯,煮取二杯,日再服,渣再煮一杯服。

【注释】 ①足跗:足背。

【译文】 湿邪久留而没有及时治疗,邪伏于足少阴肾经,舌淡苔白,身体疼痛,足背水肿的,用鹿附汤治疗。

湿邪侠于足少阴肾经,所以用鹿茸温补督脉之阳。督脉起源于足少阴肾,也就是通常所说的奇经八脉都隶属于肝肾。督脉统率人体全身的阳气,督脉的阳气一旦升举,则全身各处阳气都随之相应地运行。附子能补肾中的真阳,并使其运行于十二经脉;配合菟丝子以温通行气而升发少阴的真阳,这样身体疼痛就能消失。方中单独用一味草果以温散困阻于太阴的寒邪而振奋脾阳,这样因中焦湿土之气上蒸而形成的白苔就可消除,草果属种子类药物,而大凡种子类药物都能直达下焦。用茯苓淡渗利湿,配合附了能够开通膀胱气化,小便得以通行,足背水肿就可以痊愈。

鹿附汤方(苦辛咸法)

鹿茸15克　附子9克　草果3克　菟丝子9克　茯苓15克

上药用水5杯,煎煮成2杯,1日分2次服,药渣加水再煎1杯服用。

【解析】 本条所说的湿伏少阴,是指湿病日久肾阳亏虚的病证,多见于湿热性疾病后期,亦可见于内科杂病。所以用鹿附汤温运肾阳,兼以温中利湿。

第四十四条

【原文】 湿久,脾阳消乏,肾阳亦惫者,安肾汤主之。

凡肾阳惫者,必补督脉,故以鹿茸为君,附子、韭子等补肾中真阳;但以苓、术二味,渗湿而补脾阳,釜底增薪法也(其曰安肾者,肾以阳为体,体立而用安矣)。

安肾汤方(辛甘温法)

鹿茸三钱　胡芦巴三钱　补骨脂三钱　韭子一钱　大茴香二钱　附子二钱　茅术二钱　茯苓三钱　菟丝子三钱

水八杯,煮取三杯,分三次服。大便溏者,加赤石脂。久病恶汤者,可用贰拾分作丸。

【译文】　湿邪久留,脾阳耗损,肾阳也虚的,用安肾汤治疗。

大凡肾阳虚衰的,必须温补督脉,所以用鹿茸为主药,配以附子、韭子等温补肾中真阳;并用茯苓、茅术二味药,渗利水湿而温补脾阳,此即釜底增薪法(方名所以称为安肾,是因为肾以阳气为本,阳气之本充足则其功能自然能够正常发挥)。

安肾汤方(辛甘温法)

鹿茸9克　胡芦巴9克　补骨脂9克　韭菜子3克　大茴香6克　附子6克　茅术6克　茯苓9克　菟丝子9克

上药用水八杯,煎煮成三杯,分三次服,大便稀溏的加赤石脂。病久怕服汤药的,可用上药二十剂制成丸药服。

【解析】　本条内容源自《临证指南医案》湿门庞案,案中提出"中年未育子",但具体症状未做细述。一般来说,脾阳亏虚可见面色萎黄,四肢清冷,食少不化,呕吐泄泻,舌淡苔白等症状;肾阳亏虚则可见身寒怕冷,腰酸膝软,滑遗阳痿,夜尿频繁。如脾肾阳虚,则水湿不易运化;而水湿过甚,也可伤及脾肾之阳。两者可互为因果,相互影响。

安肾汤重在温补肾阳,兼以健脾化湿,因脾阳有赖肾阳的温煦,所以温肾也有助于脾运。该方不仅可用于湿病日久而脾肾阳虚者,亦可用于内科杂病中属脾肾阳虚的阳痿、不育症等。

第四十五条

【原文】　湿久伤阳,痿弱不振,肢体麻痹,痔疮下血,术附姜苓汤主之。

按:痔疮有寒湿、热湿之分,下血亦有寒湿、热湿之分,本论不及备载,但载寒湿痔疮下血者,以世医但知有热湿痔疮下血,悉以槐花、地榆从事,并不知有寒湿之因,畏姜、附如虎,故因下焦寒湿而类及之,方则两补脾肾两阳也。

术附姜苓汤方(辛温苦淡法)

生白术五钱　附子三钱　干姜三钱　茯苓五钱

水五杯,煮取二杯,日再服。

【译文】　湿邪久留,损伤了阳气,精神萎靡不振,肢体麻痹,痔疮出血,用术附姜苓汤治疗。

按:痔疮有因寒湿所致,也有因湿热所致的,痔疮下血也有寒湿、热湿之分,本书不能全部予以记述。这里所以仅载寒湿痔疮出血,是因为社会上的医生只知道有湿热所致痔疮下血,都以槐花、地榆之类的药来治疗,并不知道还有因寒湿所致的下血,因而畏惧使用干姜、附子之类的药物如老虎,所以在论述下焦寒湿证治时也连带讨论寒湿痔疮出血,选用方药从两补脾肾阳气入手。

术附姜苓汤方(辛温苦淡法)

生白术15克 附子9克 干姜9克 茯苓15克

上药用水五杯,煎煮成二杯,一日分两次服。

【解析】 痔疮下血属寒湿伤阳者,临床应见面色萎黄,瘦弱少力,小便清长,大便溏泻,舌白不渴等症状,所以可用温补脾肾阳气之法治疗。但应注意,临床痔疮出血以温热为多,不可滥用温补之品,治当清热化湿止血。并且,本证所用的术附姜苓汤虽温补脾肾之力较强,但并无止血药物,所以若出血仍然明显者,应配合止血药同用。

第四十六条

【原文】 先便后血,小肠寒湿,黄土汤主之。

此因上条而类及,以补偏救弊也,义见前条注下。前方纯用刚者,此方则以刚药腱脾而渗湿,柔药保肝肾之阴,而补丧失之血,刚柔相济,又立一法,以开学者门径。后世黑地黄丸法,盖仿诸此。

黄土汤方(甘苦合用刚柔互济法)

甘草三两 干地黄三两 白术三两 附子(炮)三两 阿胶三两 黄芩三两
灶中黄土半斤

水八升,煮取二升,分温二服(分量服法,悉录古方,未敢增减,用者自行斟酌可也)。

【译文】 先大便而后出血,因小肠寒湿所致的,用黄土汤治疗。

本条因与上条内容有关联而加以讨论,目的在于补偏救弊,临床意义见上条注解。前条选方完全使用刚燥性质的药物,而本条方剂则既用刚燥性质的药物健脾利湿,又用柔润性质的药物滋养肝肾之阴而补充丧失的血液,刚燥的药物与柔润药物相互配合,是创立的又一治法,以开启学习者学习的门径。后世的黑地黄丸一方,也是仿照本方配伍方法所创制的。

黄土汤方(甘苦合用、刚柔互济法)

甘草9克 干地黄9克 白术9克附子(炮用)9克 阿胶9克 黄芩9克灶
中黄土250克

上药用水八升,煎煮成二升,分二次温服(药量和服药方法,完全抄录古方,没有增减,使用者可根据实际情况灵活掌握)。

【解析】 便血的原因很多,临床应加以区别。若属脾阳亏虚不能统血之证,可补用脾摄血、刚柔并济、滋阴补血的黄土汤治疗。

第四十七条

【原文】 秋湿内伏,冬寒外加,脉紧无汗,恶寒身痛,喘咳稀痰,胸满,舌白滑,恶水不欲饮,甚则倚息不得卧,腹中微胀,小青龙汤主之;脉数有汗,小青龙去麻、辛主之;大汗出者,倍桂枝,减干姜,加麻黄根。

此条以《经》有"秋伤于湿,冬生咳嗽"之明文,故补三焦饮症数则,略示门径。按:《经》谓秋伤于湿者,以长夏湿土之气,介在夏秋之间,七月大火西流,月建申,申者,阳气毕伸也,湿无阳气不发,阳伸之极,湿发亦重,人感此而至冬日寒水司令,湿水同体相搏而病矣。喻氏擅改经文,谓湿日燥者,不明六气运行之道。如大寒,冬令也,厥阴气至而纸鸢①起矣。四月,夏令也,古谓首夏犹清和,俗谓四月为麦秀寒②,均谓时虽夏令,风木之气犹未尽灭也。他令仿此。至于湿土寄旺四时,虽在冬令,朱子谓"将大雨雪,必先微温",盖微温则阳气通,阳通则湿行,湿行而雪势成矣,况秋日竟无湿气乎!此其间有说焉,《经》所言之秋,指中秋以前而言,秋之前半截也;喻氏所指之秋,指秋分以后而言,秋之后半截也。古脱燥论,盖世远年湮,残缺脱简耳。喻氏补论诚是,但不应擅改经文,竟崇已说,而不体之日月运行,寒暑倚伏之理与气也。喻氏学问诚高,特霸气未消,其温病论亦犯此病。学者遇咳嗽之证,兼合脉色,以详察其何因,为湿,为燥,为风,为火,为阴虚,为阳弱,为前候伏气,为现行时令,为外感而发动内伤,为内伤而招引外感,历历分明。或当用温用凉,用补用泻,或寓补于泻,或寓泻于补,择用先师何法何方,妙手空空,毫无成见,因物付物,自无差忒矣。即如此症,以喘咳痰稀,不欲饮水,胸满腹胀,舌白,定其为伏湿痰饮所致。以脉紧无汗,为遇寒而发,故用仲景先师辛温甘酸之小青龙,外发寒而蠲饮③。龙行而火随,故寒可去;龙动而水行,故饮可蠲。以自汗脉数(此因饮邪上冲肺气之数,不可认为火数),为遇风而发,不可再行误汗伤阳,使饮无畏忌,故去汤中之麻黄、细辛,发太阳、少阴之表者。倍桂枝以安其表。汗甚则以麻黄根收表疏之汗。夫根有归束之义,麻黄能行太阳之表,即以其根归束太阳之气也。大汗出减干姜者,畏其辛而致汗也。有汗去麻、辛不去干姜者,干姜根而中实,色黄而圆(土象也,土性缓),不比麻黄干而中空,色青而直(木象也,木性急,干姜岂性缓药哉!较之麻黄为缓耳。且干姜得丙火煅炼而成,能守中阳;麻黄则纯行卫阳,故其懔急之性,远甚于干姜也),细辛细而辛窜,走络最急也(且少阴经之报使,误发少阴汗者,必伐血)。

小青龙汤方(辛甘复酸法)

麻黄(去节)三钱　甘草(炙)三钱　桂枝(去皮)五钱　芍药三钱　五味二钱　干姜三钱　半夏五钱　细辛二钱

水八碗,先煮麻黄减一碗许,去上沫,内诸药,煮取三碗,去滓,温服一碗。得效,缓后服,不知,再服。

【注释】 ①纸鸢:指风筝。鸢,老鹰。②麦秀寒:意为麦苗吐穗的时候出现的寒冷气候=③蠲饮:消除痰饮。蠲,免除。

【译文】 秋季感受湿邪伏藏体内,到了冬季又受到寒邪的侵袭,出现脉紧无汗,恶寒,身体疼痛,气喘咳嗽,咳吐稀痰,胸部满闷,舌苔白滑,厌恶喝水,严重的可见端坐呼吸不能平卧,腹部轻微胀满等症状,用小青龙汤治疗;如果脉象数而出汗的,可用小青龙汤去麻黄、细辛治疗;如果身出大汗的,方中桂枝用量加倍,干姜用量减少,再加入麻黄根治疗。

本条的提出是因为《内经》中已有"秋季被湿邪所伤,冬季就会发生咳嗽"的明确记载,所以补充了三焦痰饮水湿证候数条,简要提示一下本证的治疗方法。

按:《内经》之所以说秋季被湿邪所伤,是因为长夏季节为湿土之气当令,从时间而言它处于夏季和秋季之间,7月份大火星辰向西运行,是北斗星柄指向申时的建申月份。申月是自然界阳气充分伸展并达到极点的月份,而湿气没有阳气的鼓动就不能独自升发,当阳气伸展已达到极点时,湿气的升发也就很多。人体此时感受这种湿气,到了冬季寒水当令的季节再受寒气,湿气与寒水之气在同一机体内相互搏结而产生了病变。喻嘉言擅自更改《内经》原文,把秋伤于湿说成是秋伤于燥,这是不懂自然界六气运行规律的缘故。比如二十四节气中的大寒主于冬令,此时若春季的厥阴风木之气已经吹来,则风筝就可以随风升空了。4月份已经进入夏季,古人说初夏的气候仍然比较清冷凉爽,民间说4月是麦子已经吐穗而气候仍较寒冷的"麦秀寒"时期,意思都是说时令虽已进入夏季,但春季当令的风木之气仍然没有完全消失。其他季节更迭时的气候变化也与此相似。至于湿土之气则是一年四季都能产生,即使在冬季也能旺盛,朱熹曾经说过:冬天在将要下大雪的时候,必然先出现微暖的气候。因为在稍微有些温暖的天气里,阳气易于运行,阳气得通则湿气就能流动,湿气流动则下雪的天气就形成了。冬季都有湿气的存在,秋季又怎么能没有湿气呢!对这一问题也有这样的说法,认为《内经》中所说的"秋",是指中秋节前的一段时间,也就是秋季的前半段时间;喻嘉言所说的"秋",是指秋分以后的一段时间,也就是秋季的后半段时间。古书中之所以遗漏了燥气致病的记载,是由于年代久远,书简遗失残缺的缘故。喻嘉言补充论述燥气致病虽然是对的,但不应该擅自更改《内经》原文,只推崇自己的学说,而不去体会自然界的日月运行、四季寒暑更迭变化的道理和时令主气的规律。喻嘉言的学问虽然很高,但学风过于武断,有学霸之气,他对温病的有关论述也有这类弊病。学习者如果遇到咳嗽的证候,应该结合脉象、气色等进行全面分析,详尽地辨察是什么原因导致的,是湿邪、燥邪、风邪,还是火邪?体质偏于阴虚,还是偏于阳虚?发病原因是伏邪藏伏体内,还是感受时令外邪?是外感引动内伤,还是因内伤而招引外感?这些都必须一一分析清楚。治疗应该用温热药物,还是寒凉药物?用补法,还是泻法?是将补法包含在泻法中运用,还是将泻法体现在补法中运用?选择运用前代医家的什么治法,什么方剂?凡此种种,高明的医生都不应抱有成见,不可有固定的框框。辨证论治,有针对性地处方用药,治疗就不会产生任何差错。就拿本证来说,根据气喘咳嗽,咳吐稀痰,不想喝水,胸部满闷,腹部作胀,舌苔色白等症状,可以确定本证是由湿邪内伏、痰饮内停所致。根据脉紧无汗,可认定为外感寒邪而引发。所以,治疗采用张仲景先师所制定的药性辛温甘酸的小青龙汤,外散表寒而内除痰饮。龙一行走则火即跟随,所以小青龙汤能祛除寒邪;龙一活动则水也随之而动,所以小青龙汤能消除痰饮。根据自汗出,脉象数(这是由于饮邪向上冲去肺气所引起的脉数,不能误认为是火邪所致的数脉),可明确为外感风邪而引发,治疗不能再误用发汗的方法而损伤阳气,使水饮之邪无所制约,所以减去小青龙汤中麻黄、细辛这两味发散太阳、少阴表邪的药物,桂枝用量加倍以固护肌表。汗出较多,用麻黄根收敛因肌表疏松所致的出汗。根有回归约束的含义,麻黄能发散太阳之表,即用它的根以归纳约束太阳卫表之气。大汗出之所以减少干姜用量,是防止它辛散而导致汗出更多。有汗之所以去麻黄、细辛而不去干姜,是因为干姜属于根块类药物,中实而不空,颜色黄而呈圆形(属于五行中土象,土性和缓),不像麻黄为秆茎类药物,中间空而不实,颜色青而形状笔直(属于五行中的木象,木性偏急。但干姜难道属于性质和缓的药吗?这里只是与麻黄相比较而言,其性质较为缓和而已。并且干姜是经过阳光曝晒,得火热之气锻炼而制成,所以能够守护中焦阳气;而麻黄则单纯宣开卫表阳气,所以它勇猛迅捷的药性远远超过干姜),细辛药形细小,味辛散而药性走窜,行走经络最为急速(并且它是少阴经脉的引经药,误用它发散少阴经的汗液,势必克伐阴血)。

小青龙汤方(辛甘复酸法)

麻黄(去节)9克　甘草(炙)9克　芍药9克　干姜9克　桂枝(去皮)15克半夏15克　细辛6克　五味子6克

上药用水8碗,先煮麻黄至水液减少1碗左右,去掉浮在上面的药沫,加入其他各药,煎煮成3碗,去掉药渣,温服1碗。如果出现药效,则暂缓服用余下药液;如果不见效,再继续服药。

【解析】　本条提出其咳喘的病机是"秋湿内伏,冬寒外加",但从临床实际来看,凡素有寒饮内伏者,一遇风寒,每可引发上述见症,不必都是由秋湿内伏,冬寒外加而发。

第四十八条

【原文】　喘咳息促,吐稀涎,脉洪数,右大于左,喉哑,是为热饮,麻杏石甘汤主之。

《金匮》谓病痰饮①者,当以温药和之。盖饮属阴邪,非温不化,故饮病当温者,十有八九,然当清者,亦有一二。如此证息促,知在上焦;涎稀,知非劳伤之咳,亦非火邪之但咳无痰而喉哑者可比;右大于左,纯然肺病,此乃饮邪隔拒,心火壅遏,肺气不能下达。音出于肺,金实不鸣。故以麻黄中空而达外,杏仁中实而降里,石膏辛淡性寒,质重而气清轻,合麻杏而宣气分之郁热,甘草之甘以缓急,补土以生金也。按:此方,即大青龙之去桂枝、姜、枣者也。

麻杏石甘汤方(辛凉甘淡法)

麻黄(去节)三钱　杏仁(去皮尖碾细)三钱　石膏(碾)三钱　甘草(炙)二钱

水八杯,先煮麻黄,减二杯,去沫,内诸药,煮取三杯,先服一杯,以喉亮为度。

【注释】　①痰饮:《金匮》中痰饮有广义和狭义之分,广义痰饮泛指一切饮证,包括痰饮、悬饮、溢饮、支饮,称为四饮,是根据痰饮停留部位和主症的不同而命名。此处是指广义痰饮,狭义痰饮是指水饮停留胃肠者。

【译文】　气喘咳嗽,呼吸短促,咯吐稀薄痰涎,脉象洪数,右手脉象大于左手脉,咽喉嘶哑,此为热饮,用麻杏石甘汤治疗。

《金匮要略》指出:痰饮病的治疗,应当用温热性质的药调理。因为痰饮属阴邪,不用温热性属的药物难以化除,所以痰饮病应当用温热药治疗的十有八九,然而用清凉药治疗的,十个病人中也有一两个。例如本条所举证候,根据呼吸短促知道病变部位在上焦;根据痰涎稀薄知道他不是肺痨内伤咳嗽,也不能与火邪犯肺而致的干咳无痰、咽喉嘶哑的证候相提并论;脉象右手大于左手,纯属肺经病证,这是因痰饮阻隔,心火被壅遏,肺气不能下降所致。声音发源于肺,肺金壅塞则声音不能鸣响。所以治用秆茎中空的麻黄达邪外出,用中间充实的杏仁宣降肺气,石膏药味辛淡涵药性寒凉,质地重而气味轻清,与麻黄、杏仁配合可以宣泄气分郁热,甘草味甘能缓和病势,并能补益脾土以滋养肺金。按:此方,即大青龙汤去桂枝、生姜、大枣而成。

麻杏石甘汤方(辛凉甘淡法)

麻黄(去节)9克　杏仁(去掉皮和尖,碾细用)9克　石膏(碾细用)9克　甘草(炙用)6克

上药用水八杯,先煎煮麻黄,耗去二杯时,去掉药沫,加入其他各药,煎煮成三杯,先服一杯,以嗓音洪亮为治愈标准。

【解析】　本条所论实为《伤寒论》麻杏石甘汤证,其病机是邪热壅肺,肺失宣肃。本证多见于风温等温病的气分阶段,临床上吐稀稀涎者并不多见,而以吐黄痰或黏稠白痰者较为常见。如痰饮饺盛而有吐稀涎者,用本方应慎重,因本方化饮祛痰之力甚微,如痰热盛于肺,当加入祛痰饮之品。因此,吴氏将其归入痰饮之列似较勉强,而列于寒湿之内则更为欠妥。

第四十九条

【原文】　支饮①不得息,葶苈大枣泻肺汤主之。

支饮上壅胸膈,直阻肺气,不令下降,呼息难通,非用急法不可。故以禀金火之

气,破癥瘕积聚②,通利水道,性急之葶苈,急泻肺中之壅塞;然其性慓悍,药必入胃过脾,恐伤脾胃中和之气,故以守中缓中之大枣,护脾胃而监制之,使不旁伤他脏,一急一缓,一苦一甘,相须成功也。

葶苈大枣泻肺汤(苦辛甘法)

苦葶苈(炒香碾细)三钱　大枣(去核)五枚

水五杯,煮成二杯,分二次服,得效,减其制,不效,再作服,衰其大半而止

【注释】　①支饮:病证名,《金匮》四饮之一。指痰饮停留于胸膈胃脘部位的病证。②癥瘕积聚:均指腹内包块,或胀或痛的一种病证。但癥和积都是有形包块而且固定不移,痛有定处,瘕和聚是无形包块,聚散无常,痛无定处。

【译文】　支饮证呼吸困难的,用葶苈大枣泻肺汤治疗。

支饮上留滞于胸膈,直接阻遏肺气,使肺气不得下降,以致呼吸困难,气息不畅,治疗必须用作用急速的方药才能奏效。所以用生长于夏秋季节秉承了时令秋金之气,能够破散痞块积聚,通利水液排泄通道,药性快速的葶苈子,以迅速泻除肺中壅塞的水饮;但是葶苈子药性过于猛烈,药力容易影响到胃和脾,有损伤中焦脾胃之气的可能,所以用保护调和中气的大枣,以保护脾胃而制约其药性,使它不损伤其他脏腑。通过这样的配伍,药性一缓一急,药味一苦一甘,相辅相成,自然能够取得预期疗效。

葶苈大枣泻肺汤(苦辛甘法)

苦葶苈子(炒至香味出,碾细)9克　大枣(去核)5枚

上药用水5杯,煎煮成2杯,分2次服。药后取得疗效,即减少药物用量;若不见效,则继续按原方药量服用。病变去除大半后即应停止服药。

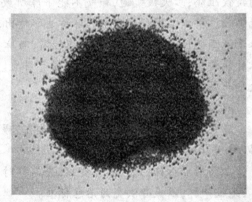

苦葶苈子

【解析】　本证以咳喘为主症,由水饮犯肺所致,虽正气未虚,但证情较急,所以用葶苈大枣泻肺汤逐水饮、平咳喘。该病一般见于内科杂病,在温病中甚为少见。

第五十条

【原文】　饮家①反渴,必重用辛,上焦加干姜、桂枝,中焦加枳实,橘皮,下焦加附子、生姜。

《金匮》谓干姜、桂枝为热药也,服之当遂渴,今反不渴者,饮也。是以不渴定其为饮,人所易知也。又云:"水在肺,其人渴",是饮家亦有渴症,人所不知。今人

见渴投凉，轻则用花粉、冬、地，重则用石膏，知母，全然不识病情。盖火咳无痰，劳咳胶痰，饮咳稀痰，兼风寒则难出，不兼风寒则易出，深则难出，浅则易出。其在上焦也，郁遏肺气，不能清肃下降，反挟心火上升烁咽，渴欲饮水，愈饮愈渴，饮后水不得行，则愈饮愈咳，愈咳愈渴，明知其为饮而渴也，用辛何妨，《内经》所谓辛能润是也。以干姜峻散肺中寒水之气，而补肺金之体，使肺气得宣，而渴止咳定矣。其在中焦也，水停心下，郁遏心气不得下降，反来上烁咽喉，又格拒肾中真液，不得上潮于喉，故嗌②干而渴也。重用枳实急通幽门③，使水得下行而脏气各安其位，各司其事，不渴不咳矣。其在下焦也，水郁膀胱，格拒真水不得外滋上潮，且邪水旺一分，真水反亏一分，藏真水者，肾也，肾恶燥，又肾脉人心，由心入肺，从肺系上循喉咙，平人之不渴者，全赖此脉之通调，开窍于舌下玉英、廉泉④，今下焦水积而肾脉不得通调，故亦渴也。附子合生姜为真武法，补北方司水之神，使邪水畅流，而真水滋生矣。大抵饮家当恶水，不渴者其病犹轻，渴者其病必重。如温热应渴，渴者犹轻，不渴者甚重，反象也。所谓加者，于应用方中，重加之也。

【注释】 ①饮家：泛指平素患痰饮病的人。②嗌：咽喉。③幽门：胃与十二指肠相通的部位。④玉英、廉泉：穴位名。即玉液和廉泉穴，位于舌下舌系带的两旁。

【译文】 痰饮病人反而出现口渴症状，治疗必须重用辛味药物。饮在上焦的加干姜、桂枝，在中焦的加枳实、橘皮，在下焦的加附子、生姜。

《金匮要略》指出干姜、桂枝是热性药物，服后应当立即出现口渴，现在反而不渴者，是水饮内停的表现。这是以口不渴来确定其为水饮内停，人们对此容易理解。还指出：水饮停留在肺，病人可见口渴。这是说水饮内停的病人也可以出现口渴的症状，人们对此就不太知道。现在的医生一见口渴就使用寒凉药物，轻则用花粉、麦冬、生地等药，重则用石膏、知母等药，完全不清楚病情。一般来说，火邪所致咳嗽没有痰，痨伤咳嗽咯胶粘痰，痰饮咳嗽咯稀痰，兼风寒的则痰难咯出，不兼风寒的则痰容易咯出，痰深则难咯出，痰浅则易咯出。痰饮停积在上焦，郁遏肺气，肺失清肃不能下降，反挟心火上升熏烁咽喉，以致口渴欲饮，越喝越渴，这是饮水后水不能够运行，所以愈喝愈咳嗽，愈咳嗽口愈渴，明明知道这是因饮邪而引起的口渴，那么用辛味药物又有什么妨碍呢？这就是《内经》中所谓辛能滋润的道理。用干姜峻猛地温散肺中寒水之气，同时温补肺脏本身，使肺气得以宣展，则口渴能止，咳嗽平定。痰饮在中焦的，水饮停聚心下，郁遏心经火气不能下降，反而向上熏灼咽喉，同时又阻隔肾中真阴不能上达咽喉，所以出现咽喉干燥而口渴的症状。治疗重用枳实急速疏通幽门，使水饮能够下行，则各个脏腑才能各居各位，发挥各自的功能，也就不口渴不咳嗽了。饮停下焦的，由于水都膀胱，阻隔肾水不能上潮滋润，而且邪水旺盛一分，则肾水反亏虚一分，藏腑真水者是肾脏，肾脏怕燥。另一方面，肾的经脉入心，由心入肺，由肺系而上循喉咙，正常人之所以不口渴，完全是依赖这条经脉的畅通调和，输津于开窍舌下的玉液、廉泉穴。现在水湿积聚下焦导致肾的经脉不能通调，所以也可以出现口渴症状。治疗用附子配合生姜，属真武汤的方法，能温补北方管水的肾神,使邪水畅通流出,而肾水正常滋生。一般地说,痰饮病人应该厌恶喝水,不渴的说明其病情尚轻,口渴的其病情必重。就好像温病应该口渴,口渴的病情尚轻,不渴的病情非常严重,这是一种相反的现象。至于条文中所说的"加",是指在选用的方剂中,重用上述药物的意思。

【解析】 1.口渴的性质:温病口渴多因邪热亢盛、津液消耗所致,但本条所论则由寒饮内停引起,因停饮较甚,阻遏津液不得上承而口渴。这种口渴多喜热饮,虽舌苔可欠润,但舌质较淡,所以与热盛伤津之口渴而喜冷饮、苔黄干燥而舌质较红者有明显差异。

2.饮邪口渴的治疗:本条强调治疗饮邪为患而渴者须用辛药,并深刻论述了使用辛药的机制,提出对上焦之饮主用干姜、桂枝,中焦之饮主用枳实、橘皮,下焦之饮主用附子、生姜,可谓要言不烦。但饮邪为患毕竟以内科杂病为多,并有兼寒兼热、体质强弱之别,在临床上还当视具体情况灵活辨证.在用药时可参考本条所论进行加减。

第五十一条

【原文】 饮家阴吹①,脉弦而迟,不得固执《金匮》法②,当反用之,橘半桂苓枳姜汤主之

《金匮》谓阴吹正喧,猪膏发煎主之。盖以胃中津液不足,大肠津液枯槁,气不后行,逼走前阴,故重用润法,俾津液充足流行,浊气仍归旧路矣。若饮家之阴吹,则大不然。盖痰饮蟠踞中焦,必有不寐、不食、不饥、不便、恶水等证,脉不数而迟弦,其为非津液之枯槁,乃津液之积聚胃口可知。故用九窍不和,皆属胃病例,峻通胃液下行,使大肠得胃中津液滋润而病如失矣。此证系余治验,故附录于此,以开一条门径。

橘半桂苓枳姜汤(苦辛淡法)

半夏二两小枳实一两橘皮六钱桂枝一两茯苓块六钱生姜六钱

甘澜水③十碗,煮成四碗,分四次,日三夜一服,以愈为度。愈后以温中补脾,使饮不聚为要。其下焦虚寒者,温下焦。肥人用温燥法,瘦人用温平法。

按:痰饮有四,除久留之伏饮④,非因暑湿暴得者不议外;悬饮⑤已见于伏暑例中,暑饮相搏,见上焦篇第二十九条;兹特补支饮、溢饮⑥之由,及暑湿暴得者,望医者及时去病,以免留伏之患。并补《金匮》所未及者二条,以开后学读书之法。《金匮》溢饮条下,谓大青龙汤主之,小青龙汤亦主之。注家俱不甚晰,何以同一溢饮,而用寒用热,两不相侔哉? 按大青龙有石膏、杏仁、生姜、大枣,而无干姜、细辛、五味、半夏、白芍,盖大青龙主脉洪数、面赤、喉哑之热饮,小青龙主脉弦紧不渴之寒饮也。由此类推,"胸中有微饮⑦苓桂术甘汤主之,肾气丸亦主之",苓桂术甘,外饮治脾也;肾气丸,内饮治肾也。再胸痹⑧门中,"胸痹心中痞,留气结在胸,胸满,胁下

逆抢心,枳实薤白汤主之,人参汤亦主之,"又何以一通一补,而主一胸痹乎？盖胸痹因寒湿痰饮之实证,则宜通阳,补之不惟不愈,人参增气且致喘满;若无风寒痰饮之外因、不内外因,但系胸中清阳之气不足而痹痛者,如苦读书而妄想,好歌曲而无度,重伤胸中阳气者,老人清阳日薄者,若再以薤白,栝蒌,枳实,滑之,泻之,通之,是速之成劳也,断非人参汤不可。学者能从此类推,方不死于句下,方可与言读书也。

【注释】 ①阴吹:指妇女阴道时有气出,或气出有声,状如矢气者。②《金匮》法:是指《金匮要略》中,因阳明津液枯槁。大便秘结,压迫阴道引起阴吹,用膏发煎润大便治阴吹的方法。③甘澜水:大河急流水。④伏饮:痰饮之一,指痰饮潜伏体内,滞留不去,时有发作。其症状是以腰背酸痛,恶寒发热,胸胁胀满,咳嗽呕吐,甚则眼泪自出,浑身颤动为主症。⑤悬饮:四饮之一。是指水饮留于胁肋部者。因其上不在胸中,下不及腹中,故名悬饮,主要以胁下胀满不适,咳嗽或唾涎时两胁引痛,甚至转身呼吸均牵引作痛等。⑥溢饮:四饮之一。是指水液滞留于肢体肌表者,主要表现为身体疼痛,肢浮肿沉重,肢节烦疼,或兼喘咳胸闷等。⑦微饮:属狭义痰饮,指痰饮轻微者。⑧胸痹:病证名。因阳气不能正常运行,致水饮或痰浊闭阻于胸中的病证。主要症状为胸背痛,胸闷气短,喘咳多痰等。

【译文】 痰饮患者出现阴道排气有声的阴吹症状,脉象弦而迟的,治疗不能固守《金匮要略》有关阴吹的治法,而应当采取与它作用相反的治疗方法,可用橘半桂苓枳姜汤治疗。

《金匮要略》指出,阴道有气体排出,如同吹气一样发出声响而连续不断的,用猪膏发煎治疗。此证由胃中津液不足,大肠津液干燥,肠中气体不能从后阴肛门排出而被迫从前阴排出所致,所以治疗重用滋润的方法,使津液充足并能正常流动,则肠中浊气就会仍然回归原来的通路。如果痰饮患者出现阴吹症状,则与《金匮要略》所说的病机有很大不同。痰饮盘踞中焦,临床必然可见不能入眠、不欲饮食、不知饥饿、不解大便、厌恶喝水等症状,脉象不数而迟弦,说明本证并不是由于津液的干枯,而是因为水液积聚在胃口所致。所以运用前人关于九窍不和都属于胃病的治疗原则,峻猛而迅速地疏通胃中津液下行,使大肠能够得到胃中津液滋润,从而使病变消失。本条提出的对这一证候的治法,是我临证治疗获得良效的经验,所以附录在这里,以开辟一条治疗本病的新途径。

橘半桂苓枳姜汤(苦辛淡法)

半夏60克 小枳实30克 桂枝30克 橘皮18克 茯苓块18克 生姜18克

上药用甘澜水10碗,煎煮成4碗,分4次服。白天服3次,夜晚服1次,至病痊愈为止。病愈后继续采用温中补脾法巩固,使水饮之邪不再停聚。如果属于下焦虚寒的,采用温补下焦的治法。肥胖的人一般用温燥法,消瘦的人一般用温而不燥的治法。

按:有关痰饮的证候,一般可分为4种类型。除了停留日久的伏饮,因其不是暴感暑湿所致的痰饮证这里不加讨论之外,其他如悬饮的证治已见于伏暑证治条文中,暑邪与水饮相搏结的证治已见于上焦篇第29条。这里特补充论述支饮、溢饮两证的成因,以及外感暑湿所致痰饮的证治,希望临床医生能够及时地祛除病邪,以避免病邪留伏不去引起的后患。同时还补充了《金匮要略》没有论述到的痰饮证治两条,以开拓后世学医者的思路和方法。《金匮要略》在溢饮条下说可用大青龙汤治疗,也可以用小青龙汤治疗。注解《金匮要略》的医家对本条的分析都不太清楚,为什么同是溢饮证候,而治疗一用寒药一用热药,两者各不相同呢?从方药分析来看,大青龙汤中有石膏、苦杏仁、生姜、大枣,而没有干姜、细辛、五味子、半夏、白芍,所以大青龙汤主治脉象洪数,面部红赤,咽喉嘶哑的热饮证;而小青龙汤则主治脉象弦紧,口不渴的寒饮证。由此类推,《金匮要略》所说"胸中有轻微水饮,用苓桂术甘汤治疗,也可用肾气丸治疗",说明胸中微饮的治疗既有属饮邪外犯而用苓桂术甘汤从脾论治的方法,也有属饮邪内溢而用肾气丸从肾治疗的方法。此外,《金匮要略》胸痹中有"胸痹证胸中痞闷,阳气郁结在胸中,胸部胀满,胁下有气向上冲击心胸部位,用枳实薤白汤治疗,也可用人参汤治疗"的条文。这里为什么治疗同一种胸痹一用宣通一用补养呢?主要因为胸痹属于寒湿痰饮之邪所致的实证,则应以温通阳气法治疗。若用补益的方法不仅不能使病痊愈,反而会因人参的壅补而导致气机壅塞,出现气喘胸满症状;如果胸痹证没有风寒、痰饮等外因、不内外因存在,属于单纯胸中阳气不足而导致胸中痹痛的,如刻苦读书而又好幻想,喜好唱歌而又没有节制,从而严重损伤了胸中阳气,或者老年患者胸中阳气已经日渐衰弱,如果再盲目使用薤白、瓜蒌、枳实等药化痰、泻下、通里,则必然加速病情演变为劳病重证,此时必须使用人参汤进行治疗。学习者如果能够依此类推,不刻板、不机械地理解前人所说的语句,这样的人才能与他讨论应当怎样读书。

【解析】 吴氏在本条对4种痰饮病做了总结,颇有发挥,临床可以参考。

第五十二条

【原文】 暴感寒湿成疝,寒热往来,脉弦反数,舌白滑,或无苔不渴,当脐痛,或胁下痛,椒桂汤主之。

此小邪中里证也。疝,气结如山也。此肝脏本虚,或素有肝郁,或因暴怒,又猝感寒湿,秋月多得之。既有寒热之表证,又有脐痛之里证,表里俱急,不得不用两解。方以川椒、吴萸、小茴香直入肝脏之里,又芳香化浊流气;以柴胡从少阳领邪出表,病在肝治胆也,又以桂枝协济柴胡者,病在少阴,活在太阳也,《经》所谓病在脏治其腑之义也,况又有寒热之表证乎!佐以青皮、广皮,从中达外,峻伐肝邪也;使以良姜,温下焦之里也,水用急流,驱浊阴使无留滞也。

椒桂汤方(苦辛通法)

川椒(炒黑)六钱　桂枝六钱　良姜三钱　柴胡六钱　小茴香四钱　广皮三钱　吴茱萸(泡淡)四钱　青皮三钱

急流水八碗,煮成三碗,温服一碗,覆被令微汗佳;不汗,服第二碗,接饮生姜汤促之;得汗,次早服第三碗,不必覆被再令汗。

【译文】　猝然感受寒湿而形成疝气,证见寒热往来,脉象弦而反数,舌苔白滑,或无苔不渴,脐部疼痛或胁下疼痛,用椒桂汤治疗。

这是少量病邪侵入体内的证候。疝气,是指气结不通,像山峰一样鼓起的病证。这是病人肝脏素虚,或平时就有肝气郁结,或因暴怒又猝感寒湿所致,以秋季发病多见。疝病发作既有寒热往来的表证,又有脐部疼痛的里证,表里证候都显著,治疗不得不用表里双解的方法。方中以川椒、吴萸、小茴香直入肝脏,又能芳香化浊,畅通气机,以柴胡引少阳之邪外出达表,这是病在肝从胆治疗的方法;又以桂枝协助柴胡祛邪,这是病在少阴肾,治疗从太阳膀胱着手的方法,即《内经》中所谓的病在脏而从腑论治的道理,更何况本证还有寒热往来的表现呢,方中佐以青皮、广陈皮使邪从中达外,峻猛地驱除肝经邪气;再以良姜为使药,温养下焦阳气,煎药取急流水,以迅速驱除阴寒浊邪不使留滞。

椒桂汤方(苦辛通法)

川椒(炒黑)18克　桂枝18克　良姜9克　柴胡18克　小茴香12克　广陈皮9克　吴茱萸(泡淡)12克　青皮9克

上药用急流水八碗,煎煮成三碗,先温服一碗,盖上棉被使病人微微出汗为佳;不出汗,再服第二碗,并接着喝些生姜汤促进发汗;如药后出汗,第二日早晨再服第三碗,不必盖被再使病人出汗了。

【解析】　本条所述的寒疝,主要是指寒湿成疝,即属寒邪犯于肝经所致。七疝统属于肝,其形成原因有肝郁、暴怒,或感受寒湿等。吴氏在本条强调寒湿成疝,主要原因是要将其归于寒湿之中,其实寒疝未必都有湿,而椒桂汤所治之证也非必有湿者。

第五十三条

【原文】　寒疝脉弦紧,胁下偏痛,发热,大黄附子汤主之。

此邪居厥阴,表里俱急,故用温下法以两解之也。脉弦为肝郁,紧,里寒也;胁下偏痛,肝胆经络为寒湿所搏,郁于血分而为痛也;发热者,胆因肝而郁也。故用附子温里通阳,细辛暖水脏而散寒湿之邪;肝胆无出路,故用大黄,借胃腑以为出路也。大黄之苦,合附子、细辛之辛,苦与辛合,能降能通,通则不痛也。

大黄附子汤方(苦辛温下法)

大黄五钱　熟附子五钱　细辛三钱

水五杯,煮取两杯,分温二服(原方分量甚重,此则从时改轻,临时对证斟酌)。

【译文】　寒疝证脉象弦紧，胁下一侧疼痛，发热者，用大黄附子汤治疗。

这是病邪侵入厥阴肝经，表里证均突出的证候，所以用温下法表里两解。脉弦是肝郁的征象，脉紧为里寒；胁下偏一侧疼痛，是因肝胆经络被寒湿搏结，血脉郁阻不通则疼痛；发热是胆之经气因肝病而郁滞的表现。所以用附子温里通阳，细辛温暖主水的肾脏而疏散寒湿病邪；肝胆没有病邪外出的通路，所以用大黄，借助于胃腑作为出路。大黄味苦，配合附子、细辛的辛味，苦味与辛味相合，能降能通，通则疼痛消失。

大黄附子汤方（苦辛温下法）

大黄15克　熟附子15克　细辛9克

上药用水五杯，煎煮成两杯，分二次温服（原方的药物用量很重，这里则根据现时病情减轻用量，临床可针对具体证候灵活加减）。

【解析】　本证所谓"表里俱急"是指表有热而里有寒实内结。本证脉弦紧，提示寒邪侵犯肝经，又见胁下偏痛，发热，是阴寒夹实邪而偏着一处，阳气郁而不伸之故。结合临床见症，可见大便秘结、肢冷、苔白腻等，而发热较为少见。治疗用苦辛并用、能降能通的大黄附子汤，以温散寒凝、通导积滞。该温下法不仅可用于寒疝胁下偏痛者，对寒实在里的其他腹痛而便秘者亦适用。

第五十四条

【原文】　寒疝少腹或脐旁，下引睾丸，或掣①胁，下掣腰，痛不可忍者，天台乌药散主之

此寒湿客于肝肾小肠而为病，故方用温通足厥阴手太阳之药也。乌药祛膀胱冷气，能消肿止痛；木香透络定痛；青皮行气伐肝；良姜温脏劫寒；茴香温关元，暖腰肾，又能透络定痛；槟榔至坚，直达肛门散结气，使坚者溃，聚者散，引诸药逐浊气，由肛门而出；川楝导小肠湿热，由小便下行，炒以斩关夺门之巴豆，用气味而不用形质，使巴豆帅气药散无形之寒，随槟榔下出肛门；川楝得巴豆迅烈之气，逐有形之湿，从小便而去，俾有形无形之结邪，一齐解散而病根拔矣。

按：疝瘕②之证尚多，以其因于寒湿，故因下焦寒湿而类及三条，略示门径，直接中焦篇腹满腹痛等证。古人良法甚伙，而张子和专主于下，本之《金匮》病至其年月日时复发者当下之例，而方则从大黄附子汤悟入，并将淋、带、痔疮、癃闭③等证，悉收入疝门，盖皆下焦寒湿湿热居多。而叶氏于妇科久病癥瘕，则以通补奇经，温养肝肾为主，盖本之《内经》"任脉为病，男子七疝，女子带下瘕聚④"也。此外良法甚多，学者当于各家求之，兹不备载。

天台乌药散方（苦辛热急通法）

乌药五钱　木香五钱　小茴香（炒黑）五钱　良姜（炒）五钱　青皮五钱　川楝子十枚　巴豆七十二粒　槟榔五钱　先以巴豆微打破，加麸数合⑤，炒川楝子，以

巴豆黑透为度，去巴豆麸子不用，但以川楝同前药为极细末，黄酒和服一钱。不能饮者，姜汤代之。重者日再服，痛不可忍者，日三服。

【注释】　①掣：拽、拉、牵引。②疝瘕：病名。"疝"古时泛指腹部剧痛，后来多指各种肠疝，或生殖器、睾丸、阴囊的一些病证。"瘕"与"聚"同类，即腹内痞块，聚散无常、痛无定处。疝瘕合称，又是古病名之一。为少腹烦满热痛，小便色白混浊的一种病证。此处非指此意。③癃闭：痛证名，是指尿闭或排尿困难，下腹胀满的一种证候。"癃"是指小便不畅，点滴而出，下腹缓缓胀满；"闭"是指小便不通，点滴不出，一般统称为癃闭。④瘕聚：病证名，泛指腹中气聚，攻窜胀痛，时作时止为特征的证候。有专指妇女任脉受病，以下腹痞块，推之可移，痛无定处为主的病证。⑤合：旧时量粮食的器具，一合约十分之一升。

【译文】　寒疝症见少腹或脐旁疼痛，并向下牵引到睾丸，或者牵引到胁下，又下牵引腰部，疼痛不能忍受的，用天台乌药散治疗。

这是寒湿侵入肝、肾、小肠而产生的病证，所以方用温通足厥阴肝和手太阳小肠的药物。乌药能祛除膀胱寒冷之气，并能消肿止痛；木香可通络镇痛；青皮行气疏肝；高良姜暖脏祛寒；小茴香温关元、暖腰肾，又能通络止痛；槟榔质地坚硬，直达肛门行气散结，使坚硬积块溃散，聚积痞肿消失，并引诸药驱逐浊气，使其从肛门排出；川楝子导泄小肠湿热，使其从小便下行，采用与具有攻导逐邪作用的巴豆拌炒，是用巴豆的气味而不用它的形质，使巴豆能率领气分药破散无形的寒邪，使其随槟榔下行从肛门排出；川楝子得巴豆迅猛的气味，能驱逐有形湿邪，使其从小便而去。最后，使有形和无形结聚之邪，一起解散，病根拔除。

按：疝气、癥瘕的证候类型还很多，由于寒疝因寒湿之邪所引起，所以在讨论下焦寒湿证候时，因其同类而述及三条，简略提示其证治方法，并直接与中焦篇的腹满腹痛等证相衔接。古人好的治疗方法很多，其中张子和专门主张用攻下法，他以《金匮要略》中所列举病例到了某年某月又复发而应当用攻下的方法等依据，所选方剂则是从大黄附子汤化裁而来，并将淋证、带下、痔疮、癃闭等证，都收入疝气门内，因为这些病证也均以下焦寒湿和湿热居多。而叶天士针对妇科久病的癥瘕，则以疏通补养奇经八脉，温养肝肾为主要治疗方法，这是源于《内经》"任脉为病，男子七疝，女子带下瘕聚"的论述。此外，还有很多好的治疗方法，学习者应当从各家论述中去探求，这里不一一记载了。

天台乌药散方（苦辛热急通法）

乌药15克　木香15克　小茴香（炒黑）15克　良姜（炒用）15克　青皮15克　川楝子10枚　巴豆72粒　槟榔15克

先把巴豆稍微打破，加麸皮数合，与川楝子一起炒，炒至巴豆完全变黑为止。去掉巴豆、麸皮不用，只把川楝子与上述各药共研成极细药末，取3克用黄酒调服。不能喝酒的，用姜汤代替。严重的一天服二次，疼痛剧烈难以忍受的，一天服三次。

【解析】　本条所述的寒疝疼痛，是寒湿之邪客于下焦而致，多以少腹、脐旁为主,并可下牵涉睾丸、上涉及胁腰。治疗当用暖肝祛寒、行气散结之法。所用天台乌药散出自《医学发明》,临床多用于寒邪犯于肝经而引起的少腹疼痛,尤以痛及睾丸者更为适宜。

湿温

第五十五条

【原文】 湿温久羁,三焦弥漫,神昏窍阻,少腹硬满,大便不下,宣清导浊汤主之。

此湿久郁结于下焦气分,闭塞不通之象,故用能升、能降、苦泄滞、淡渗湿之猪苓,合甘少淡多之茯苓,以渗湿利气;寒水石色白性寒,由肺直达肛门,宣湿清热,盖膀胱主气化,肺开气化之源,肺藏魄,肛门曰魄门,肺与大肠相表里之义也;晚蚕砂化浊中清气,大凡肉体未有死而不腐者,蚕则僵而不腐,得清气之纯粹者也,故其粪不臭不变色,得蚕之纯清,虽走浊道而清气独全,既能下走少腹之浊部,又能化浊湿而使之归清,以己之正,正人之不正也,用晚者,本年再生之蚕,取其生化最速也;皂荚辛咸性燥,入肺与大肠,金能退暑,燥能除湿,辛能通上下关窍,子更直达下焦,通大便之虚闭,合之前药,俾郁结之湿邪,由大便而一齐解散矣。二苓、寒石,化无形之气;蚕砂、皂子,逐有形之湿也。

宣清导浊汤(苦辛淡法)

猪苓五钱　茯苓五钱　寒水石六钱　晚蚕砂四钱　皂荚子(去皮)三钱

水五杯,煮成两杯,分二次服,以大便通快为度。

【译文】 湿温病湿热病邪久留不去,湿热弥漫上、中、下三焦,证见神昏窍闭,少腹坚硬胀满,大便不通畅等,用宣清导浊汤治疗。

这是湿邪长期郁结于下焦气分,造成各种闭塞不通的症状,所以治选能升、能降、苦能泻滞、淡能利湿的猪苓,配合性味甘淡的茯苓,渗利湿浊而通利气机;寒水石色白而性寒,能宣清湿热,由肺直达肛门。因为膀胱主气化,肺主气为气化之源,肺藏魄,肛门又称魄门,肺与大肠相表里的含义即此;晚蚕砂能化浊气中的清气,一般说来,肉体没有死后而不腐烂的,但蚕死后却僵而不腐,这是因为蚕得到清气的精粹,所以其粪不臭也不变颜色,蚕砂得蚕的纯清之气,虽然从蚕的浊道中排出但独具清气,既能下走少腹浊道,又能宣化湿浊之气使之归于清气,即所谓以己之正,正人之不正。用蚕砂晚者,指当年再次出生的蚕,取其生长最为迅速的意思。皂荚味辛咸而性燥,入肺与大肠经,能退暑热,燥又能祛除湿浊,辛味能宣通上窍和下窍,用其子更有直达下焦,通导非有形实邪内结的便闭,与前面的药物相配合,能使郁结的湿邪,通过大便而一并解散。方中茯苓、猪苓、寒水石可以宣化无形之气;蚕砂、皂荚子能驱逐有形之湿浊。

宣清导浊汤(苦辛淡法)

猪苓15克　茯苓15克　寒水石18克　晚蚕砂12克　皂荚子(去皮)9克

以上药物用水五杯,煎煮成两杯,分二次服下,如大便已通就不要再服。

【解析】　1.湿郁肠道大便不通的特点:湿温病中见大便不通而神昏,应注意与阳明腑实及热入心包相鉴别。本证因湿邪久郁下焦,肠道气机痹阻,传导功能失常,湿浊污垢闭塞肠道、逆而上蒙清窍引起。但本证与热结肠腑证不同,腹虽硬满而不痛,苔必厚腻。因有浊气上攻,清窍被蒙,故见神志如蒙,但患者的意识犹清,与热入心包而神志昏迷者亦不相同。

2.湿郁肠道大便不通的治疗:由于本证非燥屎内结,所以不可苦寒下夺;又非邪热内陷心包,所以不能清心开窍。因此,针对其湿阻肠道,传导失司的病机,治疗应主以祛湿荡涤肠中浊垢。吴氏所用宣清导浊汤以皂荚子、蚕沙配合猪茯二苓渗湿,寒水石清利,俾使湿邪得解,则气机自畅;浊气下行,则大便能通;清气上升,则神蒙亦可随之而解。这是吴氏治疗温病大便不通的又一治法。

3.有关本条病证的归属:本证的病位主在中焦,而吴氏在下焦篇内论述,推测其原因可能是认为二便不通主在下焦的缘故。但本篇以下几条所述病证也不能归于下焦肝肾病证,列于下焦篇可能亦属无奈。此与吴氏所说的下焦主肝肾的概念又有不同,应予注意。

第五十六条

【原文】　湿凝气阻,三焦俱闭,二便不通,半硫丸主之。

热伤气,湿亦伤气者何?热伤气者,肺主气而属金,火克金则肺所主之气伤矣。湿伤气者,肺主天气,脾主地气,俱属太阴湿土,湿气太过,反伤本脏化气,湿久浊凝,至于下焦,气不惟伤而且阻矣。气为湿阻,故二厦不通,今人之通大便,悉用大黄,不知大黄性寒,主热结有形之燥粪;若湿阻无形之气,气既伤而且阻,非温补真阳不可。硫黄热而不燥,能疏利大肠,半夏能入阴,燥胜湿,辛下气,温开郁,三焦通而二便利矣。

按:上条之便闭,偏于湿重,故以行湿为主;此条之便闭,偏于气虚,故以补气为主。盖肾司二便,肾中真阳为湿所困,久而弥虚,失其本然之职,故助之以硫黄;肝主疏泄,风湿相为胜负,风胜则湿行,湿凝则风息,而失其疏泄之能,故通之以半夏。若湿尽热结,实有燥粪不下,则又不能不用大黄矣。学者详审其证可也。

半硫丸(酸辛温法)

石硫黄(硫黄有三种:土黄,水黄,石黄也。入药必须用产于石者。土黄土纹,水黄直丝,色皆滞暗而臭;惟石硫黄方棱石纹而有宝光不臭,仙家谓之黄矾,其形大势如矾。按:硫黄感日之精,聚土之液,相结而成。生于艮土①者佳,艮土者,少土也,其色晶莹,其气清而毒小。生于坤土者恶,坤土②者,老土也,秽浊之所归也,其色板滞,其气浊而毒重,不堪入药,只可作火药用。石黄产于外洋,来自舶上,所谓倭黄是也。入莱菔内煮六时则毒去)半夏(制)

上二味,各等分为细末,蒸饼为丸梧子大,每服一二钱,白开水送下(按:半硫丸通虚闭,若久久便溏,服半硫丸亦能成条,皆其补肾燥湿之功也)。

【注释】　①艮土:艮,八卦之一,代表山,方位在东北。②坤土:坤,八卦之一,代表地,方位在西南。

【译文】　湿浊凝滞,气机闭阻,致上中下三焦气机闭塞不通,导致大小便不通的,用半硫丸治疗。

热邪伤气,为什么湿邪也能伤气呢?热邪伤气的原因,是由于肺主气而属金,火可克金,肺金伤则肺所主的气亦会损伤。湿能伤气的原因,是由于肺主呼吸的天气,脾主水谷的地气,肺与脾均属太阴与湿土相应。若湿浊之气过盛,反而会损伤这二脏的化气功能。若湿浊长期凝滞,进一步累及下焦,不但会伤气,而且会阻遏气机。气机被湿邪所阻,所以太小便不通。现今医生通泻大便,都知道用大黄,但不知道大黄性寒,主要用于热与糟粕相搏结的有形燥粪;如果是由于湿邪阻遏了无形气机,不仅气伤而且湿阻便闭的,则非温补真阳不可。硫黄性虽热而不燥,能疏利大肠,半夏能入阴分,性燥能祛除湿邪,味辛气温,能下气开郁,使三焦气机通畅则大小便自能通利。

按:上一条所述便闭,偏于湿重,所以治以祛湿为主;本条的便闭,偏于气虚,所以治以补气为主。这是因为肾管二便,肾中真阳被湿邪所困阻,日久则可致肾气虚衰,丧失其原来的功能,所以用硫黄来温补肾阳;肝主疏泄,风木与湿土是相互制约的,风木疏泄正常则湿能畅行,若湿气凝聚则风木平息不行,就失去其疏泄的功能,所以选用具宣通作用的半夏。如果湿邪已完全化热形成热结,确实是燥粪不下的,则又不能不用大黄攻下了。学者应详细审察病证才能用药。

半硫丸(酸辛温法)

石硫黄(硫黄有三种:土硫黄、水硫黄、石硫黄,用作入药的必须要用石硫黄。土硫黄有土纹,水硫黄有直丝纹,颜色都晦暗而且味臭;只有石硫黄有方棱石纹而且晶莹光泽无臭味,仙道之士称石硫黄为黄矾,因其形状大体与明矾相似。按:硫黄感受太阳的精华,聚积大地的汁液,相互结合而生成。生于东北山中的质量好,东北山为少土之地,所产硫黄色泽晶莹,气清毒小。生于西南地中的质量差,西南地为老土之地,属秽浊之气归宿的地方,所产生的硫黄色板滞无光泽,其气重浊而毒性大,不能作为药用,只能配制火药用。石硫黄产于国外,由外来船舶运入,所以又称倭黄:与萝卜同煮十二小时毒去入药)半夏(制用)

以上二味药,各等分研为细末,再用蒸饼作成梧桐子大小的丸子。每次服3~6克,用白开水送下(按:半硫丸能通因气虚所致的大便闭结,若便溏久久不愈者,服半硫丸也能使大便成形,都是因半硫丸具补肾燥湿的作用)。

【解析】 1.本证病机分析：本条所述为湿凝气阻、三焦俱闭之证。湿邪凝滞三焦，主要与肺、脾、肾三脏有关。肺主一身之气，气化则水亦化；脾主运化水湿；肾与膀胱相表里，气化正常则水湿可有出路。上、中、下三焦气化功障碍，最关键的则是肾的气化功能失职。肾司二便，其功能失常则大小便闭而不通。一般来说，临床上本证的症状多以大便秘结为主，小便是否不通，则并非必有之症，即使有小便不通，其程度也有轻重之别。

2.本证治法分析：一般大便不通，每用大黄攻逐，但大黄为苦寒之品，对肾气不化、湿邪阻遏气机之证，则非苦寒攻下所宜，当用温补肾阳治之，方用半硫丸。该方出自《局方》，本为治疗老年虚冷便秘或寒湿久泻之方，有温肾逐寒、通阳泄浊之功。本条用以治疗湿温二便不通者，当为热势已去而阳气虚衰之便秘，且其主要作用在通大便，而非利小便。实际上该方主要用于内科杂病中，温病中使用机会甚少。

3.与前证的鉴别：本证与前证都有便秘，但前证偏于湿阻下焦，故冶以行湿涤浊为主；而本证为气化失职，所以主以疏通气化。

第五十七条

【原文】 浊湿久留，下注于肛，气闭，肛门坠痛，胃不喜食，舌苔腐白，术附汤主之。

此浊湿久留肠胃，致肾阳亦困，而肛门坠痛也。肛门之脉曰尻①，肾虚则痛，气结亦痛。但气结之痛有二：寒湿、热湿也。热湿气实之坠痛，如滞下②门中用黄连、槟榔之证是也。此则气虚而为寒湿所闭，故以参、附峻补肾中元阳之气，姜、术补脾中健运之气，朴、橘行浊湿之滞气，俾虚者充，闭者通，浊者行，而坠痛自止，胃开进食矣。按：肛痛有得之大恐或房劳者，治以参、鹿之属，证属虚劳，与此对勘，故并及之。再此条应入寒湿门，以与上三条有互相发明之妙，故列于此，以便学者之触悟也。

术附汤方（苦辛温法）
生茅术五钱　人参二钱　厚朴三钱　生附子三钱　炮姜三钱　广皮三钱
水五杯，煮成两杯，先服一杯；约三时，再服一杯，以肛痛愈为度。

【注释】 ①尻：是人体骶骨和尾骶骨部位的通称，有的古书上将屁股亦称尻。②滞下：为"痢疾"的古名，是形容大便次数增多，虽急于排便，但不能通畅，肛门重坠，如有物阻滞的感觉。痢疾是一种夏秋季常见的肠道传染病，种类很多，现临床上一般分为湿热痢、疫毒痢、寒湿痢、久痢、休息痢等。

【译文】 湿浊久留，下注肛门，导致气机闭阻，肛门坠痛，不思饮食，舌苔白腐，用术附汤治疗。

这是湿浊久留肠胃，终致肾的阳气也受困，出现肛门下坠疼痛。肛门及其脉络所布的部位称尻,肾虚不荣则痛,气机郁结不通也痛。但气机郁结肛门疼痛有两种情况:一为寒湿所致,一为湿热而起。湿热所致的属邪气实的肛门坠痛,例如在滞下门中所述用黄连、槟榔等药物治疗的痢疾证就属此类。本条所论则是气虚而被寒湿闭阻的肛门坠痛,所以用人参、附子峻补肾中元阳之气,炮姜、茅术温补脾中健运之气,厚朴、橘皮通行湿浊所致的气滞。这样,使虚者得以补充,闭者得以畅通,浊者得以运行,而肛门坠痛自然可以解除,胃口开,饮食可进。按:肛门疼痛有因过度惊恐或房劳太过所引诱起的,治疗应用人参、鹿茸之类,这种征候属虚劳,可与本条所述对照,所以一并讨论。另外,此条内容本应放在寒湿门,因可与上三条内容相互鉴别说明,所以放在这里,以便学者可以触类旁通,得到启发。

术附汤方(苦辛温法)

生茅术15克　人参6克　厚朴9克　生附子9克　炮姜9克　广皮9克

以上药用水五杯,煎煮成两杯,先服下一杯,大约在六小时后,再服一杯,如不愈,可再煎服,直到肛门疼痛得愈为止。

【解析】　临床上,肛门坠痛有肾虚与气结两大原因。丽气结作痛,又有寒湿和湿热之别。如因湿热引起,则属气实下坠的疼痛,如湿热痢疾之类,可用黄连、槟榔等治之。而本证的肛门下坠,实因肾气虚又为寒湿所困,所以治以温补脾肾,行气化湿,方用术附汤,使虚者得补,闭者得运,坠痛自可消失。

第五十八条

【原文】　疟邪久羁,因疟成劳,谓之劳疟[1];络虚而痛,阳虚而胀,胁有疟母[2],邪留正伤,加味异功汤主之。

此证气血两伤。《经》云:劳者温之,故以异功温补中焦之气,归、桂合异功[3]温养下焦之血,以姜、枣调和营卫,使气血相生而劳疟自愈。此方补气,人所易见,补血人所不知,《经》谓:中焦受气,取汁变化而赤,是谓血。凡阴阳两伤者,必于气中补血,定例也。

加味异功汤方(辛甘温阳法)

人参三钱　当归一钱五分　肉桂一钱五分　炙甘草二钱　茯苓三钱　於术(炒焦)三钱　生姜三钱　大枣(去核)二枚　广皮二钱

水五杯,煮成两杯,渣再煮一杯,分三次服。

【注释】　①劳疟:因疟疾日久而致身体虚弱,将成虚劳,又称"虐劳"。或因久病劳损,气血两虚而患疟疾。均称劳疟。其特点为微寒微热,或发于昼,或发于夜,气虚多汗,饮食少进,或停止发作后遇劳即发。②疟母:病证名,疟疾的一种。因疟疾久延不愈,胁下结块,触之有形,按之疼痛者称之。类似久疟后脾脏肿大的病症。③异功:指异功散,方栽《小儿药证直诀》,由人参、白术、茯苓、陈皮、甘草组成,主治脾胃虚弱,不思饮食,胸闷不舒,久咳而肿等病证。

【译文】　如疟邪久留不去，就有可能因疟疾反复发作，正气大伤而转成虚劳，称劳疟。因脉络虚损而伴有疼痛，阳气虚弱则会产生胀满，胁下有结块形成的，称疟母。这种病证是病邪久留而正气大伤引起的，可用加味异功汤治疗。

本条所述的病证是疟邪久留不去所致，不仅有瘀结在胁下，而且气血已经严重耗伤，所以是一种虚劳病证。《内经》说：虚劳病的治疗应以温补为主，所以本证治疗用加减异功汤来温补中焦脾胃之气。方中用当归、肉桂配合异功散以温肾阳而养阴血，用生姜、大枣调和营卫，使气血相互滋生，人体正气得以恢复，则自能驱邪外出使劳疟痊愈。本方在补气方面的作用大家容易看到，而它的补血作用却是一般人所不知道的。《内经》说：中焦吸收了饮食中的精华之气，经气化作用可变成红色的液体，这就是血。可见血是从气化而来的。因而凡是治疗阴阳气血两伤的病证，必须通过补气而达到补血的目的，这是一般规律。

加味异功汤方（辛甘温阳法）

人参9克　当归4.5克　肉桂4.5克　炙甘草6克　茯苓9克　白术（炒焦）9克　生姜99克　大枣（去核）2枚　广皮6克

上药用水5杯，煎煮成2杯，药渣可加水再煎煮1杯，共3杯，1中中分3次服下。

【解析】　1.对本证病位的理解：以下论疟疾、痢疾的条文有不少与下焦肝肾无太大关系，以本条所述之证而言，主在久疟耗伤气血，且病位主在中焦，所以用气血两补之剂，不能视为下焦病证。

2.加味异功散的适应证：本条所述为邪气久留而正气损伤之证，所以，根据"劳者温之"的原则，采用加味异功散治疗。该方能温补中焦之气，再加入当归又能补益阴血，适用于气血两虚之劳疟。由于本方重在补益气血，并无祛邪作用，因此仅适用于疟发日久而气血不足的病证，对体质尚盛而疟发者却非所宜。

第五十九条

【原文】　疟久不解，胁下成块，谓之疟母，鳖甲煎丸主之。

疟邪久扰，正气必虚，清阳失转运之机，浊阴生窃踞之渐，气闭则痰凝血滞，而块势成矣。胁下乃少阳、厥阴所过之地，按：少阳、厥阴为枢，疟不离乎肝胆，久扰则脏腑皆困，转枢失职，故结成积块，居于所部之分。谓之疟母者，以其由疟而成，且无已时也。

按：《金匮》原文："病疟以月一日发，当以十五日愈；设不瘥，当月尽解；如其不瘥，当云何？此结为癥瘕，名曰疟母，急治之，宜鳖甲煎丸。"盖人身之气血与天地相应，故疟邪之著于人身也，其盈缩进退，亦必与天地相应。如月一日发者，发于黑昼月廓空①时，气之虚也，当俟十五日愈。五者，生数之终；十者，成数之极；生成之盈数相会，五日一元，十五日三元一周；一气来复，白昼月廓满之时，天气实而人气复，邪气退而病当愈。设不瘥,必俟天气再转,当于月尽解。如其不瘥,又当云何?然月自亏而满,阴已盈而阳已缩;自满而亏,阳已长而阴已消;天地阴阳之盈缩消长已周,病尚不愈,是本身之气血,不能与天地之化机相为流转,日久根深,牢不可破,故宜急治也。

鳖甲煎丸方②

鳖甲(炙)十二分　乌扇③(烧)三分　黄芩三分　柴胡六分　鼠妇④(熬)三分　干姜三分　大黄三分　芍药五分　桂枝三分　葶苈(熬)一分石韦(去毛)三分　厚朴三分　牡丹皮五分　瞿麦二分　紫葳三分　半夏一分　人参一分　䗪虫(熬)五分　阿胶(炒)三分　蜂窝(炙)四分　赤硝十二分　蜣螂(熬)六分　桃仁二分

上二十三味,为细末。取煅灶下灰一斗,清酒一斛五斗,浸灰,俟酒尽一半,煮鳖甲于中,煮令泛烂如胶漆,绞取汁,纳诸药煎为丸,如梧子大。空心服七丸,日三服。

[方论]此辛苦通降,成走络法。鳖甲煎丸者,君鳖甲而以煎成丸也,与他丸法迥异,故曰煎丸。方以鳖甲为君者,以鳖甲守神入里,专人肝经血分,能消癥瘕,领带四虫,深入脏络,飞者升,走者降,飞者兼走络中气分,走者纯走络中血分。助以桃仁、丹皮、紫葳之破满行血,副以葶苈、石韦、瞿麦之行气渗湿,臣以小柴胡、桂枝二汤,总去三阳经未结之邪;大承气急驱入腑已结之渣滓;佐以人参、干姜、阿胶,护养鼓荡气血之正,俾邪无容留之地,而深入脏络之病根拔矣。按:小柴胡汤中有甘草,大承气汤中有枳实,仲景之所以去甘草,畏其太缓,凡走络药不须守法;去枳实,畏其太急而直走肠胃,亦非络药所宜也。

【注释】　①月廓空:月廓指月轮、月亮,月廓空是指月轮亏欠、不圆满。《素问·八正神明论》:"月满无补,月廓空无治。"②本方的现代剂量折算参照《方剂学》(许济群主编,1985年第一版,上海科技出版社出版)。③乌扇:中药名,即射干。④鼠妇:药名,即地虱。

【译文】　疟疾发病日久不愈,胁下结成坚硬的痞块,称疟母,用鳖甲煎丸治疗。

如疟疾久发不愈,病邪久久不去,必然导致正气虚衰,体内的清阳之气不能正常运转,逐渐引起浊阴之气凝结盘踞。气机闭塞既可使津液不能运行而生成痰浊,又可使血行不畅而导致瘀滞,痰浊、瘀血、气滞互结,就必然会形成痞块。胁下是足少阳胆经、足厥肝阴经经过的地方,少阳和厥阴又是人体气机的枢纽,疟疾病变部位离不开肝胆,所以疟邪日久不去,势必导致肝胆均被疟邪所困,并进一步使少阳、厥阴所司的气机枢纽功能失职,病邪就会在胁下肝胆经经过的部位结成积块。之所以称疟母,是因为这一病证是由疟疾引起的,而且形成之后很难治愈的缘故。按:《金匮要略》原文说:患者得疟疾后,如在月初第1日发病,就应当在15日可以得愈;如病情15日仍无好转,应当在当月底能完全恢复;如果病情到时仍然不能好转,那么应做何解释呢?回答说:这说明疟邪已结成癥瘕,这种病称疟母,应尽快治疗，可用鳖甲煎丸。因为，人体内的气血与自然界是相应的，所以当疟邪侵犯人身后，病情轻重、病势进退也必然与自然界的变化相应。如疟疾在初 1 日发病，当时月廓空虚，这时人体正气也较为虚弱，所以容易感受疟邪而发病。之所以要等到15 日后才有可能痊愈，是因为 5 是生数之终，10 是成数之极，生数之终与成数之极相会，以 5 日为 1 候，15 日共 3 候为 1 周，又称 1 个节气，每 15 日节气有 1 个更换，所以到 15 日时，月廓已充满，随着自然界之气的充实，人的正气也由弱变强，因此这时邪气易于消退而疾病就应当得愈。如果疾病不愈，就必须要等节气再次更换，到月底时正气来复而疟邪可退。如果仍然不愈，又应当如何解释呢？从一般道理来说，月廓由空亏而变得盈满，表明自然界中的阴气已充盈而阳气则逐渐退缩；月廓由盈满而转空亏，则表明自然界中的阳气已生长而阴气逐渐消退。在这一过程中，自然界中的阴阳之气盈亏消长完成了一个周期。如果这时疟病还不能痊愈，说明患者体内的气血不能与自然界的阴阳变化相适应，病变已久，病根很深，祛除较为困难，所以提出要及早进行治疗。

鳖甲煎丸方

鳖甲（炙）90 克　乌扇（烧）22.5 克　黄芩 22.5 克　柴胡 45 克　鼠妇（熬）22.5 克　干姜 22.5 克　大黄 22.5 克　芍药 37 克　桂枝 22.5 克　葶苈（熬）7.5 克　石韦（去毛）22.5 克　厚朴 22.5 克　牡丹皮 37 克　瞿麦 15 克　紫葳 22.5 克　半夏 7.5 克　人参 7.5 克　䗪虫（熬）37 克　阿胶（炒）22.5 克　蜂窝（炙）3000 克　赤硝 90 克　蜣螂（熬）45 克　桃仁 15 克

上药共 23 味，除鳖甲外，都制成细末。取煅铁炉中的灶下灰 1.5 千克，用粮食酿制的清酒 5 千克倒入灰中，等到酒被吸收剩一半时，滤过取汁，把鳖甲放入，煎煮使得烂稠如胶漆状，绞取其汁，再把以上 22 味药末放入煎煮浓缩，制成丸，如梧桐子大。空腹每次服 7 丸，每日服 3 次。

[方论]本方属于辛苦通降，咸味走络的治法。鳖甲煎丸以鳖甲为君药，经过煎煮制成丸药，与其他丸药的制作力法完全不同，所以称为煎丸。方中用鳖甲为君，是因为鳖甲能守内而入里，专入肝经血分，并能软坚消癥痕，与鼠妇、䗪虫、蜂窝、蜣螂等 4 味虫类药相配合，可以深入脏腑经络，其中能飞的虫类药可使药性上升，能行走的虫类药可使药性下降，并且能飞的虫类药兼能疏通经络之气，能走的虫类药则主在疏通血络、消散瘀血。同时，用桃仁、牡丹皮、紫葳等药来帮助虫类药行气除满、疏通血络，再辅助葶苈、石韦、瞿麦畅行气机、下渗湿邪。以小柴胡汤和桂枝汤作为臣药，可使太阳、阳明、少阳这三阳经中尚未结聚之邪得以祛除；用大承气汤迅速驱逐已入肠腑而内结的燥屎渣滓。佐以人参、干姜、阿胶益气养血，保护人体正气，使病邪没有容留的地方，则深入到脏腑经络的病根就可以拔除了。

按：小柴胡汤中原有甘草，大承气汤中原有枳实，而张仲景在制本方时将这两味药减去，之所以去甘草，是因为甘草性质较缓，担心会影响其他药深入祛邪的能力，这也是一般疏通经络的方剂中不用守而不走药的缘故；之所以去枳实，是因为枳实药性较猛,可直接进入肠胃而不入经络,也不适宜用在疏通经络的方剂中。

【解析】 对疟母的治疗用鳖甲煎丸,在《金匮要略》中已有论述,吴氏阐述其证病机及组方意义可供参考。

第六十条

【原文】 太阴三疟[1],腹胀不渴,呕水,温脾汤主之。

三疟本系深入脏真之痼疾,往往经年不愈,现脾胃症,犹属稍轻。腹胀不渴,脾寒也,故以草果温太阴独胜之寒,辅以厚朴消胀。呕水者,胃寒也,故以生姜降逆,辅以茯苓渗湿而养正。蜀漆乃常山苗,其性急走疟邪,导以桂枝,外达太阳也。

温脾汤方(苦辛温里法)

草果二钱　桂枝三钱　生姜五钱　茯苓五钱　蜀漆(炒)三钱　厚朴三钱

水五杯,煮取两杯,分二次温服。

【注释】 ①太阴三疟:指疟邪潜伏足太阴脾经,每三日一发的疟疾。

【译文】 太阴三疟,症见腹部胀满,口不渴,呕吐清水,可用温脾汤治疗。

所谓三疟,是一种病邪深入到脏腑、正气已大伤的顽固疾病,往往经年累月不能痊愈。如出现脾胃见症,就称为太阴三疟,在三疟中还属于较轻的一

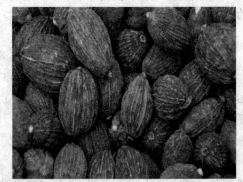

草果

种。上文所说的腹部张满,口不渴,是脾阳不足,寒湿内困的表现,所以用温脾汤治疗。方中草果可温养太阴脾经的阳气而祛除寒湿,厚朴可以辅助草果消除腹部胀满。呕水,是胃中有寒的缘故,所以要用生姜来温胃散寒、降逆止呕。辅以茯苓,既可淡渗利湿,又可健脾益气。蜀漆是常山的苗,药性较为峻烈,能迅速祛除疟邪,与桂枝相配合,又可使疟邪外透太阳而解。

温脾汤方(苦辛温里法)

草果6克　桂枝9克　生姜15克　茯苓15克　蜀漆(炒)9克　厚朴9克

上药用水5杯,煎煮成2杯,1日之内分2次趁温服下。

【解析】 久疟而伤及脾阳,水湿内停,病位主在太阴,所以称太阴三疟。该证病变中心在脾胃,与下焦关系不大,所以用温脾汤化湿截疟。

第六十一条

【原文】 少阴三疟,久而不愈,形寒嗜卧,舌淡脉微,发时不渴,气血两虚,扶

阳汤主之。

《疟论》篇：黄帝问曰：时有间二日，或至数日发，或渴或不渴，其故何也？岐伯曰：其间日者，邪气客于六腑，而有时与卫气相失，不能相得，故休数日乃作也。疟者，阴阳更胜也。或甚或不甚，故或渴或不渴。《刺疟篇》曰：足少阴之疟，令人呕吐甚，多寒热，热多寒少，欲闭户牖①而处，其病难已。夫少阴疟，邪入至深，本难速已；三疟又系积重难反，与卫气相失之证，久不愈，其常也。既已久不愈矣，气也血也，有不随时日耗散也哉！形寒嗜卧，少阴本证，舌淡脉微不渴，阳微之象。故以鹿茸为君，峻补督脉，一者八脉丽于肝肾，少阴虚，则八脉亦虚；一者督脉总督诸阳，为卫气之根本。人参、附子、桂枝，随鹿茸而峻补太阳，以实卫气；当归、鹿茸以补血中之气，通阴中之阳；单以蜀漆一味，急提难出之疟邪，随诸阳药努力奋争，由卫而出。阴脏阴证，故汤以扶阳为名。

扶阳汤（辛甘温阳法）

鹿茸（生锉末，先用黄酒煎得）五钱　熟附子三钱　人参二钱　粗桂枝三钱
当归二钱　蜀漆（炒黑）三钱

水八杯，加入鹿茸酒，煎成三小杯，日三服。

【注释】　①牖：窗户。

【译文】　少阴三疟，发作日久不愈，出现形寒怕冷，精神萎靡而嗜睡，舌质淡，脉象微弱，即使在疟疾发作时口也不渴。这是气血两虚的病证，用扶阳汤治疗。

《素问·疟论》篇说，黄帝问道：疟疾发作，有的间隔2日而发，有的则间隔几日才发。在发作时有的口渴，有的却口不渴，这是什么原因呢？岐伯回答说：疟疾间日而发的，是因为疟邪客于六腑，有时与周行于全身的卫气相会，邪正相争就会发作；有时与卫气不相会，邪正不能相争，所以就不发作，因此就会出现间隔几日发作的现象。疟疾发病，实际上是体内阴阳之气更替相胜的结果，阳热甚的就会口渴，阳热不甚的则多见口不渴。《素问·刺疟篇》说：足少阴之疟，患者出现剧烈呕吐，有恶寒发热，但发热较重而恶寒较轻，喜欢将门窗紧闭。这种病证病情较重，是较难治愈的。这是因为少阴疟病邪已经侵入到很深的部位，原本就很难在短时间内治好，而现在又表现为三疟，这是疟邪深伏在内不与卫气相争，积重难返的重证，病情延久不愈是其必然结果。既然这种病证是日久不愈的，所以不论是气还是血，怎么会不随病程的迁延而耗散呢？上述见症中的形寒怕冷，整日嗜睡，都是属于少阴病虚寒证的典型表现；舌质淡，脉微弱，口不渴，是阳气衰微的征象。所以治疗用鹿茸为君药，以峻补督脉。其原因：一是人体的奇经八脉都隶属于肝肾，足少阴肾虚则八脉也必然虚衰，而补八脉也能起到补肝肾的作用；二是督脉总督人身的各条阳经，又是人体卫气的根本，所以补督脉既能温养全身阳气，又可鼓舞卫气祛邪外出。同时，用人参、附子、桂枝与鹿茸配合，起到峻补太阳，充实卫气的作用；再用当归配合鹿茸补血中之气，通阴中之阳，起到养血、和营、通阳的作用。此外，方中单以蜀漆一味祛除在里的疟邪，并与其他各种温阳药配合，陵疟邪能由卫分向外透达而

出。本证属病在少阴之脏又表现为虚寒内盛的阴证，所以治疗应以扶助阳气为主，所用的方剂也就命名为扶阳汤。

扶阳汤(辛甘温阳法)

鹿茸(生用，锉成细末，先用黄酒煎好备用)15克　熟附子9克　人参6克　粗桂枝9克　当归6克　蜀漆(炒黑)9克

上药用水8杯，加入鹿茸酒，煎成3小杯，在1日内分3次服下。

【解析】　久疟而损及肾阳，病位主在少阴，所以称为少阴三疟。三阴疟日久一般先伤脾胃，再伤及肾阳，因此本证大多由上证发展而来，临床可见一派肾阳虚衰之象，所以治用辛甘温阳的扶阳汤。

第六十二条

【原文】　厥阴三疟[①]，日久不已，劳则发热，或有痞结，气逆欲呕，减味乌梅圆法主之。

凡厥阴病甚，未有不犯阳明者。邪不深不成三疟，三疟本有难已之势，既久不已，阴阳两伤。劳则内发热者，阴气伤也；痞结者，阴邪也；气逆欲呕者，厥阴犯阳明，而阳明之阳将惫也。故以乌梅圆法之刚柔并用，柔以救阴，而顺厥阴刚脏之体，刚以救阳，而充阳明阳腑之体也。

减味乌梅圆法(酸苦为阴，辛甘为阳复法)

(以下方中多无分量，以分量本难预定，用者临时斟酌可也)

半夏　黄连　干姜　吴萸　茯苓　桂枝　白芍　川椒(炒黑)　乌梅

按：疟痢两门，日久不治，暑湿之邪，与下焦气血混处者，或偏阴、偏阳，偏刚、偏柔；或宜补、宜泻，宜通、宜涩；或从太阴，或从少阴，或从厥阴，或护阳明，其证至杂至多，不及备载。本论原为温暑而设，附录数条于湿温门中者，以见疟痢之原起于暑湿，俾学者识得源头，使杂症有所统属，粗具规模而已。欲求美备，勤绎各家。

①厥阴三疟：指疟邪潜伏足厥阴肝经，三日一发的疟疾。

【译文】　厥阴三疟，病情迁延，日久不得愈，劳累后就会发热，有的患者还会出现滞气痞块，时胃气上逆而欲呕吐的表现，治疗可用减味乌梅丸法。

凡是厥阴病病情较重的，没有不影响到阳明胃的。本病为厥阴三疟，是病邪深入所致，这种病本来就是比较难以治愈的。既然病已日久不愈，则必然有阴阳之气的严重耗伤。本证劳累之后出现发热，这是阴气受伤的表现；有滞气痞块，是阴邪凝聚所致；胃气上逆而欲呕，是厥阴之邪犯于阳明胃的缘故，而且阳明阳气也已处于衰微的状态。所以治疗可以仿照《伤寒论》乌梅圆的治法组方，以刚药与柔药并用为特点。其中用柔药滋补阴液，使厥阴刚脏之体得到滋养；用刚药温补阳气，以补充阳明胃腑的阳气。从而可使厥阴肝脏得以柔顺，阳明胃腑得以温养。

减味乌梅圆法(酸苦为阴，辛甘为阳复法)

（以下所附的方剂中大多未注明用量,这是因为药物的用量本来就很难预先确定,医者可根据当时的具体情况斟酌使用）

半夏　黄连　干姜　吴茱萸　茯苓　桂枝　白芍　花椒(炒黑)　乌梅

按:疟疾和痢疾这两类疾病,如迁延日久不能治愈,感受的暑湿之邪就会与下焦的气血混处,表现出许多复杂的病证,有的为阴证、有的为阳证、有的病情较重急、有的病情较为轻缓;在治疗方法上,有的宜用补法、有的宜用泻法、有的宜用通下法、有的宜用收涩法;有的从太阴论治,有的从少阴论治,有的从厥阴论治,也有的是从顾护阳明入手。总之,这类病证实在是太杂太多了,不能在本书中全部详细记载。本书原来主要是讨论温病和暑病等外感温热病的,这里附录数条有关疟疾和痢疾的内容在湿温门中,是为了使后学者知道,疟疾和痢疾的病因也是感受了暑湿之邪,其都属杂症,但病因也有相似之处。但本书所涉及的疟疾、痢疾的内容,只是其中的大概而已,想要全面了解这些疾病的证治内容,还必须多多参考其他医家的论述。

【解析】　久疟致肝木受累,而犯于阳明,治疗用乌梅丸加减,取其酸甘化阴、辛甘化阳之效。本病性质与《伤寒论》厥阴病相似,但临床因疟而出现本证者较为少见。

第六十三条

【原文】　酒客久痢,饮食不减,茵陈白芷汤主之。

久痢无他证,而且能饮食如故,知其病之未伤脏真胃土,而在肠中也;痢久不止者,酒客湿热下注,故以风药之辛,佐以苦味入肠,芳香凉淡也。盖辛能胜湿而升脾阳,苦能渗湿清热,芳香悦脾而燥湿,凉能清热,淡能渗湿也,俾湿热去而脾阳升,痢自止矣。

茵陈白芷汤方(苦辛淡法)

绵茵陈　白芷　北秦皮　茯苓皮　黄柏　藿香

【译文】　平素喜欢喝酒的人患痢疾,日久不愈,但饮食不减的,用茵陈白芷汤治疗。

痢疾日久不愈,但又没有其他见症,而且饮食与未病前相同,由此可知其病未损伤到内脏脾胃,而仅在肠中。痢疾久泻不止的,是喝酒之人湿热下行,留注肠腑所致。所以治疗选用辛味的风药,佐以苦味入肠的药合以芳香、清凉、淡渗之品。因为辛味药能胜湿而升脾阳,苦味药物能渗湿清热,芳香药能宣开脾气而燥湿,寒凉药能清热,淡味药能渗湿,这样使湿热去而脾阳升,下痢自可得止。

茵陈白芷汤方(苦辛淡法)

绵茵陈　白芷　北秦皮　茯苓皮　黄柏　藿香

【解析】　以痢疾而言,一般新病属实,久病多虚,但也有久病仍属邪实而正气尚未虚者。本证强调饮食不减,就是指出脾胃未虚,其病变主要是肠中湿热内蕴所致。至于是否必发于酒客,也要视具体情况而定。但平素嗜酒者湿热内盛,易于感受湿热之邪而为痢。由于本证以邪实为主,所以治疗重在祛邪。所用的茵陈白芷汤,用药颇有特色,皆取自叶氏医案。该方对普通湿热痢疾也有效,临床可以参考。

第六十四条

【原文】 老年久痢,脾阳受伤,食滑便溏,肾阳亦衰,双补汤主之。老年下虚久痢,伤脾而及肾,食滑便溏,亦系脾肾两伤。无腹痛、肛坠、气胀等证,邪少虚多矣。故以人参、山药、茯苓、莲子、芡实甘温而淡者补脾渗湿,再莲子、芡实水中之谷,补土而不克水者也;以补骨、苁蓉、巴戟、菟丝、覆盆、萸肉、五味酸甘微辛者,升补肾脏阴中之阳,而兼能益精气安五脏者也。此条与上条当对看,上条以酒客久痢,脏真未伤而湿热尚重,故虽日久仍以清热渗湿为主;此条以老年久痢,湿热无多而脏真已歉,故虽滞下不净,一以补脏固正,立法于此,亦可以悟治病之必先识证也。

双补汤方(复方也,法见注中)

人参　山药　茯苓　莲子　芡实　补骨脂　苁蓉　萸肉　五味子　巴戟天　菟丝子　覆盆子

【译文】 老年人下痢日久,以致脾阳受伤,食滑腻之品随即就泻,是肾阳亦衰,治疗用双补汤。

老年人下焦元气已亏,又下痢日久不愈,不仅损伤脾阳而且累及肾阳,食滑腻饮食即泄泻不止,也是脾肾两虚的表现。不伴腹痛、肛门下坠、腹胀等证,说明是邪少虚多之证。所以用人参、山药、茯苓、莲子、芡实等性味甘温、淡渗的药物,补益脾气、渗利湿邪,另外莲子、芡实是生长在水中的食物,能补脾土而不伤肾水;用补骨脂、肉苁蓉、巴戟天、菟丝子、覆盆子、山萸肉、五味子这些酸甘微辛之品,升补肾脏阴中之阳,而兼补益精气,安养五脏。本条与上一条应对照着看,上条是讲爱喝酒的人患痢疾日久,脏腑真气未伤但湿热较重,所以虽下痢日久,治疗以清热渗湿为主;本条是老年人患痢疾日久,湿热之邪没有多少但脏腑真气已经虚衰,所以虽久痢未愈,但治疗时应以补脏腑固正气为主。在此将两种不同立法对照,也可以领悟到,治病必须首先认清病证。

双补汤方(属复方,立法意义在上注中)

人参　山药　茯苓　莲子　芡实　补骨脂　肉苁蓉　山萸肉　五味子　巴戟天　菟丝子　覆盆子

【解析】 久痢可伤及脾肾之阳,若为老年人,则更是下焦元气已亏。因此,本证主在脾肾阳虚,性质属邪少虚多,故治当用双补汤双补脾肾。

第六十五条

【原文】 久痢小便不通,厌食欲呕,加减理阴煎主之。

此由阳而伤及阴也。小便不通,阴液涸矣;厌食欲呕,脾胃两阳败矣。故以熟地、白芍、五味收三阴之阴,附子通肾阳,炮姜理脾阳,茯苓理胃阳也。按:原方通守兼施,刚柔互用,而名理阴煎者,意在偏护阴也。熟地守下焦血分,甘草守中焦气分,当归通下焦血分,炮姜通中焦气分,盖气能统血,由气分之通,及血分之守,此其所以为理也。此方去甘草、当归,加白芍、五味、附子、茯苓者,为其厌食欲呕也。若久痢阳不见伤,无食少欲呕之象,但阴伤甚者,又可以去刚增柔矣。用成方总以活泼流动,对症审药为要。

加减理阴煎方(辛淡为阳、酸甘化阴复法。凡复法,皆久病未可以一法了事者。)

熟地　白芍　附子　五味子　炮姜　茯苓

【译文】 痢疾日久不愈,小便不通,厌恶饮食,恶心欲呕,用加减理阴煎治疗。

这是阳气损伤、阳损及阴的表现。小便不通,是阴液枯涸;厌食欲呕,是脾胃阳气俱伤。所以治疗用熟地、白芍、五味子收敛三阴的阴液,用附子温通肾阳,炮姜温运脾阳,茯苓调理胃阳。按:原方理阴煎将通阳之品与守阴之药并用,刚柔之药互相配合,之所以命名为理阴煎,其含义是说本方重点在于护阴。方中熟地滋补下焦阴血,甘草守护中焦气机,当归疏通下焦血分,炮姜温通中焦阳气。由于气能统血,气分通畅则阴血内守,这就是理阴煎理阴的含义。本方去掉原方的甘草、当归,加入白芍、五味子、附子、茯苓是因为患者厌食欲呕。如果久痢但阳气未伤,没有食少欲呕的表现,仅阴伤较严重的,又可去掉刚燥之药而增加养阴柔润之品。使用成方,应该灵活加减,对症下药为总的要求。

加减理阴煎方(辛淡为阳、酸甘化阴复法。大凡复法,都是久病不能用单一的治法解决问题而采用的治法。)

熟地　白芍　附子　五味子　炮姜　茯苓

【解析】 1.久痢阴阳俱虚的证治:痢疾日久正虚有伤阳、伤阴之别,而本证属阴阳俱虚。一般久痢伤阳者居多,但阳损亦可及阴,阴液随之而耗。阳气伤则气化失司,阴液耗则水源不足,气不化液,水源愈乏,因而小便不通。临床应注意,本证或可见小便不通,或为小便量少,但必无因水蓄膀胱导致的少腹胀满里急之感,所以不得妄事通利之法。其次,本证厌食也不是伤食或胃热,而是脾胃阳气衰败之象,所以亦不可滥用清胃消食之剂。应以加减理阴煎阴阳顾以治之。该方既能温通阳气,又能守护阴液,属刚柔相兼之剂,临床凡见阴阳两虚者,皆可参考使用。

2.加减理阴煎的组方意义:该方由理阴煎化裁而来。因本证属阴虚而非血虚,所以不用当归,并加白芍、五味予以养阴敛液;因属脾胃阳虚而厌食,所以去甘草之壅滞,而加入附子、茯苓以温阳和胃。如久痢仅伤阴而未伤及阳气,则附子、炮姜之类辛热之品当减去。

第六十六条

【原文】 久痢带瘀血,肛中气坠,腹中不痛,断下渗湿汤主之。

此涩血分之法也。腹不痛,无积滞可知,无积滞,故用涩也。然腹中虽无积滞,而肛门下坠,痢带瘀血,是气分之湿热久而入于血分,故重用樗根皮之苦燥湿、寒胜热、涩以断下,专入血分而涩血为君;地榆得先春之气,木火之精,去瘀生新;茅术、黄柏、赤苓、猪苓开膀胱,使气分之湿热,由前阴而去,不致遗留于血分也;楂肉亦为化瘀而设,银花为败毒而然。

断下渗湿汤方(苦辛淡法)

樗根皮(炒黑)一两　生茅术一钱　生黄柏一钱　地榆(炒黑)一钱五分　楂肉(炒黑)三钱　银花(炒黑)一钱五分　赤苓三钱　猪苓一钱五分

水八杯,煮成三杯,分三次服。

【译文】 痢疾日久不愈,大便带有瘀血,肛门下坠,但腹部并不疼痛,可用断下渗湿汤治疗。

这是一种收涩止血的治疗方法。腹部不痛,可知腹中积滞已除,既无积滞,所以可用收涩之法。但是腹中虽然没有积滞,却有肛门下坠感,大便泄泻带有瘀血,这是气分湿热蕴结日久,深入血分之故。所以方中重用樗根皮苦寒能燥湿清热,味涩能涩肠止痢,为专入血分涩血止痢的君药;地榆禀受早春生发之气,具木火之精气,能去瘀而生新血;茅术、黄柏、赤苓、猪苓通利膀胱,使气分的湿热,由前阴排出,不至于滞留到血分,山楂肉也是为化瘀血而没,银花有清热败毒的作用。

断下渗湿汤方(苦辛淡法)

樗根皮(炒黑)30克　生茅术3克　生黄柏3克　地榆(炒黑)4.5克　山楂肉(炒黑)9克　银花(炒黑)4.5克　赤苓9克猪苓4.5克

上药用水八杯,煎煮成三杯,分三次服下。

【解析】 1.本证病位及病变性质:久痢见有便下瘀血,肛门气坠,而腹中不痛,是肠中湿热未尽而邪入血分之象,但这里的邪入血分与温病邪入血分的概念有所不同,本病中邪虽入血导致便下瘀血,但病势未必甚重,且有气分之邪尚未解除。所以本证的病变性质应属虚实夹杂,正气已虚而湿热未尽,故患者肛门仍有下坠感,此与纯虚无邪者自不相同。

2.治疗方法:既有湿热,自宜清利,又系久痢带血,所以又应涩血,故治疗时主以散血利湿。断下渗湿汤所用的药物,不仅适合治疗久痢,亦多用于治疗各种湿热痢疾有脓血而腹痛不显著者,但其中猪苓、茯苓等淡渗之品一般不用。

第六十七条

【原文】 下痢无度,脉微细,肢厥,不进食,桃花汤主之。

此涩阳明阳分法也。下痢无度,关闸不藏;脉微细肢厥,阳欲脱也。故以赤石脂急涩下焦,粳米合石脂堵截阳明,干姜温里而回阳,俾痢止则阴留,阴留则阳斯恋矣。

桃花汤(方法见温热下焦篇)

【译文】 下痢频繁无法计数,脉象微细,四肢厥冷,不能进食的,用桃花汤治疗。

这是固涩阳明大肠阳气的治疗方法。下痢频繁无法计数,这是大肠不能固摄、滑脱失禁的表现,脉象微细,四肢厥冷是阳气欲脱之证。所以用赤石脂迅速涩止大肠滑脱,用粳米配合赤石脂截阴于阳明,用干姜温里回阳。共奏使下痢止而阴液留,阴留则阳自有所恋了。

桃花汤(方剂和用法见下焦篇温热门中)

【解析】 本条所述为土败阳虚之证,已无邪滞存留,所以不用利导,而以固涩为先,所用的桃花汤即为温阳堵截固涩之剂。

第六十八条

【原文】 久痢,阴伤气陷,肛坠尻瘘,地黄余粮汤主之。

此涩少阴阴分法也。肛门坠而尻脉瘘,肾虚而津液消亡之象。故以熟地、五味补肾而酸甘化阴;余粮固涩下焦,而瘘可除,坠可止,痢可愈也(按:石脂、余粮,皆系石药而性涩,桃花汤用石脂不用余粮,此则用余粮而不用石脂。盖石脂甘温,桃花温剂也;余粮甘平,此方救阴剂也,无取乎温,而有取乎平也。)

地黄余粮汤方(酸甘兼涩法)

熟地黄　禹余粮　五味子

【译文】 痢疾日久不愈,阴液耗伤,气虚下陷,肛门下坠,尾骶骨部位酸楚,用地黄余粮汤治疗。

这是固涩少阴肾之阴的治疗方法。肛门下坠而尾骶部位酸楚,是肾虚津液消亡的征象。所以用熟地、五味子酸甘化阴以补肾阴;禹余粮固涩下焦大肠,这样尾骶骨酸楚可以消除,下坠感可停止,痢疾可以痊愈(按:赤石脂、禹余粮都是石类药物,其性收涩。在桃花汤中用赤石脂而不用禹余粮,本方用禹余粮而不用赤石脂,这是因为赤石脂甘温,桃花汤是温中涩肠之剂,禹余粮性味甘平,本方是救阴收涩之剂,所以无须用温涩,而选用性味平和之品。)

地黄余粮汤方(酸甘兼涩法)

中医四大名著

温病条辨·各论

图文珍藏版

熟地黄　禹余粮　五味子

【解析】　1.本证与前证的比较:本证与前证皆属久痢伤正的表现,但前证为伤少阴之阳,故治用桃花汤;本证则为伤少阴之阴,故用地黄余粮汤。两方皆有固涩作用,但具体功用则同中有异:桃花汤为温剂,用赤石脂而不用禹余粮,意在温涩;地黄余粮汤酸甘兼涩,用禹余粮而不用赤石脂,重在救阴。

2.理解的注意点:以上两方均有收涩之功,临床仅可用于纯虚之证。实邪仍较显著者应予禁忌。

第六十九条

【原文】　久痢伤肾,下焦不固,肠腻①滑下,纳谷运迟,三神丸主之。

此涩少阴阴中之阳法也。肠腻滑下,知下焦之不固;纳谷运迟,在久痢之后,不惟脾阳不运,而肾中真阳亦衰矣。故用三神丸温补肾阳,五味兼收其阴,肉果涩自滑之脱也。

三神丸方(酸甘辛温兼涩法,亦复方也)

五味子　补骨脂　肉果(去净油)

【注释】　①肠腻:指肠中未消化膏脂油腻食物。

【译文】　痢疾日久损伤肾阳,导致下焦不固,肠中膏滋滑泄而下,进食之后难以运化,可用三神丸治疗。

本条所述的是敛涩足少阴肾阳的方法。见有肠中膏滋滑泄而下,可知肾阳虚衰,下焦不能固摄;久痢之后出现进食以后难以运化,不仅因为脾阳虚衰不能运化水谷,而且已经影响到肾,肾中真阳也已虚衰。所以治疗要用三神丸温补肾阳,方中用五味子收涩阴液而敛肠,肉果收涩大肠的滑脱,并能与补骨脂配合,起到温补肾阳而敛阴涩肠的作用。

三神丸方(酸甘辛温兼涩法,也是复方)

五味子　补骨脂　肉果(去净油)

【解析】　本条为久痢后脾肾阳虚、下焦不固之证,因此用三神丸温补脾肾,涩肠止泻。本证与第67条皆为脾肾阳虚下痢不止之证,但本证肾阳虚更为严重,而第67条则偏于脾阳虚。因此,三神丸的特点是重在温补肾阳而暖下焦,且收涩敛阴;而桃花汤以温补脾阳而暖中焦为主,固涩止痢。

第七十条

【原文】　久痢伤阴,口渴舌干,微热微咳,人参乌梅汤主之。

口渴微咳于久痢之后,无湿热客邪款证,故知其阴液太伤,热病液涸,急以救阴为务。

人参乌梅汤(酸甘化阴法)

人参　莲子(炒)　炙甘草　乌梅　木瓜　山药

按:此方于救阴之中,仍然兼护脾胃。若液亏甚而土无他病者,则去山药、莲子,加生地、麦冬,又一法也。

【译文】　痢疾日久不愈,阴液大伤,口渴,舌干燥,身微热,轻微咳嗽,用人参乌梅汤治疗。

口渴、轻微咳嗽发生在久痢之后,又没有湿热之邪所致其他症状,所以可知这些症状主要是由于阴液大伤所致。温热病津液枯涸,应以救阴为急务。

人参乌梅汤(酸甘化阴法)

人参　莲子(炒)　炙甘草　乌梅　木瓜　山药

按:此方在救阴之中,仍然兼护脾胃。如果阴液亏耗过甚,而没有其他脾胃病症的,则可减去山药、莲子,加上生地、麦冬,这又是一种治法了。

第七十一条

【原文】　痢久阴阳两伤,少腹肛坠,腰胯①脊髀②瘈痛,由脏腑伤及奇经,参茸汤主之。

少腹坠,冲脉虚也;肛坠,下焦之阴虚也。腰,肾之腑也;胯,胆之穴也(谓环跳),脊,太阳夹督脉之部也,髀,阳明部也。俱瘈痛者,由阴络而伤及奇经也。参补阳明,鹿补督脉,归、茴补冲脉,菟丝、附子升少阴,杜仲主腰痛,俾八脉有权,肝肾有养,而痛可止,坠可升提也。

按:环跳本穴属胆,太阳少阴之络实会于此。

参茸汤(辛甘温法)

人参　鹿茸　附子　当归(炒)　茴香(炒)　菟丝子　杜仲

按:此方虽曰阴阳两补,而偏于阳。若其人但坠而不腰脊痛,偏于阴伤多者,可于本方去附子加补骨脂,又一法也。

【注释】　①胯:人体部位名称,指腰的两侧和大腿之间的部位。这里指“环跳穴”所处的部位。②髀:人体部位名称,指大腿部。

【译文】　痢疾日久不愈,阴阳两伤,症见少腹及肛门重坠,腰部、胯部、脊背部、大腿部酸痛,这是由于脏腑虚衰累及奇经八脉所致,治疗选参茸汤。

少腹重坠,多为冲脉虚弱;肛门下坠,为下焦肾阴亏虚。腰为肾之腑,胯为胆经的环跳穴所处部位,脊为太阳经与督脉相夹的部位,髀,阳明经循行的部位。这些部位都酸痛,是由于阴络损伤而累及奇经八脉之故。治用人参补益阳明,鹿茸温补督脉,当归、茴香补冲脉,菟丝子、附子温补少阴肾阳,杜仲主止腰痛,使奇经八脉之功能正常,肝肾得以滋养,则酸痛可停止,下坠感可以消失。

按:环跳穴属胆,足太阳和足少阴的经络交会于这个地方。

参茸汤(辛甘温法)

人参　鹿茸　附子　当归(炒)　茴香(炒)　菟丝子　杜仲

按:本方虽说是阴阳两补,但还是偏于补阳。若患者只有少腹、肛门下坠感,而无腰脊酸痛,是阴伤偏重的,可于本方中去附子加补骨脂,这又是一种治法。

【解析】　本证为久痢损伤阴阳而累及奇经八脉,因腰为肾之府,胯为肾之穴,脊为督脉之所属。髀为阳明循行之部位,所以临床以腰、胯、脊、髀等处酸痛为特点。此证在性质上与风寒湿之邪着于经脉而引起的痹证疼痛不同,而且,一般痹证疼痛不伴有酸感。在治疗上,本证以温补奇经为大法,故而选用温补奇经的代表方参茸汤。该方取自《临证指南医案》,所用药物除了可以温肾补阳外,对督脉、冲脉等奇经有专门作用。故该方不仅可用于久痢后的奇经受伤之证,对内科杂病中的多种奇经病证,以及其他一些寒湿伤阳所致的痹痛病证,均可酌情使用。

第七十二条

【原文】　久痢伤及厥阴,上犯阳明,气上撞心,饥不欲食,干呕腹痛,乌梅圆主之。

肝为刚脏,内寄相火,非纯刚所能折;阳明腑,非刚药不复其体。仲景厥阴篇中,列乌梅圆治木犯阳明之吐蛔,自注曰:又主久痢方。然久痢之症不一,亦非可一概用之者也。叶氏于木犯阳明之疟痢,必用其法而化裁之,大抵柔则加白芍、木瓜之类,刚则加吴萸、香附之类,多不用桂枝、细辛、黄柏,其与久痢纯然厥阴见证,而无犯阳明之呕而不食撞心者,则又纯乎用柔,是治厥阴久痢之又一法也。按:泻心寒热并用,而乌梅圆则又寒热刚柔并用矣。盖泻心治胸膈间病,犹非纯在厥阴也,不过肝脉络胸耳。若乌梅圆则治厥阴、防少阳,护阳明之全剂。

乌梅圆方(酸甘辛苦复法。酸甘化阴,辛苦通降,又辛甘为阳,酸苦为阴)

乌梅　细辛　干姜　黄连　当归　附子　蜀椒(炒焦去汗)　桂枝　人参黄柏　此乌梅圆本方也。独无论者,以前贤名注林立,兹不再赘。分量制法,悉载《伤寒论》中。

【译文】　痢疾日久不愈,伤及足厥阴肝,肝气上逆侵犯阳明胃,自觉有气从下腹部向上冲撞心胸,虽感饥饿但不想进食,干呕腹痛,治疗用乌梅丸。

肝为刚脏,内寄相火,并非单纯使用刚药所能奏效;阳明胃腑,则非用刚药不能恢复其功能。张仲景在其厥阴篇中,列有乌梅丸治疗肝木犯胃的吐蛔证,在自注中提出:本方还主治久痢。但是久痢的病证很多,也不是可以一概都用乌梅丸来治疗的。叶天士对于肝木犯阳明的疟疾、痢疾的治疗,都是用乌梅丸的治法原则化裁使用的。一般来说,须用阴柔则加白芍、木瓜之类,须用刚燥的则加吴萸、香附之属,大多不用桂枝、细辛、黄柏。若其也是痢疾日久不愈,但只有厥阴肝经症状,而无肝木犯胃的呕吐,不想进食,气逆上冲心胸等表现的,则只需用滋阴柔润之品即可,这是治疗厥阴久痢的又一方法。按：泻心汤用药属寒热并用，而乌梅丸则寒热、刚柔俱用。这是因为泻心汤治疗的是胸膈间的病变，并非单纯的厥阴肝病证，不过是肝脉络于胸罢了。如此，乌梅丸应是一治厥阴、防少阴、护阳明的全剂。

乌梅丸方（酸甘辛苦复法。具有酸甘化阴，辛苦通降，或者说辛甘为阳，酸苦为阴）

乌梅　细辛　干姜　黄连　当归附子　蜀椒（炒焦去汗）　桂枝　人参　黄柏

以上是乌梅丸的原方。唯独对此方不做方论，是因为前代医家有名注释甚多，这里就不再赘述。至于用量和制法，都详细记载于《伤寒论》中。

【解析】　本条所述乃仿《伤寒论》厥阴篇的乌梅丸证条，但对该方的药物加减提出了许多很有见地的意见，可供临床参考。《伤寒论》中提出乌梅丸可治久痢，但久痢的病机有多种，从药物组成分析，本方治疗的久痢应指肝木犯胃者。

第七十三条

【原文】　休息痢①经年不愈，下焦阴阳皆虚，不能收摄，少腹气结，有似癥瘕，参芍汤主之。

休息痢者，或作或止，止而复作，故名休息，古称难治。所以然者，正气尚旺之人，即受暑、湿、水、谷、血、食之邪太重，必日数十行，而为胀、为痛、为里急后重等证，必不或作或辍也。其成休息证者，大抵有二，皆以正虚之故。一则正虚留邪在络，至其年月日时复发，而见积滞腹痛之实证者，可遵仲景凡病至其年月日时复发者当下之例，而用少少温下法，兼通络脉，以去其隐伏之邪；或丸药缓攻，俟积尽而即补之；或攻补兼施，中下并治，此虚中之实证也。一则纯然虚证，以痢久滑泄太过，下焦阴阳两伤，气结似乎癥瘕，而实非癥瘕，舍温补其何从！故以参、苓、炙草守补中焦，参、附固下焦之阳，白芍、五味收三阴之阴，而以少阴为主，盖肾司二便也。汤名参芍者，取阴阳兼固之义也。

参芍汤方（辛甘为阳酸甘化阴复法）

人参　白芍　附子　茯苓　炙甘草　五味子

【注释】　①休息痢：指初痢、暴痢之后，长期迁延不愈，时发时止，反复不已的一种痢疾。

【译文】　休息痢长年不愈，致下焦真阴真阳俱虚，不能收敛固摄，出现少腹气结成块，类似癥瘕，治用参芍汤。

休息痢，时作时止，停止一段时间后又复作，故名休息痢，古人称难治性痢疾。所以这样说，是因为正气尚旺的人，即使受暑邪、湿邪、水聚、谷积、血瘀、食滞之邪太重，也只是日下痢几十次，伴有腹胀，腹痛，里急后重等证，并不会形成时作时止的休息痢。形成休息痢的原因，大体上有两种情况，且都源于正虚。一是因正虚邪留脉络，导致其于某年某月某日某时间复发，发为内有积滞偏实证腹痛下痢的，可遵照张仲景所说：凡是疾病到原来发病的时间又复发的，应当用下法这样的法则，可采用轻缓温下法，同时兼通络脉，以祛除其隐伏络脉的病邪；或者用丸药缓缓攻下，等到积滞尽除即用补法调理；或攻补兼施，中下并治，这是对虚中挟实病证的治疗方法。另一种是单纯的虚证，由于下痢日久，滑泻太过，下焦真阴真阳两伤，少腹气结类如癥瘕，而实际并非癥瘕的病证，治疗如不用温补又用何法呢！所以用人参、茯苓、炙甘草补中益气，人参、附子温补肾阳，白芍、五味子收敛三阴之阴液，但主要以肾阴为主，因为肾司二便。本方汤名参芍汤，就是取其具有阴阳兼固的作用。

参芍汤方（辛甘为阳，酸甘化阴复法）

人参　白芍　附子　茯苓　炙甘草　五味子

【解析】　本条所述是休息痢日久不愈而气血阴阳俱虚之证。休息痢一般分为两种，一种是因正气较虚，治未彻底，导致邪留而未尽，一遇诱因即可复发，表现为腹痛下痢而有积滞的实证。另一种是属纯虚之证，即下痢日久，滑泄太过，使下焦阴阳两伤，即为本条所述者。所以，治疗当从补虚之法，用参芍汤兼补阴阳气血。肾司二便，因此本方的主要作用即在于固肾，使阳复阴收，则痢下自愈。

第七十四条

【原文】　噤口痢①，热气上冲，肠中逆阻似闭，腹痛在下尤甚者，白头翁汤主之。

此噤口痢之实证，而偏于热重之方也。

白头翁汤（方注见前）

【注释】　①噤口痢：即下痢而不能进食，或下痢呕恶不能进食者称噤口痢，主要由于胃失和降，气机升降失常所致。

【译文】　噤口痢，自觉腹中热气上冲，肠中浊气上逆，气机闭阻不通则腹部疼痛，以下腹部尤甚，用白头翁汤治疗。

这是属实热证之噤口痢，而治疗也要选针对偏于热重的方剂。

白头翁汤方（方药和注解见前）

【解析】　噤口痢是痢疾中较重的一种，多与胃气衰败有关。本证所述者，其不能食为肠热内蕴，热气上冲犯胃所致，所以伴有热痢下重、腹痛尤以下腹为甚，甚则便脓血、肛门灼热等症状。因本证湿热较甚而邪实，故可用白头翁汤清热、解毒、止痢。

本条可与中焦篇第99条内容互参。

第七十五条

【原文】　噤口痢，左脉细数，右手脉弦，干呕腹痛，里急后重，积下不爽，加减泻心汤主之。

此亦噤口痢之实证,而偏于湿热太重者也。脉细数,温热著里之象;右手弦者,木入土中之象也。故以泻心去守中之品,而补以运之,辛以开之,苦以降之;加银花之败热毒,楂炭之克血积,木香之通气积,白芍以收阴气,更能于土中拔木也。

加减泻心汤方(苦辛寒法)

川连　黄芩　干姜　银花　楂炭白芍　木香汁

【译文】　噤口痢,左脉细数,右脉弦,干呕腹痛,里急后重,下痢不爽,治选加减泻心汤。

这也是一种实热噤口痢,但偏于湿热较重者。脉细数,这是温热内盛之象;右手脉弦,是肝木克伐脾土之征。所以用泻心汤去掉甘温守中之品。而补充了运化湿热的药物,用辛味药宣开气机,用苦味药降泄湿热;加银花清泄热毒,用山楂炭去血分积滞,木香行气化积,白芍收敛阴气,更能平抑肝水,使其不再克伐脾土。

加减泻心汤方(苦辛寒法)

川连　黄芩　干姜　银花　楂炭　白芍　木香汁

【解析】　本条所述的噤口痢是属湿热偏甚者,所以见症与一般的急性湿热痢疾相似,不必细析。本条所述病证虽为噤口痢,但其所用的方药对一般的湿热痢疾也是适用的。

第七十六条

【原文】　噤口痢,呕恶不饥,积少痛缓,形衰脉弦,舌白不渴,加味参苓白术散主之。

此噤口痢邪少虚多,治中焦之法也。积少痛缓,则知邪少;舌白者无热;形衰不渴,不饥不食,则知胃关欲闭矣;脉弦者,《金匮》谓:弦则为减,盖谓阴精阳气俱不足也。《灵枢》谓:诸小脉者,阴阳形气俱不足,勿取以针,调以甘药也。仲景实本于此而作建中汤,治诸虚不足,为一切虚劳之祖方。李东垣又从此化出补中益气、升阳益气、清暑益气等汤,皆甘温除大热法,究不若建中之纯,盖建中以德胜,而补中以才胜者也。调以甘药者,十二经皆秉气于胃,胃复则十二经之诸虚不足,皆可复也。叶氏治虚多脉弦之噤口痢,仿古之参苓白术散而加之者,亦同诸虚不足调以甘药之义,又从仲景、东垣两法化出,而以急复胃气为要者也。

加味参苓白术散方(本方甘淡微苦法,加则辛甘化阳,芳香悦脾,微辛以通,微苦以降也)

人参二钱　白术(炒焦)一钱五分　茯苓一钱五分　扁豆(炒)二钱　薏仁一钱五分　桔梗一钱　砂仁(炒)七分　炮姜一钱　肉豆蔻一钱　炙甘草五分

共为极细末,每服一钱五分,香粳米汤调服,日二次。

[方论]参苓白术散原方,兼治脾胃,而以胃为主者也,其功但止土虚无邪之泄

泻而已。此方则通宣三焦,提上焦,涩下焦,而以醒中焦为要者也。参、苓、白术加炙草,则成四君矣。按:四君以参、苓为胃中通药,胃者腑也,腑以通为补也;白术、炙草,为脾经守药,脾者脏也,脏以守为补也。茯苓淡渗,下达膀胱,为通中之通;人参甘苦,益肺胃之气,为通中之守;白术苦能渗湿,为守中之通;甘草纯甘,不兼他味,又为守中之守也,合四君为脾胃两补之方。加扁豆、薏仁以补肺胃之体,炮姜以补脾肾之用;桔梗从上焦开提清气,砂仁、肉蔻从下焦固涩浊气,二物皆芳香能涩滑脱,而又能通下焦之郁滞,兼醒脾阳也。为末,取其留中也;引以香粳米,亦以其芳香悦土,以胃所喜为补也。上下斡旋,无非冀胃气渐醒,可以转危为安也。

【译文】 噤口痢,恶心呕吐,不知饥饿,下痢脓血粘液很少,腹痛不甚,形体衰弱,脉弦,舌苔白,口不渴,治选加味参苓白术散。

这是一种邪少虚多的噤口痢,治疗是用调理中焦的方法。由于下痢脓血粘液很少,腹痛轻微,说明邪少;舌苔白说明无热;形体衰弱,口不渴,不知饥饿,不进饮食,说明胃气太虚,受纳无权;脉弦,《金匮》中说:脉弦力减,是因为阴精阳气都已不足。《灵枢》中说:各种细小的脉,是阴阳形气都不足的表现,不要用针刺治疗,可用甘味药调理。张仲景就是据此而创出建中汤,用以治疗各种虚衰不足的病证。成为治疗一切虚损不足病证的原始方。李东垣又在此方基础上化生出补中益气汤、升阳益气汤、清暑益气汤等方,都属甘温除大热的法方,但终究不如建中汤组方精专。建中汤是以温中和里见长,而补中益气汤则是以益气升阳取胜。"调以甘药"的原因,是因为十二经脉都秉受胃气的补养,胃气复则十二经脉的各种虚衰,都可以得以恢复。叶天士治疗虚多邪少,脉弦的噤口痢,效仿古方化裁而成的加味参苓白术散,既符合"诸虚不足,调以甘药"的原则,又是从张仲景、李东垣的治疗方法化裁出来的,总以迅速恢复胃气为要点。

加味参苓白术散方(本方原属甘淡微苦法,化裁后则为辛甘化阳,芳香悦脾,微辛以通,微苦以降法)

人参6克　白术(炒焦)4.5克　茯苓4.5克　扁豆(炒)6克　薏仁4.5克　桔梗3克　砂仁(炒)2.1克　炮姜3克　肉豆蔻3克　炙甘草15克

上药共研极细粉末,每次服4.5克,用香粳米煎汤调服,每日服二次。

[方论] 参苓白术散原方,是脾胃兼治,而以治胃为主的方剂。其功用主要是治脾胃虚弱无实邪的泄泻。而本方则可宣通三焦,开提上焦,固涩下焦,但以苏醒中焦为主。方中人参、茯苓、白术加炙甘草,则成四君子汤。按:四君子汤以人参、茯苓是胃中的通药,胃属腑,腑以通为补;白术、炙甘草是脾经的守药,脾属脏,脏以守为补;茯苓淡渗利湿,下达膀胱,为通药中的通利药;人参甘苦,补益肺胃之气,为通药中的守药;白术苦能渗湿,为守药中的通利药;甘草味纯甘,不兼他味,又为守药中的守药。相合组成的四君子汤是脾胃双补之方剂。加扁豆、薏仁补充肺胃之体,炮姜温补脾肾之用;桔梗开提上焦清气,砂仁、肉蔻固涩下焦滑脱,二药皆芳香,既能固涩滑脱,又能通调下焦郁滞并兼醒脾气。研末服用,是取其药末能较长时间

留滞中焦;用香粳米汤送服,也是取其芳香悦脾,用脾胃所喜来补脾胃。全方调理上下,无非是帮助胃气苏醒,可使病情转危为安。

【解析】 本条所述为噤口痢中邪少虚多之证,其病机重点是脾胃虚弱。所以治以补益脾胃,尤其以补益脾胃之阳为主,以驱除湿浊之邪,方用加味参苓白术散。参苓白术散本为补益脾胃之剂,再加入扁豆、薏苡仁、桔梗以补肺胃,炮姜以运脾,砂仁、肉豆蔻为芳香之品,有悦脾开胃之功。全方的主要作用在于急复胃气,胃气得复,则自可痢止而能食。

第七十七条

【原文】 噤口痢,胃关不开①,由于肾关不开②者,肉苁蓉汤主之。

此噤口痢邪少虚多,治下焦之法也。盖噤口日久,有责在胃者,上条是也;亦有由于肾关不开,而胃关愈闭者,则当以下焦为主。方之重用苁蓉者,以苁蓉感马精而生,精血所生之草而有肉者也。马为火畜,精为水阴,禀少阴水火之气而归于太阴坤土之药,其性温润平和,有从容之意,故得从容之名,补下焦阳中之阴有殊功。《本经》称其强阴益精,消癥瘕。强阴者,火气也,益精者,水气也,癥瘕乃气血积聚有形之邪,水火既济,中土气盛,而积聚自消。兹以噤口痢阴阳俱损,水土两伤③,而又滞下之积聚未清,苁蓉乃确当之品也;佐以附子补阴中之阳,人参、干姜补土,当归、白芍补肝肾,芍用桂制者,恐其呆滞,且束入少阴血分也。

肉苁蓉汤(辛甘法)

肉苁蓉(泡淡)一两　附子二钱　人参二钱　干姜炭二钱　当归二钱　白芍(肉桂汤浸炒)三钱

水八杯,煮取三杯,分三次缓服,胃稍开,再作服。

【注释】 ①胃关不开:胃主受纳,若噤口不食,即责之于胃口不开,不能受纳饮食。这里主要是就噤口不食的症状而说。②肾关不开:此处是指肾阳虚弱不能温暖脾胃,而致胃不受纳,噤口不食。

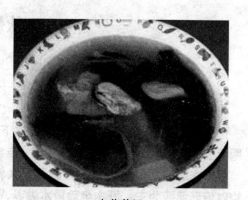

肉苁蓉汤

③水土两伤:指属水的肾脏与属土的脾脏两伤。

【译文】 噤口痢,因肾阳虚衰不能暖土而引起胃关不开,不能进食的,可用肉苁蓉汤治疗。

本条所述的是噤口痢中邪少虚多之证,从下焦论治的方法。噤口痢日久不愈,病情各有不同。其中有的病位在胃,即胃气衰败,不能受纳,上一条所论述的就是这种情况;也有的是因为肾阳虚衰后不能温暖胃阳,从而导致胃关愈闭不能受纳的,这种病证的治疗,则应当以温补下焦肾阳为主。肉苁蓉汤中之所以要重用肉苁蓉,是因为古人认为肉苁蓉是马的精液落在地上生成的,是一种由精血所生的草,所以肉质肥厚。马在五行中列为火畜,而精为水液而属阴,因此肉苁蓉禀受了马精的少阴水火之气而生长在太阴坤土,性质温润平和,具有从容之意,所以药名称苁蓉。这味药既能温阳又能补精,对温补下焦阳中之阴有特殊功效。《神农本草经》中记载:肉苁蓉能强阴益精,消癥瘕。能强阴,是因为禀受了火畜之气;能益精,则是因为禀受了马精之水气。癥瘕是气血积聚而形成的有形之邪,如能使水火既济,中焦脾胃之气旺盛,则积聚自可消散。本条所述的是噤口痢中阴阳之气均已亏损,脾肾两伤的病证,又兼有痢疾肠中湿热积滞尚未完全清除,治疗这一病证,肉苁蓉确实是一味十分恰当的药品,再配伍附子温补阴中之阳气,人参、干姜温补脾土,当归、白芍滋补肝肾,各药相合成方,可以缓解症状。方中的白芍用肉桂汤浸炒,是为了制约其酸甘呆滞之性,使诸药能迅速进入少阴血分发挥作用。

肉苁蓉汤(辛甘法)

肉苁蓉(泡淡)30克 附子6克 人参6克 干姜炭6克 当归6克

白芍(肉桂汤浸炒)9克

上药用水8杯,煎煮成3杯,1日中分3次缓缓服下。如在服药后,胃口稍开,可再次煎服。

【解析】 本证的病机重点在于下焦阴阳俱伤。所以用肉苁蓉汤以温补脾肾为主,兼以补肝肾。

秋燥

第七十八条

【原文】 燥久伤及肝肾之阴,上盛下虚①,昼凉夜热,或干咳,或不咳,甚则痉厥者,三甲复脉汤主之,定风珠亦主之,专翁②大生膏亦主之。

肾主五液③而恶燥,或由外感邪气久羁而伤及肾阴,或不由外感而内伤致燥,均以培养津液为主。肝木全赖肾水滋养,肾水枯竭,肝断不能独治,所谓乙癸同源,故肝肾并称也。三方由浅入深,定风浓于复脉,皆用汤,从急治。专翁取乾坤之静④,多用血肉之品,熬膏为丸,从缓治。盖下焦深远,草木无情,故用有情缓治。再暴虚易复者,则用二汤⑤;久虚难复者,则用专翁。专翁之妙,以下焦丧失皆腥臭脂膏,即以腥臭脂膏补之。较之丹溪之知柏地黄,云治雷龙之火⑥而安肾燥,明眼自能辨之。盖凡甘能补,凡苦能泻,独不知苦先入心,其化以燥乎!再雷龙不能以刚药直折也,肾水足则静,自能安其专翁之性;肾水亏则动而躁,因燥而躁也。善安雷龙者,莫如专翁,观者察之。

三甲复脉汤、定风珠(并见前)

　　专翕大生膏(酸甘咸法)

　　人参二斤(无力者以制洋参代之)茯苓二斤　龟板(另熬胶)一斤　乌骨鸡一对　鳖甲一斤(另熬胶)　牡蛎一斤　鲍鱼二斤　海参二斤　白芍二斤　五味子半斤　麦冬二斤(不去心)　羊腰子八对　猪脊髓一斤　鸡子黄二十圆阿胶二斤　莲子二斤　芡实三斤　熟地黄三斤　沙苑蒺藜一斤　白蜜一斤　枸杞子(炒黑)一斤

　　上药分四铜锅(忌铁器,搅用铜勺),以有情归有情者二,无情归无情者二,文火细炼三昼夜,去渣再熬六昼夜;陆续合为一锅,煎炼成膏,末下三胶,合蜜和匀,以方中有粉无汁之茯苓、白芍、莲子、芡实为细末,合膏为丸。每服二钱,渐加至三钱,日三服,约一日一两,期年为度。每殒胎必三月,肝虚而热者,加天冬一斤,桑寄生一斤,同熬膏,再加鹿茸二十四两为末(本方以阴生于八,成于七,故用三七二十一之奇方,守阴也。加方用阳生于七,成于八,三八二十四之偶方,以生胎之阳也。古法通方多用偶,守法多用奇,阴阳互也)。

　　【注释】　①上盛下虚:这里是指肺中燥热尚盛,而下焦肝肾阴液已亏的证候。②专翕:取《易经》:乾坤宁静之义。即"乾,其静也专,……坤,其静也翕"。这里是用专翕表示阴液充足,则阳气潜藏,不致躁动浮越的意思。③五液:指人体的汗、涕、泪、涎、唾这五种液体。④乾坤之静:即平定阴阳之意。乾坤有天地、阴阳之意,这里系指阴阳。⑤二汤:指大定风珠汤和三甲复脉汤。⑥雷龙之火:指肝肾阴虚,引起的上亢虚火,又称相火。

　　【译文】　秋燥病日久不愈,耗伤及肝肾的阴液,形成上焦肺中燥热未去而下焦肝肾阴亏的上盛下虚之证。可见白昼身热不甚而夜间发热,或有干咳少痰,或不咳嗽,严重的可发生痉厥。可用三甲复脉汤治疗,还可选用大定风珠或专翕大生膏。

　　肾主人体的汗、涕、泪、涎、唾5液,不能使其干燥。如果外感病邪日留不去伤及肾阴,或者不因外感病邪,而是由内伤杂病导致了津液干燥,则治疗都应以滋养津液为主。生理上,肝木完全依赖肾水的滋养,假如肾水枯竭,肝就不能维持正常的生理功能,这就是所谓"乙癸同源",因而往往将肝肾之阴并称。文中所述的三甲复脉汤、大定风珠和专翕大生膏这3方都是滋补肝肾的方剂,但3方的作用又有所不同,即大定风珠的作用强于三甲复脉汤,而专翕大生膏的作用又强于大定风珠,3方的滋补作用按文中所列顺序越来越强。三甲复脉汤与大定风珠都用汤剂,是取其急治的作用。而专翕大生膏则取阴阳协调、乾坤安静之义,所用药物大多是血肉有情之品,并熬膏制成丸剂,这是为了从缓治疗。因为下焦病位较为深远,草木之品无情,较难到达病所,所以用血肉有情之品缓补其虚。一般来说,如果是肝肾阴精骤然亏虚而较易恢复的病证,就用以上两种汤剂;病势日久不愈,亏虚较难恢复的病证,就用专翕大生膏。专翕大生膏组方的精妙之处在于选用了许多血肉有情之品,这是因为下焦肝肾阴虚的病证必然要耗伤大量的腥臭脂膏物质,所以就用血肉有情的腥臭脂膏药物来补充损耗。朱丹溪制有知柏地黄丸,并认为能治疗因肝肾阴伤而引起雷龙之火上炎的病证。对这两个方子的区别,聪明的人自然是能够分辨的。此外,虽然一般认为凡是甘味药都有补的作用,凡是苦味药都能泻火,但也不能忽视苦味可以先人心经,而且可以化燥伤阴!而且,雷龙之火不能用苦寒清热的药来直折火势,治疗必须滋补真阴,肝肾阴水充足则火势自能平静,从而能够保持肝肾专翕和顺之性;如肾水虚亏则雷龙之火必然内生而躁动,这是因干燥而引起的躁动。所以,善于平熄雷龙之火的方剂,没有能比得上专翕大生膏的。对此,医者可以在临床上进一步观察。

三甲复脉汤、定风珠(2方都见前)

专翕大生膏(酸甘咸法)

人参1千克(经济力量不够的可用制洋参代替)　茯苓1千克　龟甲(另熬胶)500克　乌骨鸡1对　鳖甲500克(另熬胶)　牡蛎500克　鲍鱼1千克　海参1千克　白芍1千克　五味子250克　麦冬1千克(不去心)　羊腰子8对　猪脊髓500克　鸡子黄20个　阿胶1千克　莲子1千克　芡实1500克　熟地黄1500克　沙苑子500克　白蜜500克　枸杞子(炒黑)500克

以上药物除了龟甲、鳖甲、阿胶、茯苓、白芍、莲子、芡实外,分别放入4只铜锅内(忌用铁器,搅拌也用铜勺),把血肉有情之品放入2只锅内,不属于血肉有情之品的放入另2只锅内,用文火慢慢地熬炼3个昼夜,去药渣后,再熬炼6个昼夜,并逐渐把所熬得的药合为一锅,煎炼成膏状,最后再放入龟甲胶、鳖甲胶、阿胶,加入蜜一起和匀,再把方中有粉而无液汁的茯苓、白芍、莲子、芡实研为极细的粉末,与药膏一起和为丸。每次服6克,逐渐加到每次服9克,每日服3次,大约每日服30克,以服1年为度。如孕妇每怀孕3个月必然要流产,由肝阴虚而内有热所致的,可在本方中加入天冬500克、桑寄生500克,一起熬膏,再加入鹿茸720克研为细末。(本方是根据阴生于八、成于七的道理,用三七21味药配成奇方,目的在于守阴。加味方是根据阳生于七、成于八的道理,用三八24味药组成偶方,以助滋生胎儿的阳气。古人制方,通利方大多用偶方,补益方则大多用奇方,这是根据阴阳互根的道理制定的。)

【解析】　燥邪传入下焦,伤及肝肾之阴,其临床表现和治疗与一般温病的下焦病证相似,所以亦主以复脉法,如虚风内动,可用大定风珠,或用专翕大生膏以补真阴而潜镇熄风。以上3方均为补益肝肾之剂,但尚有性质淡浓、作用缓急的不同。定风珠较复脉汤为浓,专翕大生膏更浓。定风珠、复脉汤用汤剂,取效较快,是为急治;专翕大生膏则熬膏为丸,取效较慢,是为缓治。总之,此3方用药多质黏而滋腻,只能用于邪少虚多之证,如邪热未去则不可滥用,否则有留邪之弊。

卷四 杂说

【题解】 本篇是一部学术论文集合,集中反映作者对各种医学学术问题的看法和见解,内容较为庞杂,故名之为"杂说"。

本篇包括了《汗论》《方中行先生或问六气论》《伤寒注论》《风论》《医书亦有经子史集论》《本论起银翘散论》《本论粗具规模论》《寒疫论》《伪病名论》,《温病起手太阴论》《燥气论》《外感总数论》《治病法论》《吴又可温病禁黄连论》《风温、温热气复论》《治血论》《九窍论》《形体论》等十八篇内容。其中《汗论》篇主要讨论伤寒汗出与温病汗出的不同病机及治法;《方中行先生或问六气论》篇主要批评了方中行以土寄旺于四季的例子,牵强附会的比喻燥、火的说法,并提出"正秋伤燥"的观点;《伤寒注论》品评了历代伤寒注家的学术贡献;《风论》篇讨论了风邪治病的原因及分类;《医书亦有经子史集论》讨论医书的地位和分类;《本论起银翘散论》和《本论粗具规模论》是对本论部分的补充说明;《寒疫论》讨论了寒疫与温病的区别及辨证论治规律;《伪病名论》对时医的医风予以批评;《温病起手太阴论》讨论了温病与伤寒起病的不同及原因;《燥气论》讨论了燥气寒化和燥化的不同证治规律;《外感总数论》说明外感疾病的复杂性及治疗时应灵活辨证,不应拘执不变;《治病法论》形象说明了外感与内伤,上中下三焦的治法总则;《吴又可温病禁黄连论》讨论了黄连在温病中的具体运用,指出温病初起邪在上焦肺卫时应禁用黄连,以免助邪化燥伤阴,但湿温证不惟不禁,仍重赖之以清热燥湿;《风温、温热气复论》讨论了温病后期气复证的病机及治疗;《治血论》《九窍论》《形体论》分别说明了作者对血症、九窍、形体学术观点。

汗论

【原文】 汗也者,合阳气阴精蒸化而出者也。《内经》云:人之汗,以天地之雨名之。盖汗之为物,以阳气为运用,以阴精为材料。阴精有余,阳气不足,则汗不能自出,不出则死;阳气有余,阴精不足,多能自出,再发则痉,痉亦死;或熏灼而不出,不出亦死也。其有阴精有余,阳气不足,又为寒邪肃杀之气所搏,不能自出者,必用辛温味薄急走之药,以运用其阳气,仲景之治伤寒是也。《伤寒》一书,始终以救阳气为主。其有阳气有余,阴精不足,又为温热升发之气所铄,而汗自出,或不出者,必用辛凉以止其自出之汗,用甘凉甘润培养其阴精为材料,以为正汗之地。本论之治温热是也。本论始终以救阴精为主。此伤寒所以不可不发汗,温热病断不可发汗之大较也。唐宋以来，多昧于此，是以人各著一伤寒书，而病温热者之祸亟矣。呜呼！天道欤？抑人事欤？

【译文】 汗，是阳气蒸化阴精从皮肤排出的一种液体。《内经》云：人体的汗，可用天地间下雨来比喻。因为汗这个物质，以阴精为材料，但要靠阳气的鼓舞才能形成而排出体外。这和天地间阳气蒸化水湿为雨的道理是相同的。如果人体阴精有余，而阳气不足，阳气不足以蒸化阴精为汗，则汗不能外出。在某些情况下（如太阳表实证），汗不出就不能抗邪外出，往往会使患者陷入比较危险的境地；若阳气有余，阴精不足，蒸化太过，则多易自汗而出，在这种阴精亏损的情况下，如再用药发汗必然会导致筋脉失养而发生痉证，这种痉证通常也是非常危险的；或使用熏灼方法发汗而汗不出者。这是因为阴精亏虚而再被火劫，阴精大损而无以酿汗所致，这种情况也是非常危险的。所以凡是阴精有余，阳气不足，又感受寒邪，被肃杀之气所束缚，汗液不能自出的，必须用辛温味薄、迅速发散的药物，来鼓动其阳气，这就是张仲景治寒邪束表的方法。《伤寒论》一书，始终都是以救阳气为主要治疗原则。另外还有因阳气有余，阴精不足，又感受温热病邪，被温热升发之气更灼阴液，这时热迫汗出的，必须用辛凉清泄里热，热清则汗止，若汗不出的，则用甘凉滋润、培补阴液，以增汗源。这就是本书治温病的方法。本书所论治则始终以救阴精为主。这就是伤寒初起不能不用辛温发汗，而温热病初起绝对不能辛温发汗的较大区别之处。唐宋以来，许多医家，不明此理，还个个注释《伤寒论》，用治伤寒的方法来治温病，给患温热病者造成较大的危害，这完全是人为的原因造成的。

【解析】 本条从汗来论述伤寒与温病治法的不同，即伤寒与温病汗之发生的机制及发汗法的运用有根本的区别。

1.伤寒与温病治法之不同：吴氏提出，伤寒初起的病理是以寒邪外束、阳气不能发挥作用为主要特点，多为无汗，所以治用辛温发汗解表法，以鼓舞阳气。温病初起可见无汗，也可见汗自出，但其时的病理以阴精不足、阳热亢盛为特点，所以不能用辛温之剂以发汗。其治疗之法：对有汗者，当用辛凉之剂以疏表清热，热去而汗自止；对因阴液不足，无作汗之源而无汗者，当用甘凉之剂补充阴液，使汗源充足后，自能得汗。所以伤寒与温病在治法上的区别表现在伤寒以顾护阳气为主，温病以顾护阴液为主。

2.阳气和阴精有余与不足的含义：本条把"阴精有余、阳气不足"和"阳气有余、阴精不足"作为伤寒与温病病理的主要区别。这里所说的有余和不足，仅是相对而言的，特别是伤寒之阴精有余并不意味着阴精充裕，只能理解为阴精未受大伤；而温病之阳气有余，也只能理解为阳热之气亢盛。另一方面，伤寒在寒邪化热传里后，也可表现为"阳气有余、阴精不足"的病理特点。

3."伤寒所以不可不发汗，温热病断不可发汗"的含义：此处所说的"发汗"是用辛温发汗，即用麻、桂、羌、防之类药物。而本句是针对伤寒与温病初起的治法而言的，否则伤寒邪已入里后，也断不可再用发汗之法。关于"温热病断不可发汗"，也不是说温热病无发汗之法，对于表气郁闭较甚而无汗者，在辛凉解表剂中每可配合辛温之品以增加疏散之力。另外，还有对内感暑湿、外兼表寒之暑病，也当用辛温发汗之品，如香薷之类，自不在禁忌之列。

方中行先生或问六气论

【原文】 原文云：或问天有六气——风、寒、暑、湿、燥、火。风、寒、暑、湿，经皆揭病出条例以立论，而不揭燥、火，燥、火无病可论乎？曰：《素问》言：春伤于风，夏伤于暑，秋伤于湿，冬伤于寒者，盖以四气之在四时，各有专令，故皆专病也。燥、火无专令，故不专病，而寄病于百病之中；犹土无正位，而寄王于四时辰戌丑未之末。不揭者，无病无燥、火也。愚按此论，牵强臆断，不足取信，盖信经太过则凿之病也。春风，夏火，长夏湿土，秋燥，冬寒，此所谓播五行于四时也。《经》言先夏至为病温，即火之谓；夏伤于暑，指长夏中央土而言也；秋伤于湿，指初秋而言，乃上令湿土之气，流行未尽。盖天之行令，每微于令之初，而盛于令之末；至正秋伤燥，想代远年湮，脱简故耳。喻氏补之诚是，但不当硬改经文，已详论于下焦寒湿第四十七条中。今乃以土寄王四时比燥、火，则谬甚矣。夫寄王者，湿土也，岂燥、火哉！以先生之高明，而于六气乃昧昧焉，亦千虑之失矣。

【译文】 方中行《或问六气论》原文中说："有人问道，天地间有六气，即风、寒、暑、湿、燥、火。其中风、寒、暑、湿四气，《内经》中都标明其致病道理并逐条进行论述，但没有标明燥火二气，难道燥、火不致病而无需讨论吗？答道：《素问》中指出：春伤于风，夏伤于暑，秋伤于湿，冬伤于寒，都是以四气配四季，各有专门的时令季节，所以都有专门的好发病证。而燥、火没有专门的时令季节，所以也就没有专门的好发病证，而只是在四时其他疾病中表现出来。就好像五行中的土一样，在四时中没有确定的位置，而是寄旺于四时每一个季节的辰、戌、丑、未各月的最后十八天。《内经》中之所以没有标明燥火致病的季节性，是因为没有病证不存在燥和火的病证。"我认为这种论述牵强臆断，不能够让人信服。这是过于相信《内经》条文，呆板的理解而犯了牵强附会的毛病。春令主风，夏令主热，长夏主湿，秋主燥，冬主寒，这就是所谓五行主气分布于四季的规律。《内经》中言："先于夏至而发的为温病"，"温"指的就是火邪为患。又说："夏伤于暑"，这是指一年中长夏湿土之气而言；"秋伤于湿"是指初秋而言，因为上一个长夏季节所主湿土之气流行未尽。一般来说，天地间主气行令，往往在行令初期微弱，而在行令后期才转旺盛，但《内经》里未提"正秋伤于燥"，想是这部书年代久远，尚或是文字湮没、脱简的缘故。喻嘉言秋燥的补充很恰当，但是不应当擅改经文，这个问题已在下焦篇寒湿第四十七条中做了详细论述。而今方先生以土寄旺于四季的例子，牵强附会的比喻燥、火，是极为错误的。所谓寄旺者，只是指湿土而言，怎么能燥火也寄旺四时呢？方先生学术高明，但对六气却昏昧不清楚，这可谓智者千虑之一失了。

【解析】 本节主要论述燥气为病的特性。关于燥气为病的特性前人有各种不同意见,吴氏在本节中则认为,燥之性质有两种:初秋主湿而深秋主燥。并可与《温病条辨》下焦篇第47条的自辨内容相互参考,以对燥邪的性质有全面的理解。后世对燥邪的性质还有一些说法,如初秋属温燥,深秋属凉燥等。

伤寒注论

【原文】 仲祖《伤寒论》,诚为金科玉律,奈注解甚难。盖代远年湮,中间不无脱简,又为后人妄增,断不能起仲景于九原①而问之,何条在先,何条在后,何处尚有若干文字,何处系后人伪增,惟有阙疑阙殆②,择其可信者而从之,不可信者而考之已尔。创斯③注者,则有林氏、成氏④,大抵随文顺解,不能透发精义,然创始实难,不为无功。有明中行方先生,实能苦心力索,畅所欲言,溯本探微,阐幽发秘,虽未能处处合拍,而大端已具。喻氏⑤起而作《尚论》,补其阙略,发其所未发,亦诚仲景之功臣也;然除却心解数处,其大端亦从方论中来,不应力诋方氏。北海林先生,刻方氏前条辨,附刻《尚论篇》,历数喻氏僭窃之罪,条分而畅评之。喻氏之后,又有高氏⑥,注《尚论》发明,亦有心得可取处,其大端暗窃方氏,明尊喻氏,而又力诋喻氏,亦如喻氏之于方氏也。北平刘觉莘先生起而证之,亦如林北海之证《尚论》者然,公道自在人心也。其他如郑氏、程氏⑦之后条辨,无足取者,明眼人自识之。舒驰远之《集注》,一以喻氏为主,兼引程郊倩之后条辨,杂以及门之论断,若不知有方氏之前条辨者,遂以喻氏窃方氏之论,直谓为喻氏书矣。此外有沈目南注,张隐庵集注,程云来集注,皆可阅。至慈溪柯韵伯注《伤寒论》著《来苏集》,聪明才辨,不无发明,可供采择。然其自序中谓大青龙一证,方、喻之注大错,目之曰郑声、曰杨墨⑧,及取三注对勘,虚中切理而细绎之,柯注谓:风有阴阳,汗出脉缓之桂枝证,是中鼓动之阳风;汗不出脉紧烦躁之大青龙证,是中凛冽之阴风。试问中鼓动之阳风者,而主以桂枝辛甘温法,置《内经》"风淫于内,治以辛凉,佐以苦甘"之正法于何地?仲景自序云:"撰用《素问》《九卷》",反背《素问》而立法耶?且以中鼓动之阳风者,主以甘温之桂枝,中凛冽之阴风者,反主以寒凉之石膏,有是理乎?其注烦躁,又曰热淫于内,则心神烦扰;风淫于内,故手足躁乱(方先生原注:风为烦,寒则躁)。既曰凛冽阴风,又曰热淫于内,有是理乎?种种矛盾,不可枚举。方氏立风伤卫,寒伤营,风寒两伤营卫,吾不敢谓即仲景之本来面目,然欲使后学眉目清楚,不为无见。如柯氏之所序,亦未必即仲景之心法,而高于方氏也。其删改原文处,多逞臆说,不若方氏之纯正矣。且方氏创通大义,其功不可没也。喻氏、高氏、柯氏,三子之于方氏,补偏救弊,其卓识妙悟,不无可取,而独恶其自高己见,各立门户,务掩前人之善耳。后之学者,其各以明道济世为急,毋以争名竞胜为心,民生幸甚。

【注释】 ①九原:即九泉,指人死后埋葬的地方,也有作阴间讲。②阙疑阙殆:把疑难问题、严重的问题留着,不做判断。③创斯:作创始讲。④林氏、成氏:指林亿和成无己。⑤喻氏：指喻嘉言。⑥高氏：指高学山，著有《伤寒尚论辩似》一书。⑦郑氏、程氏：郑氏指郑重光，著有《伤寒条辨续注》；程氏指程应旄（郊倩），著有《伤寒论后条辨》。⑧郑声、杨墨：代指异教邪说。

【译文】 张仲景所著的《伤寒论》是中医学的经典著作，成为后世诊治外感病的准绳，但是对它进行注解是比较困难的。由于《伤寒论》的成书年代已很久远，会有一些脱漏之处，加上后世又有一些人随意增加内容，对这些问题当然不能向九泉之下的张仲景去核实，究竟哪条在前？哪条在后？什么地方还有什么文字？什么地方又是后人所加而伪称是张仲景所说的？所以只能把这些疑问姑且置之不论，只是选择其中可靠的内容，而对有疑问而难以确信的内容进行考证。对《伤寒论》首先进行注释的，是宋代的林亿和成无己两位，虽说只不过是随文作了一些解释，并不能阐发其中精深的含义，然而作为首先创始的注解工作实在也是比较困难的，所以也是有功劳的。到了明代，有方中行先生刻苦尽心诠释《伤寒论》的含义，并把自己的见解畅所欲言，以追溯《伤寒论》原义，探求其精微，阐发其深奥的意义，虽然还不能处处与原文的意思合拍，但大体表达了原书的真实内容。其后，喻嘉言的《尚论》补充了《伤寒论》中的某些缺漏，阐发了《伤寒论》中未说清楚的地方，是对研究张仲景《伤寒论》有贡献的功臣。不过他的书中除一些注解有他的心得外，基本内容大体上是沿用方氏所论，所以喻氏在书中过分地贬低方氏是不应该的。林北海先生把方氏的《伤寒论前条辨》和喻氏的《尚论篇》合在一起，并把喻氏抄袭方氏的所有地方一一列举，逐条进行分辨、详加评论。在喻氏之后，又有清代高学山著《伤寒尚论辨似》，在阐发《尚论篇》内容方面，有一些心得是可取的，但是该书大体上是暗中抄袭方氏书中的内容，在表面上尊重喻氏，而实际上却是在极力贬低喻氏，这一手法和喻氏对于方氏的做法是一样的。在这以后，北平的刘觉莼先生也著书进行论证，但也和林北海论证《尚论篇》一样。对这种相互间的攻击，好在公道自在人心，大家心中还是有数的。其他还有郑玉坛的《伤寒条辨续注》、程郊倩的《伤寒论后条辨》等，但其内容多数并无可取之处，对此，明眼人都是能识别的。至于舒驰远的《伤寒集注》，是以喻氏的《尚书篇》为主要依据，并引用了程郊倩《伤寒论后条辨》的内容，其中又混杂了一些他弟子的论述。但该书作者似乎不知道有方氏的《伤寒论前条辨》，所以把喻氏抄袭方氏之论述，认为是喻氏自己的见解。此外，还有沈目南的《伤寒六经辨证治法》、张隐庵及程云来的《集注》，都是可以以参阅的。至于慈溪柯韵伯注《伤寒论》所著的《伤寒来苏集》，充分体现了他的聪明才智，其中有许多对《伤寒论》的阐发和独到见解，是可以供选择采用的。然而在该书自序中作者认为方、喻两人对大青龙汤一证之注是完全错误的，把他们的见解称之为"郑声""杨墨"。我把他们3家的注解进行了详细地对勘，虚心地按道理的所在而细细分析，事实也并非如此。柯氏的注中说："风邪有阴阳的区别：如症见汗出、脉浮缓的桂枝汤证，是感受了具有鼓动之性的阳风；如症见汗不出、脉浮紧、烦躁的大青龙汤证，是感受了具有凛冽之性的阴风。"我对这种说法想追问一下：为什么感受了具有鼓动之性的阳风而发病的，要用桂枝汤这种辛甘温的方剂？这样把《内经》中所说的"风淫于内，治以辛凉，佐以苦甘"的正治法放在什么地位呢？在张仲景《伤寒论》自序中说，编写《伤寒论》是以《素问》《九卷》为主要理论依据的，怎么会反而违背《素问》的治则而确立治法呢？而且注中说感受具有鼓动之性的阳风而发病的，用甘温之桂枝汤治疗，而感受具有凛冽之性的阴风而发病的，又反而用寒凉的石膏，难道有这样的道理吗？柯氏注大青龙汤所见的烦躁一症，是因为邪热盛于内，致心神烦扰；风邪盛于内，所以导致手足躁乱（方先生原注是：风为烦，寒则躁）。既然说感受的是凛冽的阴风，又说是邪热盛于内，难道有这种道理吗？各种各样自相矛盾的说法，难以一一列举。另外，对于方氏所提出的"风伤卫、寒伤营、风寒两伤营卫"的说法，我不敢断定这是张仲景的原意，但为了要使后学者在学习《伤寒论》时眉目清楚，也不能说没有见地。而柯氏自序中的说法，未必是张仲景本来的观点，不见得就比方氏高明。柯氏对《伤寒论》原文所做的删改之处，大多属于主观臆断，也不如方氏在学术上的纯正。而且方氏阐发了《伤寒论》的精神实质，所以他的功劳是不可埋没的。总的来说，喻氏、高氏、柯氏这3位学者对方氏的论述，有一些补偏救弊，使之更为完善的地方，其中有不少高明的见解，不是没有可取之处的，但我对他们那种片面抬高自己，为自立门户而抹杀前人长处的做法感到很不满意。所以希望后来的学者，应该把阐明医理、济世救人放在第一位，千万不要存有争名好胜之心，这样才能造福广大民众。

【解析】　本节论述《伤寒论》的价值，并对后世诸《伤寒论》注家进行了评价。本节所论对于研究《伤寒论》及其注家有一定的参考价值，同时也可看出温病学是在《伤寒论》基础上发展起来的。历代诸多医家对《伤寒论》都有精深的研究心得，吴氏在肯定他们学术成就的基础上，也指出了一些不足之处，所作评论可供参考。

风论

【原文】　《内经》曰：风为百病之长。又曰：风者善行而数变。夫风何以为百病之长乎？《大易》曰：元者善之长也。盖冬至四十五日，以后夜半少阳起而立春，于立春前十五日交大寒节，而厥阴风木行令，所以疏泄一年之阳气，以布德行仁，生养万物者也。故王者功德既成以后，制礼作乐，舞八佾①而宣八风，所谓四时和，八风理，而民不夭折。风非害人者也，人之腠理密而精气足者，岂以是而病哉！而不然者，则病斯起矣。以天地生生之具，反为人受害之物，恩极大而害亦广矣。盖风之体不一，而风之用有殊。春风自下而上，夏风横行空中，秋风自上而下，冬风刮地而行。其方位也，则有四正②四隅③，此方位之合于四时八节④也。立春起艮方⑤，从东北隅而来，名之曰条风，八节各随其方而起，常理也。如立春起坤方⑥，谓之冲风，又谓之虚邪贼风，为其乘月建之虚，则其变也。春初之风，则夹寒水之母气；春末之风，则带火热之子气；夏初之风，则木气未尽，而炎火渐生；长夏之风，则挟暑气、湿气、木气（未为木库），大雨而后暴凉，则挟寒水之气；久晴不雨，以其近秋也，而先行燥气，是长夏之风，无所不兼，而人则无所不病矣。初秋则挟湿气，季秋则兼寒水之气，所以报冬气也。初冬犹兼燥金之气，正冬则兼寒水本令，而季冬又报来春风木之气，纸鸢⑦起矣。再由五运六气而推，大运如甲己之岁，其风多兼湿气；一年六气中，客气所加何气，则风亦兼其气而行令焉。然则五运六气非风不行，风也者，六气之帅也，诸病之领袖也，故曰：百病之长也。其数变也奈何？如夏日早南风，少移时则由西而北而东，方南风之时，则晴而热，由北而东，则雨而寒矣。四时皆有早暮之变，不若夏日之数而易见耳。夫夏日日长日化，以盛万物也，而病亦因之而盛，《阴符》所谓害生于恩也。无论四时之风，皆带凉气者，木以水为母也；转化转热者，木生火也；且其体无微不入，其用无处不有，学者诚能体察风之体用，而于六淫之病，思过半矣。前人多守定一桂枝，以为治风之祖方，下此则以羌、防、柴、葛为治风之要药，皆未体风之情与《内经》之精义者也。桂枝汤在伤寒书内，所治之风，风兼寒者也，治风之变法也。若风之不兼寒者，则从《内经》风淫于内，治以辛凉，佐以苦甘，治风之正法也。以辛凉为正而甘温为变者何？风者，木也，辛凉者，金气，金能制木故也。风转化转热，辛凉苦甘则化凉气也。

【注释】　①佾：古时乐舞的行列。②四正：指正东、正西、正南、正北四个方向。③四隅：指东北、西南、东南、西北四个方位。④八节：指立春、春分、立夏、夏至、立秋、秋分、立冬、冬至八个节气。⑤艮方：在八卦中列东北方。⑥坤方：在八卦中列西南方。⑦纸鸢：风筝。

【译文】　《内经》中说：风为引起多种疾病的首要因素，又说：风性善动且变化多端。为什么说风为引起多种疾病的首要因素呢？这与《大易》中所说："气是万物生长变化的根本"同理。冬至后的第四十五天，从后半夜少阳之气开始升发而进入立春，而在立春前十五日交大寒节气，此时厥阴风木行令，故可以疏泄一年的阳气，为万物的生长"布德行仁"。就好像国家统治者功成名就后，要制礼节、乐章，载歌载舞，演示太平、威风一样。即所谓四季和顺，八方风调，人民就不会患病夭折。风，正常情况下不会伤害人体，人的腠理致密，精气充足，怎么会因为风而生病呢？但若不是这样，则疾病就会因风袭而发生。风本来是使天地自然生生不息而存在，却反过来成为伤害人的病邪，其恩泽极大而危害也越广呀！由于风的性质不一，风的作用也有变化。春天的风自下而上，而夏天的风则横行空中，秋天的风自上而下，而冬天的风则刮地面行。风的方位，也有四正四隅的不同，这些不同方位的风与四季八节气相合，如立春的风起于艮方，从东北方向而来，名为条风，八个节气，各随不同方位所起的风有不同的命名，这是正常现象。假如立春的风起于坤方，则称为坤风，又称之为虚邪贼风。因为这种风是乘月建的空虚改变了方位形成的。另外，初春时的风，还夹杂着冬季的寒气；春末时的风，则已带有夏季火热之气；初夏时的风，春木之气未尽，而夏季炎火之气渐生；长夏时的风，多挟暑气、湿气、木气（月建属未为木库）。大雨之后的暴凉，风中则挟寒水之气；久晴无雨，天气近似秋季，燥气先行来到，所以说长夏的风，无所不兼，而人感之则可发生各种各样的病证。初秋时的风，则挟长夏湿土之气，秋末时的风则兼寒水之气，预告冬季快到了。初冬的风尚兼有秋令燥金之气，正冬则为寒水之气本令之时，而冬末又显露春季风木之气，风筝可以升起。再由五运六气来推算，六十年一轮的大运如碰到天干甲、乙的年份，其风多兼湿气。另外，一年的风、寒、暑、湿、燥、火六气中，加入何种客气，则风就兼挟何种客气而行令。然而，五运六气没有风是不行的，风是六气的统帅，是导致许多疾病发生的领袖。所以说：风为百病之长。那么风变化多端又怎么解释呢？例如夏天早上的风是南风，没过多久则转为西风、北风、东风，在刮南风时，天气晴朗而温热，如转北风或东风。天气就会下雨而凉爽。四季的气候在早上、晚上都有变化，但不如夏季变化快而且容易见到。这是因为夏天主生长、变化，是使万物旺盛的季节，而疾病也因此发生较多，在《阴符》中所说："害生于恩"就是这个意思。不论四季何种风，都带有凉气，是因为风属木，木之母是水的缘故。风转化而化热，这是木能生火的缘故。而且风具有无孔不入的特性。风的作用无处不有，学者若能认真体察风的性质、作用，那么对于六淫所引起的疾病，就能领会大半了。前人大多守定一个桂枝汤，把它作为治风的基本方剂。以后有人又把羌活、防风、柴胡、葛根作为治风的要药，都没有真正体察风的特性与《内经》中对风邪精深含义的理解。桂枝汤在《伤寒论》这本书内所治疗的风，是风兼寒的病证，属治疗风邪的变法。如果风不兼寒的，则遵从《内经》中："风淫于内，治以辛凉，佐以苦甘"的原则，这才是治风的正法。那么为什么辛凉为治风正法，而甘温则为治风变法呢？是因为风属木，辛凉是金之气，金就能克木的缘故。风转化成热时，辛凉苦甘也能转化成寒凉金气来克制风木。

【解析】 本节总对对比了《温病条辨》之前若干古籍对风寒之症的不同见解。

医书亦有经子史集论

【原文】 儒书有经子史集，医书亦有经子史集①。《灵枢》《素问》《神农本经》《难经》《伤寒论》《金匮玉函经》，为医门之经；而诸家注论、治验、类案、本草、方书等，则医之子、史、集也。经细而子、史、集粗，经纯而子、史、集杂，理固然也。学者必不可不尊经，不尊经则学无根柢，或流于异端；然尊经太过，死于句下，则为贤者过之，《孟子》所谓：尽信书，则不如无书也。不肖者不知有经，仲景先师所谓：各承家技，终始顺旧。省疾问病，务在口给，相对斯须，便处汤药，自汉时而已然矣，遑问后世，此道之所以常不明而常不行也。

【注释】 ①经子史集：为古代图书分类法，所有图书划分为经、子、史、集四类，又称为四部。

【译文】 儒家的书籍包括经、子、史、集四类，医书亦有经、子、史、集之分。《灵枢》《素问》《神农本经》《难经》《伤寒论》《金匮玉函经》，均为医学书籍的经典著作,可视之为中医学的"经",而各家对这些典著医经的注释、论述、治验、类案、本草、方书等,则归属医学书籍的子、史、集类。一般来说,经典著作论述较为精细,而子、史、集类著作论述较为粗略;经典著作内容纯正,而子、史、集类著作内容杂乱,这是必然的道理。所以学医的人一定不能不尊重经典著作,不尊重经典著作则学医而不知本源,甚或走上邪路;但是尊经太过,死守字句,不知灵活变通,则虽博览群书,结果仍无济于事。正如《孟子》所说:"尽信书,则不如无书也。"何况有些不学无术的人不知道还有经典著作,正如张仲景所说:各自仅继承自家技能,始终因循守旧,看病时,专门用大话取信病人,面对病人才片刻,便处方遣药。这是自汉代就已经形成的不良风气,所以也难怪后世。这是医学之所以长期不得进步和发展的重要原因。

【解析】 本节把医学书籍与儒学著作进行比较,讨论其分类及经典医著之作用。所述观点颇有见地,可供参考。

本论起银翘散论

【原文】 本论第一方用桂枝汤者,以初春余寒之气未消,虽曰风温(系少阳之气),少阳紧承厥阴,厥阴根乎寒水,初起恶寒之证尚多,故仍以桂枝为首,犹时文之领上文来脉也。本论方法之始,实始于银翘散。吴按:六气播于四时,常理也。诊病者,要知夏日亦有寒病,冬日亦有温病,次年春夏尚有上年伏暑,错综变化,不可枚举,全在测证之确。本论凡例内云:除伤寒宗仲景法外,俾四时杂感,朗若列眉,后世学者,察证之时,若真知确见其为伤寒,无论何时,自当仍宗仲景;若真知六气中为何气,非伤寒者,则于本论中求之。上焦篇辨伤寒、温暑疑似之间最详。

【译文】 本书的第一个方剂所以用桂枝汤,是因为初春之时,残存寒气尚未尽消,虽然说是风温(春系少阳之气当令),但以六气分主四时来说,春初少阳之气,紧紧承接厥阴风木而来,厥阴风木又根源于太阳寒水,这种病症,初起恶寒的证候尚多,因而仍以桂枝汤为首方,就好像时下写文章,先交代上文来龙去脉后,才引入下文一样。所以应当明白,本书治疗温病方法,其实是始于银翘散的。

吴按:六气分布在四季之中,这是正常现象。但诊治疾病的医生,要知道夏季也有感寒所致的伤寒病,冬季也有感温邪所致的温病,第二年春、夏季节,尚有上一年伏邪所致疾病。这些错综变化的例子,不可枚举,全在于临床测机辨证准确。本书凡例中提到:除了伤寒必须遵守张仲景的治法以外,其他四时杂感疾病,本书已清楚的罗列出来。后世学者,在诊察病证之时,如果真能确认为伤寒的,无论发生在哪个季节,自然应当仍按张仲景方法治;如果真能确定是六气中某气所致疾病,但非伤寒病证的,则可在本书中寻求治法。本书上焦篇有关伤寒与温病、暑病之间异同点的辨别最为详细。

【解析】 本节明确提出温病的治疗是从银翘散开始的。在《温病条辨》上焦篇中,把桂枝汤作为该书首方,但该方所治者,实际并非是温病初起之证,所以不仅后世许多医家对此提出了异议,就是吴氏自己也觉得有所欠缺,因而专列本节,明确自己的本意是强调银翘散才是治疗温病初起的代表方。

本论粗具规模论

【原文】 本论以前人信经太过(《经》谓热病者,伤寒之类也;又以《伤寒论》为方法之祖,故前人遂于伤寒法中求温热,中行且犯此病),混六气于一《伤寒论》中,治法悉用辛温,其明者亦自觉不合,而未能自立模范。瑭哀道之不明,人之不得其死,不自揣度而作是书,非与人争名,亦毫无求胜前贤之私心也。至其序论采录处,粗陈大略,未能细详,如暑证中之大顺散、冷香饮子、浆水散之类,俱未收录。一以前人已有,不必屋上架屋,一以卷帙纷繁,作者既苦日力无多,观者反畏繁而不览,是以本论不过粗具三焦六淫之大概规模而已。惟望后之贤者,进而求之,引而伸之,斯愚者之大幸耳。

【译文】 本书撰写主旨,是因为前人过分的相信拘泥于经书(如根据《内经》中:"夫热病者,皆伤寒之类也"这句话,将各种不同的六淫外感证,和伤寒混同一起;又把《伤寒论》作为一切外感热病治法用药的师祖,对各种温病统统在《伤寒论》中寻求治疗方法,连方中行先生也犯这个毛病),把六气所致各种病证混于一本《伤寒论》中,治疗尽都以辛温为法,其中一些明白道理的医者也感到这样不太合适,但没有能自立治法,树立典范。我为医道这样的不明而悲哀,为患者不明不白的夭折而痛心,所以我不自量力来著这本书,并非想与别人争名,也丝毫没有想显示比前辈高明的私心。至于本书从序言到各论,只是粗略陈述个大概,没有能详细讨论,如暑温病证中所用的大顺散、冷香饮子、浆水散之类,都没有收录进来。一则是前人已有论述,没有必要多此一举,另一则是怕卷多繁杂,写书的人为精力不够而苦恼,看书的人又会因为内容过繁而无心阅览,故本书只不过粗略地介绍了温病三焦辨证,六淫证治的大概内容而已。惟望后来贤明学者,能进一步加以探求、引申、发展,这将是我最大的幸福。

【解析】 本节是吴氏对《温病条辨》的自我评价,认为本书只是粗列温病之大概。

寒疫论

【原文】 世多言寒疫者,究其病状,则憎寒壮热,头痛骨节烦疼,虽发热而不甚渴,时行则里巷之中,病俱相类,若役使者然,非若温病之不甚头痛骨痛而渴甚,故名曰寒疫耳。盖六气寒水司天在泉,或五运寒水太过之岁,或六气中加临之客气为寒水,不论四时,或有是证。其未化热而恶寒之时,则用辛温解肌;既化热之后,如风温证者,则用辛凉清热,无二理也。

【译文】 人们经常所说的寒疫,详细探究其患病后症状,则主要表现为恶寒高热、头痛、骨节烦疼,虽然发热但不甚口渴,流行时则周围街巷的患病症状大多相似,如同受人指使一般,不像温病头痛、骨节疼痛不甚厉害,而口渴较明显,所以称这种病为寒疫。说到寒疫发病的原因,则主要是每当六气寒水司天在泉,或在五运寒水太过的年份,或者六气当令又有寒水作为加临的客气,那么,不论在什么季节,都可能发生这种病证。在其没有化热仍恶寒的时候,则应用辛温解肌法治疗;若在化热之后,症候表现如同风温病的,则用辛凉清热法治疗,这与治疗风温病没有什么不同。

【解析】 本节论述寒疫的症状、发生及治则,并与温病进行了比较。

伪病名论

【原文】 病有一定之名,近有古无今有之伪名,盖因俗人不识本病之名而伪造者,因而乱治,以致误人性命。如滞下、肠澼、便下脓血,古有之矣,今则反名曰痢疾。盖利者,滑利之义,古称自利者,皆泄泻通利太过之证也。滞者,淤涩不通之象,二义正相反矣,然治法尚无大疵谬也。至妇人阴挺①、阴蚀②、阴痒、阴菌③等证,古有明文,大抵多因于肝经郁结,湿热下注,浸淫而成,近日北人名之曰瘤,历考古文,并无是字,焉有是病!而治法则用一种恶劣妇人,以针刺之,或用细钩钩之,利刀割之,十割九死,哀哉!其或间有一二刀伤不重,去血不多,病本轻微者,得愈,则恣索重谢。试思前阴乃肾之部,肝经蟠结之地,冲任督三脉由此而分走前后,岂可肆用刀钩之所。甚则肝郁胁痛,经闭寒热等证,而亦名之曰瘤,无形可割,则以大针针之。在妇人犹可借口曰:妇人隐疾,以妇人治之。甚至数岁之男孩,痔疮、疝、瘕、痞疾,外感之遗邪,总而名之曰瘤,而针之、割之,更属可恶。……又如暑月中恶④腹痛,若霍乱而不得吐泻,烦闷欲死,阴凝之痞证也,治以苦辛芳热则愈,成霍乱则轻,论在中焦寒湿门中,乃今世相传谓之痧证,又有绞肠痧、乌痧之名,遂至方书中亦有此等名目矣。俗治以钱刮关节,使血气一分一合,数分数合而阳气行,行则通,通则痞开痛减而愈。但愈后周十二时不可饮水,饮水得阴气之凝,则留邪在络,遇寒或怒(动厥阴),则不时举发,发则必刮痧也。是则痧固伪名,刮痧乃通阳之法,虽流俗之治,颇能救急,犹可也。但禁水甚难,最易留邪。无奈近日以刮痧之法刮温病,夫温病,阳邪也,刮则通阳太急,阴液立见消亡,虽后来医治得法,百无一生。吾亲见有痉而死者,有痒不可忍而死者,庸俗之习,牢不可破,岂不哀哉!此外伪名妄治颇多,兹特举其尤者耳。若时医随口捏造伪名,南北皆有,不胜指屈矣。呜呼!名不正,必害于事,学者可不察乎!

【注释】 ①阴挺:病名,指妇女阴中有物下坠,甚则挺出阴户之外者,称为阴挺。②阴蚀:病名,指妇女阴户生疮,局部红、肿、热、痛,积结成块,或化脓腐烂,脓水淋漓,甚则溃疡如虫蚀者,称阴蚀,也叫阴疮。③阴茵:即阴挺。④中恶:因感受秽浊不正之气所致的病证,主要以突然起病,手冷面青,精神恍惚,头昏目眩,甚则言语错乱,口噤昏厥等。也有指突然心腹刺痛,闷乱欲死的小儿病证。

【译文】 疾病都有一定的名称,但最近出现了一些以前没有而现在才有的伪造的病名,这是现在无知的医生对这些病名不了解而随意杜撰出来的,而且还胡乱治疗,以致断送了人的性命。如滞下、肠澼、便下脓血等,是自古以来就有的病名,但现在却称这种病为痢疾。实际上利与滞是两种完全相反的意思:所谓利,是指滑利、大便泄泻,古代所说的自利,都是大便泄泻、通利太过的病证;所谓滞,是指瘀涩不通的状态。所幸对该病的治疗方法还没有什么大的错误。至于妇人所患的阴挺、阴蚀、阴痒、阴茵等病证,自古以来就有明确的记载,发生的原因多是由于肝经气机郁结,兼夹有湿热下注,向下浸淫于阴部。但近来北方有人把这种病称为瘊。我查阅了古代文献,并没有这个字,又怎么有这种病!而他们所采用的治法是由一些粗鲁的妇人,用针刺之,或用细钩去钩,或用锋利的刀子去割。结果是10个人中有9个会死,怎么不令人悲哀呢?其中偶然也有割了一二刀,伤势不重,流血不太多,加上疾病本身就较轻微的,侥幸治好了,就向病家索取大量的谢礼。设想一下,前阴部是肾经循行的部位,也是肝经盘结的地方,冲、任、督三条经脉也由此而分别走向前面和后部,是一个重要的部位,怎么可以随便用刀、钩去进行损伤呢?更为严重的是,把肝郁胁痛、经闭寒热等病证,都称为瘊,因这些病没有可见的肿块可割,就用粗大的针去刺。对妇女还可借口说因是妇女的隐疾,所以要妇女来治疗,但对只有数岁的男孩,患了痔疮、疝、痕、疳疾,以及外感病的后遗症后,都统称为瘊,而用针刺,刀割,这就更可恶了。一般的庸俗愚蠢之人相信这种办法而使用,还可以理解,但竟有读书懂道理的人,也被迷惑了,这不是一件怪事吗!又如在夏季感受了秽恶之气而发生腹痛,如霍乱一样,但欲吐不得吐,欲泻不得泻,心中烦闷欲死。这是一种阴寒凝滞于内而引起的痧证,应当用苦辛温里、芳香逐秽的方法进行治疗可愈。即使能像霍乱一样会发生吐泻,病情也会相对轻些,这在本书中焦篇的寒湿门中已有论述,也就是世上流传的所谓痧证,还有绞肠痧、乌痧等病名,所以连医书中也有了这些病名。民间用铜钱刮胸背、关节,使血气得到正常的分与合,经过数次的分合后,阳气得以通行,阳气一通,痧结就能开通,腹痛就能减轻而疾病得愈。但在愈后12个时辰里不能饮水,水属凝寒之物,饮水后会使阳气内凝,而致邪气留在经络,如再遇到寒凉或发怒(怒气最易伤肝而动厥阴之气),就会经常复发,一旦发作又要用刮痧的方法来治疗。所以痧固然是一个伪造的病名,但刮痧却是疏通阳气的方法,虽然是一种土办法,但救急时还是很有用的,所以仍是可取的。但如果要使患者在12个时辰内禁水,这是较为困难的,而不禁水又容易留邪。然而使人感到无奈的是,近来有人把刮痧的治疗方法用来治温病,不知道温病是感受温邪而引起的。温邪是一种阳邪,如再用刮的方法,势必使阳气流动太急,促使阳热更盛,加快消耗阴液,甚则使阴液立刻消亡,以致后来即使再按照治疗温病的方法进行正确的医治，也是很难救治生命的。我亲眼见到有的患者因误用这种方法后，发生痉厥而死亡的；也有发生全身痒不可忍而死的，庸医这种陋习，实在是非常顽固，难以破除，怎么能不令人衰叹呢！此外，还有许多伪造了病名而胡乱进行治疗的情况，不再一一列举，在这里仅仅是举其中较为突出的作为例子而已。当今世上许多医生，经常随口编造一些伪造的病名，在南北方都有，真是不胜枚举。啊！连病名都没有搞正确，当然会造成治疗的错误，学习医学的人怎么可以不详细地辨察呢？

【解析】 本文提出，由于病名不规范，给治疗造成一定困难甚至错误。这不仅是当时限于历史条件而存在的一个客观问题，即便在现代，中医的名词术语尚不够统一，所以吴氏提出的见解有一定的现实意义。

温病起手太阴论

【原文】 四时温病，多似伤寒；伤寒起足太阳，今谓温病起手太阴，何以手太阴亦主外感乎？手太阴之见证，何以大略似足太阳乎？手足有上下之分，阴阳有反正之义，庸可混乎！《素问·平人气象论》曰：藏真高于肺，以行营卫阴阳也。《伤寒论》中，分营分卫，言阴言阳，以外感初起，必由卫而营，由阳而阴。足太阳如人家大门，由外以统内，主营卫阴阳；手太阴为华盖，三才之天，由上以统下，亦由外以包内，亦主营卫阴阳，故大略相同也。大虽同而细终异，异者何？如太阳之窍主出，太阴之窍兼主出入；太阳之窍开于下，太阴之窍开于上之类，学者须于同中求异，异中验同，同异互参，真诠自见。

【译文】 四季温病，与伤寒有许多相似之处。但伤寒初起在足太阳膀胱经，而现在说温病初起在手太阴肺经，为什么手太阴肺经也是主外感表证呢？手太阴肺经的病变为什么大致与足太阳膀胱经病变相似呢？手与足在部位上有上下之区分，阴与阳有反正之不同，岂可混淆！《素问·平人气象论》中说：五脏的真气上藏于肺，可以主宰营卫阴阳的运行。《伤寒论》中，区分营、卫，也言及阴、阳，是因为外感病初起，必然先从卫始，再累及营，从阳发展到阴。足太阳膀胱经好比人体的大门，由外而统摄内，主管营卫阴阳。手太阴肺位为五脏的华盖，在天地人三才中属天，由上来统领下，也由外来包围内，也可以主管营卫阴阳，所以大致相同。虽然大致相同，但细究终归不同，不同在什么地方？例如足太阳膀胱之窍是前阴主司排出，而手太阴肺之窍是鼻，既呼气又吸气；足太阳膀胱之窍开于下，手太阴肺之窍开于上等等。学习者应该于同中求异，于异中求同，同异相互对比着分析，真实含义自然就清楚了。

【解析】 本节再次强调了温病起自手太阴，可与前"本论起银翘散论"互参。关于温病与伤寒的区别，在《温病条辨》中有多处论及，而本节从手足、阴阳之分来论述温病与伤寒的不同。不过这些比较对于辨别伤寒与温病发病之异并无多大意义,还不如依据临床上发病时的症状表现进行区别较为符合实际。

燥气论

【原文】 前三焦篇所序之燥气,皆言化热伤津之证,治以辛甘微凉(金必克木,木受克,则子为母复仇,火来胜复矣),未及寒化。盖燥气寒化,乃燥气之正,《素问》谓"阳明所至为清劲"是也。《素问》又谓"燥极而泽"(土为金母,水为金子也),本论多类及于寒湿、伏暑门中,如腹痛呕吐之类,《经》谓"燥淫所胜,民病善呕,心胁痛不能转侧"者是也。治以苦温,《内经》治燥之正法也。前人有六气之中,惟燥不为病之说。盖以燥统于寒(吴氏《素问》注云:寒统燥湿,暑统风火,故云寒暑六入也),而近于寒,凡见燥病,只以为寒,而不知其为燥也。合六气而观之,余俱主生,独燥主杀,岂不为病者乎!细读《素问》自知。再前三篇原为温病而设,而类及于暑温、湿温,其于伏暑、湿温门中,尤必三致意者,盖以秋日暑湿踞于内,新凉燥气加于外,燥湿兼至,最难界限清楚,稍不确当,其败坏不可胜言。《经》谓粗工治病,湿证未已,燥证复起,盖谓此也(湿有兼热兼寒,暑有兼风兼燥,燥有寒化热化。先将暑湿燥分开,再将寒热辨明,自有准的)。

【译文】 前面三焦篇所叙述的燥气,都是说燥气化热伤津的病证,治用辛甘微凉之品(金必然克木,木受金克后,则木之子火要为母复仇,形成火又来克金的胜复关系),均为燥气没有寒化时。燥气寒化,是燥气的正常变化,《素问》中所谓:"阳明燥金胜气到来时,天气清凉干燥",就是这种情况。《素问》又说:"燥极而变润泽"(因为土为金母,水为金子),这些内容多归类于本书寒湿、伏暑门中,如腹痛、呕吐之类,就是《内经》中所说:"燥气太过引起的疾病,患者多有呕吐,胸胁疼痛,不能转动等证候",须用苦温之品来治疗。这属《内经》治疗燥气为病的正法。前人曾经有过在六气之中唯有燥气不会致病的说法。这是因为燥气统属于寒气之例(吴坤安在《素问》注释中说:寒气统司燥湿。暑气统司风火,所以说寒暑即包括了六气)。燥气因而近似寒,故凡是燥气致病,只以为是寒邪,

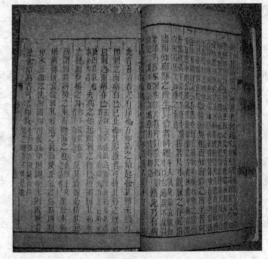

《黄帝内经》书影

而不知其中还有燥气。把六气合起来看,其余都是主生长的,唯独燥是主肃杀的,燥岂有不致病的道理!细读《素问》自然明白。本书前三篇原来都是为温病而设

置,同时涉及了暑温、湿温等病,特别是在伏暑、湿温门中,尤其作了反复的说明。这是因为秋季暑湿盘踞在里,而又新感凉燥之气加于表,燥与湿二气兼感,最难分清界限,稍有不当,造成恶劣后果,不堪言表。《内经》中指出:"技术不高的医生治病,湿证没有治愈,燥证又出现",说的就是这种情况(湿有兼热兼寒,暑有兼风兼燥,燥有寒化热化等情况,治疗先将暑湿燥分清,再将寒热辨明,自然有正确的目标)。

【解析】 吴氏在三焦篇中已论及燥气为病,但因感到所论的主要是燥气复气、标气致病,治疗主以辛甘微凉,与《内经》所述的燥气性质和治疗大法不尽相符,所以在本节又做进一步的论述。本节提出了燥的本气性质与寒性相近,所以《内经》中以"苦温"为治疗大法。而就温病而言,燥气引起者是其复气、标气为病,而对燥的本气致病未能论及。由此看来,燥气所引起的疾病,有属寒者,有属热者,这也是本节的要点。

外感总数论

【原文】 天以六气生万物,其错综变化无形之妙用,愚者未易窥测,而人之受病,即从此而来。近人止知六气太过曰六淫之邪,《内经》亦末穷极其变。夫六气伤人,岂界限清楚毫无兼气也哉!以六乘六,盖三十六病也。夫天地大道之数,无不始于一,而成于三,如一三为三,三三如九,九九八十一,而黄钟①始备。六气为病,必再以三十六数,乘三十六,得一千二百九十六条,而外感之数始穷。此中犹不兼内伤,若兼内伤,则靡可纪极矣!呜呼!近人凡见外感,主以一柴葛解肌汤,岂不谬哉!

【注释】 ①黄钟:属于音律的名称。我国古代乐音分为六律和六合,合称十二律,黄钟为其中一律。

【译文】 自然界以六气来生养万物,六气的错综变化和无形的奥妙作用,一般的人是不容易看到的,但是人的各种疾病,都是受六气的异常变化影响而产生的。现在的人只知道六气太过就称为六淫之邪,但是,即便是《内经》也不能完全详尽的说清楚六气的变化。要说六气致病,岂有界限完全清楚,丝毫不兼夹它气的!用六气乘以六,那么一气兼其他五气,共可引起三十六种疾病。而自然界万物的变化数量,无不从一开始,而成于三,如一三为三,三乘三为九,九乘九为八十一,而十二律黄钟之数才够。六气致病,必须再用三十六乘三十六,得一千二百九十六,这样外感病的种类数才够详尽。而此数中还不包括兼内伤的病证,若兼内伤,则难以计算清楚了。唉!现在的医生凡是见到外感病,都用一个柴葛解肌汤来治疗,这岂不是错误的吗!

【解析】 本节提出外感病种类繁多,不是用一两个方剂就可以治疗的,这是对的,但从数字上进行机械的推断,却是不足取的。

治病法论

【原文】 治外感如将(兵贵神速,机圆法活,去邪务尽,善后务细,盖早平一日,则人少受一日之害);治内伤如相(坐镇从容,神机默运,无功可言,无德可见,而人登寿域)。治上焦如羽(非轻不举);治中焦如衡(非平不安);治下焦如权(非重不沉)。

【译文】 治疗外感病如将军用兵一样(兵贵神速,机动灵活,祛邪必须彻底,善后调理必须细致,疾病早愈一天,则人少受一日伤害);治疗内伤杂病如同宰相一样(从容镇定,神察妙算,运筹周密,不求急功近利,惟能使人身体健康而长寿)。治疗上焦病证用药如羽毛那样(非轻清上浮的药物不能上行);治中焦病证,用药如秤杆一样应保持平衡(不平衡则不能平定中焦);治下焦病证,用药如同秤砣一样(非重浊厚味之品不能下沉)。

【解析】 本节的重点有2个:一是对外感病与内伤病治疗的主要区别做了高度的概括;二是提出了三焦治则。

1.治疗外感病与内伤病的主要区别:原文中用"将"和"相"来区别外感病和内伤病治疗上的不同,这只是从某些方面来进行区别的,不是全面地反映两者治疗上的不同。原文中提出的治疗内伤病的原则,在治疗外感病时也基本适用,而治疗外感病的原则,在治疗内伤病时也同样基本适用。所以只能看作在治疗外感与内伤时,侧重点相对有所不同而已。

2.三焦病证的治则:用"羽""衡""权"3字作三焦治则的概括,突出了三者的主要特点。"羽"之意为轻,即治疗上焦病证所用药物以轻清为主,不能过用苦寒沉降之品,而且用药剂量也较轻,煎煮时间也较短,这些都体现了一个轻的特点。"衡"意为平,即治疗中焦病证,必平其邪势之盛,使归于平。而且对于湿热之邪在中焦者,应根据湿与热之孰轻孰重而予清热化湿之法,不能单治一边。另外,中焦病证的用药特点基本处于上焦和下焦之间,这些都体现了一个平的特点。"权"之意为重,即治疗下焦病证,所用药物以重镇滋填味厚之品为主,使之直达下焦以滋补肾阴,或用介类重镇之品以平熄肝风。而在药物的煎煮时间、药量等方面也与上焦用药轻的特点相反,都体现了一个重的特点。当然,上述轻、平、重的用药特点都是相对而言的。

吴又可温病禁黄连论

【原文】 唐宋以来,治温热病者,初用辛温发表,见病不为药衰,则恣用苦寒,大队芩、连、知、柏,愈服愈燥,河间且犯此弊。盖苦先入心,其化以燥,燥气化火,反见齿板黑,舌短黑,唇裂黑之象,火极而似水也。吴又可非之诚是,但又不识苦寒化燥之理，以为黄连守而不走，大黄走而不守。夫黄连不可轻用，大黄与黄连同一苦寒药，迅利于黄连百倍，反可轻用哉？余用普济消毒饮于温病初起，必去芩、连，畏其入里而犯中下焦也。于应用芩、连方内，必大队甘寒以监之，但令清热化阴，不令化燥。如阳亢不寐，火腑不通等证，于酒客便溏频数者，则重用之。湿温门则不惟不忌芩、连，仍重赖之，盖欲其化燥也。语云："药用当而通神"，医者之于药，何好何恶，惟当之是求。

【译文】　自唐宋时期以来，对温热病的治疗，初起都用辛温的药发汗解表，看到服药后疾病没有减轻，就毫无顾忌地使用苦寒药物如黄芩、黄连、知母、黄柏等，这些药都是苦寒化燥之品，因此愈服燥热愈甚，甚至连刘河间这样的名医都犯这样的弊病。苦味的药先入心，苦能化燥，燥气可以化火，所以反而见到牙齿干黑、舌短缩苔黑、口唇干裂而黑的症状，这是火极似水的现象。吴又可反对乱用苦寒很有道理，但他又不知道苦寒化燥的道理，只是认为黄连守而不走，大黄走而不守。黄连固然不可轻率使用，但大黄与黄连同属苦寒一类的药，大黄的通利作用甚于黄连百倍，怎么反可随便使用呢？我在使用普济消毒饮治疗温病初起时，一定要去掉方中的黄芩、黄连，恐怕它们入里而侵犯到中、下焦。在应该使用黄芩、黄连的方剂中，一定用大量甘寒之品监制它，只使它清热化阴，而不使它化燥伤阴。如果因阳热亢盛不能入眠，火腑不通小便赤涩等证，或平素嗜酒之人大便频繁泄泻的，则可重用苦寒的药物。在湿温门中则非但不忌用黄芩、黄连，反要重用，依赖苦寒之品，这是希望苦寒能化燥祛湿的原因。俗话说："药用当而通神"，医生对于药物，不能说什么药好，什么药不好，只要使用恰当能治病就是好药。

【解析】　本节提出苦寒之品能导致化燥、化火。由于黄连具有清热解毒之功，所以甚为常用，但古代医家屡屡提出其使用的弊病，究其原因可能有三：一是某些温病在危重状态下，投用黄连后病情继续发展，使人误认为是用黄连后引起热势加重；二是某些医家治疗温病只知倚重黄连，每有滥用之弊，而在用后病情仍有发展，就把原因归结于用黄连；三是黄连用之不当，特别是较长期使用，确可引起某些不良反应，如滥用苦寒药物，会伤及脾胃阳气。

风温、温热气复论

【原文】　仲景谓腰以上肿当发汗，腰以下肿当利小便，盖指湿家风水、皮水之肿而言。又谓无水虚肿，当发其汗，盖指阳气闭结而阴不虚者言也。若温热大伤阴气之后，由阴精损及阳气，愈后阳气暴复，阴尚亏歉之至，岂可发汗利小便哉！吴又可于气复条下，谓血乃气之依归，气先血而生，无所依归，故暂浮肿，但静养节饮食自愈。余见世人每遇浮肿，便与淡渗利小便方法，岂不畏津液消亡而成三消证，快利津液为肺痈、肺痿证与阴虚、咳嗽身热之劳损证哉！余治是证，悉用复脉汤，重加甘草，只补其未足之阴，以配其已复之阳，而肿自消。千治千得，无少差谬，敢以告后之治温热气复者,暑温、湿温不在此例。

【译文】 张仲景提出:腰以上肿的,应当用发汗的方法治疗,腰以下肿胀的,应当用利小便的方法治疗。这是针对湿气素重的人患风水、皮水的肿胀证而言。张仲景又说:不是因水气停留的虚肿,也可用汗法治疗。这是针对阳气闭结,阴液不虚的虚肿而言。如果是温病后期阴液大量耗伤之后,由阴精耗损累及到阳气,病愈后,阳气快速恢复,但阴液仍然亏虚得很厉害,这时岂可用发汗利小便的方法治疗呢! 吴又可在他的气复条下说:血是气的依附归宿,气若先于血而恢复,气就无所依附归宿之处,所以可暂时浮肿,但只要静心调养,节制饮食,自然可以痊愈。我见许多医生每每遇到浮肿病人,便用淡渗利小便的方法治疗,难道不怕津液消亡而形成三消证,或因津液速耗而成肺痈、肺痿证,或阴虚咳嗽身热的劳损证吗? 我治疗这些病证,都是用复脉汤,加重甘草的用量,只补充它不足的阴液,与已恢复的阳气相配,则浮肿自然会消失。千百次的治疗验证,千百次得效,很少有差错,所以敢将此法告诉以后治疗温热病气复所致浮肿的医生。但暑温、湿温不在这个范围。

【解析】 在温病后期发生肢体水肿,有的属于气复证,吴氏认为是由阴液亏虚引起的,所以治疗主以复脉汤。当然,如确属气复,经过饮食调养也可得愈。在现代临床上,对温病后期或愈后出现肢体水肿者,应通过化验小便等全面检查排除发生其他疾病的可能性,以免贻误病情。对气复证用复脉汤养阴的治法,对暑温、湿温等病,因考虑到其中夹有湿邪,故不适宜。

治血论

【原文】 人之血,即天地之水也,在卦为坎(坎为血卦)。治水者不求之水之所以治,而但曰治水,吾未见其能治也。盖善治水者,不治水而治气。坎之上下两阴爻,水也;坎之中阳,气也;其原分自乾之中阳。乾之上下两阳,臣与民也;乾之中阳,在上为君,在下为师;天下有君师各行其道于天下,而彝伦不叙者乎? 天下有彝伦攸叙,而水不治者乎? 此《洪范》所以归本皇极,而与《禹贡》相为表里者也。故善治血者,不求之有形之血,而求之无形之气。盖阳能统阴,阴不能统阳;气能生血,血不能生气。倘气有未知,如男子不能正家而责之无知之妇人,不亦拙乎? 至于治之之法,上焦之血,责之肺气,或心气;中焦之血,责之胃气,或脾气;下焦之血,责之肝气、肾气、八脉之气。治水与血之法,间亦有用通者,开支河也;有用塞者,崇堤防也。然皆已病之后,不得不与治其末;而非未病之先,专治其本之道也。

【译文】 人体内的血液,就好像天地间的水,在八卦中为坎卦(坎也为血卦)。治理水患的人,不去探求水患之所以发生的原因,而就说能够治水,我不认为其就能治好水患。善治水的人,不直接治水而是治气。坎卦的上面下面都是阴爻,代表水;坎卦的中间则是阳爻,代表气,而其阳爻原是从乾卦当中的阳爻分派而来的。乾卦的上下两面都是阳爻,代表了臣与民;而乾卦的中间的阳爻,在上代表君,在下代表师;天下有了君师,各自行使他们的职责治理天下,则天下常道伦理还能不井然有序吗?天下井然有序如同阳气充足正常运行,则水还能治理不好吗?这就是《尚书·洪范》所指出的万物变化属太极之阴阳转化,而与《禹贡》所载山川分布规律是相互呼应的。所以善治血的医生,不是从有形之血方面寻求治疗方法,而是从无形之气方面入手治疗的。这是因为阳能统率阴,阴不能统率阳;气能化生血,血却不能化生气。假如气机不合却不调理气机.就如同丈夫不能把家理好,而只责怪妻子,不是很笨吗?至于治血的方法。血病在上焦者从肺气和心气入手;血病在中焦者从胃气或脾气入手;血病在下焦者从肝气、肾气、八脉之气入手。治水与治血的方法,有时也有用疏通的方法,即所谓"开支河";有时用堵塞的方法,即所谓"崇堤防"。然而这都是在血病发生之后,不得不去治其标,而不是在血病之前,专治其本的方法。

【解析】 本节强调了治血当先调气,所论虽有一定道理,但血病的治守较为复杂,吴氏所论过于概念化,也有一些牵强之处。临床上应根据具体情况而确立相应的治法。

九窍论

【原文】 人身九窍,上窍七,下窍二,上窍为阳,下窍为阴,尽人而知之也。其中阴阳奇偶生成之妙谛,《内经》未言,兹特补而论之。阳窍反用偶,阴窍反用奇。上窍统于阳,耳目视听,其气清为阳;鼻嗅口食,其气浊则阴也。耳听无形之声,为上窍阳中之至阳,中虚而形纵,两开相离甚远。目视有形之色,为上窍阳中之阴,中实而横,两开相离较近。鼻嗅无形之气,为上窍阴中之阳,虚而形纵,虽亦两窍,外则仍统于一。口食有形之五味,为上窍阴中之阴,中又虚又实,有出有纳,而形横,外虽一窍,而中仍二。合上窍观之,阳者偏,阴者正,土居中位也;阳者纵,阴者横,纵走气,而横走血,血阴而气阳。虽曰七窍,实则八也。阳窍外阳(七数)而内阴(八数),外奇而内偶,阳生于七,成于八也。生数,阳也;成数,阴也。阳窍用成数,七、八成数也。下窍能生化之前阴,阴中之阳也;外虽一窍而内实二,阳窍用偶也。后阴但主出浊,为阴中之至阴,内外皆一而已,阴窍用奇也。合下窍观之,虽曰二窍,暗则三也。阴窍外阴(二数)而内阳(三数),外偶而内奇;阴窍用生数,二、三生数也。上窍明七,阳也;暗八,阴也。下窍明二,阴也;暗三,阳也。合上下窍而论之,明九,暗十一,十一者,一也;九为老,一为少,老成而少生也。九为阳数之终,一为阳数之始,始终上下,一阳气之循环也。开窍者,运阳气也。妙谛无穷,一互字而已。但互中之互,最为难识,余尝叹曰:修身者,是字难;格致者①,互字难。

【注释】 ①格致者:研究事物的原理法则而总结为理性知识的人。

【译文】 人有九个孔窍,上有七窍,下有二窍,上面的孔窍属阳,下面的孔窍属阴,这是人人都知道的。但九窍中有阴阳、奇偶、生成的奥妙,在《内经》中也未提到,这里特补充论述。上窍既属阳,其生成数应该是奇数,而反用偶数,下窍属阴,其生成数应该是偶数,而反用奇数,这是什么原因呢?先从上窍来说,上面的七窍统为阳窍,耳、目、视、听所接受的都是清气,所以属阳;鼻能嗅、口能食,所接受的都是浊气,故属阴。耳听到的是无形的声音,为上窍中阳中之至阳,其形中间空虚而外形垂直。开于头部两侧,在阳窍中相距最远。目能视有形的颜色,为上窍中阳中之阴,它中间实而外表横列,两目分开于鼻柱两侧,相距较近。鼻所嗅是无形之气,为上窍阴中之阳,中空而外形垂直,它虽有两个孔,外表则仍统属一个鼻子。口进食有形的五味,为上窍中阴中之阴,口中又虚又实,有出有进,外形横列,外表虽然看视一窍,而内部仍然是二窍。总起来看上窍,凡属阳的,位置居偏旁,凡属阴的位置居正中,这是因为土属阴而居于中位的缘故。凡属阳的外形垂直而列,凡属阴的外形横向而列,垂直列的走气分,横向列的走血分,这是因为血属阴而气属阳的缘故。虽说上为七窍,实际上却有八窍。阳窍是外阳(七数)而内阴(八数),外为奇数而内为偶数,这是因为阳生于七而成于八。生数,是属于阳;成数,是属于阴。阳窍用的是成数,七、八都属于成数。下窍中具有生化功能的前阴,属阴中之阳,外表虽然是一窍而内面实际是二窍,因为阳窍用偶数。后阴只主排污扭,为阴中之至阴,内外都只有一窍而已,因而阴窍反用奇数了。总起来看下窍,虽说是二窍,内部实是三窍。阴窍是外阴(二数)而内阳(三数),外为偶数而内为奇数;阴窍用的是生数,二、三都属生数。上窍表面是七窍,属阳,实际是八窍属阴。下窍表面是二窍属阴,实际是三窍属阳。合上窍下窍一起分析,表面是九窍,架际上是十一窍,十一的个位数是一;九为老数,一为少数,万物生于少而成于老。因为九为阳数的终端,一为阳数的开始,万物都是由始至终,由上到下的一个阳气循环消长的过程。孔窍的存在,主要是运送阳气的需要。其中奥妙的道理无穷,可以用一个"互"字概括。但互中又有互,最难辨识,我曾经感叹地说:修身养性的人,辨明是非最难;研究自然界事物的人,搞清事物相互间的复杂关系最难。

【解析】 本节论述了九窍的阴阳属性和相互关系。但所论内容对于临床并无实际意义。

形体论

【原文】 《内经》之论形体,头足腹背、经络脏腑,详矣,而独未总论夫形体之大纲,不揣鄙陋补之。人之形体,顶天立地,端直以长,不偏不倚,木之象也。在天为元,在五常①为仁。是天以仁付之人也,故使其体直而麟凤龟龙之属莫与焉。孔子曰:人之生也直,罔②之生也幸而免,篷簇威施③直之对也。程子谓:生理本直,味本字之义。盖言天以本直之理,生此端直之形,人自当行公直之行也。人之形体,无鳞介毛羽,谓之倮④虫,倮者,土也,主信,是地以信付之人也。人受天之仁,受地之信,备建顺五常之德而有精、神、魂、魄、心、意、志、思、智、虑,以行孝悌忠信,以期不负天地付畀⑤之重。自别于麟凤龟龙之属,故孟子曰:万物皆备于我矣。又曰:惟圣人然后可以践形。《孝经》:"天地之道,人为贵",人可不识人之形体以为生哉? 医可不识人之形体以为治哉?

【注释】　①五常:指仁、义、礼、智、信,系封建社会的道德规范。②罔:这里指一些精怪非人之躯。③籧篨戚施:籧,蘧同蒢。籧篨,原为竹或苇编成的粗席。引申为有疾而不能俯身者。戚施,指驼背者。④倮:同裸。⑤畀:给予,付与。

【译文】　《内经》对人的形体,头、足、腹、背、经络、脏腑等,都有详细的论述,但唯独没有从总体上论述人体,我不揣鄙陋,做一些补充。人的形体顶天立地,挺直高大,不偏不倚,就像树木一样。人体与天的本元,以及与人品德中的五常之首"仁"是相应的。正因为天赋予人以仁慈之心,所以人的身体挺直,即使是麒麟、凤凰、龟龙等珍奇的动物也得不到这种禀性。孔子说:"人一生下来身体就是正直的,为人也应正直。不正直的人能生下来,只是侥幸而已。"籧篨戚施这些身体不能伸直者,都是与身体正直相对而言的。程颐也说:人的本性是正直的。仔细体味这个"本"字的意思,是因为天赋予人以正直的本性,所以人的形体端直,人的一生自应当崇尚公允正直。人身的表面,没有鳞甲、羽毛,所以人又称倮虫。因土地是裸露的,所以土与信相通,也就是土地把信付予人。人从上天接受"仁",又从大地接受"信",具备了"仁信",就能顺应五常的道德,来支配每个人的精、神、魂、魄、心、意、志、思、智、虑,从而能行孝、悌、忠、信,以不辜负天地所赋予的厚恩,当然与麒麟、凤凰、龟龙等动物就不同了。因而孟子说:"天地万物所具备的一切,人类都具备了。"又指出:"只有修养高尚的圣人,行动举止才能符合道德的标准。"《孝经》中说:"天地之间,只有人才是最宝贵的。"所以一个人怎么可以不了解人的形体呢?作为一个医生又怎么可以不了解人的形体情况而盲目地给人治病呢?

【解析】　本节论述人的形体与精神。但所论多无实际意义,与上篇一样,无必要进一步深究。

卷五 解产难

【题解】 本篇认为产后诸病难治的主要原因是人为造成的,即医生既不知道产后的生理病理特点,又不精研方药,或偏执于古法不知变通,或伪立病名而乱发议论,故名为"解产难"。

本篇主要讨论了产后血虚、产后血瘀、催生、下死胎、保胎等产前产后五大类疾病的辨证规律和治疗原则,吴氏认为:产后三大证痉证、郁冒、大便难都以血虚为本,治疗上都可使用三甲复脉汤、大小定风珠、专翕膏滋阴养血为主。产后瘀血,应据虚实酌定方药,而不应一概选用生化汤。对于死胎不下或催生者,当求其不下之故,阳虚补阳,阴虚滋阴,血滞活血,不可拘执成方而悉用通法。对于流产者,吴氏提出中焦不足者治以小建中汤,下焦不足者,以天根月窟膏上蒸脾阳,下顾八脉,填补真精,则胎永不堕矣。

另外本篇也对产后宜补宜泻及用药进行了讨论,指出产后使用当归、川芎等应辨清寒热,惟血寒而滞者为宜,若血虚而热者断不可用。并对朱丹溪提出的产后不可用白芍的说法提出了批评。

解产难题词

【原文】 天地化生万物,人为至贵,四海之大,林林总总①,孰非母产。然则母之产子也,得天地、四时、日月、水火自然之气化,而亦有难云乎哉?曰:人为之也。产后偶有疾病,不能不有赖于医。无知医者不识病,亦不识药;而又相沿故习,伪立病名;或有成法可守者而不守,或无成法可守者,而妄生议论;或因执古人一偏之论,而不知所变通;种种遗患,不可以更仆数。夫以不识之药,处于不识之病,有不死之理乎?其死也,病家不知其所以然,死者更不知其所以然,而医者亦复不知其所以然,呜呼冤哉!瑭目击神伤,作《解产难》。

【注释】 ①林林总总:事物的众多繁杂。

【译文】 在天地化生的万物当中,人是最为宝贵的,四海之大,众多繁杂的动植物,没有不是母亲所生。而母亲生子,是在天时地利、四季气候、日月水火自然条件下产生的,这也有困难可说吗?应该说:有困难则是由人造成的。妇女产后偶然患了疾病,不能不依赖于医生。无奈庸医们既不认识病,又不通晓方药,而又沿袭过去的习气,错误的设立病名;或者是有现成的治法可用而不用,或者无现成的治法可用，又乱发议论；或者偏执于古人的一家之言，而不能灵活变通。以致遗留下各种各样的隐患，不可胜数。像这样，用不知何意的方药，去治疗诊断不明的疾病，还有不死的道理吗？患病者死了，病人家属不知道死亡原因，死者当然更不知道自己为何会死，连医生也不知道病人死亡的原因，真是太冤枉了！我看到这些感到很悲伤，于是写了这篇《解产难》。

【解析】　本节分析了当时诊治妇产科疾病存在的问题，以阐明作《解产难》的目的，即通过《解产难》来阐述自己的观点，为大家提供自己的一些经验。

产后总论

【原文】　产后治法，前人颇多，非如温病混入伤寒论中，毫无尺度者也。奈前人亦不无间有偏见，且散见于诸书之中，今人读书不能搜求拣择，以致因陋就简，相习成风。兹特指出路头，学者随其所指而进步焉，当不岐于路矣。本论不及备录，古法之阙略者补之，偏胜者论之，流俗之坏乱者正之，治验之可法者表之。

【译文】　妇女产后疾病的治疗方法，前人论述很多，不像温病那样混在《伤寒论》中，毫无自己的标准。怎奈前人也不是没有偏颇之处，并且都零散地出现在各种书籍当中，现在的人读书时，又不善于深入探求，也不注意选择，以致因陋就简沿袭成风。为此特为学习的人指出正确的道路，学者就可沿着我所指出的道路不断进步，而不会误入歧途。本文不能够将所有问题全部谈到，仅就古法中缺少的，或过略不清楚的部分做一些补充，对有偏见的地方加以讨论，对流行风俗中不好的、错误的东西加以改正，对可以效仿的治疗经验加以推广。

【解析】　本节总论产后治法，提出对前人的论述进行"补""论""正""表"，即对论之不全或过于简略处加以补充，对认识有失偏彼者予以正确说明，对错误之处加以纠正，对可效法的治疗经验予以陈述。

产后三大证论一

【原文】　产后惊风之说，由来已久，方中行先生驳之最详，兹不复议。《金匮》谓新产妇人有三病：一者病痉①，二者病郁冒②，三者大便难。新产血虚，多汗出，喜中风，故令人病痉；亡血复汗，故令郁冒；亡津液胃燥，故大便难。产妇郁冒，其脉微弱，呕不能食，大便反坚，但头汗出，所以然者，血虚而厥，厥而必冒，冒家欲解，必大汗出，以血虚下厥，孤阳上出，故头汗出。所以产妇喜汗出者，亡阴血虚，阳气独盛，故当汗出，阴阳乃复。大便坚，呕不能食，小柴胡汤主之。病解能食，七八日复发热者，此为胃实③，大承气汤主之。按：此论乃产后大势之全体也，而方则为汗出中风一偏之证而设；故沈目南谓仲景本意，发明产后气血虽虚，然有实证，即当治实，不可顾虑其虚,反致病剧也。

【注释】 ①痉:病证名,指经脉拘挛之证,多因各种原因消耗人体阴液,以致阴津亏损不能濡养经脉、肌肉、筋骨所致。②郁冒:病证名,属妇女产后"三病"。主要表现为头眩、目瞀,或不省人事。多因血虚阴竭于下,孤阳上越而致。③胃实:证候名,指胃肠积热,热盛津伤,胃气壅滞不通的证候。主要症状有脘腹胀痛、嗳气、大便不通,或烦燥发热等。

【译文】 关于产后惊风的说法已很久了,有不少不同的观点,其中方中行先生辩驳得最为详细,这里不再重复。《金匮要略》中说妇女产后不久常见有3种疾病:一是痉病,二是郁冒,三是大便难。刚分娩的妇女血虚体弱,加上汗出较多,卫表虚弱,很容易遭受外界风邪,产生筋脉痉挛的痉病。分娩时失血过多,再加上出汗,致阴血不足而不能供养于上,因而出现头目昏眩的郁冒证;由于津液耗伤过多,肠道失却濡润,导致大便干硬难解。产妇患郁冒证,脉搏虚弱无力,呕吐不能饮食,大便却坚硬,头面部有汗出。产生这些症状的原因是由于产后阴血不足,阳气偏胜于上,阳气偏胜于上就会发生郁冒。当郁冒快要解除的时候,必然会出大汗,这是因为患者阴血虚于下,致使阳气无所依附而行于上,所以仅头部出汗。可见,产妇容易出汗是阴血不足,阳气独盛于上的缘故,出汗可使过盛之阳外泄,阴阳之气才能趋于调和。如大便坚硬,呕吐且不能正常饮食,可用小柴胡汤治疗。服药后症状好转,饮食就会增加。但过了七八日后再度发热,这是形成胃家实的腑实证,宜用大承气汤治疗。《金匮要略》所论述的仅是产后主要的病症,而所举的两个方剂,也只是针对产后汗出中风这一种病证而设立。因此沈目南说张仲景这一条文的原意,是指出产后患者气血固然不足,但是也有实证。如果见到实证,就应该按实证治疗,切不可只顾虑产后气血虚弱,不敢攻逐实邪,反而会使疾病加重。

【解析】 产后三证,是指"痉""郁冒""大便难"三大证候,最早见于《金匮要略·妇人产后病脉证治》,在此吴氏基本将其全文加以引用。《金匮》所论之"痉",是由于妇女产后血虚,复加汗出较多,卫表虚弱、腠理疏松而遭受外界风邪的袭击所致;所论之"郁冒",乃因分娩时失血过多及汗出,阴血不足而头目失养所致;而"大便难"的产生原因,则是津液耗伤过多,胃肠道失却濡润所致。尽管产后以阴血亏虚为主,但倘若患者因虚感受外邪又内结成实者,又当攻逐邪实。具体言之,即邪入少阳,见郁冒、呕不能食、大便坚硬者,可用小柴胡汤治之;邪入阳明胃家实者,宜选大承气汤迅速攻下,不可拘于产后之虚而一味壅补,以致贻误病情。实际上,张仲景言及之三证,其性质应有虚有实,而以小柴胡汤、大承气汤治疗者,当属虚实相兼以实为主之证。

产后三大证论二

【原文】 按:产后亦有不因中风,而本脏自病郁冒、痉厥、大便难三大证者。

盖血虚则厥，阳孤则冒，液短则大便难。冒者汗者，脉多洪大而芤；痉者厥者，脉则弦数，叶氏谓之肝风内动，余每用三甲复脉，大小定风珠及专翁大生膏而愈（方法注论悉载下焦篇）。浅深次第，临时斟酌。

【译文】 按：产后也有不是因为感受风邪，而是由于某脏器本身有病而导致郁冒、痉厥、大便难这三大病证。因为阴血亏虚则可导致痉厥，孤阳上越则可导致郁冒，阴液枯少则可导致大便难。郁冒和出汗多的病人，脉象多洪大而芤；痉厥的病人，脉象则多弦数，叶天士称这种病证为肝风内动，我每每用三甲复脉、大小定风珠及专翁大生膏治疗而获愈（具体方法、注解和论述都载于下焦篇）。使用上方应根据病情浅深程度，临证灵活选用。

【解析】 本节吴氏紧接上文补充了由虚引起的产后三证。即产妇生产后由于某脏自身的病变，出现郁冒、痉厥、大便难的病证。如：因血虚筋脉失却濡养，虚风内动而产生痉厥；因阴血耗竭于下，阳气亢盛于上，而产生头目昏眩；因阴液枯少，大肠失却濡润，则大便干结难解。郁冒和汗多，乃阴虚阳盛之故，因而脉象多洪大而芤；痉厥的患者，多为肝阳上亢所致，则脉多弦数之象，可采用三甲复脉汤、大定风珠、小定风珠以及专翁大生膏进行治疗。

产后三大证论三

【原文】 《心典》云："血虚汗出，筋脉失养，风入而益其劲，此筋病也；亡阴血虚，阳气遂厥，而寒复郁之，则头眩而目瞀，此神病也；胃藏津液而灌溉诸阳，亡津液胃燥，则大肠失其润而大便难，此液病也。三者不同，其为亡血伤津则一，故皆为产后所有之病"。即此推之，凡产后血虚诸证，可心领而神会矣。按：以上三大证，皆可用三甲复脉、大小定风珠、专翁膏主之。盖此六方，皆能润筋，皆能守神，皆能增液故也，但有浅深次第之不同耳。产后无他病，但大便难者，可与增液汤（方注并见中焦篇温热门）。以上七方，产后血虚液短，虽微有外感，或外感已去大半，邪少虚多者，便可选用，不必俟外感尽净而后用之也。再产后误用风药，误用辛温刚燥，致令津液受伤者，并可以前七方斟酌救之。余制此七方，实从《金匮》原文体会而来，用之无不应手而效，故敢以告来者。

【译文】 《金匮心典》中说："血虚汗出，筋脉失养，风邪侵入筋脉更加挛缩，这是筋脉方面的疾病；亡阴血虚，阳气浮散，复加寒邪外郁，则头眩而目瞀，这是神志方面的疾病；胃主藏津液而灌溉诸阳经，胃燥津液耗竭，则大肠失于濡润而大便难，这是津液方面的疾病。这三种病证虽不相同，但均为亡血伤津所致则是一致的，故皆为产后容易发生的疾病。"以此类推，凡产后血虚引起的疾病，都可以心中有数了。按：以上三大病证，均可以用一、二、三甲复脉，大、小定风珠，专翁膏治疗。因为这六个方剂，都具有濡润筋脉，养心安神，滋养阴液的作用，只是在作用的浅深层次上有所不同罢了。若产后没有其他什么病证,单单大便困难,可用增液汤治疗(处方、注解均见中焦篇温热门)。以上七个方剂,凡产后血虚液亏,虽然有轻微外感见证,或者外邪已去除大半,邪少虚多的证候,便可以选用,不必等到外感病邪全部清除后才使用上方。另外,产后误用疏风的药物,误用了辛温刚燥的药物,导致津液耗伤的,都可用前面七张方剂化裁使用。我制订的这七张方剂,实际都是从《金匮》原文体会来的,用以临床无不手到病除,所以敢介绍给学习者。

产后瘀血论

【原文】 张石顽云:"产后元气亏损,恶露乘虚上攻,眼花头眩,或心下满闷,神昏口噤,或痰涎壅盛者,急用热童便主之。或血下多而晕,或神昏烦乱,芎归汤加人参、泽兰、童便,兼补而散之(此条极须斟酌,血下多而晕,血虚可知,岂有再用芎、归、泽兰辛窜走血中气分之品,以益其虚哉!其方全赖人参固之,然人参在今日,值重难办,方既不善,人参又不易得,莫若用三甲复脉,大小定风珠之为愈也,明者悟之)。又败血上冲有三:或歌舞谈笑,或怒骂坐卧,甚则逾墙上屋,此败血冲心多死,用花蕊石散,或琥珀黑龙丹,如虽闷乱,不至癫狂者,失笑散加郁金;若饱闷呕恶腹满胀痛者,此败血冲胃,五积散或平胃加姜、桂,不应,送来复丹,呕逆腹胀,血化为水者,《金匮》下瘀血汤;若面赤呕逆欲死,或喘急者,此败血冲肺,人参、苏木,甚则加芒硝荡涤之。大抵冲心者,十难救一,冲胃者五死五生,冲肺者十全一二。又产后口鼻起黑色而鼻衄者,是胃气虚败而血滞也,急用人参、苏木,稍迟不救"。愚按:产后原有瘀血上冲等证,张氏论之详矣。产后瘀血实证,必有腹痛拒按情形,如果痛处拒按,轻者用生化汤,重者用回生丹最妙。盖回生丹以醋煮大黄,直入病所而不伤他脏,内多飞走有情食血之虫,又有人参护正,何瘀不破,何正能伤。近见产妇腹痛,医者并不问拒按喜按,一概以生化汤从事,甚至病家亦不延医,每至产后,必服生化汤十数帖,成阴虚劳病,可胜悼哉!余见古本《达生篇》中,生化汤方下注云:专治产后瘀血腹痛、儿枕痛,能化瘀生新也。方与病对,确有所据。近日刻本,直云:"治产后诸病",甚至有注"产下即服者",不通已极,可恶可恨。再《达生篇》一书,大要教人静镇,待造化之自然,妙不可言,而所用方药,则未可尽信。如达生汤下:"怀孕九月后服,多服尤妙",所谓天下本无事,庸人自扰之矣。岂有不问孕妇之身体脉象,一概投药之理乎?假如沉涩之脉,服达生汤则可,若流利洪滑之脉,血中之气本旺,血分温暖,何可再用辛走气乎?必致产后下血过多而成痉厥矣。如此等不通之语,辨之不胜其辨,可为长太息也!

【译文】 张石顽说:"妇女产后元气亏损,恶露乘虚上攻,眼花头目眩晕,或者心下满闷,神志昏迷,牙关紧闭,或者痰涎壅盛的,急用热童便口服治疗。如果是出血过多而头晕,或者神昏烦乱,用芎归汤加人参、泽兰、童便,用补、散结合的方法治疗(此条特别须斟酌,出血过多而头晕,血虚是可以肯定的,怎么能再用川芎、当归、泽兰等辛香走窜,耗伤血中之气的药物,来加重其虚呢?其方中全靠人参来扶正固虚,但人参现在价格昂贵难以购买,既然此方不好,人参又不易得到,不如用三甲复脉汤、大小定风珠等为好,明白的人一定会清楚这个道理)。另外张氏认为因败血上冲引起的病证有三种:一为又唱又跳,乱说乱笑;或怒骂吵闹,坐卧不宁,甚至跳墙上房的,这是败血冲心,多难救治,可用花蕊石散或琥珀黑龙丹治疗。如果虽有闷乱但没有达到癫狂的地步,可用失笑散加郁金治疗。二是如果出现胃脘饱闷,恶心呕吐,腹满胀痛的,这是败血冲胃,用五积散或平胃散加干姜、肉桂治疗,如不见效,再服来复丹;若呕逆腹胀,血化为水的,可用《金匮要略》中的下瘀血汤治疗。三是有面色红赤,呕吐气逆,危重欲死,或喘息气急,这是败

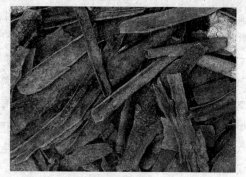

肉桂

血冲肺,可用人参、苏木治疗,严重的加芒硝通下荡涤。一般来说,败血冲心的病人,十例难救治一例,败血冲胃的病人,十例中五例可愈,败血冲肺的病人,十例中可治愈一二例。又有产后口鼻部出现黑色,且常鼻衄的,这是胃气虚败且有血液瘀滞的征象,应立即用人参、苏木治疗,稍有延迟就难以挽救。"按:我认为产后本来是有瘀血上冲等证候的,张氏已做了详细的讨论。至于产后瘀血所致的实证,则必有腹部疼痛拒按的表现,如果痛有定处且拒按,轻者用生化汤治疗,重者用回生丹最好。因为回生丹中大黄是用醋制的,可以直入病所而不损伤其他脏腑,方中还有许多能飞能走嗜血的虫类药,能入络通瘀。又有人参可以扶助正气,攻补兼施,这样既攻逐瘀血,又不致损伤正气。近来常见产后妇女腹部疼痛,医生并不询问疼痛拒按否,一概都用生化汤治疗,甚至病家也不请医生诊看,每到生产后,都自服生化汤十余剂,导致阴虚劳损之病,真让人哀叹。我看过古本《达生篇》,在生化汤方下注有:专门治疗产后瘀血腹痛,儿枕痛,具有化瘀生新的作用。如上方剂与病情相适应,确实是有根据的。最近的版本中却说生化汤能治疗产后多种病证,甚至有注解分娩后立即就服,完全不通晓方义,可恶可恨。其实《达生篇》一书,主要是教人生产时要保持镇静,等待胎儿自然出世,其说法是很有道理的,但所用方药,却不可完全相信。如在达生汤下注有:"怀孕九月以后开始服,多服更好",这岂不是天下本无事,却自寻烦恼吗?哪有不问孕妇身体脉象,就一律投服药物的道理呢?假如沉涩脉象,服用达生汤尚可,如果脉象洪滑流利,血气本来旺盛,血分温暖无寒滞,为什么还要再用辛香走窜的药物呢?用必导致产后下血过多而形成痉厥病证。书中诸如这种不妥之处,辨不胜辨,令人叹息呀!

【解析】　本节在回顾前人理论的基础上,总结了产后瘀血证的辨证施治规律,并抨击了时医不重视辨证而滥用化瘀之品的错误倾向。

文中对张石顽之论进行了分析和归纳。因出血过多而头晕者,无疑是血虚的缘故,但用芎归汤加人参、泽兰、童便的方法治之是不妥当的,提出可用三甲复脉汤、大小定风珠等方。此说虽有一定道理,但也有片面性。从本节述及的内容来看,主要是讨论产后瘀血证,因而此处的出血症状应由瘀血所致,故医者的着眼点就不能局限于出血引起血虚的一面,应从出血的原因,即"瘀血"来考虑。此时过于强调滋补阴血而忽视活血化瘀是错误的,殊不知瘀血不去不仅恶露难净,还会因"新血不生"而难以纠正其血虚之象。当然,在活血化瘀的同时,并不排斥兼顾阴血亏虚,在具体用药时可依据患者正虚的程度灵活调整补益与化瘀的药量,活血化瘀药也以养血活血之味为好,避免使用过于辛窜峻猛之品,如确为下血过多而血虚气弱者,虽有瘀滞存在,也可考虑暂用补血益气之药以救其急,待危象解除之后再议祛瘀。

另外,吴氏指出并批判了某些医家对产后腹痛不问虚实一律用生化汤治疗,甚至有的病家在妇女生产之后,不请医生诊治,却自服生化汤10余剂,极易导致阴血受损而成阴虚劳损之病。生化汤出自《傅青主女科》,专为妇女产后瘀血而设。旧刻本《达生篇》亦记载,该方是治疗产后瘀血腹庸、儿枕痛的专方,具有化瘀生新的作用。但是毫无根据地称其能治产后各种病证,让人误解该方有补益作用,则是十分有害的。至于《达生篇》中提出妇人怀孕9个月后即可服用达生汤之说,亦应依据辨证施治的原则全面考虑,如果孕妇脉象流利洪滑,血气旺盛,血液流畅,一般无须用药,更不可盲目使用性温补气和辛香走窜的药物。

产后宜补宜泻论

【原文】　朱丹溪云:"产后当大补气血,即有杂病,从末治之;一切病多是血虚,皆不可发表。"张景岳云:"产后既有表邪,不得不解;既有火邪,不得不清;既有内伤停滞,不得不开通消导,不可偏执。如产后外感风寒,头痛身热,便实中满,脉紧数洪大有力,此表邪实病也。又火盛者,必热渴躁烦,或便结腹胀,口鼻舌焦黑,酷喜冷饮,眼眵尿痛,溺赤,脉洪滑,此内热实病也。又或因产过食,致停蓄不散,此内伤实病也。又或郁怒动肝,胸胁胀痛,大便不利,脉弦滑,此气逆实病也。又或恶露未尽,瘀血上冲,心腹胀满,疼痛拒按,大便难,小便利,此血逆实证也。遇此等实证,若用大补,是养虎为患,误矣。"愚按:二子之说,各有见地,不可偏废,亦不可偏听。如丹溪谓产后不可发表,仲景先师原有亡血禁汗之条,盖汗之则痉也。产后气血诚虚,不可不补,然杂证一概置之不问,则亦不可,张氏驳之,诚是。但治产后之实证,自有妙法,妙法为何?手挥目送是也。手下所治系实证,目中、心中、意中注定是产后。识证真,对病确,一击而罢。治上不犯中,治中不犯下,目中清楚,指下清楚,笔下再清楚,治产后之能事毕矣。如外感自上焦而来,固云治上不犯中,然药反不可过轻,须用多备少服法,中病即已,外感已即复其虚,所谓无粮之兵,贵在速战。若畏产后虚怯,用药过轻,延至三四日后,反不能胜药矣。余治产后温暑,每用此法。如腹痛拒按则化瘀,喜按即补络,快如转丸,总要医者平日用功参悟古书,临证不可有丝毫成见而已。

【译文】 朱丹溪说:"妇人产后应当大补气血,即使有其他杂病,也应放在后边治疗它。产后一切病多源于血虚,所以不可用发表的方法治疗。"张景岳说:"产后既感表邪,就不得不用解表;既感火邪,就不得不用清泄;既有内伤积滞,就不得不开通消导,不可偏执。如果产后外感风寒,头痛身热,腹痛便秘,脉紧数洪大有力,此属外有表邪腹有热结的实证。又如火热炽盛者,必然身热口渴,烦躁不安,或大便秘结,腹部胀满,口鼻舌焦黑,特别喜食冷饮,眼生眵糊,小便赤痛,脉洪滑,这是属里热实证。又如产后过食,导致食积不消,这是属内伤实证。还有因郁怒伤肝,胸胁胀痛,大便不爽,脉弦滑,这是属气逆实病。又如恶露未尽,瘀血上冲,心腹胀满,疼痛拒按,大便难,小便自利,这是属血逆实证。遇到以上种种产后实证,如果用大补气血,犹如养虎为患,是十分错误的。"按:我认为他二人的说法各有见地,不可片面地否定哪一家,也不可只听信哪一家。例如朱丹溪认为产后不可发表,张仲景《伤寒论》原文中也有亡血者禁用汗法的条文,因为发汗会导致发痉。产后气血固然虚亏,不可不补,但将杂证一概置之不管,这也是不妥当的,张景岳的辩驳是有道理的。总之,产后实证的治疗,自有妙法,这个妙法是什么呢? 就是手下目中的辨证论治法。要做到手下所治的是实证,但心目中时时注意和想到这是产后体虚之人。要识证真实,辨证准确,一旦病退就停止用药;治疗上焦病变不要侵犯中焦,治疗中焦病变不要侵犯下焦,如能辨证准确,切脉明了,处方精当,就能掌握疾病的治疗方法了。假如外感病邪在上焦,虽说治上焦病变不能侵犯中焦,但药量不可过轻,可采用多备少服的方法,邪退立即停服,外邪一退立即改补其虚,这就好像粮草不足的军队打仗。贵在速战速决。如果总是顾忌产后体虚,用药过轻,拖延三四天以后,反而难以承受药物治疗。我治产后温病、暑病.经常采用这种方法。若腹痛拒按则用化瘀的方法;若喜按就用补虚活络的方法.很快就可痊愈。为此,要求医生平日要勤学苦读,认真钻研前人著作,临证时不抱丝毫个人成见才能当好医生。

【解析】 本节讨论了产后的病证应根据虚实性质区别治疗。引用了朱丹溪和张景岳关于产后病证治疗原则的论述,通过综合分析,较全面地进行了总结,进而提出了自己的见解。

吴氏认为:产后确实存在气血亏虚的情况.在强调产后疾病廊重视补法的同时,并不排斥治疗兼有的其他杂证。应当在正确辨证的前提条件下,权衡其主次缓

中医四大名著

温病条辨·各论

图文珍藏版

急,选择相应的治疗方法。提出诊治产后患者时,既要认识到有病邪存在时病变性质属实,又要时刻注意患者是产后体虚之人。同时还要掌握以下3个原则:一是识病准确,辨证清楚,处方慎重,用药中病即止,以求祛邪而不伤正;二是治上不犯中,治中不犯下,而用药也不可太轻,最好采用"多备少服"的方法,外邪一退立即转手补虚,贵在速战速决;三是以证为据,灵活变法,该攻则攻,该补则补。这些论述提纲挈领、实用可行,具有很好的临床指导意义。

产后六气为病论

【原文】 产后六气为病,除伤寒遵仲景师外(孕妇伤寒,后人有六合汤法),当于前三焦篇中求之。斟酌轻重,或速去其邪,所谓无粮之师,贵在速战者是也。或兼护其虚,一面扶正,一面驱邪。大抵初起以速清为要,重证亦必用攻。余治黄氏温热,妊娠七月,胎已欲动,大实大热,目突舌烂,乃前医过于瞻顾所致,用大承气一服,热退胎安,今所生子二十一岁矣。如果六气与痉瘛之因,皦然①心目,俗传产后惊风之说可息矣。

【注释】 ①皦然:皦,清晰,皦然,指清晰明白。

【译文】 产后感受六气所发生的疾病,除了伤寒应遵循张仲景的治法外(孕妇伤寒,后人有用六合汤治疗的方法),应当参看前面三焦篇内容来寻求治疗方法。斟酌权衡用药轻重。或者采用速去其邪的方法,就是所谓的"无粮之师,贵在神速"的道理;或者兼护其虚,一面扶正,一面驱邪。一般来说,初起以迅速清除病邪为要点,严重的实证则必须采用攻法。我治疗一黄氏妇女患温热病,妊娠七个月,胎动不安,一派实热征象,目突舌烂等,就是由于前医过于瞻前顾后所致。我用大承气一剂,热退胎安,所生儿子今已有二十一岁了。如果医生把六气为病与痉瘛的原因搞得清楚明了,世俗流传的产后惊风之说就可以平息。

【解析】 本节讨论了产后外感病的治疗原则,即"速去其邪"或"兼顾其虚"。吴氏认为,妇女产后感受六气而病,如感受风寒之邪等阴邪时,可按仲景之法治疗;感受温热等阳邪时,则应按本书提出之法施治。由于产后外感的病机多属虚人外感,正气本虚,应速去其邪以护正,如虚极则必须兼顾补正。至于产后虚象不明显者,外感六气为病,则更应速用攻逐之法。本节所论可归纳为3个要点:一是产后虚体外感,应以快速清除病邪;二是祛邪强调辨证准确,一举中的,必要时可用攻法;三是果断下药,中病即止,祛邪而不伤正,或可扶正与驱邪同用。

产后不可用白芍辨

【原文】 朱丹溪谓产后不可用白芍,恐伐生生之气,则大谬不然,但视其为虚寒虚热耳。若系虚寒，虽非产后，亦不可用，如仲景有桂枝汤去芍药法，小青龙去芍药法。若系虚热，必宜用之收阴。后世不善读书者，古人良法不知守，此等偏谬处，偏牢记在心，误尽大事，可发一叹。按：白芍花开春末夏初，禀厥阴风木之全体，得少阴君火之气化，炎上作苦，故气味苦平（《本经》芍药并无酸字，但云苦平无毒，酸字后世妄加者也）。主治邪气腹痛，除血痹，破坚积，寒热疝瘕，止痛，利小便，益气，岂伐生生之气者乎？使伐生气，仲景小建中汤，补诸虚不足而以之为君乎？张隐庵《本草崇原》中论之最详。

【译文】　朱丹溪认为妇女产后不可以用白芍，担心克伐人体生生不息之气，这种看法是非常错误的。白芍的使用要看其属虚寒证还是属虚热证，如果属虚寒证，虽然并非产后，也不宜使用，例如张仲景就有桂枝汤去白芍，小青龙汤去白芍的用法。如果属虚热证，就一定要用白芍来敛阴。后世有些不善于读书的人，古人好的方法不知遵守采纳，这类偏差错误之处，偏偏牢记在心，尽误大事，令人叹息。按：白芍在春末夏初季节开花，春季厥阴风木行令，故禀受厥阴风木之气，夏初为少阴君火司令，所以又得少阴君火的气化，火性炎上化作苦味，所以白芍性味苦平（《神农本草经》中芍药性味并没有酸字，只讲苦平无毒，酸字是后世乱加上去的）。主治邪气所致的腹痛，能除血痹，破除坚积，治疗寒热疝气及瘕聚，能止痛，利小便，益气。这样的功效，难道是克伐生生之气的吗？假使确能克伐生生之气，那么张仲景用小建中汤治疗多种虚损不足的病症，还能用白芍作君药吗？张隐庵在《本草崇原》中论述得最为详尽。

【解析】　本节驳斥了前人"产后不可用白芍论"的错误观点。文中提出，临床是否能用白芍，主要在于辨别患者的证候属于虚寒还是虚热。如果是虚热证，就可用白芍来收敛阴气。吴氏还引述了《神农本草经》中关于白芍的记载，以及仲景小建中汤重用白芍的例子，说明了白芍具有补益作用。白芍味苦、酸，性微寒，能养血敛阴、缓急止痛，产后用白芍者不乏其例，关键是病证与药之性味是否合拍。

产后误用归芎亦能致瘛论

【原文】　当归、川芎，为产后要药，然惟血寒而滞者为宜，若血虚而热者断不可用。盖当归秋分始开花，得燥金辛烈之气，香窜异常，甚于麻、辛，不过麻、辛无汁而味薄，当归多汁而味厚耳。用之得当，功力最速，用之不当，为害亦不浅。如亡血液亏，孤阳上冒等证，而欲望其补血，不亦愚哉！盖当归止能运血，衰①多益寡，急走善窜，不能静守，误服致瘛，瘛甚则脱。川芎有车轮纹，其性更急于当归，盖物性之偏长于通者，必不长于守也。世人不敢用白芍，而恣用当归、川芎，何其颠倒哉。

【注释】　②衰：减少。

【译文】　当归、川芎，都是产后常用药，然而只有血寒并兼血行瘀滞的病证适

国学经典文库

中医四大名著

温病条辨·各论

图文珍藏版

宜,如果是血虚而有热的病证则断然不可使用。因为当归秋分时节才开花,秋分为燥金行令,得到燥金辛烈之气,芳香走窜特别强烈,甚至可超过麻黄、细辛,只不过麻黄、细辛无汁而味薄,当归多汁而味厚罢了。使用恰当,功效最迅速,使用不当,危害也不少。例如亡血液亏,孤阳上冒等证,想用当归补血,这不是很愚蠢吗!因为当归只能运行血液,耗减多而补益少,其性急而善于走窜,不能静守,误服可导致瘕疾,若瘕疾过甚则可导致脱证。川芎上有车轮花纹,其性更急于当归,因为凡擅长于宣通走窜的药物,必然不擅长静守。世上的医生不敢用白芍,却任意乱用当归、川芎,为什么如此颠倒呢?

【解析】 本节讨论了产后如何使用归、芎的问题。吴氏认为,当归、川芎均为辛温香窜之物,其性皆走而不守,而川芎更甚于当归。因此,临证使用归、芎,应正确辨证。用之得法,则获效甚速,若使用不当,则会造成很大危害。这一观点,确有一定道理,但所说的"当归止能运血"不够全面。实际上,当归不仅能活血,也有补血之效,可用于血虚诸证,尤其是血虚夹瘀而偏寒者更宜。至于当归、川芎是否能导致瘕,应根据具体情况分析,因为导致瘕的原因十分复杂,不能一概归咎于用了当归和川芎。

产后当究奇经论

【原文】 产后虚在八脉,孙真人创论于前,叶天士畅明于后,妇科所当首识者也。盖八脉隶于肝肾,如树木之有本也,阴阳交构,胎前产后,生生化化,全赖乎此。古语云:医道通乎仙道者,此其大门也。

【译文】 妇女产后虚在奇经八脉,这个观点最早由孙思邈提出,后来叶天士进一步阐发其义,从事妇科的人应首先认识到这一点。因为八脉都依附于肝肾,就像树木有根一样。凡阴阳交媾,胎前产后,生长发育等,皆依赖奇经八脉。古语说:医道与仙道相通,奇经八脉就是相通的大门。

【解析】 本节阐述了产后主要虚在八脉,治疗亦应从奇经八脉入手。

产后当补心气论

【原文】 产后心虚一证,最为吃紧。盖小儿禀父之肾气,母之心气而成,胞宫之脉,上系心包,产后心气十有九虚,故产后补心气亦大扼要。再水火各自为用,互相为体,产后肾液虚,则心体亦虚,补肾阴以配心阳,取坎填离①法也。余每于产后惊悸脉芤者,用加味大定风珠,获效多矣(方见温热下焦篇,既大定风珠,加人参、龙骨、浮小麦、茯神者)。产后一切外感,当于本论三焦篇中求之,再细参叶案则备矣。

【注释】 ①取坎填离:坎、离,均为八卦中的两卦,分别代表水、火。取坎填离,这里是指用滋肾水来壮心阳的治疗方法。

【译文】　产后心虚病证,病情较为严重,最应重视。由于胎儿是禀受父亲的肾气和母亲的心气而形成的,并且胞宫的脉络上与心包相连,因此产后心气虚的,10人中就有9人,所以产后补心气的方法非常重要。再则水与火之间各自为用,相互为体,如产后肾阴不足,心体也就会虚,通过补益肾阴以使其与心阳相协调,这就是取坎填离的方法。我在治疗产后惊悸,脉象大而中空的患者时,用加味大定风珠(方见本书下焦篇,即大定风珠加人参、龙骨、浮小麦、茯神),多能取得良好疗效。对于产后一切外感疾病,应该参阅本书三焦篇中的治法,再结合叶天士医案中的有关内容,这样就完整了。

产后虚寒虚热分别论治论

【原文】　产后虚热,前则有三甲复脉三方,大小定风珠二方,专翁膏一方,增液汤一方。三甲、增液,原为温病善后而设;定风珠、专翁膏,则为产后虚损,无力服人参而设者也。古人谓产后不怕虚寒,单怕虚热。盖温经之药,多能补虚,而补虚之品,难以清热也。故本论详立补阴七法,所以补丹溪之未备。又立通补奇经丸,为下焦虚寒而设。又立天根月窟膏,为产后及劳伤下焦阴阳两伤而设也,乃从阳补阴,从阴补阳互法,所谓天根月窟间来往,三十六宫都是春也。

【译文】　产后虚热的治疗,前面立有三甲复脉三方、大小定风珠二方、专翁膏一方、增液汤一方。三甲复脉和增液汤,本来是为温病的善后而拟定的;大小定风珠和专翁膏,则是为产后虚损,无力购服人参而拟定的。古人常说:产后不怕虚寒,单怕虚热。这时因为温经的药物,多数能够补虚,而补虚的药物,却很少有清热的作用。所以本书详细地设立了七个补阴的方法,用以补充朱丹溪不完备的地方。另外又设立通补奇经丸一方,是为下焦虚寒而设。还设立天根月窟膏方,是为产后及劳伤下焦而阴阳两伤所设。此方是属从阳补阴,从阴补阳的阴阳互补法,方名即所谓阴阳在天根月窟间来往,三十六宫都如同春天一样。

【解析】　本节强调产后应当注重补心气。吴氏提出的取坎填离法,是用补益肾阴的大定风珠配合人参、龙骨、浮小麦、茯神等益气潜镇之品,甚有临床借鉴价值。

催生不可拘执论

【原文】　催生不可拘执一辙,阳虚者补阳,阴损者翁阴,血滞者通血。余治一妇素曰脉迟,而有癥瘕寒积厥痛,余用通补八脉大剂丸料,服半载而成胎,产时五日不下,是夕方延余诊视。余视其面青,诊其脉再至,用安边桂五钱,加入温经补气之品,作三杯,服二杯而生矣,亦未曾服第三杯也。次日诊其脉涩,腹痛甚拒按,仍令其服第三杯,又减其制,用一帖,下癥块长七八寸,宽二三寸,其人腹中癥块本有二枚,兹下其一,不敢再通矣。仍用温通八脉由渐而愈。其他治验甚多,略举一二,以见门径耳。

【译文】　催生也不可拘泥于一种方法,阳虚的应补阳,阴虚的应补阴,血瘀的应活血化瘀。我曾治疗一位妇女,平素脉象就迟缓,且腹有寒积痞块,时常肢冷腹痛。我配制通补八脉丸药治疗,服药半年后这位妇女怀孕,但临产时五日胎儿不能产出,傍晚才请我去诊治。我见其面色发青,诊其脉一息二至,用安边桂五钱,加入温经补气之品,煎煮成三杯,服二杯之后,胎儿产出,第三杯药也就没有再服。第二天复诊,其脉象涩滞,腹痛重拒按,仍让其将昨第三杯药服下,又将原方减量,又服一剂。服后下一癥块长约七八寸,宽二三寸。患者腹部癥块原有二枚,现排出其中一枚,未再敢继续通下,仍用温通八脉丸治疗,逐渐痊愈。其他治验病例很多,这里略举一二例,以指出入门的途径而已。

【解析】　本节强调催生亦应辨证论治,不可拘泥于一法,应根据具体情况辨证论治。

产后虚寒虚热分别论治论

【原文】　产后虚热,前则有三甲复脉三方,大小定风珠二方,专翕膏一方,增液汤一方。三甲、增液,原为温病善后而设;定风珠、专翕膏,则为产后虚损,无力服人参而设者也。古人谓产后不怕虚寒,单怕虚热。盖温经之药,多能补虚,而补虚之品,难以清热也。故本论详立补阴七法,所以补丹溪之未备。又立通补奇经丸,为下焦虚寒而设。又立天根月窟膏,为产后及劳伤下焦阴阳两伤而设也,乃从阳补阴,从阴补阳互法,所谓天根月窟间来往,三十六宫都是春也。

【译文】　产后虚热的治疗,前面立有三甲复脉三方、大小定风珠二方、专翕膏一方、增液汤一方。三甲复脉和增液汤,本来是为温病的善后而拟定的;大小定风珠和专翕膏,则是为产后虚损,无力购服人参而拟定的。古人常说:产后不怕虚寒,单怕虚热。这时因为温经的药物,多数能够补虚,而补虚的药物,却很少有清热的作用。所以本书详细地设立了七个补阴的方法,用以补充朱丹溪不完备的地方。另外又设立通补奇经丸一方,是为下焦虚寒而设。还设立天根月窟膏方,是为产后及劳伤下焦而阴阳两伤所设。此方是属从阳补阴,从阴补阳的阴阳互补法,方名即所谓阴阳在天根月窟间来往,三十六宫都如同春天一样。

【解析】　本节强调了产后的病证应分虚寒、虚热论治的治疗思想,然而,产妇血虚病证亦不少,补血和滋阴方药自有不同,这方面吴氏尚未有提及。

保胎论一

【原文】 每殒胎五六月者,责之中焦不能荫胎,宜平日常服小建中汤;下焦不足者,天根月窟膏,蒸动命门真火,上蒸脾阳,下固八脉,真精充足,自能固胎矣。

【译文】 每每于怀孕五六个月而发生堕胎的,大多是由于中焦脾胃虚弱不能充养护胎的缘故,宜平时常服小建中汤;如果是下焦肝肾虚弱的,可用天根月窟膏,蒸动命门真火,上暖脾阳,下固奇经八脉,真精充足,自然能使胎固不堕。

保胎论二

【原文】 每殒胎必三月者,肝虚而热,古人主以桑寄生汤。夫寄生临时保胎,多有鞭长莫及之患,且方中重用人参合天冬,岂尽人而能用者哉!莫若平时长服二十四味专翕膏(方见下焦篇秋燥门),轻者一料,即能大生,重者两料(滑过三四次者),永不堕胎。每一料得干丸药二十斤,每日早中晚服三次,每次三钱,约服一年。必须戒房事,毋令速速成胎方妙。盖肝热者成胎甚易,虚者又不能保,速成速堕,速堕速成,尝见一年内二、三次堕者,不死不休,仍未曾育一子也。专翕纯静,翕摄阳动之太过(肝虚热易成易堕,岂非动之太过乎),药用有情者半,以补下焦精血之损;以洋参数斤代人参,九制以去其苦寒之性,炼九日以合其纯一之体,约费不过三、四钱人参之价可办矣。愚制二十一味专翕膏,原为产后亡血过多,虚不肯复,痉厥心悸等证而设,后加鹿茸、桑寄生、天冬三味,保三月殒胎三、四次者,获效多矣,故敢以告来者。

通补奇经丸方(甘咸微辛法)

鹿茸八两(力不能者以嫩毛角代之) 紫石英(生研极细)二两 龟板(炙)四两 枸杞子四两 当归(炒黑)四两 肉苁蓉六两 小茴香(炒黑)四两 鹿角胶六两 沙苑蒺藜二两 补骨脂四两 人参(力绵者以九制洋参代之,人参用二两,洋参用四两) 杜仲二两

鹿茸

上为极细末,炼蜜为丸,小梧子大,每服二钱,渐加至三钱。大便溏者加莲子、芡实、牡蛎各四两,以蒺藜、洋

参熬膏法丸。淋带者加桑螵蛸、菟丝子各四两。癥瘕久聚少腹痛者,去补骨、蒺藜、杜仲,加肉桂、丁香各二两。

天根月窟膏方(酸甘咸微辛法,阴阳两补,通守兼施复法也)

鹿茸一斤　乌骨鸡一对　鲍鱼二斤　鹿角胶一斤　鸡子黄十六枚　海参二斤　龟板二斤　羊腰子十六枚　桑螵蛸一斤　乌贼骨一斤　茯苓二斤　牡蛎二斤　洋参三斤　菟丝子一斤　龙骨二斤　莲子三斤　桂元肉一斤　熟地四斤　沙苑蒺藜二斤　白芍二斤　芡实二斤　归身一斤　小茴香一斤　补骨脂二斤　枸杞子二斤　肉苁蓉二斤　萸肉一斤　紫石英一斤　生杜仲一斤　牛膝一斤　萆薢一斤　白蜜三斤

上三十二味,熬如专翕膏法。用铜锅四口,以有情归有情者二,无情归无情者二,交火次第煎炼取汁,另入一净锅内,细炼九昼夜成膏;后下胶、蜜,以方中有粉无汁之茯苓、莲子、芡实、牡蛎、龙骨、鹿茸、白芍、乌贼骨八味为极细末,和前膏为丸梧子大。每服三钱,日三服。

此方治下焦阴阳两伤,八脉告损,急不能复,胃气尚健(胃弱者不可与,恐不能传化重浊之药也),无湿热证者;男子遗精滑泄,精寒无子,腰膝痠痛之属肾虚者(以上数条,有湿热皆不可服也);老年体瘦痱①中,头晕耳鸣,左肢麻痹,缓纵不收,属下焦阴阳两虚者(以上诸证有单属下焦阴虚者,宜专翕膏,不宜此方);妇人产后下亏,淋带癥瘕,胞宫虚寒无子,数数殒胎,或少年生育过多,年老腰膝尻胯痠痛者。

【注释】　①痱:即废,是一科风病,类似偏枯,属于肢体瘫痪一类的病证。《诸病源候论》曰:"风痱之状,身体无痛,四肢不收,神智不乱,一臂不遂……"

【译文】　每每于怀孕三个月而发生堕胎的,是肝虚有热的缘故。古人常以桑寄生汤治疗。但桑寄生汤临时保胎,多有鞭长不及的缺点。而且方中重用人参合天冬,人参价高,也不是所有人都能使用得起的。不如平时长期服用二十四味专翕膏(方见下焦篇秋燥门),轻者只用一料,即可保胎儿正常生产,重者用两料(指滑胎三四次者),便永不发生堕胎。每一料制成干丸药二十斤,每日早中晚三次服用。每次服9克,约服一年。服药期间必须戒房事,不要在短时间又怀孕为好。这是因为肝热的妇女容易受孕,但肝虚又难以保养胎儿,成胎快,堕胎也快,快速堕胎之后又快速成胎。我曾见有人一年堕胎二三次,反复孕、堕不休,始终未曾生育一子。专翕膏药性纯净,能敛摄太过的阳气(肝虚有热易成胎也易堕胎,这难道不是阳气动之太过吗),方中一半是血肉有情的药物,以填补下焦精血的不足;用洋参数斤代替人参,经九制去掉其苦寒之性,再炼制九天使药体归于纯一。花费大约不过十至十二克人参的价钱就可以办到了。我制备的二十一味专翕膏,原来是为产后失血过多,虚弱难以恢复,痉厥心悸等证所设,后来加入鹿茸、桑寄生、天冬三味,为每次怀孕三个月就堕胎,已堕胎三四次的孕妇保胎之用,效验的人很多,所以敢向学习者介绍。

通补奇经丸方(甘咸微辛法)

鹿茸240克(无力购买者可用嫩毛角代替) 紫石英(研极细粉末)60克 龟板(炙)120克 枸杞120克 当归(炒黑)120克 肉苁蓉180克 小茴香(炒黑)120克 鹿角胶180克 沙苑蒺藜60克 补骨脂120克 人参(经济能力有限的人可以九制洋参代替,人参用60克,洋参用120克) 杜仲60克

上药研成极细粉末,炼蜜为丸,如梧桐子大小,每次服6克,逐渐加到每次服9克。大便溏泄的加莲子、芡实、牡蛎各120克,用蒺藜、洋参熬膏为丸。淋下、白带较多者加桑螵蛸、菟丝子各120克。癥瘕积聚、少腹疼痛的患者,去掉补骨脂、蒺藜、杜仲,加肉桂、丁香各60克。

天根月窟膏方(酸甘咸微辛法,阴阳两补,通守兼施的方法)

鹿茸500克 乌骨鸡1对 鲍鱼1000克 鹿角胶500克 鸡子黄16个 海参1000克 龟板1000克 羊腰子16个 桑螵蛸500克 乌贼骨500克 茯苓1000克 牡蛎1000克 洋参1500克 菟丝子500克 龙骨1000克 莲子1500克 桂圆肉500克 熟地2000克 沙苑蒺藜1000克 白芍1000克 芡实1000克 当归身500克 小茴香500克 补骨脂1000克 枸杞子1000克 肉苁蓉1000克 山萸肉500克 紫石英500克 生杜仲500克 牛膝500克 草薢500克 白蜜1500克

将上述三十二味药,熬制如专翕膏相同的方法。用铜锅四口,把血肉有情之品放在一起分二锅。不是有情之品的放在一起分二锅,文火煎熬取汁,倒入另一干净锅内,细炼九昼夜后成膏,然后加入胶、蜜,再把方中有粉无汁的茯苓、莲子、芡实、牡蛎、龙骨、鹿茸、白芍、乌贼骨八味药研为极细粉末,拌和入熬好的膏中,制成丸药,大小如梧桐子。每次服9克,一天服三次。

此方治疗下焦阴阳两伤、八脉虚损,一时难以恢复,胃气尚健(胃气虚弱的患者不可服,恐胃虚不能化重浊的药物),并且不兼湿热证候者;男子遗精滑泄,精寒不育,腰膝酸痛属肾虚弱者(以上数条,有湿热者不可服用);老年体瘦半身不遂,头晕耳鸣,左侧肢体麻痹,缓纵不收,属下焦阴阳两虚的病证(以上诸证有单属下焦阴虚者,宜专翕膏,不宜用此方);妇人产后下元亏虚,淋带癥瘕,胞宫虚寒不孕,多次堕胎,或年轻时生育过多,年老时腰膝尻胯酸痛者。

【解析】 以上2节是讨论妊娠后发生堕胎的原因和治法。文中吴氏提出了保胎常用3方,其适应证各不相同:通补奇经丸适用于下元虚寒者,天根月窟膏适用于下焦阴阳两虚、八脉虚损者,专翕膏则适用于单纯的下焦阴虚证,临床上可斟酌选择使用。但吴氏以怀孕的月份来判断堕胎的原因,似欠妥,临证时应以辨证为依据。

卷六 解儿难

【题解】 本篇从小儿的生理病理特点以及社会、家庭、医者等众多因素,分析说明了诊治小儿病的困难之处,故篇名为"解儿难"。本卷共有短文二十四篇,重点讨论儿科常见病证,尤其是痉、疳、痘、疹四大病证的辨证论治。同时也结合儿科病特点,讨论了部分方剂药物应用的方法和注意事项。

本篇首先阐述了小儿病难治的主要原因。吴氏认为:一难于小儿脏腑娇嫩,"藩篱疏",抗病力弱,外邪易侵,且易迅速传变内陷;二难于小儿稚阴稚阳之体,易实易虚;三难于幼儿言语障碍,名曰哑科,不能正确述说病情;四难于父母溺爱,温饱过度;五难于庸陋之医,医术不精或医德不佳,失治误治。其次讨论了小儿的用药特点。吴氏认为:小儿用药不宜重用苦寒,以防克伐生气、影响胃气、竭夺津液,选方用药宜甘多酸少,同时还强调了小儿外感不要乱用辛温"风药"。第三较全面地分析了小儿痉病发生的原因、相关概念,阐述了小儿痉病的病因、病机、诊断、鉴别诊断,提出了痉病当辨虚实寒热以及痉病瘛病九大纲论,论述了寒痉、风寒痉、风温痉、温热痉、暑痉、燥痉、内伤饮食痉、客忤痉、本脏自痉九种痉病的证治。第四论述了小儿疳疾的概念、成因、病机及治法。第五讨论了痘证发生的环境、气候、体质因素以及治疗禁忌等。第六简述了疹病辨治。第七对小儿常用方剂泻白散的临床应用宜忌进行了探讨,指出外感咳嗽不可滥用泻白散。最后提出治病选药不在价钱贵贱,"合病情者用之,不合者避之",同时注意药物形态与生、长、化、藏之间的关系,正确选用药物的枝叶、根茎、果实等。

解儿难题词

【原文】 儿曷①为乎有难?曰:天时人事为之也,难于天者一,难于人者二。天之大德曰生,曷为乎难儿也?曰:天不能不以阴阳五行化生万物,五行之运②,不能不少有所偏,在天原所以相制,在儿任其气则生,不任其气则难,虽天亦莫可如何也,此儿之难于天者也。其难于人者奈何?曰:一难于儿之父母,一难于庸陋之医。天下之儿皆天下父母所生,天下父母有不欲其儿之生者乎?曷为乎难于父母耶?曰:即难于父母欲其儿之生也。父母曰:人生于温,死于寒。故父母惟恐其儿之寒也。父母曰:人以食为天,饥则死。故父母惟恐其儿之饥也。天下之儿,得全其生者此也。天下之儿,或受其难者,亦此也。谚有之曰:小儿无冻饿之患,有饱暖之灾。此发乎情，不能止乎义礼，止知以慈为慈，不知以不慈为慈，此儿之难于父母者也。天下之医，操生人之术，未有不欲天下之儿之生，未有不利天下之儿之生，天下之儿之难，未有不赖天下之医之有以生之也。然则医也者，所以补天与父母之不逮以生儿者也，曷为乎天下之儿，难于天下之医也？曰：天下若无医，则天下之儿难犹少，且难于天与父母无怨也。人受生于天与父母，即难于天与父母，又何怨乎？自天下之医愈多，斯天下之儿难愈广，以受生于天于父母之儿，而难于天下之医，能无怨乎？曷为乎医愈多，而儿之难愈广也？曰：医也者，顺天之时，测气之偏，适人之情，体物之理，名也，物也，象也，数也，无所不通，而受之以谦，而后可以言医，尤必上与天地呼吸相通，下与小儿呼吸相通，而守之以诚，而后可以为医。奈何挟生人之名，为利己之术，不求岁气③，不畏天和④，统举四时，率投三法⑤，毫无知识，囿⑥于见闻，并不知察色之谓何，闻声之谓何，朝微夕甚之谓何，或轻或重之谓何。甚至一方之中，外自太阳，内至厥阴，既与发表，又与攻里；且坚执小儿纯阳之说，无论何气使然，一以寒凉为准，无论何邪为病，一以攻伐为先；谬造惊风之说，惑世诬民；妄为疳疾之丸，戕生伐性；天下之儿之难，宁有终穷乎？前代贤医，历有辨难，而未成书。瑭虽不才，愿解儿难。

【注释】　①曷：怎么。②五行之运：指木、火、土、金、水五种事物生克制化的规律。③不求岁气：是言不去探求一年的气运状况。④不畏天和：意不管自然界气候因素。⑤三法：指汗、吐、下三种治疗方法。⑥囿：局限，拘泥。

【译文】　小儿为何有疾病灾难呢？这主要是由自然界和人为原因造成的。由自然界的因素有1条，而人为的因素却有2条。自然界最大的恩惠是生化万物并使其生生不息，怎么会有疾病灾难影响小儿呢？这是因为自然界原本是以阴阳和五行的规律来化生万物的，而木、火、土、金、水五行之间的生克制化的规律，不可能没有少许的偏差而产生气候的异常变化，这种异常在自然界是相互制约的，小儿如能适应这种变化就能正常地生活，若不能适应这种变化，就会生病。虽说"天之大德曰生"，但也无能为力，这是由自然因素所造成的小儿疾病。那么由人为因素所造成的小儿疾病又是怎样的呢？可以说有两方面的原因：一是由小儿父母所造成的，一是由不学无术的庸医所引起的。天下的小儿都是父母所生，天底下哪有父母不希望自己的孩子健康成长呢？怎么说小儿的疾病是由父母造成的呢？其实正是由于父母总想让自己的孩子好好地成长，才造成小儿疾病的发生。通常做父母的，总是认为人生于温暖而死于寒冷。因此，老是担心孩子受寒。做父母的还认为人必须依赖饮食才能生存，饥饿则会导致死亡，所以父母唯恐子女挨饿。天下的孩子要靠此保全生命，同样，天下的孩子也正是由此而产生疾病。谚语说：小儿没有因受冻挨饿而生病的，只有因过饱过暖而引起疾病的。虽然让孩子吃饱穿暖这是人之常情，但是不能仅仅停留在感情的水平，只知道以慈爱的方法对待子女是慈爱，不知道有些不慈爱的做法，实际却是一种慈爱。上述就是因父母而造成的小儿疾病灾难。天底下的医生，掌握了救人性命的技术，没有不希望天下的小儿都能够健康成长，也没有人愿做不利于儿童健康成长的事，而天下的儿童患病后，也没有不依赖医生的治疗而得以挽救生命的。既然医生能弥补自然界和父母的不足而利于儿童的健康，为什么又说天下儿童的疾病灾难是由医生造成的呢？我认为，假如天下没有医生，天下儿童的疾病灾难可能还会少些，并且对自然界和父母等因素所造成的疾病也不会有什么怨恨。因为人本来就是依靠自然界和父母而得以生存，所以即使因自然因素或父母因素而造成的疾病，又有什么怨恨呢？自从天下医生逐渐增多，天下儿童因庸医所造成的疾病灾难也愈来愈多，受自然界的调护和父母哺育而成长的孩子，却由天下的庸医引起了疾病灾难，这怎么能不怨恨呢？为什么说医生愈多，小儿的疾病灾难也愈多呢？我认为医生的职责，在于顺应自然变化规律，预测气候的异常，又要适应人的情况，体察事物变化的道理，对释名、物理、易学、方术等无所不通，又能谦虚好学，然后才可以谈论医学，尤其必须上要通晓自然规律，下与小儿息息相通，而且始终保持诚意，这样才可以做医生。无奈有的医生以救治人的名义，将医术当成为自己牟利的手段，不探求每年的气运状况，不敬畏自然界的天和之气，笼统地把四时所发生的疾病不做区别，轻率地投用发散、消导、攻下 3 种治法，自己毫无知识，缺乏广见博闻，连什么是望诊，什么是闻诊也不知道，不明白为什么朝轻夜重，为什么或轻或重。有的甚至在一首处方里，用药外可达太阳经，内可到厥阴经，既有发表药，又有攻里药，并且拘泥于小儿为纯阳之体的看法，不论是六气中哪一气所引起的疾病，一概以寒凉药为标准，不论是何种病邪致病，一概先用攻伐，并荒谬地杜撰出惊风的说法蛊惑世人，擅自制造治疗瘖疾的药丸，残害儿童的身体健康。这样天下儿童的疾病灾难，哪会有尽期呢？前代医德高尚的医家，对此多次提出辩驳，但没有写成书，我虽没有多大的才能，但愿为解除小儿的疾病灾难尽到一份责任。

【解析】　本节分析儿科疾病的发生及治疗之所以难的原因。文中从自然、社会、医疗等不同角度，论述了小儿之所以容易生病和既病后难治的原因，特别批评了当时社会上的医生对儿科病发生和诊治的无知。文中指出小儿之病往往是由于父母对小儿的过分溺爱而发生的，主要表现在饱暖过度。这一认识具有积极意义。对小儿的保健甚有启示。

儿科总论

【原文】　古称难治者，莫如小儿，名之曰哑科。以其疾痛烦苦，不能自达；且其脏腑薄，藩篱①疏，易于传变；肌肤嫩，神气怯，易于感触；其用药也，稍呆则滞②，稍重则伤，稍不对证，则莫知其乡，捉风捕影，转救转剧，转去转远。惟较之成人，无七情六欲之伤，外不过六淫，内不过饮食、胎毒而已。然不精于方脉③、妇科，透彻生化④之源者，断不能作儿科也。

【注释】　①藩篱：篱笆，比喻人体的卫外作用，一般指人体的腠理。②稍呆则滞：这里是指小儿用药稍微滋腻重浊一些就会阻碍脾胃气机。③方脉：指医方与脉象，引申为医术。④生化：生息育化。《素问·六微旨大论》："故器者，生化之宇。器散则分之，生化息矣。"

【译文】　古时候的医生认为，最难治的是小儿疾病，因为婴幼儿不会说话，即使稍大一点的孩子，对自己的病痛往往不能很好地表述清楚，所以称儿科为"哑科"。同时，由于小儿脏腑薄弱，腠理疏松，在患病以后极易发生传变；而且小儿肌肤娇嫩，神气怯弱，非常容易感受外邪而得病；在用药方面，若稍有滋腻，就会阻碍脾胃气机，若药性稍猛或药量稍重，就会损伤正气，若治疗稍不对证，则会使病情变幻无常，难以预测。如果医生对小儿的生理病理特点不熟悉，治疗时必定会不得要领，捕风捉影，使疾病愈治愈重，治疗用药与病情愈离愈远。但是小儿疾病与成人相比，没有七情六欲的伤害，外因不过是风、寒、暑、湿、燥、火六淫，内因不过是饮食不洁、饥饱失常以及先天胎毒罢了。然而，尽管如此，不能精通医方与脉象、妇产科学，不通晓生息化育原理的人，决不能做儿科医生。

【解析】　本节分析儿科病与成人病之不同，提出了儿科病较之成人病有难有易。

俗传儿科为纯阳辨

【原文】　古称小儿纯阳，此丹灶家①言，谓其未曾破身②耳，非盛阳③之谓。小儿稚阳④未充，稚阴⑤未长者也。男子生于七，成于八；故八月生乳牙，少有知识；八岁换食牙⑥，渐开智慧；十六而精通，可以有子；三八二十四岁真牙⑦生（俗谓尽根牙）而精足，筋骨坚强，可以任事，盖阴气长而阳亦充矣。女子生于八，成于七；故七月生乳牙，知提携；七岁换食牙，知识开，不令与男子同席；二七十四而天癸至；三七二十一岁而真牙生，阴始足，阴足而阳充也，命之嫁。小儿岂盛阳者哉！俗谓女子知识恒早于男子者，阳进阴退故也。

【注释】　①丹灶家：指古代炼丹的方士。②破身：指小儿尚未结婚、同房，没有精气外泄。③盛阳：指阳气旺盛。④稚阳：指尚未充长的小儿阳气。⑤稚阴：指尚未充盈的小儿阴精。所谓："稚阳未充，稚阴未长"是言小儿的脏腑功能和物质基础均未完善成熟。⑥食牙：指恒牙。⑦真牙：指智齿。

【译文】　古人称小儿为纯阳之体，这其实是道家的一种说法，意思是指小儿尚未结婚，还是童贞之体，并不是说小儿阳气偏盛。实际上，小儿是阳气未充，阴精未盈之体。因为男子生于阳数七，而成于阴数八，所以男孩出生后八个月开始长乳牙，对事物稍有认识。到八岁时开始长恒牙，思维能力逐渐增强。十六岁时，肾气旺盛,精关开通,具有生育能力。到三八二十四岁时,智齿萌生(俗称尽根牙),精力充沛,筋骨强壮有力,可以胜任各种工作,这是由于阴气增长阳气充盛的结果。女子生于阴数八。而成于阳数七,因此女孩出生后七个月便开始生长乳牙,并知道要人抱起或搀扶。七岁时换恒牙,认识和思维能力逐渐增强,此时不宜与男子同床就寝。到二七十四岁的时候,经水来潮。三七二十一岁时,智齿生长,阴精充足,阳气旺盛,可以婚嫁。如此说来,小儿怎么能够是纯阳之体呢?世俗认为女子的知识常比男子开始得早一些,这是因为女子成于阳数七,男子成于阴数八,所以说是阳进阴退的缘故。

【解析】 本节阐述小儿的生理特点为稚阳未充稚阴未长而非纯阳。

儿科用药论

【原文】 世人以小儿为纯阳也,故重用苦寒。夫苦寒药,儿科之大禁也。丹溪谓产妇用白芍,伐生生之气,不知儿科用苦寒,最伐生生之气也。小儿,春令也,东方也,木德也,其味酸甘。酸味人或知之,甘则人多不识。盖弦脉者,木脉也,《经》谓弦无胃气者死[1]。胃气者,甘味也,木离土则死,再验之木实,则更知其所以然矣,木实惟初春之梅子,酸多甘少,其他皆甘多酸少者也。故调小儿之味,宜甘多酸少,如钱仲阳[2]之六味丸是也。苦寒之所以不可轻用者何?炎上作苦,万物见火而化,苦能渗湿。人,倮虫也,体属湿土,湿淫固为人害,人无湿则死。故湿重者肥,湿少者瘦;小儿之湿,可尽渗哉!在用药者以为泻火,不知愈泻愈瘦,愈化愈燥。苦先入心,其化以燥也,而且重伐胃汁,直致痉厥而死者有之。小儿之火,惟壮火[3]可减;若少火[4]则所赖以生者,何可恣用苦寒以清之哉!故存阴退热为第一妙法,存阴退热,莫过六味之酸甘化阴也。惟湿温门中,与辛淡合用,燥火则不可也。余前序温热,虽在大人,凡用苦寒,必多用甘寒监之,惟酒客不禁。

【注释】 ①弦无胃气者死:脉弦而无胃气的主死。弦脉是肝木的脉象;胃气,指中焦脾胃之气,在五行中属土而主甘味,故胃气有赖于甘味的滋养才能充实,若无甘味的充养,胃气必然衰败,因此如果脉弦而无胃气,就好像树木离开了土壤一样,必然会导致死亡;小儿属木,亦赖胃气和甘味滋养,以此说明甘味药对小儿的重要作用。②钱仲阳:名钱乙,宋代儿科学家,著有《小儿药证直决》。③壮火:《素问·阴阳应象大论》"壮火之气衰"。壮火是一种亢奋的、过盛的病理之火,多为实火,能耗损正气,影响人体的正常生理机能。壮火与少火相对而言。④少火:《素问·阴阳应象大论》"少火之气壮"。少火是一种正常的,具有生气的火,是维持正常生理活动所必需的。少火与壮火相对而言。

【译文】 人们通常认为小儿是纯阳之体,所以用药多偏于苦寒。实际上,苦寒药是儿科最大的禁忌。朱丹溪说产妇用白芍可克伐生生之气,岂不知儿科用苦寒药更易克伐生生之气。小儿生机旺盛犹如春天,在方位上与东方相应,具有木的属性,在五味上属酸和甘。对于酸味的性能和作用,人们或许了解一些,但对于甘味的作用,认识就很不够了。就拿弦脉而言,弦脉是肝木的脉象,《内经》中说脉弦而无胃气的主死。所谓胃气,在五行中属土而主甘味,若无甘味充养而胃气衰败,就好像树木离开了土壤一样,必然会导致死亡。再拿树木的果实来打个比方,就更容易明白其中的道理了。树木的果实除了初春的梅子酸味多甘味少外,其他果实都是甘味多而酸味少。因此,治疗小儿疾病,用药也应该甘味多而酸味少,例如钱仲阳的六味地黄丸,就是这种类型的方剂。为什么不能轻率地使用苦寒药物呢?因为火性上炎,在味为苦,万物遇火必然会因水分耗竭而被焚化,所以苦味有除湿的作用。人是一种体表没有羽毛鳞甲护卫的生物,人的身体属湿土之性,若湿气过多就会对人体造成危害,但如没有适度的水分也会危害人的生命。所以痰湿重的人体态多肥胖,阴液不足的人形体多消瘦。小儿的阴液,怎么能被随便地大量损耗呢?用苦寒药的医生以为苦寒可以泻火,却不知道愈是泻火,愈能化燥伤阴,从而使患儿愈加瘦弱。因为苦味的药物,先入于心,心属火,所以苦味易从火化而为燥。而且,苦燥的药物极易劫夺胃津,甚至使阴津枯竭,阴虚风动,临床由此而导致痉厥死亡的情况也常见到。对小儿之火,只有过盛的实火才可以用清火的药物,若是人体赖以生长发育的少火,对这种火怎么能任意使用苦寒的药物来清泄呢?因此通过保存阴液的方法来消退其热才是最重要的治疗方法,存阴退热的方剂,以酸甘化阴的六味地黄丸为最好。苦寒药物在治疗湿热性质的疾病时,配合辛淡药物一道使用比较适宜,因为苦能燥湿,寒能清热。但对燥火性质的疾病苦寒药就不适合了。我在前面所论述的温热证治中,虽然谈论的是成人,凡须用苦寒药时,也必定配合甘寒的药物来监护,以防止苦燥伤阴之弊。只有对平时湿热较重的嗜酒之人,苦寒药物不在禁用之列。

【解析】　本节论述儿科用药应慎用苦寒,宜甘多酸少。当然,这是针对火热之证而言的,并非绝对之辞,对于邪热亢盛者,清法还是可以用的,文中也指出"壮火可减"。

儿科风药①禁

【原文】　近日行方脉者②无论四时所感为何气,一概羌、防、柴、葛。不知仲景先师,有风家③禁汗,亡血家④禁汗,湿家⑤禁汗,疮家⑥禁汗四条,皆为其血虚致痉也。然则小儿痉病,多半为医所造,皆不识六气之故。

【注释】　①风药:指具有祛风发汗解表的药物。②方脉者:指从事处方诊脉的医生。③风家:一指平素容易伤风感冒的人。二指中风或伤风感冒的患者。④亡血家:指平素患有呕血、衄血、尿血、便血、崩漏和金疮等失血性疾病的病人。⑤

湿家:指平素易感受湿邪或患有湿病的人。⑥疮家:一指由于刀剑所伤,失血过多的病人。二指平素经常有疮、疡、疖、痈的病人。

【译文】 最近有些行医的人,不论一年四季患者感受哪种病邪,一概用羌活、防风、柴胡、葛根等辛温发汗的药物治疗,却不知道仲景先师有四条发汗禁例:即平时经常感受风邪为病者禁用发汗;平素患有多种出血性疾病者禁用发汗;平常易感受湿邪或患有湿病者禁用发汗;外科疮疡久不愈合的禁用发汗。因为这四类病人发汗后,极易使阴津受损而导致血亏液少,筋脉失于濡养,从而产生痉病。之所以说小儿痉病有半数以上都是医生所造成的,是因为其对六气为病认识不清,滥用疏风发汗解表药的缘故。

【解析】 本节论述使用解表药之禁忌,认为误用解表药会导致痉病。

痉因质疑

【原文】 痉病之因,《素问》曰:"诸痉项强,皆属于湿。"此湿字,大有可疑,盖风字误传为湿字也。余少读方中行先生《痉书》,一生治病,留心痉证,觉六气皆能致痉。风为百病之长,六气莫不由风而伤人,所有痉病现证,皆风木刚强屈拗①之象。湿性下行而柔,木性上行而刚,单一湿字,似难包得诸痉。且湿字与项强字即不对,中行《痉书》一十八条,除引《素问》《千金》二条,余十六条内,脉二条,证十四条,俱无湿字证据。如脉二条:一曰:夫痉脉按之紧如弦,直上下行;二曰:《脉经》云:痉家,其脉伏坚,直上下。皆风木之象,湿之反面也。余十四条:风寒致痉居其十,风家禁下一条,疮家禁汗一条,新产亡血二条,皆无所谓湿也者。即《千金》一条,曰:太阳中风,重感于寒湿则变痉也。上下文义不续,亦不可以为据。中行注云:痉,自《素问》以来,其见于《伤寒论》者,乃叔和所述《金匮》之略也;《千金》虽有此言,未见其精悉。可见中行亦疑之。且《千金》一书,杂乱无章,多有后人羼杂②,难以为据。《灵枢》《素问》二书,非神圣不能道,然多述于战国汉人之笔,可信者十之八九,其不可信者一二。如其中多有后世官名地名,岂轩岐逆料后世之语,而先言之哉?且代远年湮,不无脱简错误之处。瑭学述浅陋,不敢信此湿字,亦不敢直断其非,阙疑③以俟来者。

【注释】 ①屈拗:强劲,刚强。拗固执。②羼杂:即掺杂。羼,掺杂。③阙疑:把疑难问题留着,不下判断。

【译文】 对于痉病的原因,《素问》病机十九条中有"诸痉项强,皆属于湿"的论述,此处之"湿"字大为可疑,可能是"风"字误传为"湿"字。我年少时曾读过方中行先生写的《痉书》,同时在我一生的治病经历中,对痉证也特别留意,觉得六气都可以导致痉病。风为多种疾病产生的首要原因,六淫之邪都是借助风而侵袭人体,各种痉病的临床表现也都呈现出风木强劲、刚强的状态。湿性下行而柔润,木性上行而刚劲，单纯用一个"湿"字很难概括所有痉病的致病原因。况且"湿"字有柔润的含义，与"项强"的强直不屈状态在字义上不相符合。方中行《痉书》中论载痉病的共有十八条，除引用《素问》和《千金方》的二条外，其余十六条内，记述痉病脉象的有两条，论述证候的有十四条，都没有以"湿"为痉病致病原因的证据。例如关于脉象的两条中，一条言痉病的脉象按上去就好像按在弓弦上一样紧张有力，从寸部到尺部都是同样的感觉。另一条引用了《脉经》的论述：患痉病的人，脉象沉伏，从寸部到尺部皆表现为坚硬强直。这些脉象都是风木的征象，与湿邪致病脉象濡缓相反。剩余的十四条中，因感受风寒而致痉病的有十条，风家禁用攻下一条，疮家禁用发汗的一条，产妇新产失血过多的二条，都没有谈到所谓"湿"的问题。即使引用《千金方》的一条：太阳中风后，又感受了寒湿之邪，可以转变为痉病，提到了"湿"字，但本条与上下文的意思不连续，不可作为湿邪致痉的依据。方中行注解说：痉病，自从《素问》中有记载以来，《伤寒论》中也有论述，这是王叔和把《金匮要略》中的有关内容节录后加进去的。《千金方》中虽然也有痉病的论述，但所述内容并不精确完整。可见，方中行对此也是持怀疑态度的。而且《千金方》这部书的内容杂乱无章，其中有很多内容是后人掺杂进去的，很难作为证据。《灵枢》《素问》这两部书，若不是卓有才学的人是写不出来的，然而书中的论述多出自战国或汉代时期古人的手笔，其中确实可信的内容约占十分之八九，不可信的也占到十分之一二。例如书中有许多后世的官名和地名，难道黄帝和岐伯早已预料到后世将要发生的事情而预言在先了吗？更何况战国和汉代距现代已很遥远，不可能没有脱简遗漏或错误的地方。我学识浅薄，虽不敢相信痉病病因的这一"湿"字，但是也不敢直接断定这是一个错误，所以将疑点提出来，以供后世学者进一步探讨。

【解析】　本节论述痉病的发生原因，对《素问》中"诸痉项强，皆属于湿"之说提出商榷，认为"湿"字为"风"字传写之误，不为无见。

湿痉或问

【原文】　或问：子疑《素问》痉因于湿，而又谓六淫之邪皆能致痉，亦复有湿痉一条，岂不自相矛盾乎？曰：吾所疑者，诸字、皆字，似湿之一字，不能包括诸痉，惟风可以概括，一也；再者湿性柔，不能致强，初起之湿痉，必兼风而后成也。且俗名痉为惊风，原有急慢二条。所谓急者，一感即痉，先痉而后病；所谓慢者，病久而致痉者也。一感即痉者，只有认证真，用药确，一二帖即愈，易治也。病久而痉者，非伤脾阳，肝木来乘；即伤胃汁肝阴，肝风鸱张，一虚寒，一虚热，为难治也。吾见湿因致痉，先病后痉者多，如夏月小儿暑湿泄泻暴注，一昼夜百数十行，下多亡阴，肝乘致痉之类，霍乱最能致痉，皆先病后痉者也。当合之杂说中《风论》一条参看。以卒得痉病而论，风为百病之长，六淫之邪，皆因风而入。以久病致痉而论，其强直背反瘛疭之状，皆肝风内动为之也。似风之一字，可以包得诸痉。要知痉者筋病也，知痉之为筋病，思过半矣。

【译文】 可能有的人会问：你对《素问》关于痉病是由湿邪引起的说法有怀疑，但是你自己又说六淫之邪都能导致痉病的发生，并且还列有湿痉一条做专门论述，这难道不是自相矛盾吗？实际上我所怀疑的是"诸"字和"皆"字，似乎仅用一个"湿"字，还不能包括所有痉病的原因，我认为只有"风"字才能概括，这是一个方面；另一方面，湿性柔顺，不会直接导致身体强直的痉病，即使在发病之初就属于湿痉的，也必然是兼挟风邪而造成的，而且习惯上也把痉病称为惊风。惊风分为急、慢性两类，所谓急惊风，是指感邪后立即就发痉，表现为先有痉而后才出现其他症状；所谓慢惊风，指患痉病日久而后发生的痉证。感邪后立即发痉的急惊风，只要辨证准确，用药正确，往往一二帖药就可以痉愈，治疗比较容易；如果病久而痉的慢惊风，往往其病机不是脾阳受损，使肝木乘之，就是肝胃阴液亏耗使肝风鸱张，前者属于虚寒，后者属于虚热，都比较难治。我所见到的因湿而导致的痉病，以先有其他疾病而后转变为痉的占多数。例如夏季小儿感受暑湿而突然暴注下泻，一昼夜泻下数十次，甚至百余次，泻下过多导致阴液耗竭，使肝木来乘而导致痉病等，包括霍乱病也极易发生痉证，这些都属于先有疾病而后出现痉证的。有关的论述应当结合前面杂说中《风论》的内容相互参照。就突然发生的痉病而言，由于风为百病之长，所以六淫之邪都必须随风而侵入人体导致痉病。对因久病而发生的痉证来说，其表现出的项背强直，角弓反张，手足抽搐等症状，皆由肝风内动所造成的。由此我认为，似乎"风"字尚可包括各种痉病。总之，医生必须要知道痉病是筋脉拘急的病变，只有了解痉病是筋脉的病变，那么就基本上认识了痉病的发生发展规律和治疗理论。

【解析】 本节作者对"痉病是由湿邪引起的说法"发表了自己的看法及论述。

痉有寒热虚实四大纲论

【原文】 六淫致痉，实证也；产妇亡血，病久致痉，风家误下，温病误汗，疮家发汗者，虚痉也。风寒、风湿致痉者，寒证也；风温、风热、风暑、燥火致痉者，热痉也（按此皆瘛证属火，后世统谓之痉矣，后另有论）。俗称慢脾风①者，虚寒痉也；本论后述本脏自病者，虚热痉也（亦系瘛证）。

【注释】 ①慢脾风：又称脾风，指小儿出现闭目摇头，神昏嗜睡，手足蠕动等症，病程较长，属慢惊风范围。因脾阴虚损，脾阳衰竭所致。

【译文】 因外感六淫之邪而导致的痉病，属于实证；产妇失血过多，或病久致痉，或平素易于感受风邪汗出较多的患者误用攻下，或患有温病误用辛温发汗，或久有疮痈而误用发汗等，都是因阴血亏虚而导致的痉证，皆属于虚证。如因感受风寒或风湿之邪而致的痉病,属于寒证;若外感风温、风热、风暑、燥火等邪气而导致的痉病,属于热痉(这些实际上都是由火邪炽盛而致的手足抽搐,后世之人将其统称为痉病,对此后面有专门论述)。习俗上所称的慢脾风,属于虚寒性质的痉病;本书后面将要论述的因本脏自病所导致的痉病,属于虚热痉(也属手足搐搦的瘛证)。

小儿痉病瘛病共有九大纲论

【原文】 寒痉:仲景先师所述方法具在,但须对证细加寻绎,如所云太阳证体强,几几然①,脉沉迟之类,有汗为柔痉,为风多寒少,而用桂枝汤加法;无汗为刚痉,为寒痉,而用葛根汤,汤内有麻黄,乃不以桂枝立名,亦不以麻黄立名者,以其病已至阳明也。诸如此类,须平时熟读其书,临时再加谨慎,手下自有准的矣。

风寒咳嗽致痉者,用杏苏散辛温例,自当附入寒门。

风温痉(按:此即瘛证,少阳之气为之也,下温热、暑温、秋燥,皆同此例):乃风之正令,阳气发泄之候,君火主气之时,宜用辛凉正法②。轻者用辛凉轻剂,重者用辛凉重剂,如本论上焦篇银翘散、白虎汤之类;伤津液者加甘凉,如银翘加生地、麦冬,玉女煎以白虎合冬、地之类;神昏谵语,兼用芳香以开膻中,如清宫汤、牛黄丸、紫雪丹之类;愈后用六味、三才、复脉辈③,以复其丧失之津液。

风温咳嗽致痉者,用桑菊饮(方见上焦篇),银翘散辛凉例,与风寒咳嗽迥别,断不可一概用杏苏辛温也。

温热痉(即六淫之火气,消铄真阴者也,《内经》谓先夏至为病温者是也):即同上风温论治。但风温之病痉者轻而少,温热之致痉者多而重也。药之轻重浅深,视病之轻重浅深而已。

暑痉(暑兼湿热,后有湿痉一条,此则偏于热多湿少之病,去温热不远,《经》谓后夏至为病暑是也):按:俗名小儿急惊风者,惟暑月最多,而兼证最杂,非心如澄潭,目如智珠,笔如分水犀者,未易辨此。盖小儿肤薄神怯,经络脏腑嫩小,不奈三气④发泄。邪之来也,势如奔马,其传变也,急如掣电,岂粗疏者所能当此任哉!如夏月小儿身热头痛,项强无汗,此暑兼风寒者也,宜新加香薷饮;有汗则仍用银翘散,重加桑叶;咳嗽则用桑菊饮;汗多则用白虎;脉芤而喘,则用人参白虎;身重汗少,则用苍术白虎;脉芤面赤多言,喘喝⑤欲脱者,即用生脉散;神识不清者,即用清营汤加钩藤、丹皮、羚羊角;神昏者,兼用紫雪丹、牛黄丸等;病势轻微者,用清络饮之类,方法悉载上焦篇,学者当与前三焦篇暑门中细心求之。但分量或用四之一,或用四之二,量儿之壮弱大小加减之。痉因于暑,只治致痉之因,而痉自止,不必沾沾但于痉中求之。若执痉以求痉,吾不知痉为何物。夫痉,病名也,头痛亦病名也。善治头痛者,必问致头痛之因,盖头痛有伤寒头痛,伤风头痛,暑头痛,热头痛,湿头痛,燥头痛,痰厥头痛,阳虚头痛,阴虚头痛,跌扑头痛,心火欲作痈脓之头痛,肝风内动上窜少阳胆络之偏头痛，朝发暮死之真头痛，若不问其致病之因，如时人但见头痛，一以羌活、藁本从事，何头痛之能愈哉！况痉病之难治者乎！

湿痉（按：此一条，瘛痉兼有，其因于寒湿者，则兼太阳寒水气，其泄泻太甚，下多亡阴者，木气来乘，则瘛矣）：按：中湿即痉者少，盖湿性柔而下行，不似风刚而上升也。其间有兼风之痉，《名医类案》中有一条云："小儿吐呢⑥欲作痫⑦者，五苓散最妙"；本论湿温上焦篇，有三仁汤一法；邪入心包，用清宫汤去莲心、麦冬，加银花、赤小豆皮一法；用紫雪丹一法；银翘马勃散一法；千金苇茎汤加滑石、杏仁一法。而寒湿例中，有形似伤寒，舌白不渴，经络拘急，桂枝姜附汤一法，凡此非必皆现痉病而后治。盖既感外邪，久则致痉，于其未痉之先，知系感受何邪，以法治之，而痉病之源绝矣，岂不愈于见痉治痉哉？若儿科能于六淫之邪，见几于早，吾知小儿之痉病必少。湿久致痉者多，盖湿为浊邪，最善弥漫三焦，上蔽清窍，内蒙膻中⑧，学者当于前中焦、下焦篇中求之。由疟痢而致痉者，见其所伤之偏阴偏阳而补救之，于疟、痢门中求之。

燥痉：燥气化火，消铄津液，亦能致痉，其治略似风温，学者当于本论前三焦篇秋燥门中求之。但正秋⑨之时，有伏暑内发，新凉外加之证，燥者宜辛凉甘润，有伏暑则兼湿矣，兼湿则宜苦辛淡，甚则苦辛寒矣，不可不细加察焉。燥气化寒，胁痛呕吐，法用苦温，佐以甘辛。

内伤饮食痉（俗所谓慢脾风者是也）：按：此证必先由于吐泻，有脾胃两伤者，有专伤脾阳者，有专伤胃阳者，有伤及肾阳者，参苓白术散、四君、六君、异功、补中益气、理中等汤，皆可选用。虚寒甚者，理中加丁香、肉桂、肉果、诃子之类，因他病伤寒凉药者，亦同此例。叶案中有阴风入脾络一条，方在小儿病痉厥门中，其小儿吐泻门中，言此证最为详细。案后华岫云驳俗论最妙，学者不可不静心体察焉！再参之钱仲阳、薛立斋、李东垣、张景岳诸家，可无余蕴⑩矣。再按：此证最险，最为难治，世之讹传妄治[11]已久，四海同风[12]历有年所[13]，方中行驳之于前，诸君子畅论于后，至今日而其伪风不息，是所望于后之强有力者，悉取其伪书而焚耳。细观叶案治法之妙，全在见吐泻时，先防其痉，非于既痉而后设法也。故余前治六淫之痉，亦同此法，所谓上工不治已病治未病，圣人不治已乱治未乱也。

客忤[14]痉（俗所谓惊吓是也）：按：小儿神怯气弱，或见非常之物，听非常之响，或失足落空，跌扑之类，百证中或有一二，非小儿所有痉病皆因于惊吓也。证现发热，或有汗，或无汗，面时青时赤，梦中呓语，手足蠕动，宜复脉汤去参、桂、姜、枣，加丹参、丹皮、犀角，补心之体，以配心之用。大便结者，加元参，溏者加牡蛎；汗多神不宁，有恐惧之象者，加龙骨、整琥珀、整朱砂块（取其气而不用其质，自无流弊），必细询病家确有所见者，方用此例。若语涉支离，猜疑不定者，静心再诊，必是确情，而后用药。

愚儿三岁，六月初九日辰时，倚门落空，少时发热，随热随痉，昏不知人，手足如冰,无脉,至戌时而痉止,身热神昏无汗。次日早,余方与复脉汤去参、桂、姜、枣,每日一帖,服三四杯。不饮不食,至十四日巳时,得战汗而愈。若当痉厥神昏之际,妄动乱治,岂有生理乎!盖痉厥则阴阳逆乱,少不合拍则不可救,病家情急,因乱投药饵,胡针乱灸而死者,不可胜纪。病家中无主宰,医者又无主宰,儿命其何堪哉!如包络热重,唇舌燥,目白睛有赤缕者,牛黄清心丸,本论牛黄安宫丸、紫雪丹辈,亦可酌而用之。

本脏[15]自病痉(此证则瘛病也):按:此证由于平日儿之父母,恐儿之受寒,覆被过多,著衣过厚,或冬日房屋热炕过暖,以致小儿每日出汗,汗多亡血,亦如产妇亡血致痉一理。肝主血,肝以血为自养,血足则柔,血虚则强,故曰本脏自病。然此一痉也,又实为六淫致痉之根;盖汗多亡血者,本脏自病,汗多亡卫外之阳,则易感六淫之邪也。全赖明医参透此理,于平日预先告谕小儿之父母,勿令过暖汗多亡血,暗中少却无穷之病矣,所谓治未病也。治本脏自病法,一以育阴柔肝为主,即同产后血亡致痉一例,所谓血足风自灭也。六味丸、复脉汤、三甲复脉三方、大小定风珠二方、专翕膏,皆可选用。专翕膏为痉止后,每日服四五钱,分二次,为填阴善后计也。六淫误汗致痉者,亦同此例。救风温、温热误汗者,先与存阴,不比伤寒误汗者急与护阳也,盖寒病不足在阳,温病不足在阴也。

【注释】 ①几几然:喻项背拘急,俯仰不能自如。几几,如短羽之鸟,不能伸颈飞翔。②正法:指正治的方法,即用与疾病性质相反的方法和药物来治疗。故此处风热正治则应用辛凉的法方。③复脉辈:指由复脉汤加减变裁而成的众多方剂,如:加减复脉汤、三甲复脉汤、大小定风珠汤等。④三气:指夏暑季的暑、湿、热三气。⑤喘喝:形容气短喘息,喝喝有声的临床表现。⑥呓:呓,指呕吐,如小儿呕乳。《说文》:"不呕而吐",《广韵》:"小儿呕乳"。⑦欲作痫:指将有类似痫证的发作。痫:即癫痫,俗称"羊痫风"或"羊角风"。⑧膻中:(1)胸中,两乳间的部位,又称"气海",《灵枢·海论》:"膻中者,为气之海。"(2)心包络。《素问·灵兰秘典论》:"膻中者,臣使之官,喜乐出焉。"(3)经穴名,属任脉经穴。《灵枢·根结》:"厥阴根于大敦,结于玉英,络于膻中。"⑨正秋:指不早不晚,秋季正当时节。⑩无余蕴:此处指没有留下未发掘、不知道的论说。11妄治:指错误的、不合理的治法。12四海同风:全国各地到处都是这样的风气。13历有年所:即所历有年,意思是说这样的事情已经历、流行了好多年。14客忤:忤,干犯,逆乱。客忤为小儿突然受外界惊吓而发生面青、吐涎、抽搐等症状。15本脏:即肝脏。肝主筋,又为风木之脏,故肝病则易致筋脉挛急而发痉。如《素问·至真要大论》云:"诸风掉眩,皆属于肝。"

【译文】 寒痉张仲景对痉病治法的论述已很具体,但临床上必须对照证候仔细推敲,例如所讲的太阳病,见身体强直不舒,脉象沉迟之类表现。如果有汗出的是柔痉,属风多寒少,宜用桂枝汤加味法治疗;如果无汗则是刚痉,属于寒痉,当用葛根汤治疗,方中有麻黄,但既不用桂枝命名,又不用麻黄命名,这是因为病变已到阳明的缘故。诸如此类,只有平时熟读仲景之书,临证时又细心诊察,在处理本病时自然会胸有成竹。

如果因风寒咳嗽所致的痉病,治疗时宜用杏苏散辛温散寒,宣肺止咳,因此也应当附属于寒痉这一类。

风温痉(此即手足抽搐的瘛证,是少阳之气所致,以下温热、暑热、秋燥所致的痉证,均与此例相同)

风温所致的痉病,发于春季风为时令主气之时,是阳气发泄的病候,因正值君火主气,宜用辛凉正治的方法治疗。病情轻的用辛凉轻剂,病情重的用辛凉重剂,如本书上焦篇所载的银翘散、白虎汤之类;津液受伤的可加用甘凉濡润之品,如银翘散中加生地黄、麦冬,以及玉女煎用白虎汤配合麦冬、地黄等;神志昏迷,胡言乱语的可配用芳香开窍之品,宣开心包之闭,如清宫汤、安宫牛黄丸、紫雪丹之类;病变后期,可选用六味地黄汤、三才汤、加减复脉汤等类方剂,以恢复耗伤的阴液。

如因风温咳嗽所致的痉病,宜用桑菊饮(方见上焦篇)、银翘散等辛凉宣肺之剂,这与因风寒咳嗽所致的痉病有明显差别,切不可一概用辛温宣肺的杏苏散。

温热痉(即六淫当中的火热之邪,消烁真阴而致的痉病,《内经》中所讲的"先夏至日者为病温"就是指的这类疾病)

本病的治疗与上述风温所致的痉病基本相同,但是风温致痉的病情轻并且少见,温热致痉的病情重而且多见。临床治疗用药的轻重浅深。应根据病情的轻重和病位的深浅而灵活运用。

暑痉(指暑兼湿热二气,后面还有专论湿痉的一条,这里讨论的是偏于热多湿少的病证,与湿热痉的性质基本相似,《内经》所说的"后夏至日者为病暑",就是属于这一类病证)

世俗所称的小儿急惊风,多见于暑气当令的夏天,兼证也最为复杂。不是心神如深潭一样清澈明净,眼光似珍珠一样晶莹明亮,下笔处方若分水犀一样犀利明白的人,是不容易辨治本病的。因为小儿肌肤疏薄,神气怯弱,经络脏腑娇嫩细小,难以耐受夏季暑、湿、热三气的蒸腾发泄。况且暑邪伤人,来势急如奔马,其传变迅速又快如闪电,哪里是那些才疏学浅、粗枝大叶的医生能担当起治疗重任的疾病呢?例如夏天小儿身热头痛,颈项强直而无汗,这是暑湿之邪兼夹风寒所致,宜用新加香薷饮治疗;如果有汗,则仍然可用银翘散,只是应加重桑叶的用量;有咳嗽的则宜用桑菊饮;出汗较多的用白虎汤;咏象中空无力,呼吸气喘的用人参白虎汤;身体沉重,汗出不畅的用苍术白虎汤;脉象中空无力,面色红而说话多,呼吸短促,喘息有声,即将虚脱的,应立即用生脉散;神志不清,肝风内动的,立即用清营汤加钩藤、牡丹皮、羚羊角;神志昏迷的,要配合紫雪丹、安宫牛黄丸等:如病势轻微的则可用清络饮之类治疗。以上这些治疗方法,全部记载在本书上焦篇中,学者应当与前面三焦篇暑温门中的有关内容相互参照,细心探求。但是在药物的剂量上,应该根据小儿年龄和体质来调整，或用成人剂量的1/4，或用2/4等。暑邪所引起的痉证，只要治疗引起痉病的暑邪，则痉可自止，不必仅仅着眼于止痉。假如偏执于见痉止痉，实际上是连究竟什么是痉也没弄清楚。痉是一种病名，就好像头痛也是一个病名。善于治疗头痛的人，治疗前必定先辨明引起头痛的原因，因为头痛有感受寒邪所致的，有感受风邪所致的，有感受暑邪所致的，有感受热邪所致的，有感受湿邪所致的，有感受燥邪所致的，有因痰厥所致的，有因阳虚所致的，有因阴虚所致的，有因跌仆损伤所致的，有因心火炽盛火毒上炎欲作痛脓所致的，有因肝风内动上窜少阳胆络所致的偏头痛，有朝发暮死的真头痛，等等。如果不问导致头痛的病因，就像时下有的医生，只要见到头痛，一概用羌活、藁本治疗，这样有什么头痛能治好呢？何况痉病本来就更难以治疗。

湿痉（这一条的内容，瘛证和痉病都有，如因寒湿所致的，则兼有太阳寒水之气；若因泄泻太甚，下多亡阴所致的，属木气来乘，则手足抽搐）

因感受湿邪引起的痉病较少见，这是因为湿性柔顺而下行，不像风邪刚劲而上升。但有时也有湿邪兼夹风邪而引起的痉病。《名医类案》中有一条说：小儿因呕吐乳汁而欲发为痫证的，用五苓散最好。本书上焦篇湿温门中，有用三仁汤治疗的方法；如邪入心包，治疗有用清宫汤去莲心、麦冬，加金银花、赤小豆皮的方法；也有用紫雪丹方法；也有用银翘马勃散的方法；还有用千金苇茎汤加滑石、苦杏仁的方法。而本书在寒湿门中，有形似伤寒，舌苔白腻，口不渴，经脉拘急不舒的，用桂枝姜附汤治疗的方法。以上都不是一定要痉病出现后才用，因为既然是感受外邪日久而致痉，那么在痉病未发之前，辨明感受的是何种外邪，然后针对病因进行治疗，这样自然会断绝痉病的根源，这样不是比见痉治痉要好吗？如果儿科医生对六淫之邪能做到早辨识的话，我相信小儿的痉病必然会减少。湿病日久而引起的痉病较多，因为湿为浊邪，最容易弥漫三焦，上则可阻蔽清窍，内则可蒙蔽心包，学医者应当从本书前面的中焦、下焦篇中寻找相应的治法。对于因疟疾或痢疾而引起发痉的，应根据病之偏于阴伤或偏于阳伤而采取补救措施，可从疟疾和痢疾门的有关条文内寻找相应的治法。

燥痉

燥气易于化火，消烁津液，也能够引起痉病，其治法与风温所致的痉病大体类似，学者应当从本书前面三焦篇秋燥门中寻求治法。但是正当秋季时，有因伏暑内发再外感新凉所致的病证。对因燥邪致痉的，宜用辛凉甘润的方法；对于伏暑为病，如因伏暑则常兼夹湿邪，宜用苦辛淡的方法，严重的用苦辛寒法，医者对此必须仔细诊察。至于燥气化寒，出现胁痛呕吐的，则当用苦温佐以甘辛的方法进行治疗。

内伤饮食痉（即世俗所说的"慢脾风"）

本病证的发生，必然先是由于有吐泻，引起脾胃两伤，有仅伤脾阳的，有仅伤胃阳的,有伤及肾阳的如参苓白术散、四君子汤、六君子汤、异功散、补中益气汤、理中汤等方剂,都可选用。如果虚寒严重的,用理中汤加丁香、肉桂、肉果、诃子等类药物,对于因其他疾病而误用寒凉药过度的,也可用同样的方法。叶天士《临证指南医案》里有"阴风入脾络"一案,其用方载于该书第10卷幼科痫痉厥门中,同书幼科吐泻门中对此病证的论述最为详细。病案后华岫云对世俗说法进行了精妙的批驳,学医者应当细心体察研究。如再参照钱仲阳、薛立斋、李东垣、张景岳等各位医家的论述,则会对本病证有更全面的理解。本证最为凶险,也最难治,社会上有关本病的错误说法和不正确的治法相传已久,在全国形成了相同的风气,已流传了很多年。对此,方中行在前进行了驳斥,其后许多有名医家也做了论述,但至今这股坏风气仍然没有停息,所以希望以后坚强有力的医家,能将传播这种坏风气的伪书全部焚毁。仔细观察叶天士医案治法的微妙之处,全在于刚见吐泻时,就先预防痉病的发生,而不是在痉病发生以后再设法治疗。因此我在前面所述治疗六淫所致的痉病时,也采用相同的方法,这就是《内经》所说"上工不治已病治未病,圣人不治已乱治未乱"。

客忤痉(即世俗所称的"惊吓")

由于小儿神怯气弱,如突然见到怪异的东西,或突然听到异常声音,或不小心跌倒等,都可能受到惊吓而发生痉证,但这类痉证较少见,百例病证中或许只有一二例,并不是小儿所有的痉病都是由惊吓所引起的。本病证可见发热、或有汗、或无汗、面色时青时红、梦中说胡话、手足蠕动,治疗宜用复脉汤减去人参、桂枝、生姜、大枣,加入丹参、牡丹皮、犀角,有补心体之阴以配心用之阳的作用。大便秘结的加玄参;大便溏薄的加牡蛎;出汗较多,神志不安而有恐惧征象的,加龙骨、整琥珀、整朱砂块(取其气而不用其质,自然不会有弊病)。运用时必须先仔细询问病家,确实是由于惊吓而引起发痉的,才可用以上方药。如果病家的回答不够确切,或疑惑不定的,必须静下心来再次仔细诊察,一定要在得到确定无疑的诊断后,然后再遣方用药。

我儿子3岁时,于旧历的六月初九日辰时,倚在门旁突然落空跌倒,很快就发热,一发热就发痉,昏迷不醒,手足冰冷,没有脉搏。到戌时痉才停止,但仍然身热,神志昏迷,无汗。第2日早晨,我用复脉汤去人参、桂枝、生姜、大枣治疗,每日1剂,服三四杯,仍不饮不食,到14日巳时,得战汗后病才痉愈。假如在痉厥神昏的当时,轻举妄动,盲目乱治,哪里还有生还的道理呢?因为痉厥之际,阴阳之气逆乱,治疗稍不合拍就会无法挽救。这时医者常因病家焦急而不能静心诊察,以至于乱投药物,或胡乱针灸而使患者死亡的例子实在难以记数。病家心中无主见,医生心中也无主见,小儿的病怎能治好呢?如果心包络热闭较重,出现唇干舌燥,眼白中有红丝的。可用牛黄清心丸治疗,本书中所载的安宫牛黄丸、紫雪丹等类药物,也可酌情选用。

本脏自病痉（此证就是瘛病）

本病是由于患儿的父母平时担心孩子受寒，盖的被子过多，衣服穿得过厚，或者是冬天房屋内热炕烧得过暖，导致小儿每日出汗较多，汗出过多可使血液亏耗而产生痉病，犹如产妇产后出血过多引起痉病是同一道理。因肝主藏血，肝脏也有赖血液的滋养，肝血充足则筋脉柔顺，肝血亏虚则筋脉强直而发痉，所以称"本脏自病痉"。然而此痉又是六淫致痉的根源，因为汗出过多而使血液亏少，可使肝脏自病，而汗出过多又可损伤具有卫外作用的阳气，卫阳不足则容易感受六淫之邪。因此，只有依赖高明的医生通晓这个道理，在平时就告诉小儿的父母，不要让孩子因过暖而致汗出过多耗损血液，这样在不知不觉中就会减少小儿的许多疾病，这就是《内经》所说的"治未病"。治疗"本脏自病痉"的方法，以育阴柔肝为主。与产后失血过多引起的痉病治法相同，所谓"血足风自灭"。如六味地黄丸，加减复脉汤，一、二、三甲复脉汤3方，大定风珠，小定风珠2方，专翁大生膏等均可随证选用。其中专翁大生膏的服法是在痉止之后，每日服用12~15克，分为2次，作为填补真阴，善后调理之用。如外感六淫误用汗法

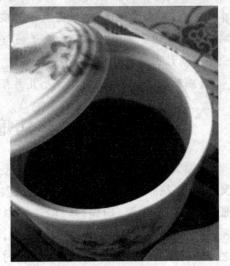

加减复脉汤

伤阴而致痉的，也可用同样的方法。救治风温、温热误汗所致的痉病首先要注意保存阴液，与伤寒误汗必须立即护卫阳气不一样。这是由于伤寒多损伤阳气，温病易耗损阴液。

【解析】　本节论述寒痉、风寒痉、风温痉、温热痉、暑痉、燥痉、内伤饮食痉、客忤痉、本脏自病痉等9种痉病的证治。所论内容不仅叙证具体，而且选方用药亦丝丝入扣，称得上是痉病辨证施治的总结，对临床有一定的指导价值。

小儿易痉总论

【原文】　按小儿易痉之故，一由于肌肤薄弱，脏腑嫩小，传变最速；一由近世不明六气感人之理，一见外感，无论何邪，即与发表。既痉之后，重用苦寒，虽在壮男壮女，二、三十岁，误汗致痉而死者，何可胜数！小儿薄弱，则更多矣。余于医学，不敢自信，然留心此证几三十年，自觉洞彻此理，尝谓六气明而痉必少，敢以质之明贤，共商救世之术也。

【译文】　小儿容易发生痉证的原因，归纳起来主要有两个方面：一是由于小

儿肌肤薄弱,脏腑娇嫩细小,患病后传变极为迅速,故易于动风发痉;二是近来有些医生不能通晓六淫之气侵袭人体而引起疾病的道理,一见外感为病,不论是感受哪种邪气,一概予以辛温发表,从而导致阴液亏耗,筋脉失养而发痉。痉病发生以后,又重用苦寒药物进行不合理的治疗,即使是二三十岁的青壮年男女患者,因误汗而引起发痉以致死亡的例子,也多得难以计数,更何况体质薄弱的小儿,因误汗而发痉导致死亡的就更多。我对于医学理论,虽然还不敢自信已做到精通透彻,但是留心于痉证的诊察辨治已将近三十年,自己感到对痉病的机理和诊治规律已认识得非常深刻,并且曾经说过,如果能够明确掌握六淫之病的特点和治疗方法,那么痉病的发生必然会减少。我的看法正确与否,在此冒昧地向高明贤达的人士请教,以便共同商讨出救治痉病的方法。

【解析】 本节再次论述了小儿易痉的原因。

痉病瘛病总论

【原文】 《素问》谓太阳所至为痉,少阳所至为瘛。盖痉者,水也;瘛者,火也;又有寒厥、热厥之论最详。后人不分痉、瘛、厥为三病,统言曰惊风痰热,曰角弓反张,曰搐搦,曰抽掣,曰痫、痉、厥。方中行作《痉书》,其或问中所论,亦混瘛而为痉,笼统议论。叶案中治痫、痉、厥最详,而统称痉厥,无瘛之名目,亦混瘛为痉。考之他书,更无分别。前痉病论因之,从时人所易知也。谨按痉者,强直之谓,后人所谓角弓反张,古人所谓痉也。瘛者,蠕动引缩之谓,后人所谓抽掣、搐搦,古人所谓瘛也。抽掣搐搦不止者,瘛也。时作时止,止后或数日,或数月复发,发亦不待治而自止者,痫也。四肢冷如冰者,厥也;四肢热如火者,厥也;有时而冷如冰,有时而热如火,亦厥也。大抵痉、瘛、痫、厥四门,当以寒热虚实辨之,自无差错。仲景刚痉、柔痉之论,为伤寒而设,未尝议及瘛病,故总在寒水一门,兼风则有有汗之柔痉,盖寒而实者也;除寒痉外,皆瘛病之实而热者也。湿门则有寒痉有热瘛,有实有虚;热病久耗其液,则成虚热之瘛矣。前列小儿本脏自病一条,则虚热也。产后惊风之痉,有寒痉,仲景所云是也;有热瘛,本论所补是也。总之,痉病宜用刚而温,瘛病宜用柔而凉。又有痉而兼瘛,瘛而兼痉,所谓水极而似火,火极而似水也。至于痫证,亦有虚有实,有留邪在络之客邪,有五志过极①之脏气,叶案中辨之最详,分别治之可也。瑭因前辈混瘛与痉为一证,故分晰而详论之,以备裁采。

【注释】 ①五志过极:五志指怒、喜、思、悲、恐五种情志,与肝、心、脾、肺、肾五脏相合,这些正常的情志活动若过度,就会影响脏腑气血活动而成为致病因素。

【译文】 《素问》中说:太阳之气所至为痉,少阳之气所至为瘛。这是因为痉病属水,瘛病属火的缘故。此外《素问》还有对寒厥、热厥的详细论述,然而后世的人。不把痉、瘛、厥当作三种不同的病证,只是笼统地称之为"惊风痰热","角弓反张"、"擒搦"、"抽掣"、"痫、痉、厥"等。方中行所著《痉书》的"或问"中,也将"瘛"混为"痉",笼统地加以论述。叶天士《临证指南医案》中虽然论治痫、痉、厥的内容很详细,但也是笼统地称作"痉厥",而且没有"瘛"的名称,实际上也是把"瘛"混成了"痉"。考查其他医学著作,对这几个病证更是没有做出区别。我在前面论述痉病时,也沿用了这个名称,目的是使现在的医生能够看懂罢了。我认为所谓"痉",是强直的意思,后人称为"角弓反张",古人称为"痉"。所谓"瘛",指手足蠕动,四肢拘挛收缩的意思,后人称之为"抽掣""擒搦",古人称作"瘛"。如果手足擒搦、抽掣不止的,这是"瘛";如时作时止,止后数日或数月又重新发作,发作后不经治疗又可以自己停止的,这是"痫"。四肢厥冷如冰的,称为"厥";但四肢灼热如火的,也称为"厥";有的时而厥冷如冰,时而灼热如火,也称作"厥"。大体上讲,对于痉、瘛、痫、厥四种病证,应当从寒热虚实几方面加以辨别,自然就不会有差错出现。仲景关于"刚痉""柔痉"的论述,是为伤寒而设立的,并未谈论到瘛病,所以痉病也归于寒水这一门类中。如果兼有风邪则会有汗而出现柔痉,"刚痉"和"柔痉"均属寒而实的病证。除寒痉以外,其余皆属于热而实的瘛病。在湿病这一门类中,既有寒痉也有热瘛。有实证也有虚证。如果热病久而不愈,损耗阴液,则可形成虚热性质的瘛证。前面列出的小儿本脏自病一条,也属于虚热性质的瘛病。产后惊风之痉病,既可以有寒痉,也就是张仲景所说的"刚痉"和"柔痉",但也可以有热瘛,也就是本书所补充的瘛病。总之,痉病应该用刚燥辛温的药物治疗,瘛病则须用柔润甘凉的药物治疗。另外,临床也可见到痉病而兼有瘛,或者瘛病而兼有痉的证候,这就是一般所说的"水极而似火","火极而似水"的病变。至于痫证,也有虚证和实证之分。既有因留邪在络,客邪所引起的实证,也有因五志过极脏气受损所引起的虚证。叶天士医案中论述得最为详细,可根据不同的证候类型分别施治。鉴于前辈医家大多将"瘛"和"痉"混为一谈,所以在此特作以上分析并加以详细地讨论,以供参考。

【解析】 本节提出对痉、瘛、痫、厥的鉴别及相应的治法。文中虽然对痉、瘛、痫、厥等病证作了区分,但有些内容系吴氏一家之言,如厥证中有四肢热如火者,痉与瘛的寒热属性等,仅供参考,不能从字面定义出发而印定眼目,必须对具体证候进行分析,才不致治疗有误。

六气当汗不当汗论

【原文】 六气六门,止有寒水一门,断不可不发汗者。伤寒脉紧无汗,用麻黄汤正条;风寒挟痰饮,用大小青龙一条。饮者;寒水也,水气无汗,用麻黄甘草、附子麻黄等汤。水者,寒水也,有汗者即与护阳。湿门亦有发汗之条,兼寒者也;其不兼寒而汗自出者,则多护阳之方。其他风温禁汗,暑门禁汗,亡血禁汗,疮家禁汗,禁汗之条颇多，前已言之矣。盖伤于寒者，必入太阳，寒邪与寒水一家，同类相从也。其不可不发者何？太阳本寒标热，寒邪内合寒水之气，止有寒水之本，而无标热之阳，不成其为太阳矣。水来克火，如一阳陷于二阴之中，故急用辛温发汗，提阳外出。欲提阳者，乌得不用辛温哉！若温暑伤手太阴，火克金也，太阴本燥标湿，若再用辛温，外助温暑之火，内助脏气之燥，两燥相合，而土之气化无从，不成其为太阴矣。津液消亡，不痉何待！故初用辛凉以救本脏之燥，而外退温暑之热；继用甘润，内救本脏之湿，外敌温暑之火，而脏象化气，本来面目可不失矣。此温暑之断不可发汗，即不发汗之辛甘，亦在所当禁也。且伤寒门中，兼风而自汗者，即禁汗，所谓有汗不得用麻黄。无奈近世以羌活代麻黄，不知羌活之更烈于麻黄也。盖麻黄之发汗，中空而通，色青而疏泄，生于内地，去节方发汗，不去节尚能通能留，其气味亦薄；若羌活乃羌地所生之独活，气味雄烈不可当。试以麻黄一两，煮于一室之内，两三人坐于其侧，无所苦也。以羌活一两，煮于一室内，两三人坐于其侧，则其气味之发泄，弱者即不能受矣。温暑门之用羌、防、柴、葛，产后亡血家之用当归、川芎、泽兰、炮姜，同一杀人利剑，有心者共筹之。

【译文】六淫之邪导致的疾病，可分为六大门类，其中只有寒水这一类病证，必须用辛温发汗的方法进行治疗。例如，伤寒脉象紧而无汗的，可用麻黄汤治疗；风寒挟痰饮的用大、小青龙汤治疗，因为痰饮也属寒水之类；水气为病无汗者，也可用麻黄甘草汤、附子麻黄汤治疗。因为水气也是寒水之类，如此等等，都是用辛温发汗的方法。假如水气病而有汗，则属卫阳已虚，就应当用护阳的方法。在湿病门中也有用发汗的方法治疗的，这是指湿病兼有寒邪的缘故；如湿病不兼寒邪而汗自出的，则多采用护阳的方法。其他如风温禁汗，暑病禁汗，亡血者禁汗，疮家禁汗等等，禁汗的病证很多，这在前面已经谈过了。由于感受寒邪而为病，寒邪必然去侵犯太阳经，因为寒邪与寒水性质相同，同类相从的缘故。为什么感受寒邪所致的病证，治疗时不可不用发汗的方法呢？因为太阳病本寒而标热，寒邪入内与寒水之气相结合，阻郁卫表之阳而发热，如果只有寒水之本，而无标热的阳为寒邪所郁，就不能成为太阳病了。此属水来克火，犹如坎卦一阳陷于二阴之中，足太阳为寒邪与寒水所袭，两阴邪郁遏卫阳，所以急用辛温发汗的方法，以提既陷之阳外出。若想提既陷之阳外出，怎能不用辛温发汗的方法呢？若为温热暑邪侵犯手太阴肺经，则属火克金，太阴为本燥标湿之病证，假如再用辛温发汗的方法治疗，必然外助温暑火热之邪，内使肺脏之气更燥，两燥相合，使湿土之气不能正常气化。如此则不能成为太阴病证了。津液受损而耗竭，哪能不引起痉病呢？所以，对于温暑所致的病证，初起应先用辛凉的药物治疗，以解除本脏的燥热，外退温暑之邪，然后用甘凉濡润的药物，以内救本脏的阴液，外除温热暑邪。这样，内脏便得以行使正常的气化功能。这就是温热暑邪致病，绝对不可用辛温发汗方法治疗的原因。不仅如此，即使是没有发汗作用的辛甘药物，也属禁用之列。就是在伤寒门中，如兼有风邪而自汗的,也禁用辛温发汗的方法治疗,即所谓"有汗不得用麻黄"。无奈近世许多医生用羌活代替麻黄,不知道羌活辛温发汗的作用,实际上比麻黄更猛烈。因为麻黄的形态是茎秆中空而通,颜色青而有疏泄的作用,生长在内地,去节后才有发汗的作用,不去节则能通能守,气味比较薄弱;至于羌活,是羌地生长的独活,气味非常猛烈,使人难以忍受。可以做这样一个试验,用麻黄30克,在一间房间内煎煮,坐在旁边的人不会有不舒服的感觉;如果用羌活30克,同样在房内煎煮,由于其散发出强烈的气味,坐在旁边的人,假如体质弱些的话,就会感到难以忍受。对于温暑门类的疾病而言,用羌活、防风、柴胡、葛根进行治疗,与产后大出血的病人用当归、川芎、泽兰、炮姜治疗一样,均可以导致患者死亡。希望有心解救病家痛苦的人,能够共同探讨出防止误用辛温发汗的有效方法。

【解析】　本节再次强调只有对寒邪外袭者才能用辛温发汗之剂。在论述寒温之病治法不同时,应理解吴氏所说的精神实质是感寒邪者卫阳被郁,可用辛温以助之,而温暑之病阴液易伤,故多忌辛温。不必囿于吴氏在字面上的论述。

疳疾论

【原文】　疳者,干也,人所共知。不知干生于湿,湿生于土虚,土虚生于饮食不节,饮食不节,生于儿之父母之爱其子,惟恐其儿之饥渴也。盖小儿之脏腑薄弱,能化一合①者,与一合有半,即不能化,而脾气郁矣。再小儿初能饮食,见食即爱,不择精粗,不知满足,及脾气已郁而不舒,有拘急之象,儿之父母,犹认为饥渴而强与之,日复一日,脾因郁而水谷之气不化,水谷之气不化而脾愈郁,不为胃行津液,湿斯停矣。土恶湿,湿停而脾胃俱病矣。中焦受气,取汁变化而赤,是谓血,中焦不受水谷之气,无以生血而血干矣。再水谷之精气,内入五脏,为五脏之汁;水谷之悍气,循太阳外出,捍卫外侮之邪而为卫气。中焦受伤,无以散精气,则五脏之汁亦干;无以行悍气②,而卫气亦馁,卫气馁故多汗,汗多而营血愈虚,血虚故肢体日瘦;中焦湿聚不化而腹满,腹日满而肢愈瘦,故曰干生于湿也。医者诚能识得干生于湿,湿生于土虚,且扶土之不暇,犹敢恣用苦寒,峻伤其胃气,重泄其脾气哉!治法允推东垣、钱氏、陈氏、薛氏③、叶氏,诚得仲景之心法者也。疏补中焦,第一妙法;升降胃气,第二妙法;升陷下之脾阳,第三妙法;甘淡养胃,第四妙法;调和营卫,第五妙法;食后击鼓,以鼓动脾阳,第六妙法(即古者以乐侑④食之义,鼓荡阳气,使之运用也);《难经》谓伤其脾胃者,调其饮食,第七妙法;如果生有疳虫,再少用苦寒酸辛,如芦荟、胡黄连、乌梅、史君、川椒之类,此第八妙法,若见疳即与苦寒杀虫便误矣;考洁古、东垣,每用丸药缓运脾阳,缓宣胃气,盖有取乎渣质有形,与汤药异岐,亦第九妙法也。

近日都下相传一方,以全蝎三钱,烘干为末,每用精牛肉四两,作肉团数枚,加蝎末少许,蒸熟令儿逐日食之,以全蝎末完为度,治疳疾有殊功。愚思蝎色青,属木,肝经之虫,善窜而疏土,其性阴,兼通阴络,疏脾郁之久病在络者最良,然其性剽悍有毒。牛肉甘温,得坤土之精,最善补土,禀牝马之贞,其性健顺,既能补脾之体,又能运脾之用。牛肉得全蝎而愈健,全蝎得牛肉而不悍,一通一补,相需成功,亦可备用。一味金鸡散亦妙(用鸡内金不经水洗者,不拘多少,烘干为末,不拘何食物皆加之,性能杀虫磨积。即鸡之脾,能复脾之本性)。小儿疳疾,有爱食生米、黄土、石灰、纸、布之类者,皆因小儿无知,初饮食时,不拘何物即食之,脾不能运,久而生虫,愈爱食之矣。全在提携之者,有以谨之于先;若既病治法,亦惟有暂运脾阳,有虫者兼与杀虫,断勿令再食,以新推陈,换其脏腑之性,复其本来之真方妙。

【注释】 ①一合:古代容量单位,约为二十分之一公斤。②悍气:指卫气,由于卫气具有护卫肌表,抗御外邪的作用,故称之。③陈氏、薛氏:陈氏指南宋著名儿科学家陈文中,著有《小儿痘疹方论》等。薛氏指明代著名医家薛已,字新甫,号立斋,著有《薛氏医案二十四种》。④侑:劝人(吃、喝)。

【译文】 "疳"就是干的意思,大家都已知道。但却不知道此"干"来源于"湿",而湿则是因脾胃虚而引起的。导致脾胃虚的原因是饮食不节,而饮食不节则是由于小儿的父母过于爱怜子女,唯恐孩子饥渴而造成的。因为小儿的脏腑功能较薄弱,若能消化一合食物,而给予一合半,就不易消化,使脾气受郁。再说小儿刚学会吃食,一见到食物都非常喜欢吃,不论食物是精细还是粗糙,而且不知道满足。等到脾气困郁之时,小儿出现了一些不正常的现象,父母还认为是因为饥渴而硬要给孩子饮食,一日一日下去,因脾运受困而不能运化水谷精微之气,水谷精微之气不化则脾更加困郁,直至不能为胃输布津液,水湿因此而停聚于内。脾土恶湿,水湿停聚则脾胃会发生病变。中焦脾胃能受纳运化饮食水谷之气,经过气化作用变成红色的液体,这就是血液。若中焦不能受纳运化水谷之气,血液便难以生成,从而使血液亏少。另外水谷精微之气化生的"精气",可输送到五脏,有濡养脏腑的作用;水谷精微之气化生的"悍气",沿太阳经脉外出,可抵御外邪的侵袭而成为卫气。如果中焦脾胃受损伤,不能输布水谷精微,脏腑就得不到滋养而亏损;如果不能化生卫气,则卫气也虚馁,卫气虚馁可以导致多汗,出汗过多会使营血更加亏虚,血虚则肌肉失去濡养而肢体日渐消瘦。因中焦湿邪停聚不化则腹部胀满,腹部日渐胀满而肢体愈瘦,所以说这种病变的"干",实际上是来源于"湿"。医生如能认识到"干"是生于"湿",而"湿"是由于脾胃虚弱,那么采用扶助脾胃的方法还来不及,怎么还敢肆意用苦寒药物,大伤胃气,重泄脾气呢?对疳疾病的治疗,要数李东垣、钱仲阳、陈文中、薛立斋、叶天士等人,真正掌握了张仲景治法的精髓。治疗疳病第1妙法是疏理调补中焦;第2妙法是升降胃气;第3妙法是升提下陷的脾阳;第4妙法是甘淡养胃阴;第5妙法是调和营卫;第6妙法是在进食后击鼓取乐,以振奋脾阳(这就是古人所说的,饮食时以音乐伴奏于旁的意思。这样可以鼓动脾阳,使其发挥运化水谷精微的作用);第 7 妙法是《难经》所说的"伤其脾胃者,调其饮食"的方法;第 8 妙法是对有虫积者,稍佐苦寒酸辛的药物,如芦荟、胡黄连、乌梅、使君子、花椒等,但是如果一见到疳病。就都用苦寒杀虫的方法则错了。参考张洁古、李东垣的方法,常制成丸剂,以和缓的方式使脾阳得运,胃气得宣,因为丸剂渣质有形,发挥药效较缓,与汤药的快速性能不同,这也可以说是第 9 妙法。

近来在京城流传一个治疳方:用全蝎 10 克,烘干后研为细末,每次用精牛肉120 克,剁成肉糜,拌入全蝎末少许,做成肉圆,蒸熟后,每日给小儿食用,直至全蝎末用完为止。本方治疗疳疾有显著疗效。我认为,全蝎颜色青属木,为肝经之虫,功善走窜而疏理脾胃,其性质属阴,故能疏通阴络,用于因脾气困郁而久病入络的疳疾效果最好,但是应注意该药性峻猛有毒。牛肉性味甘温,得坤土之精华,善于补益脾土,并具有雌马矫健柔顺之性,因此既能补养脾脏之本体,又有推动脾阳运化功能。牛肉得全蝎则健运之力更强,全蝎得牛肉可抑制其峻猛之性,两药配合,疏通与补养相得益彰,是可以备用的。另外有一味鸡金散也很好(用没经水洗过的鸡内金,不拘多少,烘干后研为细末,可加入任何食物中服用,具有杀虫消积的作用。鸡内金可看作是鸡的脾,故能恢复脾脏的运化功能)。小儿疳疾,有表现为爱食生米、黄土、石灰、纸屑、布片等异物的,都是因为小儿无知,在刚开始会饮食的时候,不管什么东西都吃,以致脾不运化,脾气困郁,积久而生虫,生虫以后则更加喜好吃各种异物。对此,全在于抚养照料小儿的人,必须预先注意,假如已患有这种病证,也只有先健运脾阳,有虫的兼用杀虫药,禁止小儿再食异物,以促进正常的新陈代谢,恢复其脏腑的正常功能为好。

【解析】 本节论述疳证的概念、成因、病机及治法。对疳疾的治疗,吴氏概括为 9 种治法,详细又具体,而所介绍的两个民间流传方子也可供参考。

痘^①证总论

【原文】 《素问》曰:治病必求其本。盖不知其本,举手便误,后虽有锦绣心思,皆鞭长莫及矣。治痘明家,古来不下数十,可称尽善,不比温病毫无把握,尚俟愚陋之鄙论也。但古人治法良多,而议病究未透彻来路,皆由不明六气为病,与温病之源。故论痘发之源者,只及其半,谓痘证为先天胎毒,由肝肾而脾胃而心肺,是矣。总未议及发于子午卯酉之年,而他年罕发者何故。盖子午者,君火司天;卯酉者,君火在泉。人身之司君火者,少阴也。少阴有两脏,心与肾也。先天之毒,藏于肾脏,肾者,坎也,有二阴以恋一阳,又以太阳寒水为腑,故不发也,必待君火之年,与人身君火之气相搏,激而后发也。故北口外寒水凝结之所,永不发痘。盖人生之胎毒如火药,岁之君火如火线,非此引之不发,以是知痘证与温病之发同一类也。试观《六元正纪》所载温疠大行,民病温疠之处,皆君相两火加临之候,未有寒水湿土加临而病温者,亦可知愚之非臆说矣。

【注释】　①痘:指天花。

【译文】　《素问》说:"治病必求其本"。因为不知道疾病的原因,一动手治疗就会发生错误。治疗错误发生后,即使是高明的医生对此也无能为力。治疗痘证比较出名的医家,自古以来不少于几十位,治疗理论可称得上非常完善,不像温病还没有形成完整的辨治体系,尚待我做浅陋的论述。然而古人治疗痘证的方法虽然很多,但对疾病发生的来路却还没有透彻的认识,这都是对六气致病的特点及温病发病的原因不甚明了所造成的。因此在谈论痘证的发病缘由时,只涉及到一个方面,认为痘证是先天胎毒所引起的,其病理传变从肝肾开始,经过脾胃,再到心肺,这种认识是正确的。但是却始终没有涉及为什么本病多发生在子午卯酉之年,而在其他年份则少见是什么原因。其实,按照五运六气的规律,子午之年是君火司天,卯酉之年为君火在泉。以人体脏腑来说,君火是指少阴,而少阴有手少阴心和足少阴肾两脏。先天的胎毒隐匿于肾脏,肾属八卦中的坎卦,象征二阴以恋一阳,又与寒水之腑足太阳膀胱为表里。所以肾中伏藏的胎毒之火,受到寒水的抑制,在平常的年份就藏而不发,到了君火当令的年份,司天的君火与人身的君火之气相搏,肾中伏藏的毒邪受到激发,因而发生痘证。所以,在北方寒水凝结的严寒地区,就很少发生痘证。因为人身的胎毒如同火药,司天的君火之气好像导火索,火药不靠导火索的引发是不会爆发的。由此可以知道,痘证和温病的发病原因是基本相同的。试看《素问·六元正纪大论》所记载的瘟疫大流行,以及老百姓患瘟疫的时令特点,都是发生在少阴君火和少阳相火当令的年头,没有看到太阳寒水和太阴湿土当令的年份发生温病的,这也可证明我的上述观点并非是凭空杜撰,而是有一定的依据的。

【解析】　本节以下7节都是论述痘证的证治。痘即天花,在现代由于全球推广了接种牛痘的方法,已被消灭了。所以对本病的具体内容,包括以下几条论述痘证的原文不再做详细分析。

痘证禁表药论

【原文】　表药者,为寒水之气郁于人之皮肤经络,与人身寒水之气相结,不能自出而设者也。痘证由君火温气而发,要表药何用? 以寒水应用之药,而用之君火之证,是犹缘木而求鱼也。缘木求鱼①,无后灾;以表药治痘疮,后必有大灾。盖痘以筋骨为根本②,以肌肉为战场③,以皮肤结痂为成功之地④。用表药虚表,先坏其立功之地,故八九朝⑤灰白塌陷,咬牙寒战,倒靥⑥,黑陷⑦之证蜂起矣。古方精妙不可胜数,惟用表药之方,吾不敢信。今人且恣用羌、防、柴、葛、升麻、紫苏矣。更有愚之愚者,用表药以发闷证⑧是也。痘发内由肝肾,外由血络;闷证有紫白之分:紫闷者,枭毒把持太过,法宜清凉败毒,古用枣变百祥丸,从肝肾之阴内透,用紫雪芳凉,从心包之阳外透;白闷则本身虚寒,气血不支之证,峻用温补气血,托之外出,按理立方,以尽人力,病在里而责之表,不亦愚哉!

【注释】 ①缘木求鱼:爬树捕鱼,比喻必然得不到。②痘以筋骨为根本:吴氏认为痘出于筋骨,因为痘证发生时,胎毒之气首先从肝肾而发,肝主筋而肾主骨,肝肾不败,筋骨尚强,痘则顺发,故言痘以筋骨为根本。③以肌肉为战场:吴氏认为痘发肌肉,因为痘毒透出,见点、起胀、灌浆,均在肌肉,是邪正交争的场所,正胜邪退,灌浆充足,按期结痂,为痘发顺证,反之为逆,故言痘以肌肉为战场。④以皮肤结痂为成功之地:毒邪已尽,皮肤上痘疹起痂,并按时脱落,标志病愈,故言痘以皮肤为成功之地。⑤八九朝:即八九天。⑥倒靥:靥原意为酒窝,本处指痘疹灌浆之后不结痂,反而腐烂与皮一起脱去。⑦黑陷:指痘疮成黑色,枯萎凹陷。⑧闷证:是指内有火毒藏于肝肾,外为温热之邪激发胎毒,交争于肌表血络的一类痘证。

【译文】 具有发表作用的药物,主要是针对风寒之邪郁阻于人体肌表经络,与人身太阳寒水之气相搏结,而人体正气不能自行将其驱逐于外的病证而设。痘证是由君火司令的温热之气而引发,毒邪由里外发,邪不在表,用表药治疗有什么用处呢?以治疗风寒表证的药物,来治疗君火之邪引发的火热病证,就好比是爬到树上去捕鱼。爬树捕鱼,虽说方法不对,但也不会造成多大的灾害;用表药治疗痘证,则必然引起严重的后果。因为痘出于筋骨,透发于肌肉,结痂于皮肤,故痘证误用辛温解表的药物,先使肌表虚弱,造成痘证获得成功的先决条件遭到破坏,所以到八九天后痘疹颜色灰白、疮顶凹陷、牙齿紧咬、振寒战栗,痘疮不结痂,反而腐烂,或痘疮成黑色,枯萎凹陷等等险恶证候纷纷出现。治疗痘证的古方中有很多可取之处,只是对于用解表药物组方,我不敢轻易地信服。如今有些人却恣意乱用羌活、防风、柴胡、葛根、升麻、紫苏等发表的药物,甚至还有更加愚蠢的人,竟然用发表的药物来透发痘疮"闷证"。痘疹的发生,内因于火毒藏于肝肾,外因湿热交争于肌表血络,更何况痘疹的"闷证"还有紫色和白色的区别:痘点紫黑的"紫闷",是火热邪毒太盛,正气无力透邪外达的缘故,适宜用清凉解毒的方药治疗,古方用枣变百祥丸,使火毒从肝肾的阴分由内透外,用紫雪丹芳香清凉,使火毒从心包的阳分外透;痘疹色白的是"白闷",则为患者自身虚寒,气血不足之证,治疗应重用温补气血托邪外出的方药。对这两种"闷证"都应该按照其病理变化的特点,立法处方,以尽人力。总之,痘证是病发于里,若误为表证而用辛温解表的方法治疗,不是太愚蠢了吗?

痘证初起用药论

【原文】 痘证初起,用药甚难,难者何?预护之为难也。盖痘之放肥①,灌浆,结痂,总从见点之初立根基,非深思远虑者不能也。且其形势未曾显张,大约辛凉解肌,芳香透络,化浊解毒者,十之七八;本身气血虚寒,用温煦保元者,十之二三。尤必审定儿之壮弱肥瘦,黑白青黄,所偏者何在? 所不足者何在? 审视体质明白,再看已未见点,所出何苗? 参之春夏秋冬,天气寒热燥湿,所病何时? 而后定方。务于七日前先清其所感之外邪,七日后只有胎毒,便不夹杂矣。

【注释】 ①放肥:指痘疹逐渐胀起来。

【译文】 痘证初起用药比较困难,难的是什么呢? 难就难在不能够预先防护。因为痘疹的胀起、灌浆、结痂等转归的好坏,都是从痘疹开始见点的时候就奠定了基础。所以医生若不能做到深思远虑,谨慎细致,就不能掌握治疗的主动权。况且在这一阶段,痘疹还没有明显的征象,大抵上适宜用辛凉解肌,芳香透络.化湿解毒的方法进行治疗者约占十之七八;由于本身气血虚寒,适宜用温煦保元法治疗的约占十之二三。同时,尤其须审察患儿体质的强、弱,形态的胖、瘦,肤色的黑、白、青、黄,弄清体质是偏于阳盛还是偏于阴盛? 不足的是哪一方面? 审察清楚患儿体质后,还要再看痘疹有没有见点? 以及痘疹属于哪种类型? 并参考春、夏、秋、冬时令季节的不同,气候寒、热、燥、湿的差异,疾病发生的时间等多种因素,然后才能够立法处方。务必在患病后的七天内,先清除所感受的外邪,这样在七天以后,只剩下胎毒的病理因素,处理也就不复杂了。

治痘明家论

【原文】 治痘之明家甚多,皆不可偏废者也。若专主于寒、热、温、凉一家之论,希图省事,祸斯亟①矣。痘科首推钱仲阳、陈文中二家。钱主寒凉,陈主温热,在二家不无偏胜,在后学实不可偏废。盖二家犹水火也,似乎极不同性,宗此则害彼,宗彼则害此。然万物莫不成于水火,使天时有暑而无寒,万物焦矣,有寒而无暑,万物冰矣。一阴一阳之谓道,二家之学,似乎相背,其实相需,实为万世治痘立宗旨。宗之若何? 大约七日以前,外感用事,痘发由温气之行,用钱之凉者十之八九,用陈之温者一二。七日以后,本身气血用事,纯赖脏真之火,炼毒成浆,此火不外鼓,必致内陷,用陈之温者多,而用钱之凉者少也。若始终实热者,则始终用钱;始终虚寒者,则始终用陈。痘科无一定之证,故无一定之方也。丹溪立解毒、和中、安表之说,亦最为扼要。痘本有毒可解,但须解之于七日之前,有毒郁而不放肥,不上浆者,乌得不解毒哉! 如天之亢阳不雨,万物不生矣。痘证必须和中,盖脾胃最为吃紧,前所谓以中焦作战场也。安表之论,更为妙谛,表不安,虽至将成犹败也,前所谓以皮肤结痂,为成功之地,而可不安之也哉! 安之不暇,而可混发以伤之也哉! 至其宗钱而非陈,则其偏也。万氏②以脾胃为主,魏氏③以保元为主,亦确有见识,虽皆从二家脱化,而稍偏于陈。费建中《救偏琐言》,盖救世人不明痘之全体大用,偏用陈文中之辛热者也。书名救偏,其意可知,若专主其法,悉以大黄、石膏从事,则救偏而反偏矣。胡氏④辄投⑤汗下,下法犹有用处,汗法则不可也。翁仲仁《金镜录》一书,诚为痘科宝筏,其妙处全在于看,认证真确,治之自效。初学必须先熟读其书,而后历求诸家,方不误事。后此翟氏⑥、聂氏⑦,深以气血盈亏,解毒化毒,分晰阐扬钱氏、陈氏底蕴,超出诸家之上,然分别太多,恐读者目眩。愚谓看法必宗翁氏,叶氏有补翁仲仁不及之条。治法兼用钱、陈,以翟氏、聂氏,为钱、陈之注,参考诸家可也。近日都下⑧盛行《正宗》一书,大抵用费氏、胡氏之法而推广之,恣用大汗大下,名归宗汤,石膏、大黄始终重用,此在枭毒太过者则可,岂可以概治天下之小儿哉!南方江西江南等省,全恃种痘,一遇自出之痘,全无治法;医者无论何痘,概禁寒凉,以致有毒火者,轻者重,重者死,此皆偏之为害也。

【注释】 ①祸斯亟:祸害就会无穷。斯:乃、就。亟:屡次。②万氏:指明代医学家万全,字密斋,著有《幼科发挥》等。③魏氏:似指明代医学家魏直,字桂岩,又字廷豹,著有《博爱心鉴》等。强调治疗痘疹主以补气血。④胡氏:似指明代医学家胡璟,著有《秘传痘疹寿婴集》。⑤辄投:经常使用。辄总是、经常。⑥翟氏:似指明代医学家翟良,著有《痘科类编释意》。⑦聂氏:此人不详,待考。⑧都下:京都,京师,今天的北京。

【译文】 治疗痘证的高明医生很多,但都不可有偏颇。如偏于主寒、主热、主温、主凉的一家之论,贪图省事,危害就会发生。痘科名家中,首推钱中阳、陈文中两家。钱氏主张用寒凉治疗,陈氏则主张温热治疗,两家各有所偏,后学者切不可偏信一家。因为两家的主张犹如水与火一样,似乎性质极不相同,按照这家的说法则与那家矛盾,按照那家的说法又与这家矛盾。然而万物皆是由水火般矛盾的两方面构成,假如天时只有夏暑而无冬寒,万物就会焦枯,如果只有冬寒而无夏暑,万物则又会冰冻。所以说:"一阴一阳之谓道。"钱、陈两家的学说,看起来似乎相互背离,实际上相互补充,共同成为后代万世治疗痘证的宗旨。那么怎样来遵循这个宗旨呢?一般说来,在发病后的7日前,主要以外感表现为主,因痘证的发生是温热之邪所致,适宜用钱氏寒凉方药的患者占十之八九,而可用陈氏温补方法的只占十之一二。第7日以后,患者自身气血的状况将决定痘证的传变和预后,因为痘疮依赖于五脏的真火炼毒成浆,如果真火不足,不能鼓邪外出,必然导致毒邪内陷,适合用陈氏温补法的较多,而宜用钱氏寒凉法的较少。假如痘证始终都表现为实热证的,就应始终用钱氏的治法,始终表现为虚寒的,则应始终用陈氏的治法。痘科没有固定不变的证候,因此也没有一成不变的治法。朱丹溪提出的解毒、和中、安表等法,也非常简明扼要。痘证本来可用解毒的方法治疗,但必须于发病7日之前解毒,对于火毒之邪郁结而使痘疮不放肥,不灌浆的,怎么能不寒凉解毒呢?好比天气久晴无雨,万物就没有生机了。痘证的治疗还必须注意和中,因为脾胃有相当重要的作用,正如前面说的痘证以脾胃为战场。朱丹溪对安表的论述,更是精妙真谛，如果表气不安，往往虽将近成功，也会转败，就像前面所说的痘疮以皮肤结痂为成功之地，怎能不用安表的方法呢？及时安表还犹恐失去治疗机会，怎么还可以乱用发表而损伤表气呢？至于丹溪推崇钱氏而非难陈氏，这就有失偏颇了。此外，万氏以调理脾胃为主，魏氏强调保养元气，也确有独到见解，他们的学说虽然皆从钱、陈两家脱化而来，但更偏重于陈氏。费建中著的《救偏琐言》，其意是拯救世人不知痘证完整的诊治大法，偏爱用陈文中辛热温补法的弊端。从其书名救偏2字，就可推知其意。但如只用他的方法，一概用大黄、石膏进行治疗，则虽为纠偏，却又造成新的偏差。胡氏动不动就投用汗、下的方药，我认为下法尚有可用之处，但发汗法切不可乱用。翁仲仁的《金镜录》一书，可称得上是痘科的珍贵书籍，这本书的精妙之处就在于诊察，对证候辨识真切准确，就会有良好的疗效。初学者必须先熟读这本书，然后再探求其余各家的论述，这样在治疗时才不会误事。在此以后有瞿氏和聂氏2人，着重以调治气血和解毒化毒法治疗痘证，阐述发扬了钱氏和陈氏学术精神，超出其他医家之上，但分析过于细致繁杂，恐怕会使读者头晕眼花。我认为，痘证的诊断必须推崇翁氏的方法，而叶天士有补充翁氏未曾论及之处。痘证的治疗应该兼用钱、陈两氏的方法，以瞿、聂两氏的论述，作为钱、陈两氏方法的注释，再参考其余各家的有关论述。近来京都盛行《正宗》一书，大体是用费氏和胡氏的方法加以推广，肆意乱用大汗、大下的方法，其主要方剂名为"归宗汤"，始终重用石膏、大黄，此方用于毒邪很盛的患者尚可，怎么能一概用以治疗所有小儿呢？南方的江西、江南等省，一贯依赖种痘来预防痘证，一旦遇到自发的痘证患者，就全然没有治疗的方法了。医生对无论什么类型的痘证，一概禁用寒凉，以致火毒内伏的病例，轻者转重，重者致死，这些都是偏用辛热药造成的危害。

痘疮稀少不可恃论

【原文】 相传痘疮稀少，不过数十粒，或百余粒，根颗圆绽者，以为状元痘，可不服药。愚则以为三四日间，亦须用辛凉解毒药一帖，无庸多服；七八日间，亦宜用甘温托浆药一帖，多不过二帖，务令浆行满足。所以然者何？愚尝见稀少之痘，竟有浆行不足，结痂后患目[1]，毒流心肝二经，或数月、或半年后，烦躁而死，不可救药者。

【注释】 ①患目：发生眼部疾患。

【译文】 相传痘疮发出稀少，全身仅有几十粒，或百余粒，痘形圆而饱满的，是所谓的"状元痘"，可以不用药物治疗。我则认为，在发病后的三四天内，也必须用辛凉解毒的药物一帖，以治其先天的胎毒和时令的温邪，但不必多服；到发病七八天的时候，也可用甘温托浆的药物一帖，最多不超过两帖，务必使提浆饱满，以便毒邪完全外泄。为什么这样呢？因为我曾见到痘证稀少的患者，由于提浆不足，毒邪内陷心肝两经,以致结痂后发生眼部的疾患,甚至于在数月或半年后,突发烦躁而死,难以救治。

痘证限期论

【原文】 痘证限期,近日时医以为十二日结痂之后,便云收功。古传百日内,皆痘科事也。愚有表侄女,于三、四月间出痘,浆行不足,百日内患目,目珠高出眼外,延至次年二月方死,死时面现五色,忽而青而赤而黄而白而黑,盖毒气遍历五脏,三昼夜而后气绝。至今思之,犹觉惨甚,医者可不慎哉! 十二日者,结痂之限也;况结痂之限,亦无定期。儿生三岁以后者,方以十二日为准;若初周以后,只九日限耳;未周一岁之孩,不过七日限。

【译文】 痘证的病程期限,近来的医生以为在发病十二天痘疮结痂以后,就算痊愈了。古代流传的经验是痘疮发生后一百天内的一切病证,都与痘科有关。我有一个表侄女,在三四月份出痘,由于提浆不足,邪毒内陷心肝,以致在百天内患了眼病,眼珠溃烂外凸,迁延到第二年二月才死去,死时面部呈现五色交替的变化,忽而青,忽而红,忽而黄,忽而白,忽而黑,这是邪毒传遍五脏,脏真之色显露于外的缘故。经三昼夜后才呼吸停止而死亡。直到今日我想起此事,仍然感到非常的凄惨。试想做医生的人怎能不谨慎从事呢? 所谓十二天,只是结痂的一般期限,何况由于痘证类型很多,结痂的期限也不一致。小儿出生后满三足岁的,才能以十二日为准,若在一周岁或稍多一些的。应当以九天为限;未满一周岁的婴儿,则又以不过七天为限。

【解析】 本节分析了痘证病程限期,并举例说明了部分同行医生对痘证限期的错误认知。

行浆务令满足论

【原文】 近时人心不古,竞尚粉饰,草草了事。痘顶初浑,便云浆足,病家不知,惟医是听。浆不足者,发痘毒犹可医治;若发于关节隐处,亦致丧命,或成废人;患目烦躁者,百无一生,即不死而双目失明矣,愚经历不少。浆色大约以黄豆色为准,痘多者腿脚稍清犹可。愚一生所治之痘,痘后毫无遗患,无他谬巧,行浆足也。近时之弊,大约有三:一由于七日前过用寒凉,七日后又不知补托,畏温药如虎,甚至一以大黄从事,此用药之不精也;二由于不识浆色,此目力之不精也;三由于存心粉饰,心地之不慈也。余存心不敢粉饰,不忍粉饰,口过直而心过慈,以致与世不合,目击儿之颠连疾苦而莫能救,不亦大可哀哉! 今作此论,力矫时弊,实从数十年经历中得来。见痘后之证,百难于痘前。盖痘前有浆可上,痘后无浆可行;痘前自内而外出,外出者顺,痘后自外而内陷,内陷者逆也。毒陷于络,犹可以法救之;毒陷于脏而脏真伤，考古竟无良法可救。由逆痘而死者，医可以对儿；由治法不精，而遗毒死者，其何以对小儿哉？阅是论者，其思慎之于始乎！

【译文】 近时有些医者的心底缺乏古人的淳朴厚道，热衷做表面文章，而治疗病人时，往往草率行事。当痘疹顶部刚刚有些混浊，就说浆已提足，而病家对此不懂，只能听信医生的话。然而提浆不足，痘毒还能够外发的，尚有医治的办法；如果痘疹发于关节或隐蔽的部位，由于邪毒深重不易治疗，常可导致死亡，或者形成残废。如痘证后发生眼病而烦躁的，往往百无一生，即使侥幸不死，也会双目失明，我亲身经历的已不在少数。所以我认为，痘疮浆液的颜色呈黄豆色为行浆已足的标志，如果出痘较多，浆色大部分都符合标准，即使腿脚部位的痘疮浆色稍显清稀也为顺证。我毕生所治疗的痘证患者，病后均没有后遗疾患，实在没有什么特别的技巧，只是提浆充足罢了。近时的医生治疗痘证的弊端，究其原因主要有三个方面：一是由于在出痘七天内，过用寒凉的药物，使邪毒内陷，七天以后又不知道及时补托，畏惧温热补益药物如畏惧猛虎一样，甚至一概以大黄为主药治疗，这是用药不精当的缘故；二是不能正确辨别浆色的顺逆，这是诊断不精确的缘故；三是不学无术，夸夸其谈，存心欺骗病家，这是医生缺乏医德，心地不善良的缘故。我从心底里不敢自我吹嘘，欺骗病家，也不忍心这样做，但由于讲话过于爽直，心地过于善良，以致和当今的世道格格不入，当我亲眼目睹小儿遭受疾病的折磨而无法挽救的时候，心里感到十分的悲哀！为此，写下这篇文字，并希望能尽自己的最大努力来纠正时弊，这是我在数十年的临床实践中产生的想法和观点。同时，更发现痘后的疾患，比痘前的疾病治疗起来要困难百倍。因为痘前可通过提浆来达到驱除邪毒的目的。痘后则无浆可提，邪毒无法外解；痘前邪毒自内向外而出，外出为顺，痘后邪毒由外内陷，内陷为逆。如果邪毒陷于肌表经络，由于病位尚浅，还可以设法进行治疗，邪毒陷于五脏而脏真之气受损，从文献上看自古就没有好的方法治疗。小儿患痘证后如因逆证而死，医生可以问心无愧；如果是医生治疗方法不精当，导致小儿因邪毒遗患而死，医生又怎么能够对得起患儿幼小的生命呢？阅读过本文的医生，对痘证患儿的诊断治疗，在开始的时候就应该慎重细致地对待啊！

疹[①] 论

【原文】 若明六气为病，疹不难治。但疹之限期最迫，只有三日。一以辛凉为主，如俗所用防风、广皮、升麻、柴胡之类，皆在所禁。俗见疹必表，外道也。大约先用辛凉清解，后用甘凉收功。赤疹误用麻黄、三春柳等辛温伤肺，以致喘咳欲厥者，初用辛凉加苦梗、旋覆花，上提下降；甚则用白虎加旋覆、杏仁；继用甘凉加旋覆花以救之；咳大减者去之。凡小儿连咳数十声不能回转，半日方回如鸡声者，千金苇茎汤合葶苈大枣泻肺汤主之。近世用大黄者，杀之也。盖葶苈走肺经气分，虽兼走大肠,然从上下降,而又有大枣以载之缓之,使不急于趋下;大黄则纯走肠胃血分,下有形之滞,并不走肺,徒伤其无过之地故也。若固执"病在脏,泻其腑"之法,则误矣。

【注释】　①疹:这里是指麻疹,此病名出自《古今医鉴》,又称痧子、瘄子。

【译文】　医生如果明确了六淫为病的病理特点,那么对疹病的治疗也就不难。但是疹病的出疹期限很短,只有3日,治疗一般以辛凉药物为主,世俗所用的防风、陈皮、升麻、柴胡之类辛温药物,都应禁止使用。世俗的医生一见到发疹就必用辛温发表,这是不合乎正道的。一般说来,在初期应该先用辛凉清解,后期当用性味甘凉的药物。如果见了红疹而误用麻黄、三春柳等辛温药,肺气受损而出现气喘、咳嗽,甚至欲昏厥的,初期须用辛凉清解的方药加苦桔梗、旋覆花宣降肺气;里热盛的则用白虎汤加旋覆花、苦杏仁;然后可用甘凉之品加旋覆花生津养液;如咳嗽明显减轻就去掉旋覆花。凡是小儿连续咳嗽数十下气息不能回复,过一会在气息回复时喉中有鸡鸣声的,可以用千金苇茎汤合葶苈大枣泻肺汤治疗。

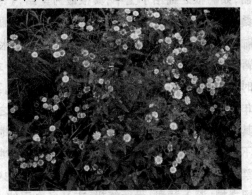

旋覆花

近世有些医生用大黄治疗,是害了病家。因为葶苈主要入肺经气分,虽然也兼走大肠,然而是先入肺经而后到大肠的,并且又配合大枣缓和药性,使其不至于急趋直下。大黄则纯粹直入肠胃血分,攻下有形的积滞,并不入肺经,白白损伤了体内无病之处。如果不加辨证地顽固坚持"病在脏,泻其腑"的治法,是非常错误的。

【解析】　本节论述的疹病即麻疹。麻疹病名出自《古今医鉴》,又称痧子,是儿科的常见病,但近年由于预防接种的广泛开展,本病的发生已大为减少。本病初起多治以辛凉为主,疹透毒解其病自愈,若误用辛温升提,又助热伤阴,可致喘逆痉厥。文中提到并发小儿连咳数十声不能回转,半日方回如鸡声者,类似百日咳,非麻疹中必见者。至于麻疹闭证、变证的治疗,可参阅儿科专书,这里不多加讨论。

泻白散不可妄用论

【原文】　钱氏制泻白散,方用桑白皮、地骨皮、甘草、粳米,治肺火皮肤蒸热,日晡尤甚,喘咳气急,面肿热郁肺逆等证。历来注此方者,只言其功,不知其弊。如李时珍以为泻肺诸方之准绳,虽明如王晋三、叶天士,犹率意用之。愚按:此方治热病后与小儿痘后,外感已尽真气不得归元,咳嗽上气,身虚热者,甚良;若兼一毫外感,即不可用。如风寒、风温正盛之时,而用桑皮、地骨,或于别方中加桑皮,或加地骨,如油入面,锢结而不可解矣。考《金匮》金疮门中王不留行散,取用桑东南根白皮以引生气,烧灰存性以止血。仲景方后自注云:小疮即粉之,大疮但服之,产后亦可服,如风寒,桑根勿取之。沈目南注云:风寒表邪在经络,桑根下降,故勿取之。愚按:桑白皮虽色白入肺,然桑得箕星①之精,箕好风,风气通于肝,实肝经之本药也。且桑叶横纹最多而主络,故蚕食桑叶而成丝,丝,络象也;桑皮纯丝结成象筋,亦主络;肝主筋,主血,络亦主血,象筋与络者,必走肝,同类相从也。肝经下络阴器,如树根之蟠结于土中;桑根最为坚结,《诗》称:"彻彼桑土②",《易》言:"系于苞桑③"是也。再按:肾脉之直者,从肾上贯肝膈,入肺中,循喉咙,挟舌本;其支者,从肺出络心,注胸中。肺与肾为子母,金下生水。桑根之性,下达而坚结,由肺下走肝肾者也。内伤不妨用之,外感则引邪入肝肾之阴,而咳嗽永不愈矣。吾从妹八九岁时,春日患伤风咳嗽,医用杏苏散加桑白皮,至今将五十岁,咳嗽永无愈期,年重一年。试思如不可治之嗽,当早死矣,如可治之嗽,何以至四十年不愈哉?亦可以知其故矣。愚见小儿久嗽不愈者,多因桑皮、地骨,凡服过桑皮、地骨而嗽不愈者,即不可治,伏陷之邪,无法使之上出也。至于地骨皮之不可用者,余因仲景先师风寒禁桑皮而悟入者也。盖凡树木之根,皆生地中,而独枸杞之根,名地骨者何?盖枸杞之根,深入黄泉,无所终极,古又名之曰仙人杖,盖言凡人莫得而知其所终也。木本之入下最深者,未有如地骨者,故独异众根,而独得地骨之名。凡药有独异之形,独异之性,得独异之名者,必有独异之功能,亦必有独异之偏胜也。地骨入下最深,禀少阴水阴之气,主骨蒸之劳热,力能至骨,有风寒外感者,而可用之哉!或曰:桑皮、地骨,良药也,子何畏之若是?余曰:人参、甘草,非良药耶?实证用人参,中满用甘草,外感用桑皮、地骨,同一弊也。

【注释】 ①箕星;二十八星宿之一。②彻彼桑土:见《诗经·豳风·鸱鸮篇》:"彻彼桑土,绸缪牖户"。彻,剥取之意;桑土,即桑树根。结合上下文,意思为剥取桑根的皮来缠绕巢的隙穴。③系于苞桑:见于《周易·否卦》。意思是说凡物系于苞桑则牢固。苞桑,指桑树的根深蒂固或指丛生的桑树。

【译文】 钱乙制订的泻白散,方中用桑白皮、地骨皮、甘草、粳米等药,治疗肺经火热所致的皮肤蒸热,下午3~5时热势较重,气喘咳嗽,呼吸气急,颜面水肿等热郁于肺,肺气上逆的病证。历来注释此方的医家,往往只讲其功效,不知其弊端。如李时珍就把该方作为泻肺热各种方剂的标准,甚至连明智的王晋三和叶天士,也随意使用该方。我认为此方治疗热病后期以及小儿痘证后期,外感之邪已除尽,因真气不得归元而致咳嗽气逆,身有虚热的,效果确实良好。但只要兼有一点未解的外邪,就不能使用。如果在风寒或风热病邪正盛的时候,用桑白皮、地骨皮治疗,或者在其他方剂中加用桑白皮、地骨皮,会使外邪锢结于内,好像把食油倒入面粉中一样,油再也取不出来了。参阅《金匮要略》金疮门中王不留行散,张仲景用桑东南根白皮引生气,烧灰存性以止血,张氏在方后注中说:创伤较小的,可用药粉外敷;创伤大的,可用本散内服;产后出血的,也可服用本方;如外感风寒之邪,桑白皮就不能用。沈目南注解说:风寒表邪侵袭肌表经络,而桑白皮性能偏下行,所以不能选用。我认为:虽说桑白皮颜色白而入肺经,然而桑树禀受箕星的精英之气,箕星好风,风气通于肝,其实是肝经之药,并且桑叶上横纹较多而主脉络,故蚕食桑叶而能吐丝。丝具有络的征象。桑白皮纯系细丝聚集而成,如人体经络一样。肝主筋脉,也主血,络也主血,所以象征筋脉和经络的,也必入肝经,这就是同类相从的道理。肝经向下环绕阴器,犹如树根盘结于泥土中。桑树的根非常坚硬而盘结,《诗经》所说的"彻彼桑土",《易经》说的"系于苞桑",都说明了桑树根的坚硬与盘结的特性。再说,人体肾经之脉直行的一支,从肾上行贯通肝膈,入于肺中,循行于喉咙,夹于舌的根部;其旁行的分支,从肺部支出,络于心,注入胸中。肺与肾是母子之脏,在上的肺金能下生肾水。桑根的性质下达而坚结,能从肺下走肝肾,所以内伤病用桑根并无妨碍,外感病用桑根则会引邪内陷于肝肾之阴,导致咳嗽难以治愈。我堂妹八九岁时,在春季里患了伤风咳嗽,医生用杏苏散加桑白皮治疗,现在已年近50,咳嗽从未好过,而且一年比一年严重。试想,如果她的咳嗽属于不治之证,应当早就死去了;如果是可治的咳嗽,为什么迁延40年还不痊愈呢? 从这里就可以看出其中的缘由。我临床遇到小儿久患咳嗽而不愈,大多因服用了桑白皮、地骨皮。凡是服桑白皮、地骨皮后咳嗽难止的,治疗起来就很困难。因为内陷的病邪没有办法再使其由上而出了。至于外感咳嗽不能用地骨皮的原因,我是从仲景先师关于外感风寒不可用桑白皮的治禁里领悟出来的。凡是树木的根,都生长于泥土之中,为什么唯独枸杞的根要称"地骨"呢? 这是由于枸杞的根在泥土中长得非常深,几乎没有极限,所以古人又称"仙人杖",意思是说普通人难以知道枸杞的根到底有多深。树木的根在地下再深也没有枸杞的根深,由于枸杞根如此与众不同,所以唯独其以"地骨"命名。凡是有独特的形状、独特的品性、独特的名称的药物,必然有独特的功能,也必然有独特的偏胜之处。地骨入土最深,禀受了少阴的水阴之气,主治骨蒸劳热,药力能深达到骨,有风寒外邪的人,难道可以使用吗? 或许有的人说:桑白皮、地骨皮都是好药,你为什么如此害怕它们呢? 我的回答是:人参、甘草不也是好药吗? 实证的患者用人参,腹中胀满的患者用甘草,外感未解的患者用桑白皮、地骨皮的,其弊端是相同的。

【解析】 本节从桑白皮的药性探讨泻白散不可用于外感咳嗽之理,但文中论述桑白皮、地骨皮之性能功用,似牵涉太远,未免求深反晦,其对两药作用及泻白散适应证的分析也有偏颇之辞,仅可供参考。

万物各有偏胜论

【原文】 无不偏之药,则无统治之方。如方书内所云:某方统治四时不正之气，甚至有兼治内伤产妇者，皆不通之论也。近日方书盛行者，莫过汪切庵《医方集解》一书，其中此类甚多，以其书文理颇通，世多读之而不知其非也。天下有一方而可以统治四时者乎？宜春者即不宜夏，宜春夏者更不宜秋冬。余一生体认物情，只有五谷作饭，可以统治四时饿病，其他未之闻也。在五谷中尚有偏胜，最中和者莫过饮食，且有冬日饮汤，夏日饮水之别，况于药乎？得天地五运六气之全者，莫如人，人之本源虽一，而人之气质，其偏胜为何如者？人之中最中和者，莫如圣人，而圣人之中，且有偏于任①，偏于清②，偏于和③之异。千古以来不偏者，数人而已。常人则各有其偏，如《灵枢》所载阴阳五等可知也。降人一等，禽与兽也；降禽兽一等，木也；降木一等，草也；降草一等，金与石也。用药治病者，用偏以矫其偏。以药之偏胜太过，故有宜用，有宜避者，合病情者用之，不合者避之而已。无好尚，无畏忌，惟病是从。医者性情中正和平，然后可以用药，自不犯偏于寒热温凉一家之固执，而亦无笼统治病之弊矣。

【注释】 ①任：这里具有坚韧、刚强、承担之意。②清：这里具有清静、淡泊之意。③和：这里具有温和、谐和之意。

【译文】 世上没有性能不偏胜的药物，因而也就没有能通治任何疾病的方剂。如果有古书说：某个方剂能够通治四时不正之气，甚至还可以兼治内伤和产妇的疾病，这些都是不合情理的言论。近来方书最流行的，没有能比过汪切庵的《医方集解》了，但是书中这类不合情理的内容也很多。由于该书文理比较通顺，世人多喜欢阅读而不知其中有许多的错误。天下究竟有没有一首方剂能够通治四时的疾病呢？一般说来，适宜春季疾病的方剂，就不能适应夏季的疾病，适宜春夏季疾病的方剂，就不适应秋冬季的疾病。我一生体察认识事物的情理，认为只有五谷所做的食物，能够通治四时的饿病，除此之外，还没有发现能够通治四时疾病的方剂。况且五谷之功能也各有偏胜，例如饮食中最具中和之性的要算汤和水，即使如此，它们仍然还有冬天喝热汤，夏季饮凉水的区别，更何况药物呢？在自然界中得天地五运六气最全的要算人了，人的本源虽然相同，但是人的体质则各有不同的偏胜。人之中最具中和之性的莫过于圣人，然而圣人之中也存在偏于坚韧，偏于清静，偏于温和的区别。千百年来真正不偏的不过只有几个人罢了。平常的人都各有所偏，这从《灵枢》所载的阴阳二十五人中，就可以推知。比人低一等的动物，有飞禽和走兽；比飞禽走兽低一等的，有树木；比树木低一等的有草类；比草类低一等的，有金属和岩石，它们都有所偏胜。使用药物来治疗疾病，目的是以偏纠偏，即用药物的偏胜来纠正疾病所致人体的偏胜。由于药物性质的性能偏胜得比较显著，所以有的宜用，有的忌用。适合病情的就用，不适合病情的就避之不用。对医生使用药物来说，不应该有什么喜好崇尚或畏惧憎恶的区别，应该以疾病的病变性质为选择药物的唯一依据。医生只有心地中正和平，然后才能够选方用药，这样就不会犯拘泥于寒热温凉一家之言的错误，也不会有用一首方剂来通治所有疾病的弊端了。

【解析】 本节论述药物的治疗作用是以偏治偏,药物之性应合乎病情,而药物各具特性,疾病也各不相同,所以不能以某方统治诸多病证。

草木各得一太极论

【原文】 古来著本草者,皆逐论其气味性情,未尝总论夫形体之大纲,生长化收藏之运用,兹特补之。盖芦主生,干与枝叶主长,花主化,子主收,根主藏,木也;草则收藏皆在子。凡干皆升,芦胜于干;凡叶皆散,花胜于叶;凡枝皆走络,须胜于枝;凡根皆降,子胜于根;由芦之升而长而化而收,子则复降而升而化而收矣。此草木各得一太极之理也。

愚之学,实不足以著书,是编之作,补苴罅漏①而已。末附二卷,解儿难、解产难,简之又简,只摘其吃紧大端,与近时流弊,约略言之耳。览者谅之。

【注释】 ①苴罅漏:补充不足、疏漏之意。苴,鞋底的草垫,罅,缝隙。

【译文】 自古以来所有编撰本草书籍的人,一般都是逐一论述药物的气味性能,而没有从总体上论述药物形态的共性,以及与生、长、化、收、藏之间的关系,所以特在此做一补充。对木类而言,芦头部主生,干与枝叶主长,花主化,果实主收,根主藏。草类则收和藏都由果实所主。一般来说,凡是干都有上升的性能,而芦头上升的作用比干更大;凡是叶都有散的性能,而花比叶散的作用更大;凡是枝都有入络的功能,而须入络的能力比枝更大;凡是根都有下降的性能,而果实下降的作用比根更大。由芦头开始为升,而后为长、为化、为收,到了果实则又复下降,而后又为升、为化、为收。如此升降反复,生生不息,所以说草木都具有太极阴阳升降的基本规律。

我的学问实在不足以著书立说,编写这本书的目的,只是补充前人的一些疏漏之处罢了。书末所附的"解儿难""解产难"两卷,内容上非常简略,只选择了其中至关紧要的一些内容,以及本人对近时流弊的一些看法,做了一点粗略的介绍,很不全面,请读者谅解。

附录：《金匮要略》证治要诀

脏腑经络先后病脉证第一

1.预防、病因及病机

自古医流分高低，莫如防病为第一，
防患未然可杜渐，斗而铸兵来不及。
故曰肝病先实脾，补其不足损有余，
虚虚实实切宜戒，余脏准此是其义。
大凡病因有三种，内外不内外因明，
倘能养慎即不病，邪凑乃因气先伤。

2.辨证与诊断

六淫所感病不同，脏腑经络次第详，
卫气营血及三焦，概从八纲辨分明。
望其形色察脏腑，闻其五音分轻重，
问其所苦并所喜，切其寸口定存亡。
脉证合参细详辨，自然察认诸家病。

3.论治大法

病变万端乱如麻，临床诊治莫慌张，
轻重缓急宜权衡，标本虚实先弄清。
表急先表里急里，痼疾卒感治卒病，
寒热虚实相其机，何经为主治何经。

痉湿暍病脉证第二

1.痉病

欲识痉病是何症，头摇口噤背如弓，
身热足寒面目红，脉紧如弦上下行。
但热汗出名柔痉，振寒无汗刚痉称，
柔痉桂枝加瓜蒌，刚痉主以葛根汤。
胸满口噤脚挛急，热盛龂齿承气攻，

脉见沉细为难治，盖因津竭阴已亡。

2.湿病

湿家为病一身寒，脉见沉细是特征，
中湿尿涩大便畅，湿郁化热如熏黄。
脉若浮细病在表，微似小汗散湿风，
脉见沉细病在里，利其小便湿无踪。
湿家下之额汗出，微喘便利是死症，
值天阴雨大发汗，风去湿在病不轻。
面黄发热身疼重，头疼鼻塞烦喘增，
湿在上焦瓜蒂散，纳药鼻中病可轻。
表实身痛烦而重，麻黄汤中白术增，
发热身疼日晡剧，麻杏薏苡甘草汤。
脉浮汗出身肿重，防己黄芪甘术姜，
胃中不和加芍药，气逆上冲桂枝增。
身疼而烦难转侧，不呕不渴无里证，
脉浮虚涩桂附汤，姜枣甘草除湿风。
大便燥鞕小便利，白术附子草枣姜，
骨节烦痛尿不利，拘挛身微恶风肿，
助阳化湿治表里，桂草术附有奇功。

3.暍病

金匮所载中暍病，后世以暑易其名，
汗出身热口燥渴，暑病每易气阴伤。
白虎方中加人参，清热生津却暑侵，
夏月冷水行皮中，脉弱身热疼而重。
一升瓜蒂煮五合，去渣顿服水湿行，
煮气生津并利湿，暑病治法尽周详。

百合狐惑阴阳毒病证治第三

1.百合病

百合病者百脉宗，欲食卧行复不能，
如寒无寒热无热，口苦尿赤是特征。
发汗后者百知母，下之后者滑赭增，
吐后百合鸡子黄，未经吐下合地汤。
变渴宜用百合洗，渴不瘥者瓜蒌方，

国学经典文库

中医四大名著

温病条辨·附录

图文珍藏版

发热百合滑石散,百合七方随证量。

2.狐惑

狐惑酷似伤寒病,默默欲眠卧不宁,
恶闻食臭目难闭,面色无常乍变更。
蚀上音哑下咽干,内服甘草泻心汤,
蚀于前阴苦参洗,后阴烟熏用雄黄。
目赤如鸠四眦黑,脉数无热微烦生,
默默欲卧汗自出,若能食者脓已成,
治以赤豆当归散,浆水冲服病可轻。

3.阴阳毒

阴阳二毒因何生?疫毒疠气感而病,
阳毒为病面赤红,斑如锦纹咽喉疼。
喉中不利唾脓血,主以升麻鳖甲汤,
增入雄黄与国老,蜀椒当归同煎增。
阴毒身疼如被杖,咽喉疼痛面目青,
升麻鳖甲也可治,量其轻重加减用。

疟病脉证并治第四

疟居少阳发有时,寒热交替脉自弦,瘅疟单热肌肉销,欲呕少气并烦冤。
温疟热多寒来少,脉平时呕骨痛烦,
白虎加参治瘅疟,若加桂枝温疟煎。
独有牝疟不发热,饮郁阳伏只发寒,
蜀漆云母及龙骨,为末浆水服半钱。
疟疾失治久迁延,结成疟母疾难痊,
鳖甲煎丸柴芩扇,鼠姜军芍枝葶丹。
韦朴瞿夏参䗪胶,桃硝蜣窠紫葳团,
空心七丸日三次,疟母化去疟方安。

中风历节病脉证并治第五

1.中风

血之与气并走上,㖞僻不遂曰中风,
神昏舌强口吐涎,经络脏腑有重轻。
侯氏黑散治大风,心中恶寒肢烦重,

菊术辛蛎防参矾,芩桔归苓姜桂芎。
除热瘫痫风引汤,龙牡寒草姜桂黄,
滑膏紫石赤白脂,井花水煎服一升。
中风如狂妄行走,独语不休脉浮平,
防己桂枝防风草,蒸绞生地汁和良。
头风摩散治头痛,附子一杖盐等量,
为散沐头摩痛处,日行三次功效良。

2.历节

屈而难伸病在筋,伸而难屈骨中寻,
罹患历节虚为本,湿热风扰是成因。
历节遍历骨节疼,汗黄胫热方为真,
黄汗历节骨节痿,体瘦胫冷无热分。
身体瘦弱脚独肿,肢节疼痛头眩晕,
短气呕逆节如脱,桂芍知母效若神,
麻草术附防风姜,行痹通阳又和阴。
寒湿历节疼难伸,麻芍芪草乌头君,
祛寒逐湿开痹阻,蜂蜜煎药方称稳。

血痹虚劳病脉证并治第六

1.血痹

血痹多感膏粱人,风入血阻是其因,
肌肤顽麻动不灵,单麻不疼最易认。
形盛之人针经络,引动阳气可回春,
形衰芪桂五物汤,桂汤去草芪为君,
温阳行痹和营卫,起废全贵功夫深。

2.虚劳

虚劳类型分三种,它与肺痨不相同,
阴虚阳虚阴阳虚,肺痨单是阴火旺。
滋阴降火治肺痨,此法不治虚劳病,
虚劳重在补脾肾,甘温扶阳建其中。
虚劳里急腹中痛,悸衄短气梦失精,
四肢酸痛手足烦,口燥咽干小建中。
桂枝汤中倍白芍,君用饴糖足一升,
虚劳里急诸不足,自汗盗汗身乏重,

六脉不足人瘦弱，小建中汤黄芪增。
虚劳里急诸不足，风气百疾病更重，
山药丸中用八珍，桂曲豆卷防桔杏。
柴敛枣姜胶冬蜜，扶正祛邪功效良，
虚劳腰痛少腹急，小便不利精清冷。
面惨目眩两腿酸，八味丸子急予尝，
山药地丹黄泽苓，更入桂附肾气壮。
脉沉小迟名脱气，疾行则喘手足冷，
腹满溏泄食不化，可与附子理中汤。
少腹弦急阴头寒，目眩发落梦遗精，
脉得诸芤动微紧，桂枝汤中龙牡增。
又有天雄术桂骨，补阳摄阴治亦当，
虚劳虚烦不得眠，芎草苓母酸枣汤。
理血安神治肝虚，养阴清热睡可酣，
五劳虚极人羸瘦，肌肤甲错目无光。
内有干血如何治？大黄䗪虫缓缓攻，
芩草桃杏芍干漆，干生地黄蛭蛴螬。
虚劳不足脉结代，炙甘草汤正可用，
冷劳瘵疰相传染，獭肝一具为末尝。

肺痿肺痈咳嗽上气病脉证治第七

金匮肺病有三种，肺痿肺痈共肺胀，
肺痿特征唾浊涎，或寒或热皆虚证。
热则上气喉不利，参草粳枣半门冬，
寒则不渴小便数，头眩遗尿草姜汤。
咳唾不止燥而渴，参枣生姜甘草汤，
心泛欲呕悸而动，炙甘草汤服之良。
涎壅胸肺难睡卧，桂汤去芍皂荚增，
肺痈初起脉微数，若见滑实已成脓。
初时振寒汗自出，咳而喘满胸中痛，
咽燥咳喘难平卧，葶苈大枣泄肺汤。
脓成苇茎冬瓜籽，薏苡桃仁四药良，
溃后唾臭见脓血，久久吐如米粥状。
病到此时莫猛攻，排脓解毒柑橘汤，

咳而上气名肺胀，虚实寒热各不同。
目突咳喘脉浮大，半夏增入越婢中，
喘而烦躁脉见浮，石膏加入小青龙。
咳而脉浮胸胀满，痰声辘辘朴麻汤，
膏杏半辛五味料，干姜小麦九味同。
咳而脉沉身体肿，小便不利泽漆汤，
夏菀芩前参姜草，更有桂枝气化行。
喉中痰鸣水鸡声，主以射干麻黄汤，
姜辛紫菀款冬花，五味大枣半夏良。
咳逆吐浊坐不眠，皂荚蜜丸枣膏并，
肩息喘躁面浮肿，脉大不利命易纸。

奔豚气病脉证治第八

奔豚如豚起少腹，上奔冲咽胸腹痛，
突然而来催人死，忽而缓解复如常。
奔豚名积复名气，难经金匮不相同，
素有积块名为积，发后无形气之名。
论其治法分寒热，已发未发审其详。
肝郁气逆热气冲，往来寒热奔豚汤，
芎归芩夏草生葛，李根白皮芍药姜。
阳虚水寒肾气凌，核起而赤加桂汤，
欲作奔豚脐下悸，苓桂草枣可先防。

胸痹心痛短气病脉证治第九

胸痹心痛两种病，短气概言在其中，
胸痹主症是喘息，短气咳唾胸背痛。
寸脉沉迟关脉数，瓜蒌薤白白酒汤，
胸背疼痛难平卧，再加半夏除痰盛。
胸脘痞闷逆抢心，辨其虚实选良方，
虚寒可用理中汤，参草姜术助中阳。
突然发生多属实，枳薤桂朴瓜蒌用，
胸部气塞喘息增，茯苓杏仁甘草良。
若是偏于胸胃满，陈皮枳实并生姜，

寒湿胸痹疼痛重，或疼或止有休停。
薏仁附子杵为散，日服三次病可轻，
胃中痞逆悬而痛，桂枝生姜枳实汤，
心背前后疼相牵，赤白蜀椒乌桂姜。

腹满寒疝宿食病脉证治第十

腹满寒疝宿食病，三者证治要互通，
腹满之中常兼痛，寒疝主疼亦满胀。
宿食疼满皆可兼，只将寒热虚实详，
倘若强分彼与此，求明反悔枉费功。
腹满身热脉浮数，饮食如故表里同，
厚朴七物枳实军，甘草大枣桂枝姜。
利去大黄呕加夏，寒多生姜倍其量，
气秘便闭腹满疼，厚朴三物枳实黄。
胃脘满痛大柴胡，绕脐疼满承气攻，
胁下偏痛身发热，其脉紧弦寒实证。
温下散寒通大便，大黄附子细辛汤，
胸胁逆满并呕吐，腹中有寒雷鸣痛。
附子粳米夏枣草，助阳散阴有奇功，
心胸之中大寒痛，呕不能食寒气攻。
腹有头足上下移，椒姜参饴大建中，
寒疝恶寒绕脐痛，发则冷汗手足冷。
脉沉紧弦乌头煎，乌头五枚蜜二升，
寒气厥逆腹中痛，呕吐心悸赤丸方。
乌茯辛夏朱砂衣，丸如麻子用酒冲，
腹痛胁痛并里急，血虚寒甚喜温通。
当归生姜并羊肉，呕加橘术寒倍姜，
寒疝表里相兼病，身体酸痛并腹痛。
手足麻木厥而冷，主以乌头桂枝汤，
蜜煎乌头合桂枝，得呕如醉为中病。
宿食须把脉来凭，微涩为甚滑数轻，
脉紧如索转无常，无表仍是宿食停，
头痛下利皆可见，上吐中消下宜攻。

五脏风寒积聚病脉证并治第十一

本篇残缺乱无章，仅辑一斑供参详，
肺风口中燥而喘，身运重冒并肿胀。
肝风行伛头目瞤，喜食甘味两胁痛，
心风心饥食即吐，翕翕发热起不能。
脾风翕翕热如醉，皮目瞤瞤腹烦重，
肺中寒者吐浊涕，肺气不利鼻不通。
肝寒太息食则吐，臂挛舌燥胸中痛，
心寒心如啖蒜状，剧则心背彻引痛。
面赤不重为心伤，心痛烦热脐跳动，
魂魄不安脉如弦，阴伤为癫阳衰狂。
脾约乃因胃气强，脉浮而涩便不通，
麻子仁丸善润燥，芍朴枳杏及大黄。
肾着身重腰痛冷，形如水状小便通，
草姜苓术四般药，健脾利水又温中。
肝着之病欲饮热，其人常欲蹈其胸，
旋覆花汤新绛葱，通阳活血真良方。
五脏死脉如何认？脉中不见胃神根，
盖因五脏精已夺，故教黄泉长吟恨。
积是脏病终不移，聚为腑病忽散聚，
欲知积聚居何处，四诊合参方为的。
复有谷气胁下痛，常常复发按则愈，
积聚谷气如何治，消积化聚散滞气。

痰饮咳嗽病脉证并治第十二

痰悬溢支四饮名，皆因阳虚饮内停，
温药和之是总则，破利下汗贵变通。
痰饮素来人肥胖，忽变消瘦肠作声，
背部寒冷如掌大，头眩心悸胸胁撑。
苓桂术甘温逐水，八味肾气壮肾阳，
治脾治肾细辨证，何方适当选何方。
脉伏欲利利反快，虽利心下续满鞭，

国学经典文库

中医四大名著

温病条辨·附录

图文珍藏版

甘遂半夏芍药蜜，更有甘草反其用。
水在肠间势稍轻，口舌干燥腹满胀，
己椒苈黄蜜做丸，服后苦渴芒硝增。
水停心下呕而渴，眩悸心痞夏姜苓，
吐涎癫眩形渐瘦，脐下动悸五苓尝。
气满不食痰停胸，参术茯苓橘枳姜，
悬饮为病脉沉弦，咳唾牵引胁肋痛。
遂戟芫花各等量，强人四分枣汤增，
溢饮水肿在四肢，应汗未汗身疼重。
饮轻热甚大龙妙，饮重寒甚小青龙，
支饮咳逆难平卧，短气而喘形如肿。
面色黧黑脉沉紧，胸脘痞鞕膈间病，
木防己汤膏桂参，四味同煎虚者良。
实者三日病复发，去膏加入硝与苓，
心下支饮苔眩冒，治以泽泻白术汤。
支饮胸满大便实，厚朴大黄枳实攻，
喘咳难卧痰涎盛，葶苈大枣泄肺汤。
饮结咳烦胸中疼，脉弦有力十枣用，
呕家不渴心下痞，小半夏汤煎生姜。
咳逆倚息难平卧，外寒内饮小青龙，
服后多唾口燥渴，寸沉尺微手足冷。
面热如醉气上冲，苓桂五味甘草汤，
冲平又见胸满咳，苓甘五味姜辛用。
咳止复渴冲又作，头眩呕吐半夏增，
水去呕止形如肿，杏仁增入上方中，
面热如醉加川军，泻其胃热病自轻。

消渴小便利淋病脉证并治第十三

消饮无度上消病，多食善饥中消名，
尿如脂膏味甚甜，饮一溲一下消证。
总是水火不交济，气火过旺津阴伤，
白虎加参治上消，调胃可治中消病，
下消治以肾气丸，及早救治可收功。
厥阴之病见消渴，气上冲心心热疼，

饥不能食食吐蛔，乌梅丸方急与尝。
微热消渴尿不利，脉浮水逆与五苓，
渴饮发热尿不利，阴虚水停猪苓汤。
阳虚不化人苦渴，小便不利腰下肿，
蒌根瞿麦苓附薯，化气利水功效良，
小便不利因湿热，蒲灰滑石散为方。
小便不利兼瘀血，滑石白鱼乱发用，
小便不利因脾虚，茯苓白术戎盐汤。
淋证尿涩茎中疼，小腹弦急引脐中，
血石气劳膏五淋，各随形证命其名，
仲师虽未出治法，汇通其理自有方。

水气病脉证并治第十四

水气为病显何症，水泛周身肿而重，
仲景分为五般水，风皮正石汗出黄。
它与水气侵五脏，同源一流互参详，
病机重在肺脾肾，阳虚不化水作殃。
发汗利尿并逐水，三大治则垂津梁，
风水外证骨节疼，脉浮自汗又恶风。
腰以下肿身体重，治以防己黄芪汤，
一身悉肿喘而咳，目窠微拥颈脉动。
脉浮口渴自汗出，越婢枣草麻膏姜，
少阴病水脉沉小，麻附发汗又温经。
脉浮而喘水迫肺，宣肺利水三拗汤，
皮水一身面目肿，按之没指不恶风。
腹大如鼓脉自浮，水浸四肢聂聂动，
防己茯苓汤桂枝，黄芪甘草五般停。
脉浮有力尿不利，越婢加术是良方，
水气郁表口不渴，无汗甘草麻黄汤。
水阻阳气四肢冷，蒲灰散服尿可通，
正气腹满身体肿，脉象沉迟喘不宁。
石水腹满身体肿，脉沉不喘四肢冷，
论治可参痰饮篇，己椒十枣随证用。
月经不通又病水，仲景名为血分病，

通其经水肿可消，小调经散可酌情。
阳气衰弱先蒸化，水寒乘之气分病，
心下坚大如杯盘，腹满肠鸣手足冷。
或见肌肉痹不仁，或见恶寒并骨疼，
桂枝汤中去芍药，麻黄附子如其中。
若无上述或然证，只用枳术即收功，
黄汗为病也身肿，汗黄沾衣是特征。
发汗胸满两胫冷，脉沉芪芍桂酒汤。
腰髋掣痛身疼重，如有物在皮中状，
上身有汗下无汗，桂枝汤中黄芪增。

黄疸病脉证并治第十五

黄疸为病身发黄，黄疸之病分阴阳，
湿热郁蒸病阳疸，寒湿互结阴黄名。
阳黄如橘色鲜亮，脉数苔黄腹满胀，
烦热口渴或便秘，小便不利短而黄。
谷疸寒热不能食，食即头眩心不宁，
酒疸不食时欲吐，心中热痛并懊侬。
不拘谷疸或酒疸，论治皆在湿热中，
湿胜于热苔白腻，茵陈五苓代表方，
热胜于湿苔黄燥，栀子大黄枳豉清，
湿热两盛苔黄腻，茵陈蒿汤正可用，
表和里实须当下，大黄硝石栀柏攻。
阴黄垢暗色不亮，口淡舌润手足冷，
胸闷无热脉沉迟，大便溏薄小便清，
食难用饱饱则烦，助阳化湿理中苓。
黄疸表虚兼外感，桂加黄芪法可宗，
黄疸若兼少阳病，大小柴胡斟酌用，
火劫发黄热壅盛，攻其里热病即轻，
燥结发黄大便秘，少腹急满膏发通。
清温渗下及化瘀，选法择方要恰当。
发黄又有虚劳黄，它与黄疸绝不同，
黄疸为病尿不利，劳黄小便自通畅。
劳黄多是精血亏，皮肤憔悴萎而黄，

女劳身黄额上黑,少腹满急引膀胱,
八味肾气鹿茸散,内伤诸黄可选用。
倘兼瘀血腹发胀,大便如漆时时溏,
硝石矾石共为散,消瘀逐浊麦粥送,
虚劳里急阴阳虚,营卫失调小建中。
劳黄调治重在劳,精心调补自收功。

惊悸吐衄下血胸满瘀血病脉证治第十六

1.惊悸

惊自外入触而惊,悸因内伤自不宁。
或因火劫亡心阳,或因热迫扰神明,
水饮凌心心不安,血虚阴亏惊悸生,
救逆汤用复心阳,半夏麻黄逐饮方。
求其原因立治法,举一反三可旁通。

2.吐血、衄血

怒伤劳伤并热伤,动及血脉吐衄红,
阴虚火旺常可见,虚寒吐衄亦当详。
三黄泻心退热邪,柏叶姜艾治寒证,
怒则疏理虚则补,一味止血难收功。
亡血之人禁发汗,夺血勿汗载自经,
误汗伤阳又伤阴,下井投石罪不轻。

3.下血

火犯阳经血上溢,热侵阴络下流红。
脾气虚寒失统摄,先便后血远血名,
先血后便为近血,此是湿热蕴大肠。
远血治用黄土汤,草胶术附芩地黄,
近血赤豆当归散,寒热两法树纲领。

4.瘀血

瘀血之症如何验,唇萎舌青并紫斑,
脉大来迟口中燥,但欲漱水不欲咽,
病如热状无寒热,腹本不满自言满,
少腹鞭满小便利,屎鞭易解色黑染,
确是瘀血当下之,抵当桃承随证选。

呕吐哕下利病脉证治第十七

1.呕吐

呕吐虽是一病证,导致原因有多种,
寒热虚实饮与气,弄清原因药才灵。
寒凝胸膈肝气逆,干呕吐涎并头痛,
心痞胸满吴茱萸,参枣生姜四味烹。
干呕吐逆吐涎沫,胸不满兮头不痛,
中焦阳虚饮不化,快找半夏及干姜,
饮停胃脘痞而呕,小半夏汤功效良,
似喘非喘呕不呕,乃因寒饮积于胸,
生姜为君半夏臣,心中愦乱服即轻,
呕后思水饮太多,猪苓散用术茯苓,
胃反呕吐渴欲饮,苓泽甘草术桂姜。
脾胃阳虚不化谷,朝食暮吐病不轻,
大半夏汤人参蜜,和润降补有奇功。
少阴虚寒兼呕吐,草姜附子四逆汤,
食已即吐便不通,胃肠积热往上冲,
大黄甘草两般药,开了北牖引南风,
少阳经病呕而吐,小柴胡汤可酌情,
胃热肠寒生呕吐,心痞下利与肠鸣,
半夏泻心芩连草,干姜人参大枣同。
肠中有热胃不和,干呕下利更腹痛,
黄芩半夏生姜汤,草枣芍药增其中,
痈脓而呕勿治呕,呕尽脓汁病自轻。

2.哕

有物无声叫作吐,呕是有物复有声,
无物有声谓之哕,干呃打嗝乃俗名。
胃中虚寒气上逆,干呕而哕手足冷,
橘皮汤中用生姜,煎汤频服通胃阳。
虚热气逆人发哕,橘茹人参枣草姜,
哕而腹满为实热,视其前后二便通。

3.下利

金匮书中谈下利,包括泄泻并痢疾,

泄泻之病分三类，虚寒实热及气利。
虚则温补四逆辈，实则通导三承气，
气利因滞仍宣通，气虚之利诃梨勒。
湿热痢疾白头翁，虚寒痢疾桃花济，
辨证论治勿差池，立方遣药要仔细。

疮痈肠痈浸淫病脉证并治第十八

憎寒发热脉数盛，若有痛处当发痈，
欲辨有脓或无脓，诊法以手掩肿上。
有脓肿块软而热，无热坚硬是无脓，
未成脓时宜消散，脓成宜托并排脓。
肠痈未脓脉迟紧，少腹肿痞痛如淋，
小便自调时发热，恶寒呕吐汗溱溱。
大黄牡丹下瘀毒，芒硝瓜子及桃仁，
肠痈化脓身甲错，身上无热脉反数。
腹皮如肿按之濡，治宜排脓并内托，
薏苡附子败酱散，疗效卓越厥功多。
王不留散治金疮，外敷内服皆可用，
芩芍朴椒草干姜，蒴藋双皮为散同。
浸淫本是皮肤病，由小而大痒且痛，
由内向外为病轻，由外而内病渐重，
黄连粉方治浸淫，泻火解毒去湿良。

趺蹶手指臂肿转筋阴狐疝蛔虫病脉证治第十九

趺蹶为病也怪诞，两足痹厥行蹒跚，
太阳能前不能后，阳明可却不可前。
少阳行来难左右，皆因经伤致病残，
仲师教与金针法，妙手一施渡若仙。
手指臂肿身𥆧动，因有风邪夹湿痰，
通痹消肿要求因，藜芦甘草吐痰涎。
转筋为病筋扭转，寒热虚实有诸般，
鸡屎白散下积热，不明原因莫乱沾。
出没无踪阴狐疝，大小上下变多端，

蜘蛛散方用桂枝，通利破结又散寒。
蛔虫患者吐清涎，腹痛龂齿面舌斑，
缓痛甘草粉蜜好，杀虫还是乌梅丸。

妇人妊娠病脉证并治第二十

欲知妇人妊娠情，须将脉证细察详，
月经一直很正常，两三日来忽然停。
呕不能食无寒热，身若有病脉来平，
如此分明已怀孕，可服桂枝调阴阳。
倘若其人素有癥，经断三月又下红，
如胎脐上筑筑动，此非怀孕乃是病。
治用桂枝茯苓丸，桃芍丹皮五般同，
胎癥互见亦可服，月经困难也能用。
既治停经腹胀痛，又医产后恶露停，
胞衣不下及难产，死胎不下皆有功。
不是此方多神效，妙在医者能贯通，
妇人怀孕六七月，胎胀脉弦并发热。
腹痛恶寒腹如扇，附子汤能暖冰雪，
湿停血滞腹疠痛，胎不安兮尿不通。
心下急满足浮肿，和血利湿方收功，
主以当归芍药散，术苓泽泻并川芎。
妊娠腹痛与下血，冲任虚寒不能摄，
胶艾四物加甘草，补血安胎法最切。
妊娠呕逆吐不止，干姜人参半夏使，
姜汁为丸服十粒，温中降逆用莫迟。
妊娠阴虚小便难，饮食如故或便干，
补血润燥开郁结，当归贝母苦参丸。
妊娠水肿小便难，身重恶寒及头眩，
葵子茯苓杵为散，去其水气胎自安。
湿热为患胎不安，芩芍芎术当归散，
寒湿为患胎不安，芎椒牡蛎白术散，
一清一温皆养胎，临床应用要详辨。

妇人产后病脉证治第二十一

新产妇人有三病，总由亡血伤津成，
一病郁冒二病痉，三病大便溏难通。
郁冒之病多外感，它与血晕不相同，
但得汗出病即解，柴胡之类可选用。
痉即后世产后风，治宜养血兼镇痉，
便难血燥宜滋润，阳明胃实承气攻。
产后腹痛有多种，药分四类对君明，
血虚寒结腹疗痛，当归生姜羊肉汤。
气滞血瘀腹满痛，枳实芍药散为方，
瘀血内积脐腹痛，下瘀血汤䗪桃黄。
阳明腑实腹鞭痛，辨其轻重议三承，
产后又感太阳风，调和营卫桂枝汤。
发热面赤气又喘，竹叶汤中防桔梗，
桂汤去芍加参葛，扶正祛邪和阴阳。
产后呕逆烦而乱，竹皮大丸安中宫，
竹茹石膏与桂枝，甘草白薇枣丸尝，
产后痢疾腹疼重，草胶加入白头翁。

妇人杂病脉证并治第二十二

妇人杂病有三因，积冷结气并虚损，
审脉阴阳察机变，临证诊治要认真。
热入血室血分病，虚实轻重辨其详，
实是血热互交结，虚则热扰血未凝。
月经适断逢感冒，续来寒热如疟状，
小柴胡汤清肝胆，热去血散病可轻。
伤寒发热经适来，昼日明了暮谵妄，
柴胡加入化瘀药，清其下焦神自宁。
妇人中风经适来，表热乘虚入胞宫，
热除脉迟身凉和，谵语胸满如结胸。
又有阳明热入血，但头汗出余证同，
皆从期门行针刺，瘀热一泄体即康。

国学经典文库

中医四大名著

温病条辨·附录

图文珍藏版

経水不利月两见,瘀血致痛少腹满,
土瓜根散芍桂䗪,四味等分共为散。
水血俱结人不渴,少腹如敦小便难,
大黄甘遂并阿胶,攻补兼施病可痊。
瘀血内阻经水闭,主以抵当汤或丸,
湿热血瘀白带多,矾石杏仁内脏间。
若因寒湿行白带,阴中坐以蛇床散,
瘀血内阻兼虚热,因而漏下并半产。
暮热腹满少腹急,五心烦热唇燥干,
温经茰芎归芍参,桂胶姜草麦半丹。
悲伤哭泣各脏躁,甘麦大枣补而缓,
狼牙洗法治何病,阴中生疮痒而烂。
半夏厚朴苏苓姜,治其咽中如炙脔,
瘀血腹疼当化瘀,虚劳腹痛补可痊。
猪膏发煎治阴吹,转胞主以肾气丸,
妇科杂病概如斯,更参诸家方周全。

国学经典文库

中医四大名著

温病条辨·附录

图文珍藏版